U0359230

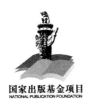
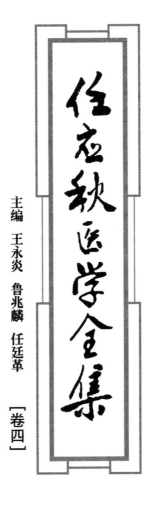

任应秋医学全集

主编 王永炎 鲁兆麟 任廷革

[卷四]

中国中医药出版社
·北京·

图书在版编目（CIP）数据

任应秋医学全集/王永炎，鲁兆麟，任廷革主编.—北京：中国中医
药出版社，2015.1

ISBN 978 - 7 - 5132 - 2115 - 3

Ⅰ.①任…　Ⅱ.①王…　②鲁…　③任…　Ⅲ.①中国医药学 - 文集
Ⅳ.①R2 - 53

中国版本图书馆 CIP 数据核字（2014）第 253130 号

中 国 中 医 药 出 版 社 出 版

北京市朝阳区北三环东路 28 号易亨大厦 16 层

邮政编码　100013

传真　010 64405750

北京天宇万达印刷有限公司印刷

各地新华书店经销

*

开本 710×1000　1/16　印张 456.75　字数 7600 千字

2015 年 1 月第 1 版　2015 年 1 月第 1 次印刷

书号　ISBN 978 - 7 - 5132 - 2115 - 3

*

定价　1980.00 元（全 12 册）

网址　www.cptcm.com

总目录

仲景学说研究

伤寒论证治类诠

中国医学史研究

中国医学史略

通俗中国医学史讲话

文献校勘

医学启源

濒湖脉学白话解

仲景学说研究

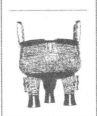

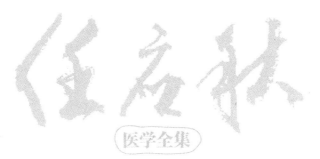

任应秋

医学全集

伤寒论
证治类诠

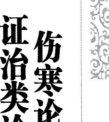

1958 年

序

　　我在编写完成的《金匮方论语译》序文里曾说："伤寒论，就是疾病总论，是泛指一切疾病辨证施治的总则，或者叫作大纲。正因为它是总则和大纲，所以无论什么疾病，都可以运用《伤寒论》的道理来衡量它。"这是我对《伤寒论》的基本认识。

　　过去在上海时，有位著名的西医叫阮其煜，他说："读仲景《伤寒论》，辨证特详，对于诊断，详述其脉七表八里；对于病状，详述其发热、头痛、汗出、恶寒等等；对于判证结局，详述其辨别生死吉凶诸法；对于治疗，详述其汗下清和，固其本原诸法。其不知者，以为中医仲景《伤寒论》一书，范围甚小，仅论热病而已。其实医理显明，本末兼赅，直可为内科各证之基础书，能熟读此书，方得为中医内科之有根底者。否则，中医内科不以此书入门者，仅得内科之皮毛，而不能精通其医理，故仲景《伤寒》一书，实可改其名为中医内科全书。"这位西医对《伤寒论》的认识是较为正确的，奈何现在中医界里还存在《伤寒论》治外感，《金匮》治内伤的说法。几年来，西医学习中医的工作开展后，有个别西医同志认为学习《伤寒论》不切合实际。这些说法，还是由于对《伤寒论》没有深刻认识的缘故。

　　《伤寒论》，是辨识疾病的方法论，内容是无所不包的。因此，学习《伤寒论》的要点，主要是抓住它辨识一切疾病的方法，而不一定在只字片言（当然亦不能否定某些只字片言的作用），或者一方一药。例如第66条说："发汗后，腹胀满者，厚朴生姜半夏甘草人参汤主之。"这个条文只有三句话，一二两句是辨证，后一句是施治。"腹胀满"是症，"发汗后"这句话就是在辨证。"腹"是脾胃的部位，发汗不当，往往会损阳伤津，发汗后而致腹胀满，是过汗而损伤了脾阳胃阴，因而脾胃不能健运而胀满，于是辨识出这种"腹满"是里虚证而不是里实证，所以用"厚朴生姜半夏甘草人参汤"来和脾阳、益胃阴。喻嘉言抓住了这方法，运用这个方子治泄后腹胀，效果很好；张石顽抓住了这方法，用这个方子治胃虚呕逆、痞满不食，效果也很好。但是，他们都不是治的"发汗后，腹胀满者"。"发汗"在这里无非是指出脾胃受伤的原因，不管是否发汗，只要是脾胃伤的腹胀满，"厚朴生姜半夏甘草人参汤"一样发生良好的效用。

这样读《伤寒论》，这样学习《伤寒论》，才能发挥出其强大的作用。难怪日本人和田启十郎说："书名虽不过述伤寒一种，然其记载之诊候治则，以至一切药方用法，殆用之于万病无不适当，则虽谓之一切疾病治法之规矩准绳可也。"（《医界之铁锥·后编》）

我在1955年编校宋本《伤寒论》一种，即是白文字的单论本，便于大家从原文去钻研，不受任何注家的限制；1955年写成《伤寒论语译》一种，目的在帮助大家进一步认识原文的涵义。现在为了大家的需要，又写成这本《伤寒论证治类诠》，想达到多数人都能掌握《伤寒论》辨证施治的法则。此书特把全部条文撒散，重行据证汇集，使读者能从各个不同的症状来分析出其属各个不同的证候，从而施治。这比读原文更要好读些，这种写法，柯韵伯、徐大椿等老前辈都曾这样做过，但与我今天的写法还有很大的不同，我完全是从"症状"来辨识证候的。因为同一症状，往往是出现于不同类型的证候里的，能依据《伤寒论》的法则，把同与不同的症状，辨识为同与不同的证候，凭据证候而施治，便能取得较好的疗效。所以我就采用了这样的方法来写，或者方法虽好，而学力不足，达不到主观的愿望，这是在所难免的。

任应秋

1958年1月1日重订于北京中医学院

体　例

1. 《伤寒论》是祖国医学辨证论治的基本书，为了使读者读了《伤寒论》便能掌握辨证论治的方法，本书便把《伤寒论》的398条文献完全撤散，除三阴三阳的主要条文而外，一律从症状来分类。例如："恶风"或"恶寒"是症状，便把论中相关的条文都归为一类；在这一类中，"恶风"或"恶寒"又分作表证、里证、虚证等等的不同。这样，在临床时便能掌握"恶风"或"恶寒"这个症状的不同证候，依据证候进行治疗。

2. 全书分作八大章：第一，怎样认识《伤寒论》；第二，三阴三阳辨证体系；第三，症状的分辨（上）；第四，症状的分辨（中）；第五，症状的分辨（下）；第六，治疗的法则；第七，方剂分类；第八，药物分析。前六章里都分作"条文"和"综说"两个项目，"综说"就是对所列条文的小结。

3. 对各条必要的地方加以"注解"，并把这些注解都汇集在每一章的末尾，不插在正文里面进行，只在加注的地方标上注解的号码，读者按照号码在章末寻求注解就行了。

4. 为了帮助读者在读完了每一章之后，对每一章的基本要点都有较具体的领会，在每一章末尾，都列有"提纲"若干条，"复习题"若干则，作为帮助读者思考的提示。

5. 本书原条文，一律以明代赵开美复刻宋林亿等校雠的单论本为依据，各条的序号即依照此版本的先后次第而编列。

6. 为便于读者从伤寒条文查得本书所分之类证，书末特附有查检表，可一查便得。

7. 有的一个条文包括多种证，分证汇集时便不免有些重复，为了避免过多的重复，在某证里用了条文的前半段，在某证里用了同一条文的中段或后段，如要看原文全貌，可在查检表的帮助下把几处并起来看。

8. 本书写成的时间万分匆忙，肯定是有不少的错误存在，应请读者随时给我提出来，以便修改。

一、怎样认识《伤寒论》

（一）伤寒病

《伤寒论》，顾名思义，当然谈的是"伤寒病"。究竟什么是伤寒病？不把这个问题弄清楚，就无从谈到如何学习《伤寒论》了。因此，先行弄清楚伤寒病的概念，确是学习《伤寒论》的大前提。

《素问·热论》篇中说："今夫热病，皆伤寒之类也。"又说："人之伤于寒也，则为病热。"这就无异于是说，凡是"发热"的病都是伤寒病。正因为这样，所以《难经》第 58 难说："伤寒有五：有中风[1]、有伤寒[2]、有湿温、有热病、有温病。"无论中风、伤寒、湿温、热病、温病，都有"发热"的症状，因之便都属于伤寒病的范围，都可以称作"伤寒病"，这是我们对伤寒病概念的第一种认识。

日本中西惟忠氏著的《伤寒之研究》书里说："伤寒也者，为邪所伤害也，谓邪而为寒，盖古义也。故寒也者，邪之名也，而邪之伤害人，最多端矣。"（《卷一·题名辨》）"寒"字，是可以作"邪"字讲的。例如《孟子·告子上》篇中说："吾见亦罕矣，吾退而寒之者至矣。"这个"寒"字就作"邪"字解。意思是说，我会见齐王的机会亦很少，待我离开的时候，那些奸邪小人又在齐王面前出现了。是"伤寒"，就是"伤于邪"的意思，也就是害病，这样体会"伤寒"更有广泛的意义。这是我们对伤寒病概念的第二种认识。

以上这两种看法，我尤其同意第二种认识，理由如下。《伤寒论》的第 7 条说："病有发热恶寒者，发于阳也；无热恶寒者，发于阴也。"可见，尽管《素问》说"伤于寒也，则为病热"，通过张仲景在临床上的实地经验，认识到伤寒之病热，不过是基本情况。假如是阳分人，伤寒以后，反映出阳性证候，当然会发热；如果是阴分人，伤寒以后，反应的是阴性证候，便不一定发热了。同时《伤寒论》第 3 条也说："太阳病，或已发热，或未发热，必恶寒。"这也说明发热不发热，是取决于阴性体质或为阳性体质的，所以不能肯定说伤寒必病热了。

据此，伤寒病，就是指被邪伤而害之病，是很广泛的，包括多种疾病而言。即使根据《素问》《难经》的解释认为是热性病，尚嫌其狭义；如果认为是指某一种疾病，那就根本不能读《伤寒论》了。

（二）《伤寒论》

伤寒病，既是泛指一般的疾病而言，那么，"伤寒论"就应该是"疾病论"了，即讨论对一般疾病进行辨证论治的书籍。所以仲景原书的名称叫《伤寒杂病论》，并不叫《伤寒论》。关于这一点，柯韵伯[3]有较明确的解说，他在《伤寒论翼》的第一篇里说道："按仲景自序，言作《伤寒杂病论》，合十六卷，则伤寒、杂病，未尝分两书也，凡条中不冠伤寒者，即与杂病同义。如太阳之头项强痛，阳明之胃实，少阳之口苦咽干目眩，太阴之腹满吐利，少阴之欲寐，厥阴之消渴气上撞心等症，是六经之为病，不是六经之伤寒，乃是六经分司诸病之提纲，非专为伤寒一症立法也。观五经提纲，皆指内证，惟太阳提纲，为寒邪伤表立；五经提纲，皆指热证，惟太阴提纲，为寒邪伤里立。然太阳中暑，发热而亦恶寒；太阴伤热，亦腹痛而吐利，俱不离太阳主外，太阴主内之定法，而六经分症，皆兼伤寒、杂病也明矣。……其他结胸、脏结、阳结、阴结、瘀热发黄、热入血室、谵语如狂等症，或因伤寒，或非伤寒，纷纭杂沓之中，正可以思伤寒、杂病合论之旨矣。盖伤寒之外皆杂病，病名多端，不可以数计，故立六经而分司之。伤寒之中，最多杂病，内外夹杂，虚实互呈，故将伤寒、杂病而合参之，正以合中见泾渭之清浊，此扼要法也。……仲景约法，能合百病，兼该于六经，而不能逃六经之外，只在六经上求根本，不在诸病名目上寻枝叶。"

柯韵伯认为，《伤寒论》包括杂病，无论外感内伤，都可以用"六经"的辨证法来认识。柯氏掌握了《伤寒论》的基本精神，所以他的注解高人一筹；柯氏也有不足，他把"伤寒"当作为某一种疾病，和其他杂病并立起来。关于"伤寒"概念问题，说起来便不免有些费词，概括起来说即："伤寒论"就是"疾病论"，《伤寒论》一书是仲景著作的总论，主要内容讨论的是对一切疾病辨证论治的大原则；《金匮要略》是仲景著作的分论，主要内容讨论的是对各个独立疾病的治疗方法。

（三）三阴三阳的意义

《伤寒论》辨证论治的体系就是"三阴三阳"，也就是后人所称的"六经"。把"三阴三阳"的道理弄懂了，可以说是基本读懂了《伤寒论》。

太阳、阳明、少阳，叫作"三阳"，太阴、少阴、厥阴，叫作"三阴"。凡是病邪侵害人体，体力开始抵抗疾病的初期，便叫作"太阳"；"太"字作"初"字解，也就是"起初"或"开始"的意思；"阳"字作"扬"字解，本义是指气向外发扬的意思，这种发扬是亢奋的表现；所以体力亢奋，反映出的人体初期抵抗病邪的症候群，便是"太阳病"。又，什么叫"阳明"呢？"阳"字的意义不再谈了，"明"是显著的意思；《易经·系辞》的注疏说："日月中时，偏照天下，无幽不烛，故云明。"所以阳性病演变到了峰极的时期，便是"阳明病"。"少"字作"幼"字解，体力的亢奋并不太强，便叫作"少阳"，所反映出的证候，既不如太阳病之轻，也不如阳明病之重，介于"太阳"和"阳明"两者之间，太阳病属表，阳明病为里，因而少阳病的性质便是半表半里。"阴"字的本义是气郁积在里而不能发扬，也就是一种衰减的意思；"太阴病"是指形容体力开始衰减；"少阴病"是指体力更进一步的衰减；"厥"字当"短"字讲，既由"少"而"短"，是指体力严重衰竭的现象，是以程应旄[4]解释说"厥阴者，两阴交尽，阴之极也"。于此，便可以理解到：三阳，是体力三种不同程度的亢奋；三阴，是体力三种不同程度的衰减。

以上是对"三阴三阳"的正面解释，但是仅仅作这样一点理解是不够的，不能很好地应用于临床的。还需把"三阴三阳"的相互关联作用，有个系统的理解。这就是要把"三阴三阳"的具体内容配合为"六变"[5]来认识，才能发挥出指导辨证施治的作用。

所谓"六变"，就是表、里、寒、热、虚、实，这是分析"三阴三阳"的基础。如"三阳"代表"热"性疾病，"三阴"代表"寒"性疾病；"三阳"代表"实"性疾病，"三阴"代表"虚"性疾病。这阴、阳、寒、热、虚、实之中，又有在"表"在"里"和在"半表半里"的区分。"太阳"是

"表"，"少阴"也是"表"；"太阳"之"表"，属"热"属"实"；"少阴"之"表"，属"寒"属"虚"。"阳明"是"里"，"太阴"也是"里"；"阳明"之"里"，属"热"属"实"；"太阴"之"里"，属"寒"属"虚"。"少阳"是"半表半里"，"厥阴"也是"半表半里"；"少阳"的"半表半里"，属"热"属"实"；"厥阴"的"半表半里"，属"寒"属"虚"。"太阳""少阴"都是"表"，"太阳表证"表现为发热、恶寒，"少阴表证"表现为无热、恶寒；"阳明""太阴"都是"里"，"阳明里证"表现为胃家实，"太阴里证"表现为自利；"少阳""厥阴"都是"半表半里"，"少阳半表半里证"表现为寒热往来，"厥阴半表半里证"表现为厥热进退。"太阳""少阴"都是"表证"，"太阳"的"表证"可以发汗，"少阴"的"表证"不可以发汗；"阳明""太阴"都是"里证"，"阳明"的"里证"可以用下剂，"太阴"的"里证"就不可以用下剂；"少阳""厥阴"都是"半表半里证"，"少阳半表半里证"可以用清解方法，"厥阴半表半里证"就不可以用清解方法。

"三阴三阳"和"六变"这种错综复合的关系，是《伤寒论》辨证施治体系的基本精神所在，任你学完几遍《伤寒论》，如不抓住这个体系和其间错综复合的关系，那就是死的条文，对临床的指导作用就不太大了。

日本人"喜多村"氏颇体会到了这个道理，在他著的《伤寒论疏义·伤寒论总评》里说："本经[6]无'六经'字面，所谓三阴三阳，惟是不过假以标表里寒热虚实之义，固非藏府经络相配之谓也，此义讨究本论而昭然自彰，前注动辄彼是纽合，大与经旨背而驰矣。此编[7]六病诸论，所以不敢袭前人也。本论所谓三阴三阳，所以标病位也，阳刚阴柔，阳动阴静，阳热阴寒，阳实阴虚，即是常理。凡病属阳、属热、属实者，谓之三阳；属阴、属寒、属虚者，谓之三阴。细而析之，则邪在表而热实者，太阳也，邪在半表里而热实者，少阳也，邪入胃而热实者，阳明也。又邪在表而虚寒者，少阴也，邪在半表里而虚寒者，厥阴也，邪入胃而虚寒者，太阴也。惟表热甚则里亦热，故里虽乃[8]热，而病未入胃，尚属之太阳；表寒甚则里亦寒，故里虽乃寒，而病未入胃，尚属之少阴。少阳与厥阴共，病羁留于半表里间之名也；阳明与太阴共，邪犯胃之称也；故不论表里寒热，病总入胃中者，谓之阳明与太阴。盖六病之次，阳则太阳、少阳、阳明；阴则少阴、厥阴、太阴，但阳则动而相传，阴则静而不传。然其传变，则太阳与少阴为表里，少阳与厥阴为表里，阳明与太阴为表里。是以太阳虚则是少阴，少阴实则是太阳；少阳虚则是厥阴，厥阴实则是少阳；阳明虚则是太阴，太阴实则是阳明，是乃病传变化之定理，三阴三阳之大略也。"

总之，"三阴三阳"是《伤寒论》辨证施治的方法论，并不是什么神秘的问题，突破了这一概念难关，《伤寒论》便不难学习了。这样踏实地理解"三阴三阳"，在临床上的作用就更大了。兹将"三阴三阳"辨证施治的体系，列表如表1。

（四）依据临床实践是学习《伤寒论》的唯一方法

《伤寒论》是一部有指导性的临床实用书，由于年代的久远，错讹残缺，势所难免，几百家的注疏，各说各有理，究竟从哪一家的好呢？我们认为，各家之说各有长短、互有得失，谁也不可能是百分之百的正确。唯一的评价方法是：所说的能够在临床上得到兑现，我们便信服；如果不能兑现，任你哪个大家、名手，我们总要多加考虑。

有的人读《伤寒论》，往往过于崇拜张仲景，忽视了临床的实际问题，遇到不容易说通的条文时，不是牵强附会，便是嫁祸于王叔和。从成无己起，几乎没有一个注家不犯这个毛病。尤其是日本人山田正珍、丹波元简等，几

任应秋 医学全集

1904

乎把全部《伤寒论》稍费解的地方，都嫁祸于王叔和了。张仲景不是天生的圣人，他的成就也是通过"勤求古训，博采众方"得来的，当然是既有长处也有缺点，既有他独到的地方，也有他见不到的地方，绝不会是十全十美的。如柯韵伯所说："著书者往矣，其间几经兵燹[9]，几番播迁，几次增删，几许抄刻，亥豕者有之，杂伪者有之，脱落者有之，错简者有之。"（《伤寒论注·自序》）假如不从临床的实用方面去衡量，便会如柯氏所说："非依样葫芦，则另寻枝叶，鱼目混珠，碔砆胜玉矣。"[10]而且《伤寒论》是否经王叔和删订过，还是个问题。据廖季平[11]的考据，王叔和编撰的是《脉经》，并不是《伤寒论》，有些人把《伤寒论》读不通的地方都归罪王叔和，遂使王叔和无端地遭受了1500年的不白之冤。

例如《伤寒论》第12条说："太阳中风，阳浮而阴弱，阳浮者，热自发，阴弱者，汗自出，啬啬恶寒，淅淅恶风，翕翕发热，鼻鸣干呕者，桂枝汤主之。"像这样明显的太阳中风桂枝汤证，日人山田正珍还是指为王叔和"搀入"之文。[12]但柯韵伯解释说："阳浮者，浮而有力，此名阳也。风为阳邪，此浮为风脉，阳盛则阴虚，沉按之而弱，阳浮者，因风中于卫，两阳相搏，故热自发，是卫强也；阴弱者，因风中于营，血脉不宁，故汗自出，是营弱也，两自字，便见风邪之迅发。"（《伤寒论注·卷一》）正由于这条有"阳浮""阴弱"两句话，便把山田正珍等人骇退了，其实这是一两千年前中医的一般术语而已，并没有什么可奇怪的。即据机体的生理机转来理解，这也是很自然的事。血循环亢奋而发热的时候，桡骨动脉也充血，轻取便可诊察到浮脉；同时又因不断地出汗，以致虽然充血，但并没有达到最强度，重按脉搏便不显得十分有力。前者便叫作"阳浮"，后者便叫作"阴弱"。发热是阳浮的因，阳浮是发热的果；汗出是阴弱的因，阴弱是汗出的果。这是临床的事实，是完全可以理解的。无论是张仲景的原文也好，王叔和搀入的也好，都是合理的，何必"另寻枝叶"，恶意地强斥叔和呢？

又如第326条说："厥阴之为病，消渴，气上撞心，心中疼热，饥而不欲食，食即吐蛔，下之利不止。"从柯韵伯起，都说这条是厥阴病的提纲。但后面第337条说："凡厥者，阴阳气不相顺接，便为厥，厥者，手足逆冷者是也。"临床上却不容易见到这样严重的厥阴病变，仅吐出两条蛔虫便完事了，一剂寒热药相伍的"乌梅丸"，在这生死关头（第345条说"厥不止者，死"），即有起死回生之功。这个条文，虽没有人说不是仲景的，而临床上缺乏事实根据，仍然不能反映真正的厥阴病。

所以我们要强调说：以临床事实为依据，是学习《伤寒论》的唯一途径。"何者为仲景言，何者是叔和笔"（柯韵伯语），这并不是学习《伤寒论》的关键，也正如仲景在著《伤寒论》时一样，"撰用《素问》《九卷》《八十一难》"等并不是关键，关键在"平脉辨证"，以通过临床实践来，亦只有通过临床实践，才可能写出流传1700多年不磷不缁[13]的经典著作。

提　纲

（1）"伤寒病"的概念是广义的，即指一般疾病而言，不是指某一种病，因而"伤寒论"就是疾病论，其主要内容是讨论对各种疾病的辨证施治方法和原则。

（2）"三阴三阳"是《伤寒论》辨识疾病的具体方法，这种方法是以"六变"为基础，提出的一种交互复合的知识体系，是中医学辨识一切疾病的重要方法之一。

（3）学习《伤寒论》，应该是学习它的辨识疾病和处理疾病的方法，不应当去死钻字句，由于《伤寒论》流传的时间太久远了，差错脱失势所不免，要以是否符合临床的效用为依据，来衡量某些条文的意思是否正确，任何一个注家的注疏都可以参考，也都不能尽信。

复习题

（1）《伤寒论》究竟是怎样性质的一种书籍？为什么一般都很重视它？

（2）"三阴三阳"的实质是什么？在学习时应如何认识？在临床上应如何运用？

注　解

[1] "中风"即是"伤风"。《伤寒论》第2条说："太阳病，发热，汗出，恶风，脉缓者，名为中风。"并不是现在称"脑出血"的中风。

[2] "伤寒"即是"冒寒""感寒"的意思。《伤寒论》第3条说："太阳病，或已发热，或未发热，必恶寒，体痛呕逆，脉阴阳俱紧者，名为伤寒。"此"伤寒"是指一般感寒的症状，比书名《伤寒论》的"伤寒"意义要狭窄得多。

[3] "柯韵伯"是清代浙江省慈溪县人，著有《伤寒论注》四卷、《伤寒论翼》二卷、

《伤寒附翼》二卷，三书合称《伤寒来苏集》凡八卷，是注解《伤寒论》的名家之一。

[4] "程应旄"，字郊倩，是清朝新安县人，著有《伤寒论后条辨》十五卷，其中《辨伤寒论》五篇，论调很高，从不拾人牙慧，对于王叔和攻击得最厉害。

[5] "六变"是指表、里、寒、热、虚、实而言。如六淫外感为表证；七情、劳欲、饮食伤为里证；寒分内寒、外寒；热有内热、外热；虚者正气不足，内出病居多；实者邪气有余，外入病居多。这六种情况，在临床上是变化无穷的，所以叫作"六变"。见《景岳全书·传忠录》。

[6] "本经"即指《伤寒论》原书。

[7] "此编"指他自己的《伤寒论疏义》。

[8] "乃"作"始"字讲。

[9] "燹"音"显"，即指"火灾"。"兵燹"犹言遭受兵乱火灾的意思。

[10] "碔"音"五"，"砆"音"夫"，"碔砆"是一种似玉非玉的矿石。

[11] "廖季平"四川井研县人，是晚清的经学大师，著有《六译馆丛书》，里面包括有医学书多种。

[12] "搀"音"参"，即"参杂"的意思。

[13] "磷"音"林"，作"薄"字解，"不磷"就是"磨不薄"的意思，形容一种物质的坚硬。"淄"音"姿"，作"黑"字解，"不淄"就是"染不黑"的意思，形容一种物质的洁白。《论语》中曰："不曰坚乎！磨而不磷；不曰白乎！涅而不缁。"这里是赞誉仲景著作能够永垂不朽。

二、"三阴三阳" 辨证体系

（一）太阳病

【条文】

1. 太阳之为病，脉浮[1]，头项强[2]痛而恶寒[3]。

2. 太阳病，发热，汗出，恶风，脉缓者[4]，名为中风[5]。

3. 太阳病，或已发热，或未发热，必恶寒，体痛呕逆，脉阴阳俱紧[6]者，名为伤寒。

6. 太阳病，发热而渴，不恶寒者，为温病。若发汗已，身灼热[7]者，名风温。风温为病，脉阴阳俱浮[8]，自汗出，身重，多眠睡，鼻息必鼾[9]，语言难出。若被下者，小便不利，直视失溲[10]；若被火者[11]，微发黄色，剧则如惊痫，时瘛疭[12]；若火熏[13]之，一逆尚引[14]日，再逆促命期[15]。

【综说】从这四条可以看出太阳病的全貌。第 1 条是太阳病的基本脉证，第 2 条的太阳中风和第 3 条的太阳伤寒，都是在第 1 条的基础上发展出来的，从而需分辨。因而知道太阳中风的"脉缓"是浮缓脉，太阳伤寒的"脉紧"是浮紧脉；无论"中风"或"伤寒"，是同一太阳病不同性质的表证；中风脉缓、自汗，属表虚而邪轻；伤寒脉紧、无汗（第 3 条虽没有说"无汗"，但"脉紧"常常是无汗证的脉搏，如第 16、38、46、47、55 条等都是例子），属表实而邪重；所以中风用"桂枝汤"，伤寒用"麻黄汤"。

假如太阳病逐渐热化了，便是温病；热化后的症状有两个，一是不恶寒而渴，二是发汗已身灼热；前者是温病，后者是风温。温病虽同属太阳表证，由于已经热化，所以便不适宜用桂枝、麻黄等方的辛温解表法，而应当用辛凉解表法。"被火"和"火熏"后，所以发生种种险象，就是由于误用辛温解表所致。又因为温病证既在表，便必须解表，所以施用泻下剂仍然是错误的。关于辛凉解表法，《温病条辨》的"银翘散""桑菊饮"等都是妙剂。

（二）阳明病

【条文】

180. 阳明之为病，胃家实[16]是也。

186. 伤寒三日，阳明脉大。

182. 问曰：阳明病外证云何？答曰：身热汗自出，不恶寒反恶热也。

224. 阳明病，汗出多而渴者，不可与猪苓汤，以汗多胃中燥，猪苓汤复利其小便故也。

212. 伤寒若吐若下后不解，不大便五六日，上至十余日，日晡所[17]发潮热，不恶寒，独语如见鬼状。若剧者，发则不识人，循衣摸床，惕[18]而不安，微喘直视，脉弦者生，涩者死[19]。微者但发热谵语者，大承气汤主之。若一服利，则止后服。

【综说】发高热（包括第 182 条的"身热""恶热"，第 212 条的"潮热")、便秘（包括第 180 条的"胃家实"，第 212 条的"不大便五六日上至十余日"等）、出汗、谵语、燥渴、脉大等，是阳明病轻重不同的基本症状。这些症状，比太阳病加重了，而且严重地影响了内在器官，因此它的性质，是属于里证。所谓"里证"就是病情深在、内在的意思。

"出汗"对于"发热"有一定的调节作用，而阳明病尽管不断地出汗，但仍然高热不止，这说明生温机能和散温机能都同时亢奋。这样高热炽盛的结果，会导致出汗太多，脏器缺乏水分的补充，表现在唾腺方面是"燥渴"，表现在肠道（胃家）方面是"便秘"。高热和缺水对大脑的威胁便出现"谵语""直视""循衣摸床"等神经症状。这些症状说明了病变和机体抗力两俱极盛，所以阳明病不仅是里证，而且是里热证、里实证。热盛而不实（没有"便秘"）者，宜"白虎汤"；热盛而实（有"便秘"）的，宜"三承气汤"。

（三）少阳病

【条文】

263. 少阳之为病，口苦，咽干，目眩也。

96. 伤寒五六日中风，往来寒热，胸胁苦满[20]，嘿嘿[21]不欲饮食，心烦喜呕，或胸中烦而不呕，或渴，或腹中痛，或胁下痞硬，或心下[22]悸小便不利，或不渴身有微热，或咳者，小柴胡汤主之。

266. 本太阳病不解，转入少阳者，胁下硬满，干呕不能食，往来寒热，尚未吐下，脉沉紧[23]者，与小柴胡汤。

【综说】往来寒热、胸胁苦满、心烦喜呕、口苦、咽干、目眩等症状，是少阳病的基本证候。往来寒热，就是"恶寒"和"发热"的间代发作，相当于现在所说的"间歇型热"。胸胁苦满，是肋骨弓下面有困闷的自觉症，可能是胸胁部的胸膜、肋膜及其附近脏器有炎症的缘故。假如这炎症影响了胃的功能，便会有心烦、口苦、不欲食等症状。

少阳病的这些症状，较阳明病轻，较太阳病重，病变的机势和性质，在太阳表证和阳明里证之间，所以称少阳病为"半表半里证"。即是说，既非纯全表证，也不是纯全里证的意思。这时的病变机势，如机体的抵抗力强，可以使病邪从肌表而出；如抵抗力弱，病变可能入里加剧。因此，少阳病在临床上颇具有一种动摇性。治疗时，凡发汗、催吐、泻下等刺激较强的方药，均应禁忌，只合用"小柴胡汤"来和解之。

（四）太阴病

【条文】

273. 太阴之为病，腹满而吐，食不下，自利益甚，时腹自痛，若下之，必胸下结硬。

【综说】腹满、下利、呕吐、食不下、腹痛等症状，是太阴病的主要证候。这些症状反映出胃肠功能衰减之消化不良。肠道里由于有发酵的气体存在，所以觉"腹满"；如肠蠕动亢进，便会出现"腹痛"；肠道的吸收机能不好，便会"下利"；"吐""食不下"，是消化不良的具体表现。

太阴病这种消化系统衰减性的病理变化，其性质属于里证之虚证、寒证，恰和阳明病相反。所以第277条说"太阴，以其脏有寒故也，当温之，宜服四逆辈"。脏寒，就是指胃肠等脏器的机能衰减，所以要用"四逆汤"一类的方剂来温经扶阳，扭转"脏寒"的病变。第279条说："腹满时痛者，属太阴也，桂枝加芍药汤主之。"其主要目的仍然在温散镇痛。第280条说："太阴为病，脉弱，其人续自便利，设当行大黄芍药者，宜减之，以其人胃气弱易动故也。""胃气弱"和"脏有寒"，是一个意义；"易动"和"若下之，必胸下结硬"，也是一个意义；所以只宜"温药"，不宜用"大黄""芍药"。"大黄""芍药"等适用于治疗实证，而太阴病是虚寒证。

（五）少阴病

【条文】

281. 少阴之为病，脉微细，但欲寐也。

295. 少阴病，恶寒，身踡[24]而利，手足逆冷者，不治。

282. 少阴病，欲吐不吐，心烦，但欲寐，五六日，自利而渴者，属少阴也，虚故引水自救，若小便色白[25]者，少阴病形悉具。小便白者，以下焦虚有寒，不能制水，故令色白也。

【综说】脉微细、但欲寐、恶寒、心烦等，是少阴病的主要症状；下利、踡卧、手足逆冷、小便色白，是病变转剧时，亦可以见到的症状。少阴病的这些症状，主要是由于阳虚，心阳不振，全身机能衰减的表现。如体温不足便现"恶寒"；心阳衰弱，脉搏的波动势必微细而弱；脑神经贫血，精神不能支持，随时都呈但欲寐的状态；体温继续低落，势必手足逆冷；胃肠功能减退，则见下利；踡卧，无非是但欲寐进一步的表现；阳愈虚而愈扰，所以便"心烦而渴"。

少阴病的这些病变的性质，同样是属于在里之病虚寒证。不过，太阴病的虚寒，主要在胃肠；少阴病的虚寒，主要在循环系统，而影响及于全身。因此，"四逆汤""附子汤"等的温经回阳剂，便成为治疗少阴病的主方了。

（六）厥阴病

【条文】

338. 伤寒脉微而厥，至七八日肤冷，其人躁无暂安时者，此为脏厥[26]。

341. 伤寒发热四日，厥反三日，复热四日，厥少热多者，其病当愈，四日至七日，热不除者，必便脓血。

342. 伤寒厥四日，热反三日，复厥五日，其病为进，寒多热少，阳气退，故为进也。

【综说】厥阴病，是少阴病进一步发展的结果，是病情发展到了心脏衰竭的程度，所以它的主要症状就是体温低落而出现"厥冷"。这是在整个病变过程中，机体抗力和疾病做斗争，消长进退的生死关头。如"热"多于"厥"，便是机体抗力有战胜疾病恢复其原有功能的希望，所以说"厥少热多者，其病当愈"；假使"厥"多于"热"，是机体抗力不能战胜疾病有愈趋愈下的机势；如果但"厥"无"热"，体力将一蹶不振，所以说"阳气退，故为进"。

由此看出，厥阴病的基本性质是属于阳虚之里寒证，而且是极度衰弱的虚寒证。但在"厥"和"热"互为进退的时候，也有"半表半里"的性质存在。即是说，如机体能够阳胜阴复，便可由阴出阳而好转（半表）；如阳衰阴竭，则阳离阴绝而死亡（半里）。

这样来认识"三阴三阳"的辨证体系，便较具体而全面，如完全死守柯韵伯的"六经提纲"便不全面而有偏向。诚如尤在泾所说："阳明条下，无口干恶热之文；少阳证中，无往来寒热之目；少阴欲寐，仅举一端；太阴厥阴，多言脏病。学者当参合他条，毋徒执一可也。"（《伤寒贯珠集·卷一》）

因此，我在这里便参合了多条，列成一张适用于临床实用的"三阴三阳"辨证体系表，列表如表2。

表2　"三阴三阳"辨证体系

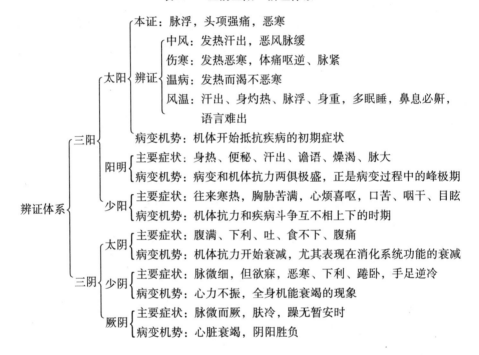

太阳
本证：脉浮，头项强痛，恶寒
辨证
中风：发热汗出，恶风脉缓
伤寒：发热恶寒，体痛呕逆、脉紧
温病：发热而渴不恶寒
风温：汗出、身灼热、脉浮、身重，多眠睡，鼻息必鼾，语言难出
病变机势：机体开始抵抗疾病的初期症状

阳明
主要症状：身热、便秘、汗出、谵语、燥渴、脉大
病变机势：病变和机体抗力两俱极盛，正是病变过程中的峰极期

少阳
主要症状：往来寒热，胸胁苦满，心烦喜呕，口苦、咽干、目眩
病变机势：机体抗力和疾病斗争互不相上下的时期

太阴
主要症状：腹满、下利、吐、食不下、腹痛
病变机势：机体抗力开始衰减，尤其表现在消化系统功能的衰减

少阴
主要症状：脉微细，但欲寐，恶寒、下利、蜷卧，手足逆冷
病变机势：心力不振，全身机能衰竭的现象

厥阴
主要症状：脉微而厥，肤冷，躁无暂安时
病变机势：心脏衰竭，阴阳胜负

提　纲

（1）三阴三阳，是六个不同类型的症候群，随患者体质的不同而出现，亦随着机体对疾病不同的适应力而随时演变着，不能孤立地看待。

（2）对每一症候群（即每一经），务必从全面的症状来观察其病变机势的所在。如"太阳病"即有一个症候群，就要从其头痛、项强、发热、恶寒、脉浮等症状来观察病变机势，根据这些症状分析出，机体是有抵抗力的，而且性质属于表证。这样，在临床时才能够辨证施治。

（3）"三阴三阳"是辨证施治的方法论。

复习题

（1）依据临床经验，你对"三阴三阳"还有不同的看法吗？

（2）为什么说柯韵伯"六经提纲"的说法不够全面呢？

注　解

[1]"脉浮"，是脉管充血的缘故；轻按即觉察到脉搏的波动，便是浮脉。

[2]"强"，音"降"；"项强"，即颈项强直，运动不自如。

[3]"恶"，音"悟"，全书"恶风""恶寒"的"恶"字，都读作"悟"音，就是"怕风""怕寒"的意思。

[4]"脉缓"是脉搏浮缓，即脉搏宽缓有神；此为血管扩张，体温在持续放散，未至于高度充血的脉象。

[5]"中"读去声，与"仲"字音同；全书"中风""中寒"的"中"字均同，所以喻嘉言说："中字与伤字无别。"（《尚论篇·卷之一》）"中风"犹言"伤风"。

[6]"脉阴阳俱紧"，即是说轻按在浮部或者重按在沉部，脉搏都呈紧张的现象，这是浅层血管收缩的结果。柯韵伯说："阴阳指浮沉而言。"（《伤寒论注·卷一》）

[7]"灼热"犹言"烧热"，比"发热"的程度要严重些。

[8]"脉阴阳俱浮"是浮而有力的脉象，所以轻按（阳）固然现浮，重按（阴）仍然现浮象。"阴阳"又有指"左右手"言的，亦通。

[9]"鼾"音"憨"，鼻道发出的声响。

[10]"溲"指小便；"失溲"，就是小便不能自主。

[11]凡是烧艾、烧针、用热药等，都叫作"火"。

[12]"惊痫""瘛疭"，都是脑神经症状；古时小儿称"惊"，成人曰"痫"；"瘛疭"，即时而掣时而纵，是抽搐不安的状态。

[13]"火熏"，是古人发汗方法之一；如把地土烧热，铺上树叶，再加上席子，人睡在席子上，盖上被子，取汗，这就是"火熏"法。

[14]"引"，是"延长"的意思。

[15]"促"，即"迫近"的意思；"命期"，犹言"死期"。

[16]"胃家"，犹言"消化系统"，主要是指"肠道"，并不是单指"胃"；方有执说："实者，大便结为硬满而不得出也。"（《伤寒论条辨》）

[17]"日晡"，是指日暮的时候；"所"作"许"字解，犹"前后"的意思。

[18]"惕"，是指心中怵惕、震荡不安。

[19]"涩者死"，脉管壁紧张，便现弦脉；阴虚血少，便见涩脉。汪琥说："脉弦者，为阴未绝，犹带长养，故可生；脉涩者为阴绝，已成涸竭，以故云死。"（《伤寒论辨证广

注·卷六》）

[20]"满"，读同"闷"字的音，与"懑"通。

[21]"嘿"，音"黑"，与"默"同义；方有执说："静默不言也。"

[22]"心下"，即心脏部位的下面，也就"胃"所在的部位。

[23]"脉沉紧"，"沉"为里脉，"紧"为表寒脉，如"麻黄汤证"脉阴阳俱紧，就是例子，所以沉紧脉，仍为半表半里证的脉象。

[24]"蜷"，音"权"；据字书《玉篇》的解释，蜷跼不伸为"蜷"；是指弯腰侧卧、手足缩作一块的形态，多为久病阳气败绝的象征。钱潢说："大凡热者，偃卧而手足弛散，寒则蜷卧而手足敛缩。"（《伤寒溯源集·卷之九》）

[25]"小便色白"，犹言小便很清亮，不是红白色的"白"。

[26]"脏厥"，指脏气衰竭而厥逆，为重笃的阳虚证。

三、症状的分辨（上）

（一）恶寒、恶风[1]

1. 表证的恶寒

【条文】

134. 太阳病……头痛发热，微盗汗出，而反[2]恶寒者，表未解也。……

164. 伤寒大下后，复发汗，心下痞，恶寒者，表未解也，不可攻痞，当先解表，表解乃可攻痞，解表宜桂枝汤，攻痞宜大黄黄连泻心汤。

208. 阳明病……若汗多，微发热，恶寒者，外未解也。……

234. 阳明病，脉迟，汗出多，微恶寒者，表未解也，可发汗，宜桂枝汤。

【综说】恶寒，是表证主要证候之一，所以第3条说："太阳病，或已发热，或未发热，必恶寒。"恶寒，为兴奋性冲动，经血管运动神经传递给皮肤血管壁，引起血管腔的狭窄贫血而造成的，常为发热初期的感觉，因而表不解，恶寒的症状总是存在的。

第134、164两条，都是表病层面的恶寒，不同的是，第134条未经误下，第164条误下而表证仍在。第208、234两条都是谈的阳明病，阳明无表证，便不恶寒，但恶热；假使恶寒，便有或多或少的表证存留，这是辨别表里病的关键之一。

至于"恶寒"与"恶风"的区别，"恶风"是有风才恶，"恶寒"是无风亦自恶，所以成无己说："恶寒者，则不待风而寒，虽身大热而不欲去衣者是也。"（《伤寒明理论·恶寒》）

2. 虚证的恶寒

【条文】

23.……脉微而恶寒者，此阴阳俱虚，不可更发汗、更下、更吐也。……

68. 发汗病不解，反恶寒者，虚故也，芍药甘草附子汤主之。

70. 发汗后恶寒者，虚故也。不恶寒但热者，实也，当和胃气与调胃承气汤。

304. 少阴病，得之一二日，口中和，其背恶寒者[3]，当灸之[4]，附子汤主之。

【综说】这里是说"恶寒"不仅见于表证，而且还可见于里虚证，所以《伤寒明理论·恶寒》说："阳气不足，阴寒气盛，则背为之恶寒。"所谓阴寒气盛，就是阳气不足的现象，所以才用"芍药甘草附子汤""附子汤"的温经回阳方药，同时还灸膈俞、关元。灸"膈俞"，可以扶脾阳，灸"关元"可以温肾阳。

总之，表证的"恶寒"常常是发热的先兆，里虚证的"恶寒"便很难有发热的情况。也就是第 7 条说"无热恶寒者，发于阴也"的"恶寒"。正因为是虚寒证，便"不可更发汗、更下、更吐"了。还有第 295 条说："少阴病，恶寒，身踡[5]而利，手足逆冷者，不治。"第 298 条说："少阴病，四逆，恶寒而身踡，脉不至，不烦而躁者，死。"这是阳气衰竭的"恶寒"，在临床上很难着手医治了。

3. 表证的恶风

【条文】

13. 太阳病，头痛发热，汗出恶风，桂枝汤主之。

14. 太阳病，项背强几几[6]，反汗出恶风者，桂枝加葛根汤主之。

31. 太阳病，项背强几几，无汗恶风，葛根汤主之。

35. 太阳病，头痛发热，身疼腰痛，骨节疼痛，恶风，无汗而喘者，麻黄汤主之。

99. 伤寒四五日，身热恶风，颈项强，胁下满，手足温而渴者，小柴胡汤主之。

【综说】《伤寒明理论·恶风》中说："恶风者，谓常居密室之中，帏帐之内，则舒缓而无所畏也，一或用扇，一或当风，淅淅然而恶者，此为恶风者也。……恶风虽悉在表，而发散又自不同，若无汗而恶风者，则为伤寒，当发其汗，若汗出而恶风者，则为中风，当解其肌，里证虽具而恶风未罢者，尤当先解其外也。"

"汗出恶风"是表虚证，"无汗恶风"是表实证。表虚证只能用轻剂解表，也就是所谓"解肌"法，"桂枝汤""桂枝加葛根汤"就是这类的方剂；表实证，便要用重剂来发汗，也就是所谓"发表"法，"葛根汤""麻黄汤"就是这类的方剂。"小柴胡汤证"的"恶风"，就是既有表证又有里证的恶风，所以便要用"和解"法，不能用攻里法。

4. 虚证的恶风

【条文】

20. 太阳病，发汗，遂漏不止[7]，其人恶风，小便难，四肢微急，难以屈伸者，桂枝加附子汤主之。

38. 太阳中风，脉浮紧，发热恶寒，身疼痛，不汗出而烦躁者，大青龙汤主之。若脉微弱，汗出恶风者，不可服之，服之则厥逆，筋惕肉瞤[8]，此为逆也。

175. 风湿相搏，骨节疼烦，掣痛不得屈伸，近之则痛剧，汗出短气，小便不利，恶风不欲去衣，或身微肿者，甘草附子汤主之。

【综说】这三条都是讲阳虚证的"恶风"。所谓阳虚，主要是指卫阳虚。《伤寒明理论·恶风》说："发汗多，漏不止，则亡阳，外不固，是以恶风也，必以桂枝加附子汤，温其经而固其卫；风湿相搏，骨节疼烦，湿胜自汗而皮腠不密，是以恶风也，必以甘草附子汤，散其湿而实其卫，由是观之，恶风属乎卫者，可知矣。"

第 38 条的"脉微弱，汗出恶风"，是里阴既损，又兼表阳虚弱的证候，唯其里阴不足所以"脉微弱"，唯其表阳虚损所以"汗出恶风"。要知道这里的"脉微弱"，已与"脉微细"近似；"汗出恶风"，与"恶风蜷卧"者亦相近。因而，这是病由太阳将传少阴的征象，黄坤载曾于这条补出"真武汤"，可以想见。

5. 里证的恶寒

【条文】

183. 问曰：病有得之一日，不发热而恶寒者，何也？答曰：虽得之一日，恶寒将自罢，即自汗出而恶热也。

184. 问曰：恶寒何故自罢？答曰：阳明居中，主土也，万物所归，无所复传，始虽恶寒，二日自止，此为阳明病也。

【综说】"恶寒"是表证，"不恶寒而恶热"是里证，这是鉴别太阳、阳明病的基本要点。但如上所举条文，阳明病初起也有"恶寒"症状，临床时不能不注意到这一点。这是什么缘故呢？钱潢说："阳明本经自感之寒邪，亦由营卫而入，营卫属太阳，故有一日得之，不发热而恶寒者。然一日之后，邪入阳明肌肉之分，由渐入里，故不待解散，其恶寒将自罢，即自汗出而反恶热矣。"（《伤寒溯源集·卷之六》）

总之，汗出、恶寒，是太阳表证，汗出、恶热，便是阳明里证，阳明初病虽亦有恶寒一症，但为时仅在初起一日间，因此我们不能单凭这一点就用桂枝麻黄汤来发汗了。

（二）发　　热

1. 表热的发热

【条文】

12. 太阳中风，阳浮而阴弱[9]，阳浮者，热自发，阴弱者，汗自出，啬啬恶寒，淅淅恶风，翕翕[10]发热，鼻鸣干呕者，桂枝汤主之。

95. 太阳病，发热汗出者，此为荣弱卫强[11]，故使汗出，欲救邪风者，宜桂枝汤。

46. 太阳病，脉浮紧，无汗，发热身疼痛，八九日不解，表证仍在，此当发其汗。服药已，微除，其人发烦目瞑[12]，剧者必衄，衄乃解，所以然者，阳气重故也，麻黄汤主之[13]。

301. 少阴病，始得之，反发热，脉沉者，麻黄细辛附子汤主之。

【综说】所谓"表热"，是指有表证而发热的，主病在外。《伤寒明理论·发热》说："其发热属表者，即风寒客于皮肤，阳气怫郁所致也。"表证的发热，大都是"翕翕发热"。《明理论》说："所谓翕翕发热者，谓若合羽所覆，明其热在外也。"凡属表热，表解而热自除，第12条和第95条都是表虚证，所以都用"桂枝汤"的轻解表剂。第46条是表实证，所以用"麻黄汤"的重发汗剂。第301条本是阳虚的人，但有了表证，仍须解表，不过方式方法有所不同就是了。

2. 里热的发热

【条文】

182. 问曰：阳明病外证云何？答曰：身热汗自出，不恶寒反恶热也。

221. 阳明病，脉浮而紧，咽燥口苦，腹满而喘，发热汗出，不恶寒反恶热，身重。……

223. 若脉浮发热，渴欲饮水，小便不利者，猪苓汤主之。

236. 阳明病，发热汗出者，此为热越[14]，不能发黄也。……

240. 病人烦热，汗出则解，又如疟状，日晡所[15]发热者，属阳明也。脉实者，宜下之……

248. 太阳病三日，发汗不解，蒸蒸[16]发热者，属胃也，调胃承气汤主之。

【综说】表热证，一般外面虽然发热，里面不一定有热，所以还有用"辛温解表"的时候。里热证，往往内外都有热象，从上列所举条文就看得出来。

里热，主要是热从内出外，所以描述为"蒸蒸发热"。《伤寒明理论·发热》说："所谓蒸蒸发热者，谓若熏蒸之蒸，明其热在内故也。"治里热不外用清、泻两法，"白虎汤"的治里热就是清法，三承气汤是泻法，即猪苓汤的利尿仍是泻法之一。总之，热而不实，便用清法；热而实的，便只有泻法了。

"里热"之所以不同于表热，曹颖甫云："人非肠胃中有实热，虽当暑令，遇冰及井水，毛发为之凛然，无他，心有所畏忌也。至遇之辄喜，绝然无所违忤，甚至好风雨而畏晴日，饮寒泉而拒沸汤，则身中阳热，无可复加矣。盖必如是，乃谓之阳明矣。"（《伤寒发微·阳明篇》）表里热必作这样的鉴别，临床时才知有所抉择。

3. 虚热的发热

【条文】

92. 病发热头痛，脉反沉，若不差[17]，身体疼痛，当救其里，四逆汤方。

82. 太阳病发汗，汗出不解，其人仍发热，心下悸，头眩，身𣊏动[18]，振振欲擗[19]地者，真武汤主之。

388. 吐利汗出，发热恶寒，四肢拘急，手足厥冷者，四逆汤主之。

【综说】这几条的"发热"都是虚阳外越的征象，所以称作"虚热"，也就是"假热"。即患者身体到了极度衰弱的时候，尤其是阴阳两虚的时候，体力反映出最后的虚性兴奋的现象。这种热是人体最可宝贵的真阳外越之象，因而在这时只能用"温经回阳"的方法来急救快要亡失的真阳，万不能采用"清里"的、"发表"的方法了。

张景岳分辨虚热的证候，最为精审，足资参考。他说："凡虚火证，即假热证也。……病源有二，虚火之外证有四，何也？盖一曰，阴虚者能发热，此以真阴亏损，水不制火也。二曰，阳虚者亦能发热，此以元阳败竭，火不归源也，此病源之二也。至若外证之四，则一曰阳戴于上，而见于头面咽喉之间者，此其上虽热而下则寒，所谓无根之火也；二曰阳浮于外，而发于皮肤肌肉之间者，此其外虽热而内则寒，所谓格阳之火也；三曰阳陷于下，而见于便溺二阴之间者，此其下虽热而中则寒，所谓失位之火也；四曰阳亢乘阴，而见于精血髓液之间者，此其金水败而铅汞干，所谓阴虚之火也，此外证之四也。然证虽有四，而本则惟二，或在阴虚，或在阳虚而尽之矣。"（《景岳全书·卷十五·杂证谟·火证·论虚火》）

以上三条，均属于阳虚的发热，所以都用温经回阳法。

4. 阳气未泯的发热

【条文】

292. 少阴病，吐利，手足不逆冷，反发热者，不死，脉不至者，灸少阴[20]七壮。

331. 伤寒先厥后发热而利者，必自止，见厥复利。

【综说】阳气未泯[21]的发热，与前面虚阳外脱的发热，恰恰相反。这里的发热，是从无到有，积少成多，是体力逐渐好转的征象，所以这种"热"是阳气未泯的好现象。第292条程应旄解释说："少阴病，吐而且利，里阴胜矣。以胃阳不衰，故手足不逆冷，夫手足逆冷之发热，为肾阳外脱，手足不逆冷之发热，为卫阳外持，前不发热，今反发热，自非死候。"（《伤寒论后条辨·少阴篇》）曹颖甫解释331条说："厥逆为中阳不达四肢，以为风起四末者，妄也。中阳不运……脾湿内停，因而下利。此本四逆汤证，不待再计者也。本节云先厥后发热而利者，必自止，此寒尽阳回之候，不烦顾虑者也。"（《伤寒发微·厥阴篇》）

可见这两条都是脾阳不泯的发热，均为可治之证。

（三）潮　　热

【条文】

208. 阳明病脉迟[22]，虽汗出，不恶寒者，其身必重，短气腹满而喘，有潮热者，此外欲解，可攻里也。手足濈然[23]汗出者，此大便已硬也，大承气汤主之。若汗多，微发热恶寒者，外未解也。其热不潮，未可与承气汤，若腹大满不通者，可与小承气汤，微和胃气，勿令至大泄下。

104. 伤寒十三日不解，胸胁满而呕，日晡所发潮热，已而微利，此本柴胡证，下之，以不得利，今反利者，知医以丸药[24]下之，此非其治也。潮热者，实也，先宜服小柴胡汤以解外，后以柴胡加芒硝汤主之。

209. 阳明病，潮热，大便微硬者，可与大承气汤，不硬者，不可与之。……

214. 阳明病，谵语，发潮热，脉滑而疾[25]者，小承气汤主之。因与承气汤一升，腹中转气[26]者，更服一升，若不转气者，勿更与之。……

220. 二阳并病，太阳证罢，但发潮热，手足漐漐[27]汗出，大便难而谵语者，下之则愈，宜大承气汤。

229. 阳明病，发潮热，大便溏，小便自可，胸胁满不去者，与小柴胡汤。

201. 阳明病，脉浮而紧者，必潮热，发作有时，但浮者，必盗汗出。

【综说】《伤寒明理论·潮热》说："伤寒潮热，何以明之？若潮水之潮，其来不失其时也。一日一发，指时而发者，谓之潮热。若日三五发者，即是发热，非潮热也。潮热属阳明，必于日晡发者，乃为潮热。……邪气入于胃而不复传，邪气郁而为实热，随王而潮，是以日晡所发潮热者，属阳明也。惟其属阳明，故潮热为可下之证。"

健康人每天在日晡时体温都要稍为升高一点，肠胃有热邪后，体温到日晡时更会成比例地升高，这可能是构成"潮热"的原因之一。正因为潮热是肠胃热证的征象，所以是里热证的标志之一。但是，治疗里热证，有清法、泻法的不同，热而不实（大便不硬），只宜清解，热而实者，才能泻下。

"潮热"只能标志"里热"，还不能代表"里实"。例如第 208 条用"大承气汤"，症见腹满、大便硬、潮热；第 209 用"大承气汤"，症见大便微硬、潮热；第 220 条用"大承气汤"，症见大便难而谵语、潮热；三条都有"大便硬"这一里实证主证。

又如第 104 条，只是胸胁满而呕、潮热，所以用"小柴胡汤"；第 209 条，明白地指出虽见潮热，但大便不硬，便不能给以承气汤；第 214 条，尽管症见潮热、谵语，给以"小承气汤"时还要审慎，观察是否有失气来进退方药；第 229 条，尽管症见潮热，但大便是稀溏的，也只能用"小柴胡汤"来清解。这些都是张仲景在临床上的宝贵经验，因此，《明理论》说"潮热为可下之证"，那是大大值得考虑的。

（四）寒热往来

【条文】

96. 伤寒五六日中风，往来寒热，胸胁苦满，嘿嘿不欲饮食，心烦喜呕。……

97. 血弱气尽，腠理开，邪气因入，与正气相搏，结于胁下，正邪分争，往来寒热，休作有时，嘿嘿不欲饮食，藏府相连，其痛[28]必下，邪高痛下，故使呕也，小柴胡汤主之。……

136. 伤寒十余日，热结在里，复往来寒热者，与大柴胡汤。……

147. 伤寒五六日，已发汗而复下之，胸胁满微结，小便不利，渴而不呕，但头汗出，往来寒热，心烦者，此为未解也。柴胡桂枝干姜汤主之。

【综说】《伤寒明理论·寒热》说："往来寒热，属半表半里之证，邪居表多，则多寒，邪居里多，则多热，邪气半在表半在里，则寒热亦半矣，审其寒热多少，见其邪气浅深矣，小柴胡汤专主往来寒热。"

"往来寒热"，就是寒热来去分明，寒时便不热，热时也不寒，如疟疾热型就是"往来寒热"的代表。但疟疾的往来寒热为一日一发，或数日一发，而伤寒的往来寒热，是一日一二发或二、三发不等，这是与疟疾的不同点。

"往来寒热"的性质，为机体抗力与病邪争斗互不相下的征象。之所以称作是半表半里证，是从其病变的性质言，并不是从病变部位言。往来寒热，既是半表半里的性质，因而治疗时，既不能发表，也不能攻里，只能采用和解方法，方用"小柴胡汤"。这是认识和治疗半表半里证的关键，病证纵然有偏表偏里的时候，亦只能在和解的基础上来加减进退。如第136条偏于里热，就用"大柴胡汤"来偏于清里；第147条偏于里寒，就用"柴胡桂枝干姜汤"来偏于温里。但是"和解"的原则是基本没有变动的。

（五）自　　汗

1. 表证自汗

【条文】

54. 病人脏无他病，时发热，自汗出而不愈者，此卫气[29]不和也，先其时发汗则愈，宜桂枝汤。

53. 病常自汗出者，此为营气和，营气和者，外不谐[30]，以卫气不共营气[31]谐和故尔，以营行脉中，卫行脉外，复发其汗，营卫和则愈，宜桂枝汤。

95. 太阳病，发热汗出者，此为荣弱卫强，故使汗出，欲救邪风者，宜桂枝汤。

【综说】《伤寒明理论·自汗》说："自汗者，谓不因发散而自然汗出者是也。"为什么会自然地出汗呢？《明理论》解释说："邪气干[32]于卫气，气不能卫固于外，则皮肤为之缓，腠理为之疏，由是津液妄泄，濈濈然润，漐絷然出，谓之自汗也。"换句话说，也就是体温升高了（卫不固），汗腺扩张了（皮肤缓，腠理疏），汗液就不断地（漐漐、絷絷）排泄出来了。

上列三条桂枝汤证，都是属于表证"自汗"。凡属表证的自汗，多有发热、恶风、恶寒等症同时出现，前面恶寒、恶风、发热中所举的条文，都可以参考。凡属表证的自汗，总要用轻剂的解表药如"桂枝汤"之类来治疗，使其汗出而愈。

同时表证自汗者，多为阳虚表弱之人，不仅不可误治，就是解表药用量大了也会发生演变，论中的第20、62、64、68、82、88各条，都是过汗的坏证，不能不留意。

2. 里热证自汗

【条文】

182. 问曰：阳明病外证云何？答曰：身热汗自出，不恶寒反恶热也。

203. 阳明病，本自汗出，医更重发汗，病已差，尚微烦不了了[33]者，此必大便硬故也。……

213. 阳明病，其人多汗，以津液外出，胃中[34]燥，大便必硬，硬则谵语，小承气汤主之。……

253. 阳明病，发热汗多者，急下之，宜大承气汤。

192. 阳明病，初欲食，小便反不利，大便自调，其人骨节疼，翕翕如有热状，奄[35]然发狂，濈然汗出而解者，此水不胜谷气[36]，与汗共并，脉紧则愈。

268. 三阳合病，脉浮大，上关上，但欲眠睡，目合则汗。

【综说】里热证的"自汗"与表热证的有所不同。汪琥说："汗自出者，府中实热，则津液受其蒸迫，故其汗则自出也。又此条（指第182条）汗自出，与太阳中风汗自出亦有异，太阳病，则汗虽出而不能透，故其出亦甚少。此条病则汗由内热蒸出，其出必多而不能止也。"（《伤寒论辨证广注·卷之六》）可见里热自汗的汗量，要比表证的汗量多。唯其热盛汗多，所以往往大便干燥。第213条说"阳明病，其人多汗，以津液外出，胃中燥，大便必硬"，就是很好的说明。

里热自汗症，既跑不出阳明病的范围，如何来对待它呢？不外清、泻二法。热而不实，用清热法，如"白虎汤"之类；热而实，用泻下法，如"承气汤"之类。凡属里热自汗，总少有恶寒的，所以第182条便明白地指出"不恶寒，反恶热"。《明理论》亦说："若汗出而不恶寒者，此为表解而里未和也。"

3. 亡阳的自汗

【条文】

155. 心下痞[37]，而复恶寒汗出者，附子泻心汤主之。

346. 伤寒六七日不利，便发热而利，其人汗出不止者，死，有阴无阳故也。

353. 大汗出，热不去，内拘急[38]，四肢疼，又下利厥逆而恶寒者，四逆汤主之。

283. 病人脉阴阳俱紧[39]，反汗出者，亡阳也。……

389. 既吐且利，小便复利，而大汗出，下利清谷，内寒外热，脉微欲绝者，四逆汤主之。

【综说】汗液出自血浆，汗排泄多了，血浆被过分地分泌，体内的营养液便感觉缺乏，这就是所谓"伤津"。人体的细胞组织需要适当的温度，汗出多了，体温的放散亦多，体温到了不能维持生活力的时候，就叫作"亡阳"，也就是汗出多了可以招致亡阳的道理。

"阳"是维持人体生活的原动力，假如津伤而阳不亡，津液还有再生的希望；如果阳亡失了，津液亦无从持续。所以上列条文都侧重用"四逆汤""干姜""附子"等温经回阳药，企图回复其亡失的真阳，只要真阳存在，便无虞阴津的不复生了。

（六）无　　汗

【条文】

31. 太阳病，项背强几几，无汗恶风，葛根汤主之。

35. 太阳病，头痛发热，身疼腰痛，骨节疼痛，恶风，无汗而喘者，麻黄汤主之。

196. 阳明病，法多汗，反无汗，其身如虫行皮中状者，此以久虚故也。

197. 阳明病，反无汗，而小便利，二三日呕而咳，手足厥者，必苦头痛，若不咳不呕，手足不厥者，头不痛。

294. 少阴病，但厥无汗，而强发之，必动其血，未知从何道出，或从口鼻，或从目出者，是名下厥上竭，为难治。

【综说】《伤寒明理论·无汗》说：“伤寒无汗，何以明之？腠理者，津液凑泄之所为腠，文理缝会之中为理。津液为风暑湿气所干，外凑皮腠者，则为自汗出；若寒邪中经，腠理致密，津液内渗，则无汗，无汗之由，又有数种，如伤寒在表，及邪行于里，或水饮内蓄，与亡阳久虚，皆令无汗。”

第 31、35 两条，即是表邪的无汗；第 196、197 两条，是阳虚无汗；第 294 条，是津伤的无汗。《明理论》所指的水饮内蓄无汗证，即 28 条“桂枝去桂加茯苓白术汤证”，参见本书辨治的法则中利法。

（七）头眩、头痛

1. 头眩

【条文】

198. 阳明病，但头眩，不恶寒，故能食而咳，其人咽必痛，若不咳者，咽不痛。

67. 伤寒若吐若下后，心下逆满，气上冲胸，起则头眩，脉沉紧，发汗则动经[40]，身为振振摇者，茯苓桂枝白术甘草汤主之。

82. 太阳病发汗，汗出不解，其人仍发热，心下悸，头眩，身𥆧动，振振欲擗地者，真武汤主之。

297. 少阴病，下利止而头眩，时时自冒[41]者，死。

【综说】“头眩”就是指头目眩运，虽只言“头”，实包括有“目”。《伤寒明理论·头眩》中说：“眩也，运也，冒也，三者形俱相近，有谓之眩运者，有谓之眩冒者，运为运转之运，世谓之头旋者是矣。冒为蒙冒之冒，世谓之昏迷者是矣。”

“头眩”总分虚实两证，虚证多为头贫血，实证多为脑充血。第 198、67 条，都是实证头眩，第 198 条是热证为热实，第 67 条是饮证为寒实。第 82、

297条都是虚证头眩，第82条是虚阳外脱，用"真武汤"来回阳，第297是虚阳上脱，主死。

2. 头痛

【条文】

13. 太阳病，头痛发热，汗出恶风，桂枝汤主之。

35. 太阳病，头痛发热，身疼腰痛，骨节疼痛，恶风，无汗而喘者，麻黄汤主之。

56. 伤寒不大便六七日，头痛有热者，与承气汤，其小便清者，知不在里，仍在表也，当须发汗，若头痛者必衄，宜桂枝汤。

92. 病发热头痛，脉反沉，若不差，身体疼痛，当救其里，四逆汤方。

378. 干呕，吐涎沫，头痛者，吴茱萸汤主之。

【综说】《难经》说："手三阳之脉，受风寒，伏留而不去者，则名厥头痛。"古人说三阳经脉和厥阴经脉都上至头部，所以都有头痛症。三阳头痛，多属表属热；厥阴头痛，属里属寒。第13、35条，都是太阳表证；第56条的前半段，便是阳明里热证。在表宜发表，所以用"桂枝汤"或"麻黄汤"；在里宜攻里，所以用"承气汤"。第92、378条，都是阴证虚证，第92条为阳虚，所以用"四逆汤"来扶阳，第378条是阴寒证，所以用"吴茱萸汤"来温散里寒。

（八）悸

1. 心悸原因

【条文】

49. 脉浮数者，法当汗出而愈。若下之，身重心悸者，不可发汗，当自汗出乃解。……

64. 发汗过多，其人叉手自冒心[42]，心下悸，欲得按者，桂枝甘草汤主之。

127. 太阳病，小便利者，以饮水多，必心下悸，小便少者，必苦里急也。

264. 少阳中风，两耳无所闻，目赤，胸中满而烦者，不可吐下，吐下则悸而惊。

【综说】《伤寒明理论·悸》说："悸者，心忪[43]是也，筑筑惕惕然动，怔怔忪忪不能自安者是矣。心悸之由，不越二种：一者气虚也，二者停饮也。""心悸"即是心脏悸动，也有叫作"怔忡"，《明理论》说的气虚心悸，就属于这种。

"心悸"主要是由于心阳不足，血液虚少，血压有低落的趋势，心脏发生代偿性的搏动兴奋，因而便感觉心悸亢进了。"心下悸"与"心悸"不同，"心下"是胃的部位，而不是心。胃里为什么会悸动？这是由于胃里停有水饮的关系，《明理论》所指的第二类原因，就属于这一种。

上所列举的第64、49、264条，属于心悸者；第127条，属于心下悸者。两种不同的悸动，在治疗上截然不同。

2. 心悸治例

【条文】

102. 伤寒二三日，心中悸而烦者，小建中汤主之。

177. 伤寒脉结代[44]，心动悸，炙甘草汤主之。

318. 少阴病，四逆[45]，其人或咳，或悸……

356. 伤寒厥而心下悸，宜先治水，当服茯苓甘草汤，却[46]治其厥，不尔，水渍入胃[47]，必作利也。

65. 发汗后，其人脐下悸者，欲作奔豚[48]，茯苓桂枝甘草大枣汤主之。

82. 太阳病发汗，汗出不解，其人仍发热，心下悸，头眩，身𬌗动，振振欲擗地者，真武汤主之。

【综说】第102、177、318、82条，是讲阳虚性质的心悸，也就是《明理论》所指的气虚心悸；所用"小建中汤""炙甘草汤""真武汤"等，都是不同的扶阳剂；真武证虽说"心下"，实际不是指胃，仍为心阳的衰弱。第356、65条，是讲水饮性质的心悸，也就是《明理论》所指的停饮心悸，所用"茯苓甘草汤""茯苓桂枝甘草大枣汤"都着重利水。

总的说来，心悸和心下悸都是由于阳弱，不过心悸是心阳弱，心下悸是脾阳或胃阳弱就是了。

（九） 胸胁满

【条文】

37. 太阳病，十日以去[49]，脉浮细而嗜卧者，外已解也。设胸满胁[50]痛者，与小柴胡汤。……

229. 阳明病，发潮热，大便溏，小便自可，胸胁满不去者，与小柴胡汤。

230. 阳明病，胁下硬满，不大便而呕，舌上白胎者，可与小柴胡汤。……

99. 伤寒四五日，身热恶风，颈项强，胁下满，手足温而渴者，小柴胡汤主之。

266. 本太阳病不解，转入少阳者，胁下硬满，干呕不能食，往来寒热……

36. 太阳与阳明合病，喘而胸满者，不可下，宜麻黄汤。

96. 伤寒五六日中风，往来寒热，胸胁苦满。……

104. 伤寒十三日不解，胸胁满而呕，日晡所发潮热……此本柴胡证……

21. 太阳病，下之后，脉促[51]胸满者，桂枝去芍药汤主之。

【综说】《伤寒明理论·胸胁满》说："胸胁满者，谓胸膈间气塞满闷也，非心下满者也；胁满者，谓胁肋下气胀填满也，非腹满者也。邪气自表传里，必先自胸膈，以次经心胁而入胃，邪气入胃，为入府也，是以胸满多带表证，胁满者，当半表半里证也。"

治疗胸满偏于表证者，上面列举的第36、21条都是具体的例子，一个用"麻黄汤"，一个用"桂枝去芍药汤"；少阳证胸胁满，属于半表半里的病变，所以列举的各条都用"小柴胡汤"；第104条，病偏于里热，治以"大柴胡汤"，不能单纯地攻里；古人以"胸"为阳的部位，"两胁"是少阳的部位，病变均不深而浅在，所以称为表证或半表半里证；假若病变超过了胸胁在更深的部位，便是里证了，这是古人在临床上，通过长时间的经验，所得出的病变性质的结论。

（十）心下满、心中满

【条文】

166. 病如桂枝证，头不痛，项不强，寸脉微浮，胸中痞硬，气上冲喉咽，不得息[52]者，此为胸有寒[53]也，当吐之，宜瓜蒂散。

205. 阳明病[54]，心下硬满者，不可攻之，攻之利遂不止者死，利止者愈。

355. 病人手足厥冷，脉乍[55]紧者，邪结在胸中，心下满而烦，饥不能食者，病在胸中，当须吐之，宜瓜蒂散。

【综说】《伤寒蕴要》说："凡心下满者，正在心之下，胃之上也，此自满，而非下之所致。"（《伤寒论纲目·卷九》引）所言"胸中痞硬""心下硬满""心下满"，与"胸满"没有太大的区别。本证可分作虚实两种：第205条是虚满，所以不可攻；第166、355两条是实满，所以用涌吐剂。

心中满、心下满，病变都在中上焦，《内经》说"高者因而越之"，因此，即使是实邪，亦只能用催吐法，使实邪从上窍排出，不能攻下法损伤其他的脏气，这是治疗法则之一。心中满、心下满等症状，在"结胸"和"痞"证都很常见，可参看。

（十一）腹 满

1. 虚证腹满

【条文】

66. 发汗后，腹胀满者，厚朴生姜半夏甘草人参汤主之。

273. 太阴之为病，腹满而吐，食不下，自利益甚，时腹自痛。……

279. 本太阳病，医反下之，因尔腹满时痛者，属太阴也，桂枝加芍药汤主之。……

【综说】《伤寒明理论·腹满》说："腹满者，俗谓之肚胀是也。……腹满不减者，则为实也；若腹满时减者，又为虚也。……《金匮要略》曰，腹满时减，复如故，此虚寒从下上也，当以温药和之。盖虚气留滞，亦为之胀，但比之实者，不至坚痛也。大抵腹满，属太阴证也，阳热为邪者，则腹满而咽干；阴寒为邪者，则腹满而吐，食不下，自利益甚，时腹自痛（即上举的第273条）。太阴者，脾土也，治中央[56]，故专主腹满之候。"

"腹满"是里证，有里虚、里实之分，上所列三条都是里虚证，都属于脾虚，因为脾主腹，诚如《明理论》所云。

2. 实证腹满

【条文】

79. 伤寒下后，心烦腹满，卧起不安者，栀子厚朴汤主之。

208. 阳明病脉迟，虽汗出，不恶寒者，其身必重……若腹大满不通者，可与小承气汤微和胃气，勿令至大泄下。

241. 大下后，六七日不大便，烦不解，腹满痛者，此有燥屎也，所以然者，本有宿食[57]故也，宜大承气汤。

249. 伤寒吐后，腹胀满者，与调胃承气汤。

254. 发汗不解，腹满痛者，急下之，宜大承气汤。

255. 腹满不减，减不足言，当下之，宜大承气汤。

322. 少阴病，六七日，腹胀不大便者，急下之，宜大承气汤。

【综说】以上列举的七条实证腹满，可分作四个类型：①热邪结于里，并不一定是有燥屎，可以清热消结为主要治法，如第79条；②热结邪实，大便不通，不仅胀满得很厉害，而且还伴有腹痛，应该攻下实邪，如第208、241、254、255四条都是；③尽管曾有虚证的过程，只要当前的里实症状很明显，仍得攻里，无所顾忌，如第322条；④腹满症，只要是中下焦的病变，都应从下焦治，不应从上焦治，治上焦是无益的，不仅下焦的实邪去不了，反而有损于中上焦，第249条便是例子。

（十二）少腹满、少腹硬

【条文】

124. 太阳病，六七日表证仍在，脉微而沉，反不结胸，其人发狂者，以热在下焦，少腹当硬满，小便自利者，下血乃愈，所以然者，以太阳随经[58]，瘀热在里故也，抵当汤主之。

125. 太阳病，身黄，脉沉结[59]，少腹硬，小便不利者，为无血也。小便自利，其人如狂者，血证谛[60]也，抵当汤主之。

126. 伤寒有热，少腹满，应小便不利，今反利者，为有血也，当下之，不可余药[61]，宜抵当丸。

340. 病者手足厥冷，言我不结胸，小腹满，按之痛者，此冷结在膀胱关元[62]也。

137. 太阳病，重发汗而复下之，不大便五六日，舌上燥而渴，日晡所小有潮热，从心下至少腹硬满而痛不可近者，大陷胸汤主之。

【综说】《伤寒明理论·少腹满》中说："少腹满者，脐下满是也。少腹者，下焦所治。《难经》曰：下焦者，当膀胱上口，主分别清浊，其治在脐下。邪气自上而下，至于下焦，结而不利，故少腹满也。……《内经》谓清阳出上窍，浊阴出下窍，当出不出，积而为满，是在上而满者，气也，在下而满者，物也，所谓物者，溺与血尔，邪气聚于下焦，则津液不得通，血气不得行，或溺或血，留滞于下，是生胀满而硬痛也。"

上列第124、125、126、137四条，都属于这类的硬满症，不过有蓄血、蓄水的区分；前三条都是蓄血热证，第137条是蓄水证；无论蓄血、蓄水，都属里实证，唯第126条微带表证，但仍需用下法，所以说"不可余药"。第340条虽为里证，却系寒邪，而不是热实，症见手足厥冷；《医宗金鉴》谓本证的小便当数而白，也就是下焦的阳虚证，陆渊雷主张用"附子汤"，"真武汤"亦可以用。

（十三）不能食、能食

1. 吐下后的不能食

【条文】

120. 太阳病……一二日吐之者，腹中饥，口不能食，三四日吐之者，不喜糜粥，欲食冷食，朝食暮吐。……

98. 得病六七日，脉迟浮弱，恶风寒，手足温，医二三下之，不能食，而胁下满痛，面目及身黄，颈项强，小便难者，与柴胡汤，后必下重……

【综说】陆渊雷说："腹中饥，口不能食，当是食入即吐。凡食入即吐，责其胃热，朝食暮吐，责其胃寒。寒，谓贫血，谓机能衰减；热，谓充血，谓机能亢盛。一二日、三四日，谓病之浅深，不可拘泥日数，病尚浅而误吐之，则胃受刺激而为热，故食入即吐，虽饥不能食，病渐深而误吐之，则胃受刺激而充血，故不喜糜粥，欲食冷食，然其机能已衰减，故朝食暮吐也。"（《伤寒论今释·卷三》）

误吐后，都可能导致"不能食"，临床上总以分别寒、热、虚、实为要。至于攻下后的"不能食"，也和误吐导致的差不多，仍须分辨寒、热、虚、实。如上列的第98条，便属虚证，所以"小柴胡汤"便不能用了。

2. 胃寒证的不能食

【条文】

191. 阳明病，若中寒者，不能食，小便不利，手足濈然汗出，此欲作固瘕[63]，必大便初硬后溏，所以然者，以胃中冷，水谷不别故也。

194. 阳明病，不能食，攻其热必哕[64]，所以然者，胃中虚冷故也，以其人本虚，攻其热必哕。

226. 若胃中虚冷，不能食者，饮水则哕。

【综说】"胃中冷"或"胃中虚冷"，是指脾胃虚弱证，并不是指胃里寒冷的感觉。既是脾胃虚弱，不仅食欲不好，抑且消化不良，所以便"不能食"。

上列三条，均为阳明中焦虚寒证，亦即中焦火土衰微的证候。张锡驹云："夫胃气壮，则谷消而水化，若胃中虚冷，则谷不消，而不能食，夫既不能食，则水必不化，故饮水则哕，胃中虚冷，复饮以水，两寒相得，是以发哕。"（《伤寒论直解·卷四》）

凡属这等证候，《医宗金鉴》中用"理中汤"加丁香、吴茱萸，温而降之，确有经验。

3. 有燥屎的不能食

【条文】

215. 阳明病，谵语有潮热，反不能食者，胃中[65]必有燥屎五六枚也，若能食者，但硬耳，宜大承气汤下之[66]。

【综说】张璐云："此以能食不能食，辨燥结之微甚也。详仲景言，病人潮热谵语，皆胃中热盛所致，胃热则能消谷，今反不能食，此必热伤胃中津液，气化不能下行，燥屎逆攻于胃[67]之故，宜大承气汤急袪亢极之阳，以救垂绝之阴。"（《伤寒缵论·卷上》）

4. 病欲解的能食

【条文】

270. 伤寒三日，三阳为尽，三阴当受邪，其人反能食而不呕，此为三阴不受邪也。

339. 伤寒热少微厥，指头寒，嘿嘿不欲食，烦躁。数日小便利，色白[68]者，此热除也，欲得食，其病为愈。……

384. ……下利后，当便硬，硬则能食者愈。今反不能食，到后经中，颇能食，复过一经能食，过之一日当愈……

【综说】病变过程中，能够吃东西，是脾气不败、胃机能好的征象，所以总是主病愈；诊脉亦以脾胃脉的强弱来判断病变的良否，也就是这个道理。如第270条，从其"能食"便可以判断病不会再发展；第339、384两条，均从其"能食"而判断其预后良好。无他，由其胃气不病耳！

5. 死证的能食

【条文】

333. 伤寒脉迟，六七日，而反与黄芩汤彻其热，脉迟为寒，今与黄芩汤，复除其热，腹中应冷，当不能食，今反能食，此名除中[69]，必死。

332. ……凡厥利者，当不能食，今反能食者，恐为除中。……

【综说】日人山田正珍氏说："除中反能食者，胃气将绝，引食以自救故也，譬诸富家暴贫，强作骄奢，以取一时之快，不祥莫大焉，不死何矣。《易》曰，枯杨生华，何可久也。"（《伤寒论集成·卷九》）

"除中""能食"，即是胃阳将绝前的虚性兴奋，实际是胃气虚寒至极的反应，所以总属死证。

提　纲

（1）恶风、恶寒，只是两种轻重不同的感觉，但在临床上确有表证和虚证的区分。

（2）发热，略分作表热、里热、虚热、阳气未泯的发热等四种类型；表热、里热，都是实证，虚热、阳气未泯的发热，都是虚证。

（3）潮热，是里热症状；有的热而实，有的热而不实；热而实者才能泻下，热而不实者只需清热就行了。

（4）寒热往来，是半表半里症状，虽有偏表、偏里的不同，治疗总须以和解为基础。

（5）自汗，分表证、里热证、亡阳证几个类型。表证自汗，多属表虚；里证自汗，常为里实；亡阳自汗，往往是虚脱的由来。

（6）无汗，分表邪的无汗与里证的无汗，里证的无汗有亡阳、津伤、水饮内蓄之不同。

（7）头眩、头痛，均不外分虚、实两途。

（8）悸动，其原因不是"气虚"便是"水饮"，即使是水饮的悸动，亦以偏于阳虚的为最多见。

（9）胸满，多属表证；胁满，多属半表半里证；而两者均为阳证。

（10）心下满、心中满，病变均在中上焦，均为阳位，不能轻率议"下"。

（11）腹满，有虚实两证，虚证多为脾胃虚寒，实满总是胃肠的热邪或实邪引发。

（12）少腹硬满，不是由于"蓄水"就是由于"蓄血"，无论蓄水、蓄血，均为里实证，但亦有寒湿满痛的阳虚证。

（13）不能食，有虚证、实证之别，虚证常为脾胃虚寒，实证常为胃肠燥结。能食，有阳气还、阳外越的区分，阳气还者"能食"是病变好转的征象，阳外越的"能食"多属险证。

复习题

（1）表证自汗，为什么说是表虚，应该怎样治疗？

（2）虚证的恶风、恶寒与表证的恶风、恶寒，有哪些不同，怎样区分？

（3）为什么说悸动总是偏于阳虚？

（4）试述胸满和腹满的不同性质。

（5）潮热既是里热症状，都可以泻下吗？

注　解

［1］"恶寒"和"恶风"，基本是一个道理，"恶寒"指没有风亦自恶，"恶风"指有风才恶，因此，"恶寒"的病较重，"恶风"的病较轻。

［2］"反"作"又"字解。

［3］"其背恶寒者"是指阳虚证。成无己云："背为阳，背恶寒者，阳气弱，阴气胜也。"（《注解伤寒论·卷第六》）

［4］"当灸之"，《补亡论》常器之云："当灸膈俞、关元穴。""膈俞"在第七椎下，旁开约二横指处；"关元"在脐下三寸。两穴都能治阳虚证。

［5］"踡"音"全"；为真阳败绝的症状。《玉篇》云："踡跼不伸也。"

［6］"几几"，陆渊雷说："《说文》之几，所以状短羽之飞，非所以状项背之强，且项背强者，不得伸摇，成氏（指成无己）乃谓伸颈摇身，伸引其头，非也。《豳风》'赤鸟几几'，《毛传》云：几几，绚貌。释文不出音，则当读如几案之几。绚者，履头饰，郑注《士冠礼》云：绚之言拘也，以为行戒，状如刀衣鼻，在履头。然则《豳风》之几几，所以状绚之强，《伤寒论》之几几，亦所以状项背之强，其读皆当如几案矣。"（《伤寒论今释·卷一》）

［7］"遂漏不止"，这是阳虚表不固的结果。陆渊雷说："发汗之法，当使遍身染染微汗，不可令如水流离，遂漏不止，即汗出如水流离也。"（《伤寒论今释·卷一》）

［8］"惕"音"剔"，作"怵惕"讲；"𣎴"音"润"的第二声，作"掣动"讲；"筋惕肉𣎴"，即是指体液脱失引发筋肉跳动的症状而言。

［9］"阳浮而阴弱"的意思是，轻诊脉搏则现浮象，稍重按之便感到脉的搏动不太鼓指，故"阴阳"指"沉浮"而言。

［10］"啬啬"音"色色"，"悭吝怯退"的意思；"淅淅"音"息息"，是指微风的声音；"翕翕"，音"吸吸"，轻附浅合貌的描述。

［11］"荣弱卫强"，气的作用叫作"卫"，血的作用叫作"荣"；汗出于血，因为出汗所以荣弱，热生于气，因为发热所以卫强。成无己说："荣者阴也，卫者阳也，发热汗出，阴弱阳强也。"（《注解伤寒论·卷第三》）

［12］"瞑"音"名"，作"寐"字解；"目瞑"，即指因高热、心烦、晕眩而欲闭目求得一时安静的形态。

［13］"麻黄汤主之"句，应在"此当发其汗"句下面，这是古人的倒装句法。

［14］"越"作"散"字讲；"热越"，也就是"热放散"的意思。

[15]"日晡所"参见"'三阴三阳'辨证体系"注[17]。

[16]"蒸蒸",即是对发热的同时又不断地出汗的一种描述。钱潢云:"犹釜甑之蒸物,热气蒸腾,从内达外,气蒸湿润之状。"(《伤寒溯源集·卷之六》)

[17]"差"为"瘥"的异体字,读同"菜"字音,病除也,愈也,如读成"叉"字音,便不能作这样的解释了;"若"字作"乃"字讲,与《周语》"必有忍也,若能有济也"同一意义。

[18]"瞤动",《医宗金鉴》云:"身瞤动者,蠕蠕然瞤动,阳虚液涸,失养于经也。"(《订正仲景全书伤寒论注·太阳下篇》)

[19]"擗"音"匹",作"倒"字解;"振振",是耸动不已的描述。

[20]"少阴",指少阴"太溪"穴,在内踝后跟骨动脉陷中处。

[21]"泯"读同"敏"字音,作"尽"字讲。

[22]"脉迟",阳明病的脉迟,是由于高热烧灼,迷走神经兴奋的缘故,迷走神经兴奋,就会使心脏的搏动变慢。

[23]"濈"音"即",水疾流的描述,这里是指汗出得很多很快的意思。

[24]"丸药",是汉时流行的一种热性的泻下成品药,多为"甘遂""巴豆"等药合成。

[25]"脉滑而疾",脉管的张缩都快,脉搏波充实流利,便是"滑疾脉",常见于高热期,为心动亢进的征象。

[26]"失气",转气即转失气;章太炎云:"失气,即今言放屁,此乃汉人常语耳。"

[27]"墊"音"直";"墊墊",小雨不断地下的描述,这里是在描述手足的汗不断在出。

[28]"其痛",原注云"痛,一作病","病"字的意义较好。成无己云:"邪在上焦为邪高,邪渐传里为痛下。"(《注解伤寒论·卷第三》)

[29]"卫气",卫气既在脉管之外,又不循经,遍于周身四体,又能温暖皮肤腠理,能开能阖,因而卫气功能便相当于现在所说的"体温调节作用"。《灵枢·营卫生会》云:"卫在脉外。"《灵枢·卫气》云:"其浮气之不循经者为卫气。"《灵枢·本藏》云:"卫气者,所以温分肉,充皮肤,肥腠理,司开阖者也。"

[30]"外",仍指在外表的卫气;《素问·生气通天论》说:"阳者,卫外而为固也。""谐",作"和"字讲;两个"营气和"的"和"字应作"饱和"讲。

[31]"营气",是指血液的作用而言。《灵枢·卫气》云:"精气之行于经者为营气。"《灵枢·营卫生会》云:"营行脉中。"《灵枢·邪客》云:"营气者,泌其津液,注之于脉,化以为血,以荣四末,内注五脏六腑。"

[32]"干"作"犯"字解。

[33]"了了",即"了然轻快"的意思。

[34]"胃中"，包括整个消化道，尤其是偏于指肠道，凡"胃家实""胃中有燥屎"等，都是一个意义。

[35]"奄"，音"眼"，忽也。

[36]"谷气"，犹言正气；成无己云："水不胜谷气，是阴不胜阳也。"（《注解伤寒论·卷第五》）

[37]"心下"，即是"胃"的部位；"心下痞"，即胃部现痞满。

[38]"内拘急"，即是肚腹里有极不舒适的感觉。汪琥云："此寒气深入于里，寒主收引，当是腹以内拘急。"（《中寒论辨证广注·卷中》）

[39]这里的"紧脉"，是营养不良、组织萎缩所致，不同于第3条、第192条实证脉管壁紧张的紧脉。

[40]"动经"，成无己解释为"外动经络"，就是由于发汗而牵动了经络内外的营血卫气的意思。

[41]"冒"，钱潢云："冒者，蒙冒昏晕也，虚阳上冒于巅顶，则阳已离根而上脱。"（《伤寒溯源集·卷之九》）

[42]"叉手"，即两手的手指相交状；"冒"，作"复"字讲；"冒心"，即是两手交叉复按着心脏部。

[43]"忪"音"中"，"心动不定"的意思，又可以作"惊"字解。

[44]"结代"，指结脉和代脉，都是歇止脉。"结脉"的歇止特点是，经停止后，后来的若干搏动便特别加快，企图借以补偿曾经歇止的至数；"代脉"的歇止特点是，停止后，没有加速补偿的搏动。结代脉，总是由于心肌衰弱，心脏张缩自有歇止的现象。

[45]"四逆"是指"四肢厥逆"。只是手或足冷，叫作"厥"；上冷至肘，下冷至膝，叫作"逆"。

[46]"却"，是"退后一步"的意思，也就是稍缓一点的意思。

[47]"胃"，这里基本还是指的肠道而言。

[48]"奔豚"，是心、肝、肾三脏的气分病，凡心气先伤，肝气便挟肾邪以上逆的，常患本病。《金匮要略·奔豚气病脉证治第八》中云："奔豚病，从少腹起，上冲咽喉，发作欲死，复还止。"

[49]"十日以去"，犹言"十日以上"。

[50]"胁"，指身躯两侧，从腋下至肋骨尽处，都叫作"胁"或"胁肋"。

[51]"脉促"，即是脉搏很促急的形状，切脉时指下觉得脉搏相当的躁急，是正气努力抵抗疾病的表现。高阳生《脉诀》云："促者，阳也，指下寻之极数，并居寸口曰促。"

[52]"不得息"，这是呼吸有障碍，俗曰"换不过气来"，就是这个意思。

[53]"寒"，指痰饮寒湿而言。

［54］"阳明病"，这里是指胃肠病，并不是指身热、汗出、大便硬的里实证之阳明病。

［55］"乍"，作"忽"字解。

［56］"太阴者，脾土也，治中央"，太阴属脾，脾属土，土居中央，因此，"中央"即是代表"脾"；"治"作"居处"解。

［57］"有宿食"，舒驰远云："所言有宿食者，即胃家实之互辞。"（《伤寒集注·卷五》）

［58］"随经"，古人称本病传变为他病，而本病的病根并没有除去，都叫作"随经"。如太阳病演变为阳明病，这个过程便是"太阳随经"，犹言疾病随着太阳经脉的传导而变化了。

［59］"沉结"，是血栓塞，血循环有障碍的脉搏，即是在沉部时而有息止的脉象。钱潢云："结则脉来动而中止，气血凝滞，不相接续之脉也。"（《伤寒溯源集·卷之一》）

［60］"谛"音"帝"，作"审"字解；方有执云："言如此则为血证审实，无可复疑也。"

［61］"余"，羡余也，太过的意思；"余药"，是指太过的药物。

［62］"关元"，是任脉的经穴，在脐下三寸腹白线中，深部容小肠。

［63］"固瘕"，即《难经》所说的"大瘕泄"，以其深固不易愈，所以称"固瘕"。这条的"阳明病"，是指胃肠病而言，不包括高热、脉洪大、烦渴等症。

［64］"哕"音"月"，即"呃逆"。

［65］"胃中"，是指"肠道"。

［66］"承气汤"句，应在"燥屎"句下面，这里是补出其所用之方。

［67］"燥屎逆攻于胃"，是指燥屎的热气逆攻。

［68］"色白"，即"小便清畅"的意思。

［69］"除中"，成无己云："除，去也，中，胃气也，言邪气太甚，除去胃气，胃欲引食自救，故暴能食。"（《注解伤寒论·卷第六》）柯韵伯云："除中，则反见善食之状，如中空无阳，今俗云食禄将尽者是也。"（《伤寒论注·卷四》）

四、症状的分辨（中）

（十四）小便不利、小便利

1. 亡津液的小便不利

【条文】

59. 大下之后，复发汗，小便不利者，亡津液故也，勿治[1]之，得小便利，必自愈。

110. 太阳病，二日反躁，凡熨[2]其背而大汗出，大热入胃。胃中水竭，躁烦，必发谵语。十余日，振慄自下利者，此为欲解也，故其汗从腰以下不得汗，欲小便不得，反呕欲失溲，足下恶风，大便硬，小便当数，而反不数，及不多，大便已，头卓然[3]而痛，其人足心必热，谷气[4]下流故也。

107. 伤寒八九日，下之，胸满烦惊，小便不利，谵语，一身尽重，不可转侧者，柴胡加龙骨牡蛎汤主之。

203. 阳明病，本自汗出，医更重发汗，病已差，尚微烦不了了者，此必大便硬故也。以亡津液，胃中干燥，故令大便硬。当问其小便日几行。若本小便日三四行，今日再行，故知大便不久出，今为小便数少，以津液当还入胃中，故知不久必大便也。

242. 病人小便不利，大便乍难乍易[5]，时有微热，喘冒不能卧者，有燥屎也，宜大承气汤。

20. 太阳病，发汗，遂漏不止……其人恶风，小便难。……

111. 太阳病中风，以火劫发汗，邪风被火热，血气流溢，失其常度，两阳相熏灼，其身发黄。阳盛则欲衄，阴虚小便难。阴阳俱虚竭，身体则枯燥，但头汗出，剂[6]颈而还，腹满微喘，口干咽烂，或不大便，久则谵语，甚者至哕，手足躁扰，捻衣摸床[7]，小便利者，其人可治。

【综说】《伤寒大白》[8]说："医者欲知病人脏腑，必要问其从内走出者，故凡病当验二便。仲景以小便不利、小便赤，定伤寒里热，以小便利、小便白，定里无热。"《伤寒论》对小便的辨识自然没有这样的机械，但小便之利不利却和病变是有密切关系的。

这里所列举的小便不利症，都是由于津液亡失所造成的。所谓津液亡失，就是体内水分的过分消耗，如过汗、过下、过吐，都是亡失津液的主要原因。因此在施用汗法、吐法、下法时，总要注意到"存津液"这个问题。津液亡失而导致的小便不利，治疗时要注意如何使津液得到恢复，而不是再利小便，关于这个道理，第59、110、203条都有很好的说明。

2. 蓄水的小便不利

【条文】

223. 若脉浮发热，渴欲饮水，小便不利者，猪苓汤主之。

71. 太阳病……若脉浮，小便不利，微热消渴[9]者，五苓散主之。

156. 本以下之，故心下痞，与泻心汤，痞不解，其人渴而口燥烦，小便不利者，五苓散主之。

147. 伤寒五六日，已发汗而复下之，胸胁满微结，小便不利……柴胡桂枝干姜汤主之。

【综说】体内停有水饮而小便不利，这是排尿机能发生了障碍，不责之肾，便责之膀胱。如"五苓散证"的小便不利，责于肾；"猪苓汤证"的小便不利，便在膀胱。根据临床经验，正因为"五苓散证"的病变在肾，所以少腹不满；正因为"猪苓汤证"病变在膀胱，所以少腹多满。惟第147条的小便不利，是水邪停蓄在少阳三焦经，故用"柴桂干姜汤"的和解利水法。

3. 亡津液的小便利

【条文】

244.……病人不恶寒而渴者，此转属阳明也。小便数[10]者，大便必硬，不更衣[11]十日，无所苦也……

247. 趺阳脉浮而涩[12]，浮则胃气强，涩则小便数，浮涩相搏，大便则硬，其脾为约[13]，麻子仁丸主之。

250. 太阳病，若吐、若下、若发汗后，微烦，小便数，大便因硬者，与小承气汤和之愈。

233. 阳明病，自汗出，若发汗，小便自利者，此为津液内竭，虽硬不可攻之，当须自欲大便，宜蜜煎导而通之。……

【综说】前面（蓄水的小便不利）所列举的小便不利则关乎全身的水分减少、津液亡失，所以病情较重；这里列举的亡失津液，是限于肠道里的水分缺乏而言，小便利而大便硬的亡失津液病变较轻，因为这是局部的。

即使是局部的津液亡失，仍须考虑保持津液，所以第233条说"虽硬不可攻"，纵然热甚，亦只合用"小承气汤"就行了。

4. 蓄血的小便利

【条文】

124.……其人发狂者，以热在下焦，少腹当硬满，小便自利者，下血乃愈……抵当汤主之。

125. 太阳病，身黄，脉沉结，少腹硬……小便自利，其人如狂者，血证谛也，抵当汤主之。

126. 伤寒有热，少腹满，应小便不利，今反利者，为有血也……

【综说】"蓄血"为什么小便很通畅呢？钱潢说："热在阴分血分，无伤于阳分气分，则三焦之气化仍得运行，故小便自利也。"（《伤寒溯源集·卷之一》）

蓄血证，仍属于热证、实证、里证，所以才用"抵当汤"的攻破剂。

5. 小便利不利与发黄的关系

【条文】

187. ……太阴者，身当发黄，若小便自利者，不能发黄。……

200. 阳明病，被火[14]，额上微汗出，而小便不利者，必发黄。

199. 阳明病，无汗，小便不利，心中懊憹[15]者，身必发黄。

278. 伤寒脉浮而缓，手足自温者，系在太阴。太阴当发身黄，若小便自利者，不能发黄。……

134. 太阳病……但头汗出，余处无汗，剂颈而还，小便不利，身必发黄。

195. 阳明病，脉迟，食难用饱，饱则微烦头眩，必小便难，此欲作谷疸[16]。……

206. 阳明病，面合色赤，不可攻之，必发热色黄者，小便不利也。

【综说】陆渊雷说："黄疸病之治愈，黄色素必以小便为尾闾[17]，观乎黄疸病人之小便奇黄，而茵陈以利小便治疸，可以知也。若使胆汁混入血液之始，其小便本自通利，则胆汁随入随泄，不致淤滞于肌肉而发黄，故曰小便自利者，不能发黄。"（《伤寒论今释·卷六》）

相反，小便不通利，黄色素没有去路，便无从排泄，所以小便不利的，便要发黄了。

6. 小便色白

【条文】

56. 伤寒不大便六七日，头痛有热者，与承气汤，其小便清者，知不在里，仍在表也。……

282. ……若小便色白者，少阴病形悉具。小便白者，以下焦虚有寒，不能制水，故令色白也。

339. 伤寒……烦躁数日，小便利，色白者，此热除也。……

【综说】"小便色白"是小便清亮的意思。从上列条文可以看出，小便清亮有三种情况，第一主无里证，第二主阳虚证，第三是里热消退的征象。因为太阳主膀胱小肠，如两腑有热，小便势必赤痛；如小便清，是病邪仍在太阳之经而未入于腑，所以主无里证。

小便白，为什么主无阳呢？曹颖甫云："考久病之人，小便必黄，黄者，阳气未绝于内也。至下焦虚寒，不能制阴寒之水，则肾阳已绝，故不受阳热蒸化，而小便反白，固知久病而小便色白者，皆危证也。"（《伤寒发微·少阴篇》）程应旄云："此条下半截曰小便利色白，则上半截小便短色赤可知。"（《伤寒论后条辨·厥阴篇》）于此可知，"色白"即清亮而不赤的意思，非如白羽之白也。程之说指第339条言。

（十五）不大便

1. 实证不大便

【条文】

56. 伤寒不大便六七日，头痛有热者，与承气汤。……

208. 阳明病……手足濈然汗出者，此大便已硬也，大承气汤主之。……

212. 伤寒……不大便五六日，上至十余日，日晡所发潮热……谵语者，大承气汤主之。……

220. ……潮热，手足漐漐汗出，大便难而谵语者，下之则愈，宜大承气汤。

239. 病人不大便五六日，绕脐痛，烦躁，发作有时者，此有燥屎，故使不大便也。

241. 大下后，六七日不大便，烦不解，腹满痛者，此有燥屎也，所以然者，本有宿食故也，宜大承气汤。

252. 伤寒六七日，目中不了了^[18]，睛不和^[19]，无表里证^[20]，大便难，身微热者，此为实也，急下之，宜大承气汤。

322. 少阴病，六七日，腹胀不大便者，急下之，宜大承气汤。

179. 问曰：病有太阳阳明，有正阳阳明，有少阳阳明，何谓也？答曰：太阳阳明者，脾约是也；正阳阳明者，胃家实是也；少阳阳明者，发汗利小便已，胃中燥烦实，大便难是也。

【综说】以上所举各条，都是阳明热实证的"不大便"，即是胃肠热盛，大便坚干不得出的证候。轻则症见潮热、自汗、烦躁、腹满痛；重则症见谵语、目中不了了、睛不和。这样的热盛里实证，总宜攻下为是。如第322条，是少阴病转变而成的里证，选用"承气汤"来急下。

张子和云："《内经》曰：'脾为之使，胃为之市。'人之食饮甘苦酸咸百种之味，杂凑于此，壅而不行，荡其旧而新之，亦脾胃之所望也。"（《儒门事亲·卷二》）《内经》云："土郁则夺之。"（《素问·六元正纪大论》）《伤寒论》对里实证的"不大便"，以"泻下"为唯一的方法，也就是这一理论的发展，所以王冰注解这句话时说："夺，谓下之令无壅碍也。"

2. 虚证不大便

【条文】

214. ……与承气汤一升……若不转气者，勿更与之，明日又不大便，脉反微涩者，里虚也，为难治，不可更与承气汤也。

209. ……若不大便六七日，恐有燥屎，欲知之法，少与小承气汤，汤入腹中，转失气者，此有燥屎也，乃可攻之。若不转失气者，此但初头硬，后必溏，不可攻之，攻之必胀满不能食也。欲饮水者，与水则哕。……

251. ……若不大便六七日，小便少者，虽不受食，但初头硬，后必溏，未定成硬，攻之必溏。……

【综说】阳虚人不大便，一面固为阳气衰弱不能推送，主要的还是由于肾燥的关系。《内经》说："北方黑色，入通于肾，开窍于二阴。"（《素问·金匮真言论》）又说："肾苦燥，急食辛以润之。"（《素问·藏气法时论》）

以上三条的"不大便"，都属于阳虚证，所以都不宜攻下，纵然有"初头硬"的阻塞情况，亦只能用"当归""肉苁蓉"之类，把仅有的一点硬便润滑下来，这就是"辛以润之"的道理，《伤寒论》没有列处方，特补述如此。

3. 伤津不大便

【条文】

213. 阳明病，其人多汗，以津液外出，胃中燥，大便必硬，硬则谵语，小承气汤主之，若一服谵语止者，更莫复服。

218. 伤寒四五日，脉沉而喘满，沉为在里，而反发其汗，津液越出，大便为难，表虚里实，久则谵语。

203. 阳明病，本自汗出，医更重发汗，病已差[21]，尚微烦不了了者，此必大便硬故也，以亡津液，胃中干燥，故令大便硬。……

247. 趺阳脉浮而涩，浮则胃气强，涩则小便数，浮涩相搏，大便则硬，其脾为约，麻子仁丸主之。

245. 脉阳微[22]而汗出少者，为自和也，汗出多者，为太过。阳脉实，因发其汗，出多者，亦为太过。太过者，为阳绝于里[23]，亡津液，大便因硬也。

250. 太阳病，若吐、若下、若发汗后，微烦，小便数，大便因硬者，与小承气汤和之愈。

【综说】以上所举各条的津液亡失，都是由于发汗、催吐、泻下、利小便等，过分夺取水分所造成，因而各条证候，基本都属于阳性证，正因为如此，所以无论"小承气汤"也好，"麻子仁丸"也好，都有"大黄""枳实""厚朴"等攻下药。张石顽说："或问干结之甚，硝黄亦可暂用否？曰：承气汤用硝黄，乃伤寒邪热入里，胃液干枯，肾水涸竭，故宜急下以救阴津为务。"（《张氏医通·卷七》）既伤津而犹用攻下药的理由是：一是因为这些证候基本属阳性证；二是正如张石顽所说，目的在急下救阴津。

但如老人、虚人，以及病后肾水本亏以致大便燥结的，便不能一概施用这种方法。张石顽治失血后烦渴、大便不通的，用一味"生地黄"捣汁服；大病后，不得寐，大便不通的，用一味"熟枣仁"擂水去滓，煮粥频食；血枯而大便燥结的，用"熟地黄"蜜煎服；老人血枯便闭的，用"生地黄""当归身""鲜首乌"各四两，"广皮"一两，熬膏炖热服；肾脏血虚大肠风秘的，用"生何首乌"捣自然汁一盏，和"白蜜"顿热服。这些方法很值得采用。

（十六）下　　利

1. 下利的原因

【条文】

32. 太阳与阳明合病[24]者，必自下利……

277. 自利不渴者，属太阴，以其脏有寒故也，当温之，宜服四逆辈[25]。

282. ……自利而渴者，属少阴也，虚故引水自救……

105. ……若自下利者，脉当微厥[26]，今反和者[27]，此为内实也，调胃承气汤主之。

【综说】"下利"就是"腹泻"。成无己说："伤寒自利多种，须知冷热虚实消息。"（《伤寒明理论·自利》）如第32条是偏于表证的下利，第277、282两条为虚寒证下利，第105条为里热证下利。即此已足以说明无论表里寒热虚实邪气，都足以招致下利，不能执一而论。

2. 表证下利

【条文】

34. 太阳病，桂枝证，医反下之，利遂不止，脉促者，表未解也，喘而汗出者，葛根黄芩黄连汤主之。

32. 太阳与阳明合病者，必自下利，葛根汤主之。

【综说】《伤寒明理论·自利》说："太阳阳明合病，为在表者也，虽曰下利，必发散经中邪气而后已。"第34条是表证而有里热的下利，第32条是表证而无里热的下利。所以前条着重解表而清里热，后条只是着重解太阳表邪，达到和阳明之里的目的就行了。

3. 里热证下利

【条文】

371. 热利下重者，白头翁汤主之。

373. 下利欲饮水者，以有热故也，白头翁汤主之。

375. 下利后更烦，按之心下濡者，为虚烦[28]也，宜栀子豉汤。

【综说】《内经》说："火淫所胜，则焰明郊野，寒热更至。民病注泄赤白，少腹痛，溺赤，甚则血便，少阴同候。"（《素问·至真要大论》）又说："脐以上皮热，肠中热，则出黄如糜。"（《灵枢·师传》）这些都是里热下利的症状在《内经》中的描述。同时里热下利，多手足不寒而脉数，大便秽气逼人，也是临床上所习见的。上列两条文的里热下利候，症状不具备，因此略述如此。

凡里热下利，多为实证。所以用"白头翁""秦皮"清凉祛血分之热；用"黄连""黄柏"之苦燥除下焦之湿；湿热去，利便止。

但是，还另有一种热利，便不能与此同日而语了。如第163条说："太阳病，外证未除，而数下之，遂协热而利，利下不止，心下痞硬，表里不解者，桂枝人参汤主之。""协"当"虚"字或"怯"字讲，就是正气虚怯；所谓"热"，是指太阳病发热、恶寒的表邪，并不是真正的热邪；所谓"协热"，就是正气虚而表邪内陷的意思，所以才用"桂枝人参汤"的辛温药来培补正气以缓解表邪。

4. 虚寒证下利

【条文】

225. 脉浮而迟，表热里寒[29]，下利清谷者，四逆汤主之。

353. ……下利厥逆而恶寒者，四逆汤主之。

317. 少阴病，下利清谷，里寒外热，手足厥逆，脉微欲绝，身反不恶寒，其人面色赤，或腹痛，或干呕，或咽痛，或利止脉不出者，通脉四逆汤主之。

370. 下利清谷，里寒外热，汗出而厥者，通脉四逆汤主之。

315. 少阴病，下利脉微者，与白通汤，利不止，厥逆无脉，干呕烦者，白通加猪胆汁汤主之。……

316. 少阴病，二三日不已，至四五日，腹痛，小便不利，四肢沉重疼痛，自下利者，此为有水气……真武汤主之。

325. 少阴病，下利，脉微涩，呕而汗出，必数更衣，反少者[30]，当温其上，灸之[31]。

159. 伤寒服汤药，下利不止，心下痞硬。服泻心汤已，复以他药下之，利不止，医以理中与之，利益甚，理中者，理中焦，此利在下焦，赤石脂禹余粮汤主之，复不止者，当利其小便。

【综说】《景岳全书》中说："脾弱者，因虚所以易泻，因泻所以愈虚，盖关门不固，则气随泻去，气去则阳衰，阳衰则寒从中生，固不必外受风寒而始谓之寒也。且阴寒性降，下必及肾，故泻多必亡阴，谓亡其阴中之阳耳，所以泄泻不愈，必自太阴，传于少阴。"（《卷二十四·杂证谟·泄泻·论证》）

以上所列各条的虚寒证下利，就是阳虚而寒生的证候，并不同于外感风寒的"寒"，其实质就是阳虚，因而各条处方都以温经扶阳的"四逆汤"为主。"阳"，即指功能言，下利的阳虚，不责之脾阳便责之肾阳；脾主吸收，运输津液，脾的机能弱了，便不能很好地发挥吸收作用，至津液下迫而腹泻；肾主分别清浊，肾的机能衰减了，失掉分清泌浊的作用，便水谷不分而下利。

《伤寒明理论·自利》说："自利宜若可温，理中白通，诸四逆辈，皆温脏止利之剂。"都尽见于以上各条了。

5. 伤阴证下利

【条文】

310. 少阴病，下利咽痛，胸满[32]心烦，猪肤汤主之。

319. 少阴病，下利六七日，咳而呕渴，心烦不得眠者，猪苓汤主之。

【综说】"下利"会直接损伤津液，所以下利伤阴自是意料中事。第310条阴伤而热不盛，第319条阴伤而虚火炽；所以前者用润法，后者重清法；润所以滋燥，清所以存津；伤阴虽属同类，而一润一清，法又迥然各别。

6. 气郁证下利

【条文】

318. 少阴病，四逆，其人或咳，或悸，或小便不利，或腹中痛，或泄利下重者，四逆散主之。

【综说】《医宗金鉴》说："四逆，虽属阴盛不能外温，然亦有阳为阴郁，不得宣达，而令四肢逆冷者，故有或咳或悸或小便不利，或腹中痛泄利下重诸证也。今但四逆而无诸寒热证，是既无可温之寒，又无可下之热，惟宜疏畅其阳，故用四逆散主之。"（《订正仲景全书伤寒论注·少阴篇》）这段话即是说，本证并不是真正的阳虚，而是阴盛格阳于里，阳气不能外达的郁结证，是气血循环有障碍所致。

7. 里实证下利

【条文】

321. 少阴病，自利清水，色纯青，心下必痛，口干燥者，可下之，宜大承气汤。

374. 下利谵语者，有燥屎也，宜小承气汤。

【综说】《伤寒明理论·自利》说："肠胃有积结，与下焦客邪，皆温剂不能止之，必也或攻泄之，或分利之而后已。"这说明下利不仅有热证，还有里实证，非攻泄不能除去。

为什么下利还有里实证呢？陆渊雷说："自利清水，即后人所谓热结旁流也，因肠中有燥屎，刺激肠黏膜，使肠液分泌异常亢进所致，色纯青，则胆汁之分泌亦亢进矣。"（《伤寒论今释·卷七》）《医宗金鉴》亦说："燥屎不在大便硬与不硬，而在里之急与不急，便之臭与不臭也。"（《订正仲景全书伤寒论注·阳明篇》）

可见"燥屎"无非是燥热性质粪便的意思，并不一定是干燥。因此，下利与燥屎，并不矛盾的，尽管大便是通的（指"下利"），仍得用攻泄的方剂来清热去实。《素问·至真要大论》所谓"通因通用"，就是这个道理。

8. 半表半里证下利

【条文】

104. 伤寒十三日不解，胸胁满而呕，日晡所发潮热，已而微利，此本柴胡证……先宜服小柴胡汤以解外，后以柴胡加芒硝汤主之。

165. 伤寒发热，汗出不解，心下痞硬，呕吐而下利者，大柴胡汤主之。

172. 太阳与少阳合病，自下利者，与黄芩汤……

【综说】病在半表半里者，只宜和解。第104条，病在十三日以上还有伤寒表证，是偏于半表，所以先用"小柴胡汤"；第165条，已出汗而痞硬、下利犹甚，是偏于半里，所以用"大柴胡汤"；第172条，表里邪气无所轻重，所以用"黄芩汤"抑阳泄阴、平调脾胃来和解。

9. 下利治疗的原则

【条文】

152. 太阳中风，下利呕逆，表解者，乃可攻之。……

372. 下利腹胀满，身体疼痛者，先温其里，乃攻其表，温里宜四逆汤，攻表宜桂枝汤。

385. 恶寒脉微而复利，利止，亡血也，四逆加人参汤主之。

【综说】"下利"，本是里证，依据里证的虚实寒热而治疗是不会有错的。如同时有表证存在时，也得配合里证的虚实而治疗。如第152条，是表里两实证，所以要先解表后攻里；第372条，是表里两虚证，所以要先温里后解表。第358条，基本属于阳虚证，所以便得用"四逆加人参汤"来温里扶阳。

10. 下利机势的好转

【条文】

360. 下利有微热而渴，脉弱者，今自愈。

361. 下利脉数，有微热汗出，今自愈。……

367. 下利脉数而渴者，今自愈，设不差，必清脓血，以有热故也。

287. 少阴病，脉紧，至七八日，自下利，脉暴微，手足反温，脉紧反去者，为欲解也，虽烦下利，必自愈。

292. 少阴病，吐利，手足不逆冷，反发热者，不死，脉不至者，灸少阴七壮。

288. 少阴病下利，若利自止，恶寒而踡卧，手足温者，可治。

【综说】上列各条都在记述下利病机的好转，主要表现在阳气的逐渐恢复。第360、361两条的"微热"，第292条的"发热"，第367条的"脉数"，第287、288两条的"手足温"，都是阳气好转的征象。陆渊雷说："津伤而阳不亡者，其津自能再生，阳亡而津不伤者，其津亦无后继。是以良工治病，不患津之伤，而患阳之亡。阳明病之津液干枯，津伤而阳不亡也，撤其热则津自复，少阴病之津液干枯，阳亡而津不继也，回其阳则津自生。"

（《伤寒论今释·卷一》）上列各证，津虽已伤，阳却未亡，所以是病机好转的现象。

11. 下利病机的恶化

【条文】

362. 下利手足厥冷，无脉者，灸之不温，若脉不还，反微喘者，死。……

346. 伤寒六七日不利，便发热而利，其人汗出不止者，死，有阴无阳故也。

295. 少阴病，恶寒，身蜷而利，手足逆冷者不治。

297. 少阴病，下利止而头眩，时时自冒者[33]，死。

357. 伤寒六七日，大下后，寸脉沉而迟，手足厥逆，下部脉不至[34]，喉咽不利，唾脓血，泄利不止者，为难治。……

296. 少阴病，吐利躁烦，四逆者，死。

345. 伤寒发热，下利至甚，厥不止者，死。

300. 少阴病，脉微细沉，但欲卧，汗出不烦，自欲吐，至五六日，自利，复烦躁不得卧寐者，死。

369. 伤寒下利，日十余行，脉反实[35]者死。

【综说】前面所举下利病机好转的情况，是因为阳气犹在；这里所列举下利病机恶化各条，是因为阳气亡失。

如各条中所述的"无脉""不温""恶寒""身蜷""手足逆冷""脉沉迟不至""厥不止"等症状，无一不是由于阳气亡失所造成的。至于"微喘""汗出不止""时时自冒""躁烦"等，是阳气将脱未脱的机势。

《伤寒明理论·自利》云："大抵下利脱气至急，五夺之中，此为甚者。《金匮要略》曰：六腑气绝于外者，手足寒；五脏气绝于内者，利下不禁。"气绝于外，即是阳气的外脱、上脱，第362条的"微喘"，第346条的"汗出不止"属之。气绝于内，即是阳气的下脱，第357条的"泄利不止"属之。

12. 下利顺逆机势的窥测

【条文】

358. 伤寒四五日，腹中痛，若转气下趣[36]少腹者，此欲自利也。

368. 下利后脉绝，手足厥冷，晬时脉还，手足温者生，脉不还者死。

315. 少阴病，下利脉微者，与白通汤，利不止，厥逆无脉，干呕烦者，白通加猪胆汁汤主之。服汤脉暴出者死，微续者生。

366. 下利脉沉而迟，其人面少赤，身有微热，下利清谷者，必郁冒汗[37]出而解，病人必微厥，所以然者，其面戴阳[38]，下虚故也。

365. 下利，脉沉弦者，下重也。脉大者，为未止。脉微弱数者，为欲自止，虽发热，不死。

【综说】通过以上所举条文，可以知道下利的好转与否，仍决定于阳气是否能恢复。第358条，腹痛、转气下趣，是脾阳虚弱、阴邪里盛，所以便是下利发作之征。以下几条：脉绝、手足冷是阳气衰，脉还、手足温是阳气回；脉暴出是阳气衰，脉微续是阳气回；下虚面戴阳是阳气衰，面少赤、身微热是阳气回。阳气衰者凶，阳气回者吉，这是窥测下利机转的关键。参照前面病机好转和恶化两部分来理解，就更为全面了。

（十七）便脓血

1. 便血的先兆

【条文】

114. 太阳病，以火熏之，不得汗，其人必躁，到经[39]不解，必清血[40]，名为火邪。

293. 少阴病，八九日，一身手足尽热者，以热在膀胱，必便血也。

334. 伤寒先厥后发热，下利必自止，而反汗出，咽中痛者，其喉为痹[41]。发热无汗，而利必自止，若不止，必便脓血，便脓血者，其喉不痹。

341. 伤寒发热四日，厥反三日，复热四日，厥少热多者，其病当愈，四日至七日，热不除者，必便脓血。

258. 若脉数不解，而下不止，必协热便脓血也。

339. 伤寒……若厥[42]而呕，胸胁烦满者，其后必便血。

363. 下利，寸脉反浮数，尺中自涩者，必清脓血。

367. 下利脉数而渴者，今自愈，设不差，必清脓血，以有热故也。

84. 淋家不可发汗，发汗必便血。

【综说】《释名》说："脓，醲也，汁醲厚也。"（《卷一·释形体》）"脓血"，即所下之血颇稠浓的意思，不必解释为溃脓的"脓"。

张景岳说："大便下血，多由肠胃之火，盖大肠小肠，皆属于胃也，但血在便前者，其来近，近者，或在广肠，或在肛门，血在便后者，其来远，远者，或在小肠，或在于胃，虽血之妄行，由火者多，然未必尽由于火也。"（《景岳全书·卷三十·杂证谟·血证·便血论治》）

上列各条，多半都属热证。第114条，为热邪内陷，属实证；以下各条虽为热邪，阴却先伤；第84条是尿血证，只是附列于此。

2. 便血治例

【条文】

306. 少阴病，下利便脓血者，桃花汤主之。

307. 少阴病，二三日至四五日，腹痛，小便不利，下利不止，便脓血者，桃花汤主之。

308. 少阴病，下利便脓血者，可刺[43]。

【综说】第306、307两条，均为虚寒滑脱证，所以都用"桃花汤"来温寒涩血；第308条与前部分所举的第293条是一致的，所以便用刺法来泄热，可刺少阴经的幽门、交信等穴。

（十八）衄　　血

1. 阳盛衄血

【条文】

46. 太阳病，脉浮紧，无汗，发热身疼痛，八九日不解，表证仍在，此当发其汗。服药已，微除，其人发烦目瞑[44]，剧者必衄，衄乃解，所以然者，阳气重故也，麻黄汤主之[45]。

111. 太阳病中风，以火劫发汗，邪风被火热，血气流溢，失其常度，两阳相熏灼，其身发黄。阳盛则欲衄……

227. 脉浮发热，口干鼻燥，能食者则衄。

202. 阳明病，口燥但欲漱水，不欲咽[46]者，此必衄。

【综说】《伤寒明理论·衄血》云："《千金翼》曰，吐血有三种，一曰肺疽，二曰伤胃，三曰内衄。既吐血家谓之内衄，则其鼻中出血者，可谓之外衄，是经络之血妄行也，经络热盛，阳气拥重，迫血妄行，出于鼻，则为衄。"

凡衄血不是因表热者，就是血热。第46、111两条都是表热；第227、202两条，都是血热；表热宜表散，血热宜清解。

2. 强迫发汗可致衄血

【条文】

294. 少阴病，但厥无汗，而强发之，必动其血，未知从何道出，或从口鼻，或从目出者，是名下厥上竭[47]，为难治。

【综说】张锡驹说："但厥无汗者，阳气微也，夫汗虽血液，皆由阳气之熏蒸宣发而出也，今少阴生阳衰微，不能蒸发，故无汗，强发之，不能作汗，反动其经隧之血，从空窍而出也。"（《伤寒论直解·卷五》）

"下厥"即是亡阳，"上竭"即是伤津，既伤津又亡阳，所以云"难治"。

3. 衄血为自愈之机势

【条文】

47. 太阳病，脉浮紧，发热身无汗，自衄者愈。

【综说】《医宗金鉴》说："太阳病凡从外解者，惟汗与衄二者而已，今既失汗于营，则营中血热，妄行自衄，热随衄解，必自愈矣。"（《订正仲景全书伤寒论注·太阳中篇》）

热随衄解，一般又称为"发红汗"，因汗亦为血之液也。

4. 衄血治疗原则

【条文】

86. 衄家不可发汗，汗出必额上陷脉急紧[48]，直视不能眴[49]，不得眠[50]。

【综说】成无己云："衄者，上焦亡血也。若发汗，则上焦津液枯竭，经络干涩，故额上陷脉急紧。诸脉者，皆属于目，筋脉紧急，则牵引其目，故直视不能眴。眴，瞬合目也。《针经》曰：阴气虚则目不瞑。"（《注解伤寒论·卷第三》）这些都是高度伤阴的结果。

（十九）渴

1. 热盛口渴

【条文】

26. 服桂枝汤，大汗出后，大烦渴不解，脉洪大者，白虎加人参汤主之。

168. 伤寒若吐若下后，七八日不解，热结在里，表里俱热，时时恶风，大渴，舌上干燥而烦，欲饮水数升者，白虎加人参汤主之。

170. 伤寒脉浮，发热无汗，其表不解，不可与白虎汤，渴欲饮水，无表证者，白虎加人参汤主之。

169. 伤寒无大热，口燥渴，心烦，背微恶寒者，白虎加人参汤主之。

222. 若渴欲饮水，口干舌燥者，白虎加人参汤主之。

373. 下利欲饮水者，以有热故也，白头翁汤主之。

【综说】《伤寒溯源集》云："夫渴与不渴，乃有热无热之大分别也。里无热邪，口必不渴，设或口干，乃下焦无火，气液不得蒸腾，致口无津液耳。然虽渴亦不能多饮。若胃果热燥，自当渴欲饮水，此必然之理也。宁有里无热邪，而能饮水者乎？"（《伤寒溯源集·卷之十》）

高热，水分消耗过多了，所以便缺水发渴。上列各条都是高热伤津证，所以都用"白虎加人参汤"来清热生津止渴。"白头翁汤"，亦是清热有余的方剂。

2. 蓄水口渴

【条文】

71. ……若脉浮，小便不利，微热消渴者，五苓散主之。

74. 中风发热，六七日不解而烦，有表里证[51]，渴欲饮水，水入则吐者，名曰水逆，五苓散主之。

72. 发汗已，脉浮数，烦渴者，五苓散主之。

244. 太阳病……渴欲饮水，少少与之，但以法救之，渴者，宜五苓散。

【综说】"五苓散证"，主要是由于肾脏泌尿机能障碍，小便不利，血液中水毒充积，胃肠便不能再吸收水分入血，胃里亦发生蓄水而唾腺和口腔黏膜不再分泌，所以感觉口渴，这是体液代谢障碍的结果。

因而，缺水或蓄水，同样会引起口渴。缺水的口渴，便补充水分，如"白虎加人参汤"，一面清热，一面生津；蓄水的口渴，便要利水，"五苓散"之所以能止渴，主要就是能排除蓄水，他如"猪苓汤证"（第223、319条）的口渴，亦同一理由，不过"猪苓汤证"的病变在膀胱就是了。

3. 伤阴口渴

【条文】

282. 少阴病，欲吐不吐，心烦，但欲寐，五六日自利而渴者，属少阴也，虚故引水自救……

329. 厥阴病，渴欲饮水者，少少与之愈。

326. 厥阴之为病，消渴，气上撞心，心中疼热，饥而不欲食，食即吐蛔，下之利不止。

【综说】《伤寒明理论·渴》云："邪气初传入里，热气散漫，未收敛成热，熏蒸焦膈，搏耗津液，遂成渴也，病人虽渴，欲得饮水，又不可多与之，若饮水过多，热少不能消，故复为停饮诸疾。"

凡属阴证的口渴，多半都没有实热，只是津液竭而虚阳扰的缘故。因此，不仅不要恣用寒凉，即水亦不能多与之。所列三条，都是阴伤而虚火扰于上之证，所以魏荔彤在第282条还主以"附子汤"温少阴。

（二十）呕　　吐

1. 半表半里证呕吐

【条文】

146. 伤寒六七日，发热，微恶寒，支节烦疼，微呕，心下支结[52]，外证未去者，柴胡桂枝汤主之。

149. 伤寒五六日，呕而发热者，柴胡汤证具，而以他药下之，柴胡证仍在者，复与柴胡汤。……

33. 太阳与阳明合病，不下利，但呕者，葛根加半夏汤主之。

185. ……伤寒发热无汗，呕不能食，而反汗出濈濈然者，是转属阳明也。

379. 呕而发热者，小柴胡汤主之。

230. 阳明病，胁下硬满，不大便而呕，舌上白胎者，可与小柴胡汤。上焦得通，津液得下，胃气因和，身濈然汗出而解。

【综说】《伤寒明理论·呕吐》云："呕者，有声者也，俗谓之哕吐者，吐出其物也，故有干呕而无干吐，是以干呕则曰食谷欲呕，及吐则曰饮食入口即吐，则呕吐之有轻重可知矣。……大抵伤寒表邪欲传里，里气上逆，则为呕也，是以半表半里证，多云呕也。伤寒三日，三阳为尽，三阴当受邪，其人反能食而不呕，此为三阴不受邪，是知邪气传里者，必致呕也。"

"呕吐"虽为里证，而犹半偏于表者多见，所以临床治疗呕吐从少阳着手，最是万全。上列各条，除用"柴胡"等汤显然为半表半里证外，他如第33条也是由表病而引起里气不和之呕，第185条在没有转属阳明以前，仍为太阳表邪渐侵及里的征象，所以都属于半表里证。

2. 热证呕吐

【条文】

172. 太阳与少阳合病，自下利者，与黄芩汤，若呕者，黄芩加半夏生姜汤主之。

173. 伤寒胸中有热，胃中有邪气，腹中痛，欲呕吐者，黄连汤主之。

【综说】《素问·至真要大论》云："诸逆冲上，皆属于火。"又说："诸呕吐酸，暴注下迫，皆属于热。"这些都是就呕吐热证而言。

凡属热证呕吐者，热去而呕止，"黄芩""黄连"均为主药；"黄连汤"中虽有温热药，是为驱中焦之寒用的，仍需赖"黄连"来清胸中之热。

3. 寒证呕吐

【条文】

243. 食谷欲呕，属阳明[53]也，吴茱萸汤主之。

377. 呕而脉弱，小便复利，身有微热，见厥者难治，四逆汤主之。

378. 干呕吐涎沫，头痛者，吴茱萸汤主之。

324. 少阴病，饮食入口则吐，心中温温[54]欲吐，复不能吐，始得之，手足寒，脉弦迟者，此胸中实，不可下也，当吐之。若膈上有寒饮，干呕者，不可吐也，当温之，宜四逆汤。

【综说】《素问·举痛论》云："寒气客于肠胃，厥逆上出，故痛而呕也。"所谓"寒气"，是指阳虚而现的阴寒之气。"吴茱萸汤"和"四逆汤"都是温扶阳气的药，不过"吴茱萸汤"治疗偏于中上焦之寒，"四逆汤"治疗偏于中下焦之寒，"吴茱萸汤"着重扶脾阳、散寒气，"四逆汤"着重温肾阳、回厥逆。

4. 水气呕吐

【条文】

40. 伤寒表不解，心下有水气[55]，干呕发热而咳，或渴，或利，或噎[56]，或小便不利少腹满，或喘者，小青龙汤主之。

152. 太阳中风，下利呕逆，表解者，乃可攻之。其人絷絷汗出，发作有时，头痛，心下痞硬满，引胁下痛，干呕短气，汗出不恶寒者，此表解里未和也，十枣汤主之。

319. 少阴病，下利六七日，咳而呕渴，心烦不得眠者，猪苓汤主之。

【综说】上列三条的呕吐，都因有水气引发。第40条是表未解而里有水气，第152条是表已解而里有水饮，第319条是阴伤而有停饮，所以各证的治疗虽迥然不同，而目的都要除水气以止呕逆。

5. 误治变证呕吐

【条文】

103. 太阳病，过经[57]十余日，反二三下之，后四五日，柴胡证仍在者，先与小柴胡，呕不止，心下急，郁郁[58]微烦者，为未解也，与大柴胡汤下之则愈。

123. 太阳病，过经十余日，心下温温欲吐，而胸中痛，大便反溏，腹微满，郁郁微烦。先此时自极吐下者，与调胃承气汤，若不尔者，不可与。但欲呕，胸中痛，微溏者，此非柴胡汤证，以呕，故知极吐下[59]也。

158. 伤寒中风，医反下之，其人下利日数十行，谷不化，腹中雷鸣，心下痞硬而满，干呕，心烦不得安。……

359. 伤寒本自寒下[60]，医复吐下之，寒格[61]更逆吐下，若食入口即吐，干姜黄芩黄连人参汤主之。

【综说】所举四条误治引发的呕吐，前三条是表证误下引起，后一条是里虚误下引起。表证误下引发呕吐的，是邪陷于里气逆而呕；里虚误下引发呕吐的，是脾阳益伤气逆而呕。表证误治如邪未深入，仍当从表解；如邪已深入而成实证者，便得清里；里虚气逆，仍应补虚以降逆，所以"人参""干姜"万不可少。

6. 呕吐治疗原则

【条文】

204. 伤寒呕多，虽有阳明证，不可攻之。

376. 呕家有痈脓者，不可治呕，脓尽自愈。

【综说】"呕吐"是气机向上、向外，所以古人认为呕偏于表，而《伤寒论》中首用"桂枝汤"，便有"干呕"症，可以想见；因此，呕症纵有阳明证，亦不能攻里，这是治呕的原则之一。治疗"呕吐"要用降逆止呕法，这是一般都了解的，但亦必明确导致呕吐原因之所在。第376条虽是举例，已足以类推应用了。

（二十一） 哕

1. 哕的原因

【条文】

194. 阳明病，不能食，攻其热必哕，所以然者，胃中虚冷故也，以其人本虚，攻其热必哕。

226. 若胃中虚冷，不能食者，饮水则哕。

380. 伤寒大吐大下之，极虚，复极汗者，其人外气怫郁[62]，复与之水^[63]，以发其汗，因得哕，所以然者，胃中寒冷故也。

111. 太阳病中风，以火劫发汗，邪风被火热……久则谵语，甚者至哕……

【综说】"哕"即是"呃逆"。张志聪说："高子曰：遍阅诸经，止有哕而无呃，则哕之为呃也，确乎不易……凡经论之言哕者，俱作呃解无疑。"（《伤寒论集注·阳明篇》）成无己说："胃受疾故哕。"（《伤寒明理论·哕》）

从上列条文来看，前三条都是说胃中虚冷才得哕，可见确属"胃病"，但有寒、热之分。前三条都是胃寒证，属胃气虚逆；后一条是胃热证，是热盛气逆。

2. 哕的治疗

【条文】

231. 阳明中风，脉弦浮大而短气，腹都满，胁下及心痛，久按之气不通^[64]，鼻干，不得汗，嗜卧，一身及目悉黄，小便难，有潮热，时时哕，耳前后肿^[65]，刺之小差^[66]，外不解，病过十日，脉续浮者，与小柴胡汤。

232. 脉但浮，无余证者，与麻黄汤，若不尿，腹满加哕者，不治。

381. 伤寒哕而腹满，视其前后，知何部不利，利之即愈。

【综说】"呃逆"，无论其为寒、为热、为虚、为实，总属于气分的病，没有"气"当然便不会呃逆了。第 231 条是少阳半表里的经气不和，所以用"小柴胡汤"来和解。第 381 条是里实不通、气不得下泄反而上逆，所以主利"前后"。第 232 条是闭证，三焦之气不复流通，邪气永无出路，所以主"不治"。

提　纲

（1）"小便利"是亡津液的先兆，"小便不利"是亡津液的后果；蓄水可以使小便不利，蓄血无妨于气，所以小便仍然通利。

（2）"黄疸病"以小便为尾闾，所以小便的利不利，会直接影响此病，最应留意。小便清利，亦有虚、实两面，应结合证候来辨识。

（3）实证之"不大便"，是里热邪盛。虚证之"不大便"分阴阳两种类型：阳虚证症见大便先硬后溏居多，为肾燥；阴虚证是津液损耗，症见大便坚干不得出，为脾约。

（4）"下利"总属里证，只是有寒、热、虚、实的不同，有表证时亦是表而兼里。

（5）"下利"可直接损耗津液，但治疗之关键还不在于此，重点应在扶阳，因为阴伤了阳不亡可望再生，亡了阳便毫无办法了。

（6）"便血"虽然多半属热，但便血后"阴"无有不伤的，所以便血的脉象多见"寸"反数而"尺"自涩。

（7）"衄血"总以表热居多，所以衄血后有的表证可以自愈；"衄血"也同"便血"一样，热自热，阴仍虚，因而"衄家"不能发汗。

（8）热盛、蓄水、伤津，都能使人口渴，热盛之渴必引饮，蓄水之渴常伴小便不利，伤津之渴总属虚热所以不能给水。

（9）"呕吐"多为半表半里证，唯偏于半表，所以呕症不能用攻里的疗法。

（10）"哕"即呃逆，约分寒、热两种类型，寒为虚，热为实，但无论为虚、为实，总属胃气上逆。

复习题

（1）试述小便利、小便不利都为亡津液的所以然。

（2）"不大便"是胃家实，为什么"下利"亦有实证呢？

（3）"衄"症不宜发汗，在临床上有什么意义？

（4）伤津固然发渴，为什么停饮也会使人渴呢？

（5）"呕"偏于表，你作如何体会？

（6）试分述寒热哕逆的所以然。

注 解

[1]"勿治"，是说不要用利小便的药，不是说不医治。

[2]"熨"，是古代热疗法之一。《灵枢·寿夭刚柔》云："刺大人者，以药熨之。"《千金方》里有"熨背散"，计乌头、细辛、附子、羌活、蜀椒、桂心各一两，川芎一两二钱，捣筛，醋拌绵裹，微火炙令暖，以熨背上。（按：《千金方》中前六药各五两，未用醋拌，此处剂量用法，来自后世方书。）

[3]"头卓然"，即说"痛"的程度超越一般，这便叫"卓然而痛"。《释名》云："卓，超卓也。"

[4]"谷气"，即指饮食后所产生的热量，这种"谷气"，也叫作"阳气"。《灵枢·刺节真邪》云："真气者所受于天，与谷气并而充身者也。"意思是说人体的生存一面靠吸入

天空间的真气，一面靠饮食所变化的谷气。

　　[5]"大便乍难乍易"，王三阳云："此证不宜妄动，必以手按之脐腹有硬块，喘冒不能卧，方可攻之，何也？乍难乍易故也。"（《医宗金鉴·订正仲景全书伤寒论注·阳明篇》引）本条应分作两段看："时有微热"以上的症状，阴虚津少，不可攻下；"喘冒"以下的症状是热实证，才可攻下。

　　[6]"剂"读如"㭰"，俗读如"基"字的音，作"齐截"两个字解；"剂颈而还"，犹言头出汗，到颈部就没有了。

　　[7]"捻"音"聂"，指捏也。"捻衣摸床"，是患者无意识地摸衣摸床，是神识不清的脑症状。

　　[8]《伤寒大白》，共四卷，是清代秦之桢著的书，书中每以河北、长沙与江浙对举，好像长沙亦在北方似的，殊欠精审。

　　[9]"消渴"，这里不是指饮一溲一的消渴病，而是指喝了不少的水仍觉口渴，水好像是暗中消失了似的。

　　[10]"数"读"朔"音，作"频数"解，就是"多"的意思。

　　[11]"更"读"艮"音；"更衣"即是更换衣服；古人入厕便要更换衣服，所以更衣就是"解大便"的意思。

　　[12]"趺阳"即"冲阳"穴，在足背的第二、第三跖骨间，分布有胫前动脉，属足阳明胃经，古人以"趺阳脉"候脾胃。"涩"脉，是阳虚脉，凡血虚津枯者脉搏总现"涩"；涩脉之象是虚细迟缓、枯涩而滞、往来极难。

　　[13]"其脾为约"，陆渊雷云："细释古书所谓脾，本指小肠之吸收作用，推而广之，一切脏器组织之吸收毛细动脉血以自养，淋巴管之吸收组织液，莫不谓之脾焉，脾约云者，肠部吸收肠道中水分之力强，故小便数而大便硬，然其吸收动脉血以自养之力弱，故肠道之自身，无液为养，有似乎俭约，于是肠黏膜不能分泌黏液。以滑润其大便，又有似乎约束也。"（《伤寒论今释·卷六》）

　　[14]"火"，指火热疗法；如烧艾、火熏、熨背等，都是属于火热疗法。

　　[15]"懊"音"傲"；"侬"音"农"。心里极度的烦躁不安，便叫"懊侬"。

　　[16]"谷疸"，与现代所谓肠炎并发黄疸的说法颇近似。《金匮要略·黄疸病脉证并治第十五》云："谷气不消，胃中苦浊，浊气下流，小便不通，阴被其寒，热流膀胱，身体尽黄，名曰谷疸。"

　　[17]"尾闾"，是海水所从出的地方。语见《庄子》，其云："天下之水，莫大于海，万川归之，不知何时止而不盈，尾闾泄之，不知何时已而不虚。"换言之，"尾闾"好比一般所说的"漏洞"。（按：有的版本，"尾闾"二字作"依归"二字。）

　　[18]"目中不了了"，眼睛看东西不明了，就是"不了了"。

[19]"睛不和"，汪琥云："乃医者视病人之睛光，或昏暗，或散乱，是为不和。"（《伤寒论辨证广注·卷六》）

[20]"无表里证"，即是"无少阳半表半里证"的意思。

[21]"病已差"，见"症状的分辨（上）"注[17]。

[22]"脉阳微"，《医宗金鉴》云："脉阳微，谓脉浮无力而微也；阳脉实，谓脉浮有力而盛也。"（《订正仲景全书伤寒论注·阳明篇》）

[23]"阳绝于里"，程应旄说："阳气闭绝于内，而不下通也。"（《伤寒论后条辨·阳明篇第一》）

[24]"太阳与阳明合病"，成无己云："伤寒有合病，有并病。本太阳病不解，并于阳明者，谓之并病。二经俱受邪，相合病者，谓之合病，合病者，邪气甚也。"（《注解伤寒论·卷第三》）

[25]"辈"，作"类"字解。

[26]"脉当微厥"，是微厥脉，属于里虚证的脉搏，不是脉微而手足厥逆的意思。《伤寒论》原本"不可下"篇云："厥者，脉初来大，渐渐小，更来渐大。"

[27]"反和者"，意思是，若要脉与证不相背，当是滑、数、洪、大等脉。汪琥云："反和者，言其脉与阳明府证不相背之意，若脉果调和，则无病矣。"（《伤寒论辨证广注·卷六》）

[28]"心下濡者，为虚烦"，脉象空虚所以按之而"濡"，就是脉"软弱"的意思，这是由于邪热未尽的缘故，不是由于胃实不除。柯韵伯云："虚烦，对胃家实热而言，是空虚之虚，不是虚弱之虚。"（《伤寒论注·卷三》）

[29]"表热里寒"，钱潢云："虚阳在外故脉浮，阴寒在里故脉迟，所以下利清谷，此为真寒假热。"（《伤寒溯源集·卷之六》）

[30]"反少者"，钱潢云："必数更衣反少者，即里急后重之谓也。"（《伤寒溯源集·卷之九》）

[31]"当温其上，灸之"，即是指在百会穴进行温灸治疗。方有执云："上，谓顶百会是也。"（《伤寒论条辨·卷之五》）

[32]"满"同"懑"字，即"烦闷"的意思，不是"胀满"。

[33]"自冒者"，见"症状的分辨（上）"注[41]。

[34]"下部脉不至"，指足部跌阳脉的歇止而言。

[35]"脉反实者"，陆渊雷云："下利脉实，乃心脏起虚性兴奋，以图背城借一，卒之心脏愈益罢敝以死。余所经验，但觉血液在血管中劲疾直前，不复有波动起落，盖脉管已失弹力，而心脏之虚性兴奋未已也，若是者，其死不出一周时。"（《伤寒论今释·卷八》）

[36]"趣"音"娶"，作"疾"字讲，也就是"疾走"的意思。

[37]"必郁冒汗"，汪琥云："郁冒者，头目之际，郁然昏冒。乃真阳之气，能胜寒邪，里阳回而表和顺。"（《中寒论辨证广注·卷中》）

[38]"其面戴阳"，这是虚阳上泛、阴伤已极的证候。张璐云："戴阳者，面赤如微酣之状。阴证冷极发躁，面赤脉沉细，为浮火上冲，水极似火也。凡下元虚惫之人，阳浮于上，与在表之邪相合，则为戴阳。阳已戴于头面而不知者，更行表散，则孤阳飞越，危殆立至矣。"（《伤寒绪论·卷下》）

[39]"到经"，程应旄云："到经，随经入里也。"（《伤寒论后条辨·太阳篇第二》）

[40]"必清血"，方有执云："清血，便血也。"（《伤寒论条辨·卷之一》）

[41]"痹"，汪琥云："痹者，闭也，此以解咽中痛甚，其喉必闭而不通。"（《中寒论辨证广注·卷中》）

[42]"厥"，程应旄云："为热厥之例。"（《伤寒论后条辨·厥阴篇》）

[43]"可刺"，《补亡论》常器之云："可刺幽门、交信。""幽门"，在腹上部第七肋软骨附着部下际，"交信"在足内踝直上约二寸，均为少阴肾经穴。

[44]"瞑"音"明"，寐也；"目瞑"，是由于发高热、心烦、晕眩，而欲闭目求得一时安静的状态。

[45]"麻黄汤主之"，这句应该读在"此当发其汗"句下。

[46]"咽"音"晏"，吞也。

[47]"下厥上竭"，陆渊雷云："下厥上竭，谓阳厥于下，阴竭于上，盖以真阳出于下焦肾中，故云下厥。"（《伤寒论今释·卷七》）

[48]"陷脉"，即深陷在额颅骨里面的经脉。《灵枢·九针十二原》云"针陷脉，则邪气出"，正与此相合。

[49]"眴"音"顺"，目动也。

[50]"不得眠"，这里是指上下眼睑闭不拢。

[51]"有表里证"，魏荔彤云："里证何？即所谓烦渴饮水，水入即吐是也；表证何？即前所谓头项强痛，而恶寒发热汗出是也。"（《伤寒论本义·卷之一》）

[52]"支结"，犹言"痞结"。

[53]"阳明"，这里是指"胃"而言，不是指阳明的热性证。

[54]"温温"同"愠愠"，即是"烦闷欲吐"的自觉症状。

[55]"心下有水气"，陆渊雷云："小青龙之水气，即上述诸病（按：支气管炎等）之炎性渗出物，以其浸润而非停潴，故不曰饮而曰气。"（《伤寒论今释·卷八》）

[56]"嗄"音"隘"，声败也，与"嘎"字同一意义。

[57]"过经"，柯韵伯云："经者，常也。过经，是过其常度，非经络之经也。"（《伤寒论注·卷三》）成无己解释为"日数过多"，两义相同。

[58] "郁郁"，犹言"闷闷"，即是对"烦"的描述。

[59] "极吐下"，犹言用峻吐、峻下之药。

[60] "寒下"，即指脾胃虚而导致的下利。

[61] "格"，作"拒"字解，是"不受"的意思；"寒格"，即指胃肠虚寒而不能接受和消化饮食而言。

[62] "外气怫郁"，即对表闭不得出汗的描述。

[63] "复与之水"，与服桂枝汤后吃热稀粥以助药力发汗，是一个道理。钱潢云："复与之暖水，以发其汗。"（《伤寒溯源集·卷之十》）

[64] "久按之气不通"，钱潢云："言不按已自短气，若久按之，则气愈不通，盖言其邪气充斥也。"（《伤寒溯源集·卷之六》）

[65] "耳前后肿"，陆渊雷云："耳前后肿，即并发流行性腮腺炎，《内经》所谓发颐，世俗所谓痄腮也。"（《伤寒论今释·卷六》）

[66] "刺之小差"，柯韵伯云："刺之，是刺足阳明（足三里），随其实而泻之。'少差'句，言内证俱减，但外证未解耳，非刺耳前后，其肿少差之谓也。"（《伤寒论注·卷三》）

五、症状的分辨（下）

（二十二）烦　躁

1. 烦躁病机

【条文】

116. 微数之脉[1]，慎不可灸，因火为邪，则为烦逆，追虚逐实[2]，血散脉中，火气虽微，内攻有力，焦骨伤筋[3]，血难复也。脉浮，宜以汗解，用火灸之，邪无从出，因火而盛，病从腰以下，必重而痹[4]，名火逆也，欲自解者，必当先烦，烦乃有汗而解。何以知之？脉浮，故知汗出解。

391. 吐利发汗，脉平，小烦者，以新虚不胜谷气[5]故也。

4. 伤寒一日，太阳受之，脉若静[6]者，为不传[7]；颇欲吐，若躁烦，脉数急者，为传也。

269. 伤寒六七日，无大热，其人躁烦者，此为阳去入阴[8]故也。

48. ……当汗不汗，其人躁烦，不知痛处，乍在腹中，乍在四肢，按之不可得，其人短气，但坐，以汗出不彻故也，更发汗则愈。……

110. 太阳病，二日反躁，凡熨其背而大汗出，大热入胃，胃中水竭，躁烦，必发谵语。……

282. 少阴病，欲吐不吐，心烦，但欲寐，五六日，自利而渴者，属少阴也……

【综说】《伤寒明理论·烦躁》中说："烦为扰扰而烦，躁为愤躁之躁，合而言之，烦躁为热也；析而分之，烦也，躁也，有阴阳之别焉。烦、阳也，躁、阴也。……所谓烦躁者，谓先烦渐至躁也，所谓躁烦者，谓先发躁而迤逦[9]复烦者也。"

"烦躁"多属热证，不过有表、里、虚、实的不同。第 4、48、110 条，都是表热证；第 269 条，是里热证；第 116 条，是实热证；第 391、282 两条，为虚热证。

2. 表热证的烦躁

【条文】

24. 太阳病，初服桂枝汤，反烦不解者，先刺风池风府[10]，却与桂枝汤[11]则愈。

57. 伤寒，发汗已解，半日许复烦，脉浮数者，可更发汗，宜桂枝汤。

【综说】成无己说："烦者热也，发汗身凉为已解，至半日许，身复热，脉浮数者，邪不尽也。"（《注解伤寒论·卷第三》）

"邪不尽"，是指在表的邪热不尽，所以这两条均用"桂枝汤"解表，"烦躁"而有表证存在时，总应如此看待，如轻率地清里，便是错误的。

3. 里热证的烦躁

【条文】

76. ……发汗吐下后，虚烦[12]不得眠，若剧者，必反复颠倒，心中懊恼[13]，栀子豉汤主之。

79. 伤寒下后，心烦腹满，卧起不安者，栀子厚朴汤主之。

77. 发汗若下之，而烦热胸中窒[14]者，栀子豉汤主之。

103. 太阳病，过经十余日……心下急，郁郁微烦者，为未解也，与大柴胡汤下之则愈。

375. 下利后更烦，按之心下濡者，为虚烦也，宜栀子豉汤。

【综说】热邪，是无形的阳热之邪，只要热而不实的，但用清里，不用攻下剂。上列"栀子豉汤"三条，都是清里热、止烦躁的正治法；"栀子厚朴汤证"偏于气郁，所以兼用行气的枳、朴；第103条，心下急，所以才用"大柴胡汤"使热邪从下而泻出。

4. 里实证的烦躁

【条文】

207. 阳明病，不吐不下，心烦者，可与调胃承气汤。

238. 阳明病，下之，心中懊憹而烦，胃中有燥屎者，可攻。腹微满，初头硬，后必溏，不可攻之。若有燥屎者，宜大承气汤。

241. 大下后，六七日不大便，烦不解，腹满痛者，此有燥屎也，所以然者，本有宿食故也，宜大承气汤。

251. 得病二三日，脉弱，无太阳柴胡证，烦躁，心下硬，至四五日，虽能食，以小承气汤，少少与微和之，令小安。……

239. 病人不大便五六日，绕脐痛，烦躁，发作有时者，此有燥屎，故使不大便也。

【综说】里实证，是既有热又有实滞的证候，所谓"实"，即是大便干燥秘结。上列举五条都是里实证的烦躁，所以都用"承气汤"。不过第207条病轻，既未经吐下，只用"调胃承气汤"；第251条脉弱，用"小承气汤"，亦只能用小量；第241、238两条病重，虽曾经攻下，仍得用"大承气汤"，同一里实证，其轻重不同情况的处理又如此。

5. 半表里证的烦躁

【条文】

96. 伤寒五六日中风，往来寒热，胸胁苦满，嘿嘿不欲饮食，心烦喜呕，或胸中烦而不呕。……

【综说】陆渊雷说："心烦喜呕，皆因病毒蓄积于膈膜附近，胸胁部有炎

任启林 医学全集

症，影响胃机能故也。"（《伤寒论今释·卷三》）

"烦"为里热，然"呕"的趋势为向上、向外，所以又属于半表证。

6. 表里俱实证的烦躁

【条文】

38. 太阳中风，脉浮紧，发热恶寒，身疼痛，不汗出而烦躁者，大青龙汤主之。……

【综说】柯韵伯说："不汗出而烦躁者为实，汗出多而烦躁者为虚，证在太阳而烦躁者为实，证在少阴而烦躁者为虚，实者可服大青龙，虚者便不可服，此最易知也。凡先烦不躁而脉浮者，必有汗而自解；烦躁而脉浮紧者，必无汗而不解。大青龙汤为风寒在表，而兼热中者设，不是为有表无里而设，故中风无汗烦躁者可用，伤寒而无汗烦躁者亦可用。"（《伤寒附翼·卷上》）

"不汗出"是寒邪实于表，"烦躁"是热邪实于里，所以称作"表里两实证"。

7. 寒饮证的烦躁

【条文】

72. 发汗已，脉浮数，烦渴者，五苓散主之。

74. 中风发热，六七日不解而烦，有表里证，渴欲饮水，水入则吐者，名曰水逆，五苓散主之。

355. 病人手足厥冷，脉乍紧者，邪结在胸中，心下满而烦，饥不能食者，病在胸中，当须吐之，宜瓜蒂散。

【综说】《医宗金鉴》说："寒饮实邪，壅塞胸中，则胸中阳气为邪所遏，不能外达四肢，是以手足厥冷，胸满而烦。"（《订正仲景全书伤寒论注·厥阴篇》）

上列举的两条"五苓散证"的烦躁，是阳气被水饮所困的缘故，不过"五苓散证"病位在中焦，"瓜蒂散证"的病位在上焦就是了。

8. 阳虚证的烦躁

【条文】

61. 下之后，复发汗，昼日烦躁不得眠，夜而安静，不呕不渴，无表证，脉沉微，身无大热者，干姜附子汤主之。

69. 发汗，若下之，病仍不解，烦躁者，茯苓四逆汤主之。

102. 伤寒二三日，心中悸而烦者，小建中汤主之。

309. 少阴病，吐利，手足逆冷，烦躁欲死者，吴茱萸汤主之。

【综说】以上所列都属于阳虚证的烦躁。第 61 条，阳虚而阴未大伤，所以夜而安静，治疗亦以扶阳为急务；第 69 条，阳虚阴涸，所以要益阴扶阳；第 102 条，主要是脾阳虚损，因而着重温中；第 309 条，阳虚而阴逆，便用"吴茱萸汤"来扶阳降逆。同一阳虚，同一烦躁，而辨证迥别。

9. 津伤证的烦躁

【条文】

71. 太阳病，发汗后，大汗出，胃中干[15]，烦躁不得眠，欲得饮水者，少少与饮之，令胃气和则愈。……

29. 伤寒脉浮，自汗出，小便数，心烦，微恶寒，脚挛急，反与桂枝，欲攻其表，此误也，得之便厥，咽中干，烦躁吐逆者，作甘草干姜汤与之，以复其阳。……

303. 少阴病，得之二三日以上，心中烦，不得卧，黄连阿胶汤主之。

310. 少阴病，下利咽痛，胸满心烦，猪肤汤主之。

319. 少阴病，下利六七日，咳而呕渴，心烦不得眠者，猪苓汤主之。

【综说】以上列举是津伤证的烦躁。第 71 条病情最轻，第 29 条病情最重，轻者可以不药而愈，重者还得用回阳生津法。第 303、319 两条，津伤而热尤炽，所以一面要生津，一面要清热。第 310 条，津伤而现燥象，因而用"猪肤汤"来润燥。

10. 辨生死之烦躁

【条文】

289. 少阴病，恶寒而踡，时自烦，欲去衣被者，可治。

296. 少阴病，吐利躁烦，四逆者，死。

298. 少阴病，四逆，恶寒而身踡，脉不至，不烦而躁者，死。

300. 少阴病，脉微细沉，但欲卧，汗出不烦，自欲吐，至五六日，自利，复烦躁不得卧寐者，死。

343. 伤寒六七日，脉微，手足厥冷，烦躁，灸厥阴[16]，厥不还者，死。

【综说】严格分辨起来，"烦"与"躁"是有区别的；"烦"为阳证，"躁"为阴证，"烦"是自觉的，"躁"是失神以后不自觉的；所以，第298条说，不烦而躁者死。"烦躁"亦有阴阳之辨：第289条，自烦欲去衣被，是阳气还复的阳证，所以"可治"；其余各条，都是虚阳外越或者上扰的亡阳证，所以主"死"。

（二十三）懊　憹

【条文】

76. ……发汗吐下后，虚烦不得眠，若剧者，必反复颠倒，心中懊憹，栀子豉汤主之。……

134. 太阳病……医反下之，动数[17]变迟，膈内拒痛[18]，胃中空虚，客气[19]动膈，短气烦躁，心中懊憹，阳气内陷，心下因硬，则为结胸，大陷胸汤主之。

199. 阳明病，无汗，小便不利，心中懊憹者，身必发黄。

221. 阳明病，脉浮而紧，咽燥口苦，腹满而喘，发热汗出，不恶寒反恶热，身重。若发汗则躁，心愦愦[20]反谵语；若加温针，必怵惕[21]烦躁不得眠；若下之，则胃中空虚，客气动膈，心中懊憹，舌上胎者。栀子豉汤主之。

228. 阳明病，下之，其外有热，手足温，不结胸，心中懊憹，饥不能食，但头汗出者，栀子豉汤主之。

238. 阳明病，下之，心中懊憹而烦，胃中有燥屎者，可攻。腹微满……

【综说】《伤寒明理论·懊》说："懊者，懊恼之懊，憹者，郁闷之貌，即心中懊懊恼恼，烦烦憹憹，郁郁然不舒畅，愦愦然无奈，比之烦闷而甚者，懊憹也，由下后表中阳邪乘虚内陷，郁而不发，结伏于胸心之间，故如是也。"

总之，"懊憹"是烦躁的进一步发展，多属热证。上列条文，除第134、238两条为里实证外，其余概属里热证；治疗里热证只宜清热，治疗里实证便须攻下。

（二十四）谵　语

1. 谵语病因

【条文】

108. 伤寒腹满谵语，寸口脉浮而紧，此肝乘脾[22]也，名曰纵[23]，刺期门[24]。

110. 太阳病，二日反躁，凡熨其背而大汗出，大热入胃，胃中水竭，躁烦，必发谵语。……

111. 太阳病中风，以火劫发汗，邪风被火热……久则谵语……

113. 形作伤寒，其脉不弦紧而弱，弱者必渴，被火必谵语，弱者，发热脉浮，解之当汗出愈。

210. 夫实则谵语，虚则郑声，郑声者，重语也。……

218. 伤寒四五日，脉沉而喘满，沉为在里，而反发其汗，津液越出，大便为难，表虚里实，久则谵语。

284. 少阴病，咳而下利，谵语者，被火气劫故也，小便必难，以强责少阴汗也。

142. 太阳与少阳并病，头项强痛，或眩冒，时如结胸，心下痞硬者，当刺大椎第一间[25]、肺俞、肝俞，慎不可发汗。发汗则谵语，脉弦，五日谵语不止，当刺期门。

219. 三阳合病，腹满身重，难以转侧，口不仁[26]面垢[27]，谵语遗尿，发汗则谵语，下之则额上生汗，手足逆冷，若自汗出者，白虎汤主之。

265. 伤寒，脉弦细，头痛发热者，属少阳，少阳不可发汗。发汗则谵语，此属胃，胃和则愈，胃不和，烦而悸。

267. 若已吐下、发汗、温针，谵语，柴胡汤证罢，此为坏病，知犯何逆，以法治之。

【综说】《伤寒明理论·谵语》说："谵者，谓呢喃而语也，又作谵，谓妄有所见而言也。此皆真气昏乱，神识不清之所致，夫心藏神而主火，病则热气归焉。伤寒胃中热盛，上乘于心，心为热冒，则神昏乱而语言多出，识昏不知所以然，遂言无次，而成谵妄之语，轻者睡中呢喃，重者不睡亦语言差谬。有谵语者，有独语者，有狂语者，有语言不休者，有言乱者，此数者，见其热之轻重也。"

"谵语"，即意识丧失的妄言；根据第210条，"谵语"属阳明，"郑声"属少阴，故有虚、实的分辨。凡阳明谵语，声音充实有力，常常在昏睡后发作，唤之不容易醒，醒后在短时间内不再昏睡。少阴郑声，声音低弱无力，断断续续不成词句，一唤便醒，还可以答应问话，毫无差错，但转眼间又昏睡过去。这是在临床上"谵语""郑声"的基本区分。

实证谵语，总属里热、里实而成，所以第210条说"实则谵语"；虚证谵语，总属阴虚阳扰。上举条文除第210条的郑声、第284条的少阴谵语为虚证外，其他各条概属热证、实证。

又从第142、219、265、267几条来看，为什么"误汗"也会发生谵语呢？这是因为，"发汗"药多辛温，不应发汗的而用辛温药来发汗，会助长阳热邪气；汗出后又伤了津液，津液丧失的结果越是助长了阳热的亢进；所以，阳热之证很容易引发谵语。

2. 辨生死之谵语

【条文】

210. ……直视谵语，喘满者死，下利者亦死。

211. 发汗多，若重发汗者，亡其阳，谵语，脉短者死，脉自和者不死。

212. 伤寒若吐若下后不解……独语如见鬼状。若剧者，发则不识人，循衣摸床，惕而不安，微喘直视，脉弦者生，涩者死。……

【综说】"谵语"已经是丧失神志的重症，若同时又有脱阳现象，说明病变是愈来愈严重了，如第210条就是例子。脉象的顺逆，直接反映的是心阳状况的好坏，间接亦是全身阳气强弱的反应，所以"谵语"而脉象还好的危险性不大，如谵语而脉象不好的危险性便大了。

3. 谵语治例

【条文】

29. ……若胃气不和，谵语者，少与调胃承气汤。……

105. 伤寒十三日，过经谵语者，以有热也，当以汤下之。……

107. 伤寒八九日，下之胸满烦惊，小便不利，谵语，一身尽重，不可转侧者，柴胡加龙骨牡蛎汤主之。

143. 妇人中风，发热恶寒，经水[28]适来，得之七八日，热除而脉迟身凉，胸胁下满，如结胸状，谵语者，此为热入血室[29]也，当刺期门，随其实而取之。

145. 妇人伤寒，发热，经水适来，昼日明了，暮则谵语，如见鬼状者，此为热入血室，无犯胃气[30]及上二焦[31]，必自愈。

213. 阳明病，其人多汗，以津液外出，胃中燥，大便必硬，硬则谵语，小承气汤主之，若一服谵语止者，更莫复服。

214. 阳明病，谵语，发潮热，脉滑而疾者，小承气汤主之。……

216. 阳明病，下血谵语者，此为热入血室，但头汗出者，刺期门，随其实而泻之，濈然汗出则愈。

217. 汗出谵语者，以有燥屎在胃中，此为风也。须下者，过经乃可下之，下之若早，语言必乱，以表虚里实故也。下之愈，宜大承气汤。

220. 二阳并病，太阳证罢，但发潮热，手足漐漐[32]汗出，大便难而谵语者，下之则愈，宜大承气汤。

374. 下利谵语者，有燥屎也，宜小承气汤。

【综说】从以上列举的条文，可以看出各种谵语症的共通点即是有热邪。第29、105、107、214四条，为里热证；第143、145、216三条，为血热证；第213、217、220、374四条，为热实证。

第29条，为津伤里热证，所以用"调胃承气汤"来一面攻热一面生津；第105条，根据原条文，仍是用的"调胃承气汤"，所以仍非实满之里证可比；第107条，为少阳里证，所以除用"小柴胡"和解外，并加"茯苓""大黄"逐饮以通津，加"铅丹""龙骨""牡蛎"重镇肝胆的烦惊。以上三条都是热而不实的证候。

第143、145、216三条，都属血热证，都是妇人病，病仅在肝经，而非瘀积，所以三证都不宜攻破，只宜用刺"期门"的泻肝法。

属于热实证的各条，都有燥屎存在，所以都用"大小承气汤"来攻里。

（二十五）振　栗

1. 阳虚的振栗

【条文】

60. 下之后，复发汗，必振寒，脉微细，所以然者，以内外俱虚故也。

87. 亡血家不可发汗，发汗则寒栗而振。

【综说】《伤寒明理论·振》说："振者，森然若寒，耸然振动者是也。……振，近战也，而轻者为振矣。战，为正与邪争，争则鼓栗而战。振但虚而不至争，故止耸动而振也。"又说："战者，身为之战摇者是也。栗者，心战是也。……战之与振，振轻而战重也，战之与栗，战外而栗内也。"

所谓"振栗"即是"战栗"，是体温不够的恶寒现象。"栗"是心里亦觉怯冷，因此振战而不栗，其证较轻；振战而栗，其证较重。振战而不栗，是卫阳虽衰于外，而心阳还能守于中；振战而栗，不仅卫阳已衰于表，而心阳已竭于里，所以前者轻而后者重。

据此，上列两条的轻重即可以比较出来。同时指出，汗、下等疗法，对于虚弱人的应用，不能不谨慎。

2. 表解的振栗

【条文】

94. 太阳病未解，脉阴阳俱微，必先振栗汗出而解。但阳脉微者，先汗出而解；但阴脉微者，下之而解。若欲下之，宜调胃承气汤。

101. 伤寒中风[33]，有柴胡证，但见一证便是，不必悉具。凡柴胡汤病证而下之，若柴胡证不罢者，复与柴胡汤，必蒸蒸[34]而振，却复发热汗出而解。

110. 太阳病，二日反躁，凡熨其背而大汗出，大热入胃，胃中水竭，躁烦，必发谵语。十余日振栗自下利者，此为欲解也。故其汗从腰以下不得汗……

149. 伤寒五六日，呕而发热者，柴胡汤证具，而以他药下之，柴胡证仍在者，复与柴胡汤。此虽已下之，不为逆，必蒸蒸而振，却发热汗出而解。……

【综说】《伤寒明理论·战栗》中说:"邪气外与正气争则为战,战其愈者也;邪气内与正气争则为栗,栗为甚者也。"

可见,"振栗"是人体既弱之阳气,鼓起余勇,与疾病斗争,最后战胜疾病的表现。所以第 94 条,脉阴阳俱微的人,要想汗出,必先振栗;第 101、149 两条是少阳证被误下,第 110 条是太阳病被误下,误下必伤正气,所以要想汗出而解,都有振栗的过程。

3. 振栗治例

【条文】

67. 伤寒若吐若下后,心下逆满,气上冲胸,起则头眩,脉沉紧,发汗则动经,身为振振摇者,茯苓桂枝白术甘草汤主之。

82. 太阳病发汗,汗出不解,其人仍发热,心下悸,头眩,身𥆧动,振振欲擗地者,真武汤主之。

【综说】《伤寒明理论·振》中说:"二汤者(第 67、82 两条)皆温经益阳,滋血助气之剂,经虚阳弱得之,未有不获全济之功者。"

第 67 条的身为振振摇,是由于阳气外虚,不能主持诸脉,所以用"茯苓桂枝白术甘草汤"和经脉、益阳气;第 82 条的身𥆧动、振振欲擗地,是阳虚液涸,气力不能支持,所以用"真武汤"补其虚,复其阳。这两方都在益阳气,不过前方重在和经脉,故主以"桂枝",后方重在固虚阳,故主以"附子";一偏于经,一偏于脏,其处理不同如此。

(二十六) 发　　黄

1. 发黄病机

【条文】

153. 太阳病,医发汗,遂发热恶寒,因复下之,心下痞,表里俱虚,阴阳气并竭,无阳则阴独,复加烧针[35],因胸烦,面色青黄,肤𥆧者,难治。今色微黄,手足温者,易愈。

187. 伤寒脉浮而缓，手足自温者，是为系[36]在太阴[37]。太阴者，身当发黄，若小便自利者，不能发黄，至七八日大便硬者，为阳明病也。

236. 阳明病，发热汗出者，此为热越，不能发黄也。但头汗出，身无汗，剂颈而还[38]，小便不利，渴饮水浆者，此为瘀热[39]在里，身必发黄，茵陈蒿汤主之。

【综说】《伤寒明理论·发黄》中说："经曰：湿热相交，民当病瘅。瘅者，黄也。……大抵黄家属太阴，太阴者，脾之经也。脾者，土。黄，土色也。脾经为湿热蒸之，则色见于外，必发身黄。"

湿热引起的"发黄"，即指黄疸病而言，上举第187、236两条都属于这类发黄的病变。第153条的发黄，便不是这类病了：症见面色青黄，这是贫血阴证，所以主难治；色微黄而不青，这是贫血好转的征象，并与下句手足温联系起来看，也就是色转红润的一种描述。

《伤寒论》里记载了几种不同的"发黄"，应分辨清楚。

2. 热证发黄

【条文】

111. 太阳病中风，以火劫发汗，邪风被火热，血气流溢，失其常度。两阳相熏灼，其身发黄。……

125. 太阳病，身黄，脉沉结，少腹硬，小便不利者，为无血也。小便自利，其人如狂者，血证谛也，抵当汤主之。

134. 太阳病……但头汗出，余处无汗，剂颈而还，小便不利，身必发黄。

199. 阳明病，无汗，小便不利，心中懊憹者，身必发黄。

200. 阳明病，被火，额上微汗出，而小便不利者，必发黄。

206. 阳明病，面合色赤，不可攻之。必发热色黄者，小便不利也。

231. 阳明中风，脉弦浮大而短气，腹都满，胁下及心痛，久按之气不通，鼻干，不得汗，嗜卧，一身及目悉黄……

260. 伤寒七八日，身黄如橘子色，小便不利，腹微满者，茵陈蒿汤主之。

261. 伤寒身黄发热，栀子柏皮汤主之。

262. 伤寒瘀热在里，身必黄，麻黄连轺赤小豆汤主之。

【综说】《伤寒明理论·发黄》中说："瘅者黄也，单阳而无阴者也。伤寒至于发黄，为疾之甚也。湿也热也，甚者则发黄，内热已盛，复被火者，亦发黄也。……热盛之黄也，必身黄如橘子色，甚者勃勃出，染着衣，正黄如柏，是其正黄色也。"

以上所举各条都是单阳无阴的热盛发黄症。表里皆热者，应表里两解，第262条的"麻黄连轺赤小豆汤"是代表方剂，第231、206、199、134各条都属于这一类型；只是里热的，应着重泻涤里热，第260条的"茵陈蒿汤"是代表方剂；热盛伤津者，应着重清热润燥，不能再伤津液，第261条的"栀子柏皮汤"是代表方剂，第111、200两条，都属于这一类型；第125条的"抵当汤"，适用于血热瘀积证，既要泻热，尤要破血。

3. 寒湿证发黄

【条文】

195. 阳明病，脉迟，食难用饱，饱则微烦头眩，必小便难，此欲作谷疸[40]，虽下之，腹满如故，所以然者，脉迟故也。

259. 伤寒发汗已，身目为黄，所以然者，以寒湿在里不解故也，以为不可下也，于寒湿中求之。

【综说】《伤寒明理论·发黄》中说："湿亦令黄也，热亦令黄也，其能辨之乎！二者，非止根本来有异，而色泽亦自不同。湿家之黄也，身黄如似熏黄，虽黄而色暗不明也。"王海藏云："阴黄，其证身冷汗出，脉沉，身如熏黄，色黯，不如阳黄之明如橘子色。治法：小便利者，术附汤，小便不利，大便反快着，五苓散。"（《伤寒论辑义·卷四》引）寒湿发黄，应温寒燥湿，所以王海藏主张用"术""附"。

（二十七）发　　狂

【条文】

106. 太阳病不解，热结膀胱[41]，其人如狂，血自下，下者愈，其外不解者，尚未可攻，当先解其外，外解已，但少腹急结者[42]，乃可攻之，宜桃核承气汤。

112. 伤寒脉浮，医以火迫劫之，亡阳[43]，必惊狂，卧起不安者，桂枝去芍药加蜀漆牡蛎龙骨救逆汤主之。

124. 太阳病，六七日表证仍在，脉微而沉，反不结胸，其人发狂者，以热在下焦，少腹当硬满，小便自利者，下血乃愈。……

125. 太阳病……小便自利，其人如狂者，血证谛也，抵当汤主之。

【综说】《伤寒明理论·发狂》说："狂者，猖狂也，谓其不宁也。《难经》曰：狂之始发也。少卧不饥。而自高贤也。自辨智也。自贵倨也。妄笑好歌乐也。妄行走不休也。狂家所起，皆阳盛致然。《内经》曰：阴不胜其阳，脉留薄疾，并乃狂也。又曰：邪入于阳则狂。……《脉经》曰：阴附阳则狂。……即诸经之狂为阳盛也明矣。……伤寒至于发狂，为邪热至极也。"

以上列举四条，第106、124、125三条，都是血热证，惟第112条是热邪在气分，在血分者便破血泻热，在气分者便散热镇惊。

（二十八）厥

1. 厥释义

【条文】

337. 凡厥者，阴阳气不相顺接，便为厥，厥者，手足逆冷者是也。

338. 伤寒脉微而厥，至七八日肤冷，其人躁无暂安时者，此为脏厥，非蚘厥也。……

【综说】《伤寒明理论·厥》中说："厥者，冷也，甚于四逆也。"凡是厥逆证，总是由于阴阳气血的虚损造成的，所以第337条说："阴阳气不相顺接，便为厥"。"阳"指功能，"阴"指物质，功能与物质都虚损了，不能适应机体生活的需要，便叫作"不相顺接"。阴阳两虚，生温机能既不好，血液循环也不够充沛，所以手足便发厥冷，这就是厥逆证的基本病机。

2. 厥和热的进退

【条文】

331. 伤寒先厥后发热而利者，必自止，见厥复利。

335. 伤寒一二日至四五日厥者，必发热，前热者，后必厥，厥深者热亦深，厥微者热亦微。厥应下之，而反发汗者，必口伤烂赤。

336. 伤寒病，厥五日，热亦五日，设六日，当复厥，不厥者自愈。厥终不过五日，以热五日，故知自愈。

339. 伤寒，热少微厥，指头寒，嘿嘿不欲食，烦躁，数日小便利，色白者，此热除也。欲得食，其病为愈，若厥而呕，胸胁烦满者，其后必便血。

341. 伤寒发热四日，厥反三日，复热四日，厥少热多者，其病当愈，四日至七日，热不除者，必便脓血。

342. 伤寒厥四日，热反三日，复厥五日，其病为进，寒多热少，阳气退，故为进也。

【综说】《伤寒明理论·厥》说："先热而后厥者，热伏于内也；先厥而后热者，阴退而阳气得复也。若始得之便厥者，则是阳气不足而阴气胜也，大抵厥逆为阴所主，寒者多矣。"

"厥"多属寒证，但不能不知道有"热厥"的存在而需加以区别。热伏于里，发生循环障碍，造成里热而外厥，这是实热证，与"寒厥"大不相同，治疗上应该用行阳破阴法，如第335条说"厥应下之"。

《明理论》又说："病至厥阴，传经尽也，当是之时，阳气胜阴，厥少热多，其病则愈；若或阴气反胜，阳不得复，厥多热少，其病则逆。"所以厥、热多寡，预示着阴阳进退，也就是病变的进退。第336、341、242几条，都是假设"厥"和"热"的天日，用以说明多寡进退的道理，并不是指具体的症状。

3. 厥之死证

【条文】

294. 少阴病，但厥无汗，而强发之，必动其血，未知从何道出，或从口鼻，或从目出者，是名下厥上竭，为难治。

343. 伤寒六七日，脉微，手足厥冷，烦躁，灸厥阴，厥不还者，死。

344. 伤寒发热，下利厥逆，躁不得卧者，死。

345. 伤寒发热，下利至甚，厥不止者，死。

348. 发热而厥，七日下利者，为难治。

【综说】"厥"为至阴之症，换言之，即是阳气亡失已极之证，以上列举的难治证和死证，都属阴阳虚竭的一类证候。如第294条，是少阴病阳衰于下，真阴竭于上的证候，所以称"下厥上竭"；第343条，是厥阴的脏厥重证；第344条，为阳气外散、阴阳两厥之证；第345条，阴极于里而迫阳外出，所以虽发热而"厥不止"；第348条，厥多而寒盛于里，竟由发热而浸浸至于厥，所以都属于"难治"的"死证"。

4. 厥之治例

【条文】

330. 诸四逆厥者，不可下之，虚家亦然。

349. 伤寒脉促，手足厥逆，可灸之。

350. 伤寒脉滑而厥者，里有热，白虎汤主之。

351. 手足厥寒，脉细欲绝者，当归四逆汤主之。

354. 大汗，若大下利而厥冷者，四逆汤主之。

356. 伤寒厥而心下悸，宜先治水，当服茯苓甘草汤，却治其厥，不尔，水渍入胃，必作利也。

370. 下利清谷，里寒外热，汗出而厥者，通脉四逆汤主之。

377. 呕而脉弱，小便复利，身有微热，见厥者难治，四逆汤主之。

390. 吐已下断，汗出而厥，四肢拘急不解，脉微欲绝者，通脉四逆加猪胆汤主之。

【综说】上列各条，第350条是热厥证，也就是里有郁热而引发的厥证；第356条是饮厥证，也就是水饮把阳气阻滞住了；这两证都不属于厥逆本证，其余各条都是阳虚厥逆证。热厥证，散其热而厥自解；饮厥证，消其饮而厥自除；唯阳虚者只有"温经回阳"一法，别无他路可寻。

（二十九）瘀　　血

【条文】

237. 阳明证，其人喜忘[44]者，必有畜血。所以然者，本有久瘀血，故令喜忘，屎虽硬，大便反易，其色必黑者，宜抵当汤下之。

257. 病人无表里证[45]，发热七八日，虽脉浮数者，可下之。假令下已，脉数不解，合热[46]则消谷善饥，至六七日，不大便者，有瘀血，宜抵当汤。

【综说】《伤寒明理论·畜血》说："畜血者，血在下焦，结聚而不行，畜积而不散者是也。血菀于上而吐血者，谓之薄厥；留于下而瘀者，谓之畜血。此由太阳随经瘀热在里，血为热所搏结而不行，畜于下焦之所致。"

"瘀血证"多属里热证，凡腹满硬而小便通利的，便要怀疑有瘀血，这是《伤寒论》大法之一。

（三十）咽　　痛

【条文】

311. 少阴病，二三日咽痛者，可与甘草汤，不差，与桔梗汤。

312. 少阴病，咽中伤生疮，不能语言，声不出者，苦酒汤主之。

313. 少阴病，咽中痛，半夏散及汤主之。

310. 少阴病，下利咽痛，胸满心烦，猪肤汤主之。

【综说】第 311 条的咽痛，是虚热证，所以只清虚热；第 312 条咽痛，是痰热证，所以便涤痰清热；第 313 条咽痛，是风痰盛，所以便驱风涤痰；第 310 条咽痛，是阴虚证，所以专事滋养。这些都是少阴病，尽管病证各有不同，而"阳虚"则一，所以无论驱风、清热、涤痰时，都不用重剂而用轻品，可想而知。

（三十一）结　　胸

1. 结胸病因

【条文】

131. 病发于阳，而反下之，热入因作结胸；病发于阴，而反下之，因作痞也。所以成结胸者，以下之太早故也。……

134. 阳气内陷，心下因硬，则为结胸，大陷胸汤主之。……

139. 太阳病，二三日，不能卧，但欲起，心下必结，脉微弱者，此本有寒分也。反下之，若利止，必作结胸。……

150. 太阳少阳并病，而反下之，成结胸，心下硬，下利不止，水浆不下，其人心烦。

【综说】曹颖甫说："结胸之为病，本痰涎并居胸膈之证，其脉沉而紧，心下痛而硬，不大便，舌燥而渴，日晡潮热，心下至少腹俱硬满而痛，或体强如柔痉，或心中懊恼。脉之所以沉紧者，病气凝聚而中有所著也。心下痛而硬者，痰浊与水气并居阳位，格拒而不下也。不大便，舌燥而渴，日晡潮热，心下至少腹硬满而痛者，太阳寒水凝于上，阳明燥气动于下也。体强如痉者，阳热内陷而燥气伤筋也。心中懊恼者，心阳为湿痰所郁，而气不舒也。"(《伤寒发微·太阳篇》)

"结胸病"多是由误下而成，邪不得出于表，而反郁结于胸中，所以结胸病要以"泻实邪"为主。

2. 结胸与脏结的分辨

【条文】

128. 问曰：病有结胸，有脏结，其状何如？答曰：按之痛，寸脉浮，关脉沉，名曰结胸也。

129. 何谓脏结？答曰：如结胸状，饮食如故[47]，时时下利，寸脉浮，关脉小细沉紧，名曰脏结，舌上白胎滑者难治。

130. 脏结无阳证，不往来寒热，其人反静，舌上胎滑者，不可攻也。

167. 病胁下素有痞，连在脐旁，痛引少腹，入阴筋[48]者，此名脏结，死。

【综说】曹颖甫云："湿痰并居中脘，无阳热与之相抗，则其病为胸下结硬，是为脏结。脏结者，结在太阴之藏也，此即太阳之病，系在太阴，误下而成脏结之明证也。"(《伤寒发微·太阳篇》)

"脏结"与"结胸"比较：两证寸脉均浮，是其相同；两证饮食都不好，是其相同；结胸关脉沉，脏结关脉小细沉紧，这是两证的脉不相同；结胸只是心下硬而按之痛，脏结便痛连脐旁入少腹引阴筋；结胸证有阳证、有阴证之属，脏结证便纯为有阴无阳，这是两证的大不相同处。

3. 结胸证治

【条文】

131. ……结胸者，项亦强，如柔痉[49]状，下之则和，宜大陷胸丸。

132. 结胸证，其脉浮大[50]者，不可下，下之则死。

133. 结胸证悉具，烦躁者亦死[51]。

135. 伤寒六七日，结胸热实，脉沉而紧，心下痛，按之石硬者，大陷胸汤主之。

136. 伤寒十余日……但结胸无大热者，此为水结在胸胁也，但头微汗出者，大陷胸汤主之。

138. 小结胸病，正在心下，按之则痛，脉浮滑者，小陷胸汤主之。

141. ……寒实结胸，无热证者，与三物小陷胸汤，白散[52]亦可服。

149. 伤寒五六日……若心下满而硬痛者，此为结胸也，大陷胸汤主之。……

【综说】从上列条文可以看出：凡"大陷胸丸""大陷胸汤""小陷胸汤"所治的结胸证，都是热实结胸；而"三物小白散"所主治的却是寒实结胸；虽泻实则一，却有攻热破阴的不同。

"结胸"本是实证，但实邪盛而阳气衰者仍属险证，所以第132、133两条，都属不治证。

（三十二）痞

1. 痞之病因

【条文】

131. ……病发于阴，而反下之，因作痞也。……

【综说】曹颖甫云："寒为阴邪，则病发于阴为伤寒，当以麻黄汤发皮毛之汗，而反下之，寒入因而作痞，仲师不言寒入者，省文耳。"（《伤寒发微·太阳篇》）《巢氏病源》云："痞者，心下满也。"《字汇》云："痞，气隔不通也。"

临床上一般把心下妨闷、不饥不食的表现称作"痞"，多见于阳气弱而被误下的时候。

2. 痞之病症状

【条文】

151. 脉浮而紧，而复下之，紧反入里，则作痞，按之自濡，但气痞耳。

【综说】曹颖甫云："浮紧者，阳气外张，与表寒相持不下，误下里虚，阳气反陷于里，仍见相持不下之沉紧，此时阳气内陷，太阳寒水之气，未尝随之俱陷，故按之而濡，则舍气痞而外，初无所结。"（《伤寒发微·太阳篇》）

"气痞"，属功能性的病变，不若结胸证而内有痰湿实邪，这是痞症的性质，是与结胸证的不同之处。

3. 痞之病治例

【条文】

142. 太阳与少阳并病，头项强痛，或眩冒，时如结胸，心下痞硬者，当刺大椎第一间、肺俞、肝俞，慎不可发汗。……

154. 心下痞，按之濡，其脉关上浮者，大黄黄连泻心汤主之。

155. 心下痞，而复恶寒汗出者，附子泻心汤主之。

149. ……但满而不痛者，此为痞，柴胡不中与之也，宜半夏泻心汤。

156. 本以下之，故心下痞，与泻心汤，痞不解，其人渴而口燥烦，小便不利者，五苓散主之。……

157. 伤寒汗出解之后，胃中不和，心下痞硬，干噫[53]食臭，胁下有水气，腹中雷鸣下利者，生姜泻心汤主之。

158. 伤寒中风，医反下之，其人下利日数十行，谷不化，腹中雷鸣，心下痞硬而满，干呕，心烦不得安。医见心下痞，谓病不尽，复下之，其痞益甚，此非结热，但以胃中虚，客气上逆，故使硬也，甘草泻心汤主之。

163. 太阳病，外证未除，而数下之，遂协[54]热而利，利下不止，心下痞硬，表里不解者，桂枝人参汤主之。

164. 伤寒大下后，复发汗，心下痞，恶寒者，表未解也，不可攻痞，当先解表，表解乃可攻痞，解表宜桂枝汤，攻痞宜大黄黄连泻心汤。

【综说】从以上所列各条可以看出：治疗痞证，总以扶阳气、导热邪为主，虽有邪热，却不能与热实结胸证混为一谈，所以第158条说"此非结热"；以上除第156条是水饮证的痞满外，第142条是津伤液燥证，第154条是邪热证，第155条是阳虚证，第149、157、158、163等条都是由于脾阳弱而热邪陷；即此已足以窥见治疗痞症的大要了。

"痞"虽多属表证误下而成，但表未解时，还需先行解表，这是《伤寒论》基本大法，如第 164 条的所论。

（三十三）奔　豚

【条文】

65. 发汗后，其人脐下悸者，欲作奔豚，茯苓桂枝甘草大枣汤主之。

117. 烧针令其汗，针处被寒，核起而赤者，必发奔豚。气从少腹上冲心者，灸其核上各一壮，与桂枝加桂汤，更加桂二两也。

【综说】《金匮要略》说："奔豚病，从少腹起，上冲咽喉，发作欲死，复还止。"（《金匮要略·奔豚气病脉证治第八》）又云："奔豚气上冲胸，腹痛，往来寒热。"《诸病源候论》云："奔豚者……气上下游走，如豚之奔，故曰奔豚。"（《诸病源候论·气病诸候》）

"奔豚"属于心、肝、肾三脏的气分病；凡心气先伤，肝气便挟肾之邪气以上逆，便是构成"奔豚"的主要原因；"奔豚"多属阴证，所以在治疗时要重用既能降冲逆又能扶心阳化肾水寒气的"桂枝"。

（三十四）霍　乱

【条文】

382. 问曰：病有霍乱者何？答曰：呕吐而利，此名霍乱。

383. 问曰：病发热头痛，身疼恶寒吐利者，此属何病，答曰：此名霍乱，霍乱自吐下，又利止，复更发热也。

384. 伤寒，其脉微涩者，本是霍乱。今是伤寒，却四五日，至阴经上，转入阴必利。本呕下利者，不可治也。欲似大便，而反失气，仍不利者，此属阳明也，便必硬，十三日愈，所以然者，经尽故也。……

386. 霍乱，头痛发热，身疼痛，热多欲饮水者，五苓散主之，寒多不用水者，理中丸主之。

【综说】《备急千金要方》云："原夫霍乱之为病也，皆因食饮，非关鬼神。夫饱食肫脍，复餐乳酪，海陆百品，无所不啖，眠卧冷席，多饮寒浆，胃中诸食，结而不消，阴阳二气，拥而反戾，阳气欲升，阴气欲降，阴阳乖

隔，变成吐痢，头痛如破，百节如解，遍体诸筋，皆为回转，论证虽小，卒病之中，最为可畏。"(《备急千金要方·卷第二十》)

古人所说的"霍乱"，包括现在"真霍乱"和"急性胃肠炎症"而言；中医对证治疗，虽不分别，但并不有碍于临床；如饮水吐利者用"五苓散"，寒多吐利者用"理中丸"，无论为真性霍乱或急性胃肠炎症，都是适用的。

（三十五）阴阳易

【条文】

392. 伤寒阴阳易之为病，其人身体重、少气、少腹里急，或引阴中拘挛，热上冲胸、头重不欲举、眼中生花、膝胫拘急者，烧裈[55]散主之。

【综说】《诸病源候论》中云："阴阳易病者，是男子妇人伤寒病新瘥未平复，而与之交接得病者，名为阴阳易也。其男子病新瘥未平复，而妇人与之交接得病者，名阳易；其妇人得病新瘥未平复，而男子与之交接得病者，名阴易。若二男二女，并不相易，所以呼为易者，阴阳相感动，其毒度著于人，如换易也。"(《诸病源候论·伤寒病诸候下》) 成无己云："其人病身体重少气者，损动真气也。少腹里急，引阴中拘挛，膝胫拘急，阴气极也。热上冲胸，头重不欲举，眼中生花者，感动之毒，所易之气，熏蒸于上也。"(《注解伤寒论·卷第八》)

综合本病的身体重、少气、少腹里急、引阴中拘挛、膝胫拘急等是下寒证的表现，加之热上冲胸，症见头重不欲举、眼中生花等上热证的表现，此属阴虚阳扰证；下为真寒，是阴阳两虚的现象，上为假热，是虚阳上扰的现象，成无己称前者为"阴气极"，称后者为"毒气熏蒸"；对这样的阴虚阳扰证，王好古用"当归四逆汤"送下"烧裈散"，王宇泰用"独参汤"调"烧裈散"。

（三十六）差后劳复

【条文】

393. 大病差后劳复者，枳实栀子汤主之。

394. 伤寒差以后，更发热，小柴胡汤主之，脉浮者，以汗解之，脉沉实者，以下解之。

395. 大病差后，从腰以下有水气者，牡蛎泽泻散主之。

396. 大病差后，喜唾，久不了了，胸上有寒，当以丸药温之，宜理中丸。

397. 伤寒解后，虚羸少气，气逆欲吐，竹叶石膏汤主之。

398. 病人脉已解，而日暮微烦，以病新差，人强与谷，脾胃气尚弱，不能消谷，故令微烦，损谷则愈。

【综说】《诸病源候论》中云："伤寒病新瘥，津液未复，血气尚虚，若劳动早，更复成病，故云复也，若言语思虑则劳神，梳头洗澡则劳力，劳则生热，热气乘虚，还入经络，故复病也。"（《诸病源候论·伤寒病诸候下》）

"劳复"即是前病的复发。病愈后复发，本为虚证多见，但亦有实证、热证的时候，还是应该分别对待。如第 393 条是余热证，第 394 条有半表里证、表实证、里实证，第 395 条是阳水证，第 396 条是虚寒证，第 397 条是虚热证，第 398 条是脾虚证。可见无论新病、旧病，病况的变化总是复杂的。

提　纲

（1）"烦躁"固属热象，但有表、里、虚、实的不同性质，即是说有表热、里热、虚热实热种种的不同，不明辨表里寒热虚实，便易造成误治。

（2）"烦躁"，有的主生，有的主死，阳气复而烦者主生，阳气脱而烦者主死，总要配合具体脉证才能作相应的判断。

（3）热盛便"烦躁"，盛极即"懊憹"；"烦躁"证有虚热、实热之分，"懊憹"仅有热邪轻重的比较，无复分虚实；这是两者不同的地方。

（4）"谵语"多为盛热所致，在临床上有虚实之辨；阳明热实证的谵语，多属实证，少阴阳扰证的谵语，多属虚证。实证的，热去而谵语止；虚证的阳回而谵语始能休；实证宜攻下，虚证要温经。

（5）"振"与"战"比较，振轻而战重；"振"与"栗"区别，振外而栗内；这是对振颤和战栗的基本认识。在临床上，"振"与"栗"最要分别，"振"于外而不"栗"于内，病在卫气，尚不及心；"振"于外而"栗"于内，不仅伤卫，抑且及于心阳。总之，"振栗"是阳弱的表现，在病前或病后出现，最要分辨。

（6）黄疸，是湿热交蒸的病变，但热湿与寒湿都能发黄，热比湿盛，是阳黄证，湿比热盛是阴黄证，热盛的宜清利，湿盛的要温化。

（7）"发狂"总属热证阳证，唯有在气、在血之不同。

（8）"厥逆"无阳证，总是阳虚的征象，所以凡属厥逆证，除热厥而外，无有不回阳温经的。

（9）凡是瘀血证，便当知道伴有热邪的郁结；论中以"小便利"为有瘀血，就说明瘀血并非寒湿之可比拟了。

（10）"咽痛"，原有虚热、实热的不同，但"少阴咽痛"，却不能忽视少阴本病的关键是"阳虚"。

（11）"结胸"是邪实证，只有热实、寒湿的区分，而一般以热实为多见，既是邪实，无论为热、为寒，总以"祛邪"为急务。

（12）"痞"为正虚邪陷的病变，即邪陷而不实，所以古人称为"气痞"；诸"泻心汤"都以扶阳气、导热邪为主要。

（13）"奔豚"，属心肝肾三脏气分病，总是心气先伤，多为阴证。

（14）"霍乱病"有寒、有热、有虚、有实。古人所称"霍乱"，主要是指患者出现挥霍般地剧烈吐泻而导致心烦意乱的意思，不能以现在单纯的"真性霍乱"来理解，但却亦包括有"真性霍乱"在内。

（15）"阴阳易"是以阴阳两虚，下寒上热，虚阳上扰为病机。

（16）"差后劳复"，并不限于某一种病，所以文献中称"大病"或"伤寒"，实际"伤寒"亦是大病的一种，"大病"既是多种的，因而"劳复"的证候亦有多种。

复习题

（1）"烦躁"与"懊憹"如何分辨，在临床上是同一性质的症状吗？

（2）"谵语"既是热实证，为什么虚证亦会出现谵语的症状呢？

（3）哪些时候的"振战"是表现阳气回复？哪些时候的"振战"是表现阳气衰惫？

（4）试分述"寒厥"和"热厥"的病理机转？

（5）"结胸"与"痞"的主要分辨点在什么地方？

（6）读"差后劳复"诸条后，你有什么体会？

注　解

[1]"微数之脉"，是心力不足，血液虚少，动脉神经反而呈虚性兴奋的脉搏。所以程应旄说："血少阴虚之人，脉见微数。"（《伤寒论后条辨·太阳篇第二》）

[2]"追虚逐实"，程应旄云："阴本虚也，而更加火，则为追虚；热本实也，而更加火，则为逐实。"（《伤寒论后条辨·太阳篇第二》）

[3]"焦骨伤筋"，是描述火热的伤害程度，不是筋骨真能焦灼。

[4]"必重而痹"，是描述身体有沉重和麻痹的感觉，为运动和感觉神经末梢的异常反射现象。

[5]"谷气"，即指饮食。

[6]"脉若静"，即指病变较轻，脉搏安静如常。

[7]"传"即"传变"的意思，是指病理变化。

[8]"阳去入阴"，即"去表入里"的意思。成无己云："表为阳，里为阴。"

[9]"迤逦"读作"以里"，是"牵连不断"的意思。

[10]"风池"穴，在枕骨下际，即枕三角的顶点；"风府"在项上入发际约一寸，枕骨与第一颈椎之间。两穴均有泻热止痛的作用。

[11]"却与桂枝汤"，"却"作"还""仍"字解；即仍还给以"桂枝汤"的意思。

[12]"虚烦"，是"虚"字，指汗吐下后的空虚而言，并不是指虚弱而言。汪琥云："虽经汗吐且下，而伤寒之邪热犹未解也，邪热未解，必乘其人之虚而客于胸中，胸中郁热，因生烦躁。"（《伤寒论辨证广注·卷四》）

[13]"懊憹"，《伤寒直格》云："懊憹者，烦心热躁，闷乱不宁也，甚者似如中巴豆草乌头之类毒药之状也。"

[14]"窒"音"至"，作"塞"字讲。方有执云："邪热壅滞而窒塞，未至于痛，而比痛较轻也。"（《伤寒论条辨·卷之二》）

[15]"胃中干"，即对烦躁、口渴的描述，是指胃里津液缺乏。

[16]"灸厥阴"，常器之云："可灸太冲，以太冲二穴为足厥阴脉之所注。凡病诊太冲脉。可诀男子死生。穴在足大趾下，后二寸或一寸半陷中，可灸三壮。"（《中寒论辨证广注·卷中》引）

[17]"动数"脉，即数脉而有重复的形状。

[18]"拒痛"，即痛而不可按。

[19]"客气"，都指热邪而言。

[20]"心愦愦"，成无己云："愦愦者，心乱。"（《注解伤寒论·卷第五》）

[21]"怵惕"，是对恐惧的描述。

[22]"肝乘脾"，即肝热传入脾胃的意思。《素问·玉机真藏论》云："传，乘之

名也。"

[23] "纵"，恣也，放也，指肝乘脾的邪气恣纵无度而言。

[24] "期门"穴在乳正下方，肋弓的边缘。

[25] "大椎第一间"，为督脉的经穴，在第七颈椎和第一胸椎棘状突起间，所以称"第一间"。"肺俞"在第三、第四胸椎棘状突起间，"肝俞"在第九、第十胸椎棘状突起间，"肺俞""肝俞"都是太阳经穴。

[26] "口不仁"，即口腔的运动和感觉都迟钝，如言语不利、不知食味等。

[27] "面垢"，为皮脂腺分泌亢进，因而面色垢晦，俗称之"油妆"，为阳明病、温热病最习见的面色。

[28] "经水"，即是"月经"。

[29] "血室"，即是"子宫"。张介宾云："子户者，即子宫也，俗名子肠，医家以冲任之脉盛于此，则月事以时下，故名之曰血室。"（《伤寒论辑义·卷三》引）

[30] "犯胃气"，指用泻下剂而言。

[31] "上二焦"是指上焦和中焦；上焦属肺，中焦属脾胃。

[32] "絷絷"，对小雨不断地下的描述，这里是形容小汗不断地出。

[33] "伤寒中风"，汪琥云："谓或伤寒，或中风，不必拘也。"（《伤寒论辨证广注·卷七》）

[34] "必蒸蒸"，钱潢云："蒸蒸者，热气从内达外，如蒸炊之状也。邪在半里，不易达表，必得气蒸肤润，振战鼓栗，而后发热汗出而解也。"（《伤寒溯源集·卷之七》）

[35] "烧针"，用麻油燃灯草二七茎，将针烧红令透，急刺入经穴后立即出针，越快越好，如针冷后刺入会有妨害，适宜于顽固性寒湿麻痹证等。

[36] "系"，与"係"同，作"属"字解。

[37] "在太阴"，陆渊雷云："此条盖有阴寒证候，而手足不冷，大便微利，故不系少阴而系太阴。手足自温者，言不逆冷也。至七八日大便硬，明七八日之内本微利也，寒证微利者，例称太阴。"（《伤寒论今释·卷六》）

[38] "剂颈而还"，"剂"作"齐"字解，"还"作"止"字解，言头汗出到颈部便齐截而终止了。

[39] "瘀热"，汤本求真云："钱潢云：瘀，留蓄壅滞也。盖饮食之淀浊滞留于内，壅阏作热。"（《皇汉医学·别论·阳明病》）

[40] "谷疸"，即由于水谷之气不化，蕴积而发的黄疸。《金匮要略·黄疸病脉证并治第十五》中云："谷气不消，胃中苦浊，浊气下流，小便不通，阴被其寒，热流膀胱，身体尽黄，名曰谷疸。"

[41] "热结膀胱"，谓热邪结在膀胱，不一定专指膀胱脏器，更不要附会为太阳膀胱

经，因为厥阴病也有"冷结膀胱"的说法（参见第340条）。

[42] "少腹急结"，是热结膀胱的症状表现，"急结"是拘急不舒适的症状。

[43] "亡阳"，这和"附子四逆证"的亡阳绝对不同，即是热太过而阳气狂越的意思，这是《伤寒论》里"亡阳"的另一概念。方有执云："亡阳者，阳以气言，火能助气，甚则反耗气也。"（《伤寒论条辨·卷之三》）

[44] "喜忘"，徐鹿萍云"忘当为妄字之误"（《伤寒发微·阳明篇》），"妄"即"狂妄"的意思，《灵枢·本神》云"狂妄不精"，正与这"喜妄"的意思相同。

[45] "无表里证"，即"无少阳半表半里证"的意思。

[46] "合"作"聚"字解；"合热"，即指热邪聚于里而不散。

[47] "饮食如故"，是指饮食也如结胸证一般地不好。

[48] "阴筋"，指"睾丸系"而言。

[49] "柔痉"，即"柔痓"，即第14条的"桂枝加葛根汤证"。《金匮要略·痉湿暍病脉证治第二》中云："太阳病发热汗出，而不恶寒，名曰柔痓。"

[50] "脉浮大"，有两种情况：《金匮要略·疟病脉证并治第四》中云"疟脉自弦……浮大者，可吐之"，这是热邪在上的"浮大脉"，属实证；又云"劳之为病，其脉浮大……阴寒精自出，酸削不能行"，这是阴虚于里的"浮大脉"，属虚证，是虚阳被阻于外的浮大脉搏。

[51] "烦躁者亦死"，成无己云："结胸证悉具，邪结已深也，烦躁者，正气散乱也，邪气胜正，病者必死。"（《注解伤寒论·卷第四》）

[52] "白散"，《千金翼方》《玉函经》都作"三物小白散"。

[53] "噫"音"隘"；《说文》云："饱食息也"，就是指"噫气"。

[54] "协"作"怯"字解；"协热利"，是指正气虚怯，表阳内陷而引起的下利。

[55] "裈"音"昆"，即裤裆。

六、治疗的法则

（一）病机概要

【条文】

4. 伤寒一日，太阳受之，脉若静者，为不传；颇欲吐，若躁烦，脉数急者，为传也。

5. 伤寒二三日，阳明、少阳证不见者，为不传也。

7. 病有发热恶寒者，发于阳也；无热恶寒者，发于阴也。发于阳，七日愈；发于阴，六日愈。以阳数七，阴数六[1]故也。

8. 太阳病，头痛至七日以上自愈者，以行其经尽故也。若欲作再经者，针足阳明[2]，使经不传则愈。

10. 风家[3]表解而不了了[4]者，十二日愈[5]。

11. 病人身大热，反欲得衣者，热在皮肤，寒在骨髓也；身大寒，反不欲近衣者，寒在皮肤，热在骨髓[6]也。

58. 凡病若发汗、若吐、若下、若亡血、亡津液，阴阳自和[7]者，必自愈。

269. 伤寒六七日，无大热，其人躁烦者，此为阳去入阴故也。

270. 伤寒三日，三阳为尽，三阴当受邪，其人反能食而不呕，此为三阴不受邪也。

271. 伤寒三日，少阳脉小[8]者，欲已也。

290. 少阴中风，脉阳微阴浮者，为欲愈。

327. 厥阴中风，脉微浮为欲愈，不浮为未愈。

186. 伤寒三日，阳明脉大。

188. 伤寒转系阳明者，其人濈然微汗出也。

9. 太阳病欲解时，从巳至未上。

193. 阳明病欲解时，从申至戌上。

272. 少阳病欲解时，从寅至辰上。

275. 太阴病欲解时，从亥至丑上。

291. 少阴病欲解时，从子至寅上。

328. 厥阴病欲解时，从丑至卯上。

178. 脉按之来缓，时一止复来者，名曰结。又脉来动而中止，更来小数，中有还者反动，名曰结，阴也。脉来动而中止，不能自还，因而复动者，名曰代，阴也，得此脉者，必难治。

190. 阳明病，若能食，名中风；不能食，名中寒。

246. 脉浮而芤，浮为阳，芤为阴，浮芤相搏，胃气生热，其阳则绝。

274. 太阴中风，四肢烦疼，阳微阴涩而长者，为欲愈。

299. 少阴病，六七日，息高者，死。

【综说】以上列举各条，都在说明如何观察病变的机转。第 4、8、270、327 四条，说明病的传变与否并不是固定不变的，尤其是第 270 条说得最明了，同时这条亦是给迷信"传经"之说的人以有力的驳斥，病的传变与否，总要凭脉、证来判断。第 269、186、188 三条，提出病是可能传变的，传变为何证，便须有相应症状和脉象为凭。第 5、10、271、290、58 五条，是不传变的病，不传变的病例没有任何的病证局限。第 5、10、271 三条，病情最轻，也不传变；第 58、290 两条，病情最重，仍然不传变。第 7 条、11 条主要在辨识病证的寒热虚实：无热、恶寒是寒证；发热、恶寒是热证；热在皮肤而寒在骨髓是虚证；寒在皮肤而热在骨髓是实证，这些最是临床上审识疾病的关键，至于六经的欲解时刻，只供临床参考，事实上偶或有之。第 178 条，指出结代脉确为难治的脉象；相反，第 274 条，指出脉虽微涩而有长象，是好转机势；第 246 条，认为若脉象浮而芤，是正衰邪盛的不良现象，尤不能不注意。第 299 条，指出凡属息高者，多是阳绝于下，所以判断为"死证"。其次通过第 190 条，强调中风、中寒，不仅是不同性质的表证名称，而且古人认为还是阴阳两种不同性质证候的名称，明乎此，《伤寒论》许多条文解得一大半了。

（二）治法举要

【条文】

15. 太阳病，下之后，其气上冲[9]者，可与桂枝汤，方用前法，若不上冲者，不得与之。

16. 太阳病三日，已发汗，若吐、若下、若温针[10]，仍不解者，此为坏病，桂枝不中与之也，观其脉证，知犯何逆，随证治之。桂枝本为解肌[11]，若其人脉浮紧，发热汗不出者，不可与之也，常须识此，勿令误也。

44. 太阳病，外证未解，不可下也，下之为逆，欲解外者，宜桂枝汤。

45. 太阳病，先发汗不解，而复下之，脉浮者不愈。浮为在外，而反下之，故令不愈。今脉浮，故在外，当须解外则愈，宜桂枝汤。

49. 脉浮数者，法当汗出而愈。若下之，身重心悸者，不可发汗，当自汗出乃解。所以然者，尺中脉微，此里虚，须表里实，津液自和，便自汗出愈。

59. 大下之后，复发汗，小便不利者，亡津液故也，勿治之，得小便利，必自愈。

81. 凡用栀子汤，病人旧微溏者，不可与服之。

90. 本发汗，而复下之，此为逆也；若先发汗，治不为逆。本先下之，而反汗之，为逆；若先下之，治不为逆。

91. 伤寒，医下之，续得下利，清谷不止，身疼痛者，急当救里；后身疼痛，清便自调者，急当救表。救里宜四逆汤，救表宜桂枝汤。

141. 病在阳，应以汗解之，反以冷水潠[12]之。若灌[13]之，其热被劫不得去，弥更益烦，肉上粟起，意欲饮水……

204. 伤寒呕多，虽有阳明证，不可攻之。

224. 阳明病，汗出多而渴者，不可与猪苓汤，以汗多胃中燥，猪苓汤复利其小便故也。

48. 二阳并病。太阳初得病时，发其汗，汗先出不彻，因转属阳明，续自微汗出，不恶寒，若太阳病证不罢者，不可下，下之为逆，如此可小发汗。

17. 若酒客病，不可与桂枝汤，得之则呕，以酒客不喜甘故也。

18. 喘家，作桂枝汤，加厚朴杏子佳。

19. 凡服桂枝汤吐者，其后必吐脓[14]血也。

【综说】治病总是要因势利导，所以病在表者便解表，病在里者便治里，第90条就是这样的一个论据。如表里两病，须以表里的孰缓孰急来做决定，如第91条里虚表实，里证急于表证，所以先救里，后解表；第48条表里两实，表证急于里证，所以要先解表而后攻里。

表证是疾病的初期证候，最要审慎，所以第44条说"外证未解，不可下"，解表的主要目的是使邪从外出，凡有足致外表闭塞的方法都不能用，第141条就说明了这个道理。解表是要抓紧时机的，不让外邪有一分陷于里的机会，所以第204条尽管是阳明证，但"呕"多，这是病机趋表的征象，亦须抓住这一时刻先行解表，不能遽然攻里。

里热证，宜乎该攻里了，亦必斟酌不同的情况来处理；第81条的"栀子豉汤证"，是里有热邪，但伴有大便"微溏"，便是中焦有寒湿之象，"栀子豉汤"就不中用了；第224条，是里热证，但阳明病本属燥热，津液已经不足，便不能用利尿剂来清热。

还要认识到病的变化是多端的，医生最要认识到这一点，第16条说"观其脉证，知犯何逆，随证治之"，就是《伤寒论》的活法。如前面已经说过，表证必定要解表，但第49条的里虚表实证，便不能当作一般的表证对待；小便不利者必须利小便，但第59条亡津液的小便不利，便不能利小便了。像这类的变化，在《伤寒论》里是很多的，不能备举。

相反，病亦有始终不变的。如第15条下之后"气上冲"，第45条经发汗和泻下后脉始终现"浮"，都是病证不变的例子，病不变治疗的方法亦不变，所以仍得用"桂枝汤"。

第17、18、19三条，说明有个别体质特殊的，治疗时还得予以照顾，否则便会引起不良后果。

（三）汗　　法

【条文】

42. 太阳病，外证未解，脉浮弱[15]者，当以汗解，宜桂枝汤。

46. 太阳病，脉浮紧，无汗，发热身疼痛，八九日不解，表证仍在，此当发其汗。服药已，微除，其人发烦目瞑，剧者必衄，衄乃解，所以然者，阳气重故也，麻黄汤主之。

25. 服桂枝汤，大汗出，脉洪大者，与桂枝汤，如前法[16]，若形似疟，一日再发者，汗出必解，宜桂枝二麻黄一汤。

39. 伤寒脉浮缓，身不疼，但重，乍有轻时，无少阴证者，大青龙汤发之。

51. 脉浮者，病在表，可发汗，宜麻黄汤。

52. 脉浮而数者，可发汗，宜麻黄汤。

55. 伤寒脉浮紧，不发汗，因致衄者，麻黄汤主之。

235. 阳明病，脉浮，无汗而喘者，发汗则愈，宜麻黄汤。

276. 太阴病，脉浮者，可发汗，宜桂枝汤。

302. 少阴病，得之二三日，麻黄附子甘草汤微发汗，以二三日无证[17]，故微发汗也。

387. 吐利止，而身痛不休者，当消息[18]和解其外，宜桂枝汤小和[19]之。

【综说】"汗法",就是通过发汗达到解除表邪,治疗表证的一种方法。只要有表证,便须用发汗法来解表,这是肯定的,不过表邪有轻重,人体有强弱,治疗有先后,因而发汗解表的方法,便有轻、重、缓、急的不同。如39、25、46、52、55、235 六条,都是表邪较重的证候,脉搏浮紧或浮数,周身疼痛,不出汗,发烦目瞑,所以都可以用"麻黄汤"为主的重发汗剂。第42、276 两条,表邪较轻,所以仅用"桂枝汤"的轻发汗剂。第302 条少阴病而见表证,少阴是阳虚证,因而只有在温经的基础上来解表,用"麻黄附子甘草汤"。第387 条是患吐泻重证后而见表证,虽然表证非解表不可,但正气衰弱已甚,即使用"桂枝汤"亦只能少少地给予。从这些列举的条文便可以看出,《伤寒论》用发汗解表法的主要精神了。

(四) 不可发汗

【条文】

27. 太阳病,发热恶寒,热多寒少,脉微弱者,此无阳也,不可发汗,宜桂枝二越婢一汤[20]。

50. 脉浮紧者,法当身疼痛,宜以汗解之,假令尺中迟者,不可发汗,何以知然? 以营气不足,血少故也。

83. 咽喉干燥者,不可发汗。

85. 疮家[21]虽身疼痛,不可发汗,汗出则痓[22]。

285. 少阴病,脉细沉数[23],病为在里,不可发汗。

286. 少阴病,脉微,不可发汗,亡阳故也。……

364. 下利清谷,不可攻表,汗出必胀满。

【综说】"汗"为人体五液之一,与脾、与血都有密切关系,如发汗不当,便会损伤脾阳和阴血。第27 条的"此无阳也,不可发汗",第286 条的"不可发汗,亡阳故也",第285 条的"少阴病不可发汗",第364 条的"汗出必胀满",这些都是阳虚证,所以都不宜发汗。第50 条的"营气不足血少",第83 条的"咽喉干燥",第85 条的"疮家",这些都是阴虚证,所以亦不可发汗。可见凡属阴虚或阳虚的人,发汗最要审慎。

（五）误　　汗

【条文】

30. 问曰：证象阳旦[24]，按法治之而增剧，厥逆，咽中干，两胫拘急而谵语。师曰：言夜半手足当温，两脚当伸，后如师言，何以知此？答曰：寸口脉浮而大，浮为风，大为虚，风则生微热，虚则两胫[25]挛，病形象桂枝，因加附子参其间，增桂令汗出，附子温经，亡阳故也。……

75. 未持脉时，病人手叉自冒心，师因教试令咳，而不咳者，此必两耳聋无闻也。所以然者，以重发汗，虚故如此。……

88. 汗家重发汗，必恍惚心乱，小便已阴疼，与禹余粮丸。

89. 病人有寒[26]，复发汗，胃中冷，必吐逆。

122. 病人脉数，数为热，当消谷引食，而反吐者，此以发汗，令阳气微，膈气虚，脉乃数也，数为客热，不能消谷，以胃中虚冷，故吐也。

【综说】 所谓"误汗"，是指不适当的发汗、或不该发汗而发汗、或发汗过度等，都包括在内。误汗的结果，不是"亡阳"便是"伤津"。阳虚者，误汗后往往先亡阳；阴虚者，误汗后往往先伤津。当然，"亡阳"亦无不影响津液，"伤津"亦无不影响阳气，这不过是相对而言。如第30、88两条所举，便是既"亡阳"而又"伤津"。第75、89、122三条，主要是亡阳，所谓"亡阳"，是指损伤了某部分的生活能力；所谓"伤津"，是指损失了身体中的体液。

（六）下　　法

【条文】

253. 阳明病，发热汗多者，急下之，宜大承气汤。

254. 发汗不解，腹满痛者，急下之，宜大承气汤。

255. 腹满不减，减不足言，当下之，宜大承气汤。

256. 阳明少阳合病，必下利，其脉不负[27]者，为顺也。负者，失也，互相克贼，名为负也。脉滑而数者，有宿食也，当下之，宜大承气汤。

320. 少阴病，得之二三日，口燥咽干者[28]，急下之，宜大承气汤。

321. 少阴病，自利清水，色纯青，心下必痛，口干燥者，可下之，宜大承气汤。

【综说】凡属里热盛而邪实的，《伤寒论》都用"泻下法"，也就是除恶务尽的意思。所谓"热盛邪实"，不一定是指屎硬、便秘而言，如第321条的"自利清水，色纯青"，即所谓"热结旁流证"，这是热邪为害，所以仍得用"大承气汤"。"胃家实"用下法，人所易知，"下利清水"用下法，一般较难掌握，除了凭借脉症而外亦无他法。

（七）不可下

【条文】

36. 太阳与阳明合病，喘而胸满者，不可下，宜麻黄汤。

132. 结胸证，其脉浮大者，不可下，下之则死。

280. 太阴为病，脉弱，其人续自便利，设当行大黄芍药者，宜减之，以其人胃气弱易动故也。

286. ……阳已虚，尺脉弱涩者，复不可下之。

347. 伤寒五六日，不结胸，腹濡，脉虚复厥者，不可下，此亡血，下之死。

【综说】"泻下剂"是针对着里有实邪而应用的，反之便要慎重。第一，有表证的不能用下法，第36条就是例子；第二，实中有虚的不能用下法，第132条是例子；第三，虚证不能用下法，第280、286、347三条都是例子。有表证者容易诊断，不会误用；虚证容易诊断，也不会误用；实中有虚的证候，便不容易诊断，往往误用了还不能自察，因而临床时务要审慎。

（八）误　　下

【条文】

43. 太阳病，下之微喘者，表未解故也，桂枝加厚朴杏子汤主之。

140. 太阳病，下之，其脉促，不结胸者，此为欲解也。脉浮者，必结胸；脉紧者，必咽痛；脉弦者，必两胁拘急；脉细数者，头痛未止；脉沉紧者，必欲呕；脉沉滑者，协热利；脉浮滑者，必下血。

162. 下后，不可更行桂枝汤，若汗出而喘，无大热者，可与麻黄杏子甘草石膏汤。

189. 阳明中风，口苦咽干，腹满微喘，发热恶寒，脉浮而紧，若下之，则腹满小便难也。

【综说】凡属表证、虚证，均不可妄下。表证误下，便会使表邪内陷；虚证误下，将使中气益伤；这两种情况，在临床上是常见的。但仍不可机械地臆断，每随机体的不同而变化多端，如上列第 140 条便是典型的例子。第 189 条是三阳合病，表邪未解，故不可妄下。至第 43、162 两条，误下后都有表证仍在的情况，变化不太大，所以都仍以解表为主，而随证加减治之。

（九）吐　　法

【条文】

166. 病如桂枝证，头不痛，项不强，寸脉微浮，胸中痞硬，气上冲喉咽，不得息者，此为胸有寒也，当吐之，宜瓜蒂散。

324. 少阴病，饮食入口则吐，心中温温欲吐，复不能吐，始得之，手足寒，脉弦迟者，此胸中实，不可下也，当吐之。……

355. 病人手足厥冷，脉乍紧者，邪结在胸中，心下满而烦，饥不能食者，病在胸中，当须吐之，宜瓜蒂散。

【综说】凡是上焦有实邪的，都可以用"吐法"，把实邪涌吐出来，所谓"实邪"，即是寒饮、痰湿之类。《内经》说："其高者因而越之。"意思即是说，实邪在高处的，可用催吐剂将其发越出来。惟没有实邪，甚至脾胃虚弱者，便要慎用。

《伤寒论》中的催吐剂，只有"瓜蒂散"一种。有人认为"栀子豉汤"亦为催吐剂，那是错误的，"栀子豉汤"不仅不催吐，反而有止吐的作用，所以不能混为一谈。

上列三条，都是寒湿在胸中，因而都用了吐法。

（十）不可吐

【条文】

324. 少阴病，饮食入口则吐，心中温温欲吐，复不能吐……若膈上有寒饮，干呕者，不可吐也，当温之，宜四逆汤。

【综说】

"催吐"既是只宜于实证，虚证便不适用了，上列条文属于虚寒证，所以《医宗金鉴》说："此为少阴寒虚之饮，非胸中寒实之饮也，故不可吐。"（《订正仲景全书伤寒论注·少阴》）如虚寒证误用吐法，脾阳将越是受伤而呕逆不止也。

（十一）误　　吐

【条文】

120. 太阳病，当恶寒发热，今[29]自汗出，反不恶寒发热，关上脉细数者，以医吐之过也。一二日吐之者，腹中饥，口不能食，三四日吐之者，不喜糜粥，欲食冷食，朝食暮吐，以医吐之所致也，此为小逆。

121. 太阳病吐之，但太阳病当恶寒，今反不恶寒，不欲近衣，此为吐之内烦也。

【综说】

"催吐剂"总属于刺激性较强的药，所以一经误用后，不是引起呕吐不止，便是烦热难堪。第120、121两条，误吐后的反应虽有轻重不同，而引起内热则一。曹颖甫云："胃中原有胆汁及肝脾之液，为之消谷，惟吐之太过，胆汁倾泄则黄而苦，肝液倾泄则清而酸，脾液倾泄则腻而甜。"（《伤寒发微·太阳》）曹氏之说，足可供临床参考。

（十二）汗吐下后的变证

【条文】

93. 太阳病，先下而不愈，因复发汗，以此表里俱虚，其人因致冒[30]，冒家汗出自愈。所以然者，汗出表和故也，里未和，然后复下之。

160. 伤寒吐下后，发汗，虚烦，脉甚微，八九日心下痞硬，胁下痛，气上冲咽喉，眩冒，经脉动惕者，久而成痿[31]。

161. 伤寒，发汗、若吐、若下解后[32]，心下痞硬，噫气[33]不除者，旋覆代赭汤主之。

181. 问曰：何缘得阳明病？答曰：太阳病，若发汗、若下、若利小便，此亡津液，胃中干燥，因转属阳明，不更衣，内实大便难者，此名阳明也。

【综说】汗法、吐法、下法，无论何法，用得不当，都会伤损阴阳之气。上举条文中第93、160两条，是阴阳两伤；第161条主要是伤了脾阳，脾阳不运而水饮停潴；第181条主要是伤了胃阴，所以大便燥结而为阳明病。

（十三）温　　法

【条文】

22. 若微寒[34]者，桂枝去芍药加附子汤主之。

174. 伤寒八九日，风湿相搏，身体疼烦，不能自转侧，不呕不渴，脉浮虚而涩者，桂枝附子汤主之，若其人大便硬，小便自利者，去桂加白术汤主之。

305. 少阴病，身体痛，手足寒，骨节痛，脉沉者，附子汤主之。

314. 少阴病，下利，白通汤主之。

323. 少阴病，脉沉者，急温之，宜四逆汤。

277. 自利不渴者，属太阴，以其脏有寒故也，当温之，宜服四逆辈。

【综说】凡属寒证，总得用温药。寒在表，当温表；寒在里，当温里。"温表"已包括在"汗法"中，所以在《伤寒论》中，不于"发汗"之外再谈"温表"；单谈一个"温"字的，都是指"温里"而言，第323、277两条就是例子。他如"附子汤""吴茱萸汤""四逆汤""白通汤"等方，虽没有明言"温"，实际都是温里方，第22、147、305、314各条都属于这一类。

但是，要明确一点，凡是温里者多属虚寒，即如"吴茱萸汤证"亦是阳虚而寒饮聚，决非外感风寒所可比拟。于此可体会到所谓"温"，即如第30条所说的"附子温经"，"温经"就是温暖经脉回复生阳之意。

（十四）清　　法

【条文】

78. 伤寒五六日，大下之后，身热不去，心中结痛者，未欲解也，栀子豉汤主之。

80. 伤寒，医以丸药[35]大下之，身热不去，微烦者，栀子干姜汤主之。

176. 伤寒脉浮滑，此以表有热，里有寒[36]，白虎汤主之。

【综说】凡热盛于里，且无积聚的时候，都属于用"清解"方法的范围，只是随热的轻重而用不同的清热方剂就是了。如"栀子豉汤证"热较轻，"白虎汤证"热便较重。

第80条的清解剂用了"干姜"，是因为大量泻下剂攻伤了胃阳，只是清热而不扶胃，胃阳愈伤热愈不散，这就是《内经》所说的"从治法"。

（十五）和　　法

【条文】

144. 妇人中风，七八日续得寒热，发作有时，经水适断者，此为热入血室[37]，其血必结，故使如疟状，发作有时，小柴胡汤主之。

148. 伤寒五六日，头汗出，微恶寒，手足冷，心下满，口不欲食，大便硬，脉细者，此为阳微结，必有表复有里也。脉沉亦在里也，汗出为阳微，假令纯阴结，不得复有外证，悉入在里，此为半在里半在外也。脉虽沉紧，不得为少阴病，所以然者，阴不得有汗，今头汗出，故知非少阴也，可与小柴胡汤。设不了了者，得屎而解。

171. 太阳少阳并病，心下硬，颈项强而眩者，当刺大椎、肺俞、肝俞，慎勿下之。

【综说】《伤寒论》的"和法"，总用于半表半里的少阳证，因为少阳病的性质，是介于表里之间的，既不能发汗，也不能催吐，更不能泻下，所以只有用"和法"。"和"就是调和、和解的意思，最能代表和解法的方剂是"小柴胡汤"。陆渊雷说："证在表里上下之间，则抗病力之趋势不可知，故汗吐下诸法，皆禁施于少阳。夫阳证祛毒之治，除汗吐下更无他法，汗吐下俱在所禁，则少阳之药法，几于穷矣。独有柴胡一味，专宜此病。征诸实验，若服柴胡剂的当，有汗出而解者，有微利而解者，非柴胡兼有汗下之功，特能扶助少阳之抗病力，以祛除毒害性物质耳。亦有不汗不利，潜然而解者，昔贤因称柴胡为和解剂，意者，柴胡特能产生少阳之抗毒力，与毒害性物质结合，而成无毒之物，故不假祛毒，而病自愈欤。"（《伤寒论今释·卷三》）

第 171 条的"太阳少阳并病"，如不用针刺，仍可以用"小柴胡汤"或"柴胡桂枝汤"来和解。

（十六）利　　法

【条文】

28. 服桂枝汤，或下之，仍头项强痛，翕翕发热，无汗，心下满微痛，小便不利者，桂枝去桂[38]加茯苓白术汤主之。

41. 伤寒，心下有水气，咳而微喘，发热不渴，服汤已，渴者，此寒去欲解也，小青龙汤主之。

63. 发汗后，不可更行桂枝汤，汗出而喘，无大热者，可与麻黄杏仁甘草石膏汤。

73. 伤寒汗出而渴者，五苓散主之；不渴者，茯苓甘草汤主之。

109. 伤寒发热，啬啬恶寒，大渴欲饮水，其腹必满，自汗出，小便利，其病欲解，此肝乘肺也，名曰横[39]，刺期门。

352. 若其人内有久寒者，宜当归四逆加吴茱萸生姜汤。

【综说】 "利"，即是"通利"的意思，凡寒热邪气滞涩在体内某一部位，都要用通利的方法。如第 28 条的"桂枝去芍药加茯苓白术汤"（按：参见[38] 注），第 73 条的"五苓散"，第 41 条的"小青龙汤"，第 109 条的刺"期门"，都是邪壅于表而饮盛于里的证候，所以既要通达表邪，也要通利里塞。第 63 条是邪热气壅，所以便以通利热邪为主；第 73 条的"茯苓甘草汤证"是水饮内蓄，所以就单是利水；第 352 条为寒饮上盛，所以便用"当归四逆加吴茱萸生姜汤"来温化，达到通利的目的。

（十七）补　法

【条文】

62. 发汗后，身疼痛，脉沉迟者，桂枝加芍药生姜各一两人参三两新加汤主之。

100. 伤寒，阳脉涩，阴脉弦，法当腹中急痛，先与小建中汤，不差者，小柴胡汤主之。

396. 大病差后，喜唾，久不了了，胸上有寒，当以丸药温之，宜理中丸。

177. 伤寒脉结代，心动悸，炙甘草汤主之。

【综说】《内经》说："形不足者，温之以气；精不足者，补之以味。"（《素问·阴阳应象大论》）"温之以气"，适合于阳虚；"补之以味"，适合于阴虚。

前面所谈的温法即"温之以气"者，"补法"必兼而有之；"温法"多用于急，"补法"多用于缓，这是两者的大不相同之处。第62、100、396三条，都偏于补阳；第177条，便是阴阳两补了。

（十八）火逆证禁忌

【条文】

115. 脉浮热甚，而反灸[40]之，此为实，实以虚治，因火而动，必咽燥吐血。

118. 火逆下之，因烧针烦躁者，桂枝甘草龙骨牡蛎汤主之。

119. 太阳伤寒者，加温针必惊也。

【综说】据《金匮玉函经·辨可火病形证治第二十二》中记载仅有两条，一条即是第48条，另一条说："下利，谷道中痛，当温之，以为宜火，熬末盐熨之，一方炙枳实熨之。"而第48条，仅有"当解之熏之"一句是火疗法。而"不可火"篇，便有火针、温针、烧针、火熏、烧瓦熨等等方法，可见古人火疗的方法是很多的。

火疗法，只适宜于里寒证，如表有寒邪而阳气怫郁的，《伤寒论》认为当忌火法，因为"火法"有从外向内的趋势，内攻有余而外宣不足，因而反以为忌，所列数条，便知其梗概。

提　纲

（1）所谓"传经"，是指病理性的传变，对病理传变的认识取决于"脉"和"症"，舍去脉症而空言传变，是不符合临床实际的。

（2）表证一定要解表；里证一定要治里；表里两实证要先攻表再攻里；表实里虚证要先温里后解表，这是《伤寒论》提出的治疗大法。

（3）"汗法"适用于表有邪者，表无邪的多不适用。表证有虚实的区分，汗法便有轻重的不同；凡属虚证，无论阴虚或阳虚，都不适合用汗法。

（4）"下法"适用于里有邪者，里无邪的便不适用。里邪要分辨热和实，只是无形的热邪清里已足，若是有形的实邪便非泻下不可；凡属虚证不宜妄下，病还在表也不要轻率施用下法。

（5）用下法治疗里证实邪，应以邪在中下焦的为准；若邪在上焦，便不适合用下法，而唯有用吐法了；但吐法最伤脾胃，不能审察确属实证而邪在上焦的，也不能妄用。

（6）误用汗、吐、下法的结果，不是伤阳便是损阴，明乎此，便把救治法的道理懂得大半了。

（7）"温法"主要是指"温经"而言，经脉在里，所以温经也就是温里；凡经脉虚寒而阳气弱者，最需用温法。

（8）"清法"适用于有热邪者，主要是针对无形的热邪而起作用，与用于有形之实邪的"下法"是不同的，"清法"可用于表里上中下各部，"下法"只适用于里证之中下焦。

（9）凡病在表里之间的，下之既不可、发汗亦当禁的时候，便用"和法"。"和法"是以病机的趋向而发挥作用的，所以它不如汗、吐、下等法有明确的去病途径。

（10）"利法"是以"通"为主要目的，一般多应用于气分证、水饮证。无形的气和有形的水饮，都可用通利方法，这是"利法"不同于"下法"的地方。

（11）凡属虚证，都可用"补法"。凡属补法总偏于温，但"温法"无不扶阳，"补法"便有阴阳的区分，即是说，阴虚便补阴，阳虚便补阳，所以"补法"并不完全同于"温法"。

复习题

（1）你对"传经"怎样认识？

（2）辨证要辨表里，这在临床上有什么意义？

（3）对"汗法"怎样掌握应用？试申说它的宜忌证候。

（4）"下法"与"利法"有哪些相同？哪些不同？

（5）"温法"与"补法"有哪些相同？哪些不同？

（6）被汗、吐、下误治后，应该掌握哪个主要环节来进行治疗呢？

注　解

[1]"七"是单数，古人叫作奇数；"六"是双数，古人叫作偶数。阳为奇，阴为偶，所以阳病七日愈，阴病六日愈。意思是说，阳病逢奇数的天日好转，阴病逢偶数的天日好转。推而广之，一、三、五、七、九，都是阳日，二、四、六、八、十，都是阴日。这里的七日、六日，并不是代表天日的多寡，而是代表天日的阴阳属性。

[2]"阳明"，这里指"足三里"穴。

[3]"风家"，指太阳中风病的患者。

[4]"了了"，是"了然轻快"的意思。《诸病源候论》中云："了者，是瑟然病解，神明了然之状也。"

[5]"十二日愈"，是十二日，是整个病程概计数字，并不是表解后还要迁延十二日。柯韵伯云："七日表解后，复过一候，而五藏元气始充，故十二日精神慧爽而愈。"（《伤寒论注·卷一》）

[6]"皮肤"，指外表而言，不是指皮肤的组织；"骨髓"，指内在言，不是指骨骼里的骨髓；即是皮肤为"表"、骨髓为"里"的意思。所以成无己说："皮肤言浅，骨髓言深；皮肤言外，骨髓言内。"（《注解伤寒论·卷第二》）

[7]"阴阳自和"，犹言气血自和。陆渊雷云："细胞之生活力恢复常态，消化、吸收、分泌俱无障碍，是为阴阳自和。"（《伤寒论今释·卷二》）

[8]"脉小"，为充血平复的征象，所以称"欲已也"。成无己云："《内经》曰：大则邪至，小则平。伤寒三日，邪传少阳，脉当弦紧，今脉小者，邪气微而欲已也。"（《注解伤寒论·卷第二》）

[9]"气上冲"，这是对病变机转的概括认识。"气"是指"正气"，指机体的调节功

能，机体的调节功能不断地和病邪做斗争，有趋上向外排除病毒的机势，便是"气上冲"。如太阳病的发热、脉浮、汗出、恶风、头痛等，都是"气上冲"的具体表现。

［10］"温针"，《明医杂著》云："近有欲为温针者，乃楚人法，其法，针于穴，以香白芷作圆饼，套针上，以艾针温之，多取效。"（《明医杂著·卷之四》）

［11］"解肌"，犹言解散肌表之邪气，即是"轻度发汗"的意思。

［12］"漱"音"巽"，口含水喷漱也。

［13］"灌"，浇也，即"用水浇洒"的意思。

［14］"脓"，本作"醲"，即"稠厚"的意思，不是溃疡化脓的"脓"。

［15］"浮弱"，即"浮缓"的意思。

［16］"前法"，指前第24条，即先刺风池、风府两穴后，再服"桂枝汤"。

［17］"无证"，《玉函经》"证"字上有"里"字，是指没有其他的里证、杂证的意思。

［18］"消息"，方有执云："消息，犹言斟酌也。"（《伤寒论条辨·卷之六》）

［19］"小和"，方有执云："小和，言少少与服，不令过度之意也。"（《伤寒论条辨·卷之六》）

［20］"桂枝二越婢一汤"，这个方子是应在"热多寒少"句下面的。

［21］"疮家"，包括一切创伤出血过多者，或患慢性溃疡而贫血者。

［22］"痓"音"至"，与"痉"字同一意义。

［23］"脉细沉数"，凡体力已衰惫，而病机犹亢奋未已，常见到沉细中带数的脉象。

［24］"阳旦"，成无己云："阳旦，桂枝汤别名也。"（《注解伤寒论·卷第二》）

［25］"胫"音"净"，膝以下骨名。

［26］"寒"，指"虚寒"而言，即第277条"脏有寒"的意思。

［27］"脉不负"，意思即是说，阳明少阳合病为阳邪证，见"滑数"的阳邪脉，即为"不负"为顺；若见脉"弦直"是阴邪脉，脉与证不合，为负、为失。脉与证相合为"不负"，脉与证不合为"负"。"负"字，作"失"解。程应旄云："见滑数之脉，为不负，为顺；见弦直之脉，为负，为失。"（《伤寒论后条辨·阳明篇第一》）

［28］"口燥咽干者"，舒驰远云："少阴挟火之证，复转阳明，而口燥咽干之外，必更有阳明胃实诸证兼见，否则大承气汤不可用也。"（《伤寒集注·卷九》）

［29］"今"应作"令"字。

［30］"冒"，即是头目昏冒不清的现象。程应旄云："冒者，清阳不彻，昏蔽及头目也。"（《伤寒论后条辨·太阳篇第二》）

［31］"痿"，张锡驹云："痿者，肢体委废，而不为我用也，久而成痿者，经血不外行于四末也。"（《伤寒论直解·卷三》）

［32］"解后"，方有执云："解，谓大邪已散也，心下痞硬，噫气不除者，正气未复，胃气尚弱，而伏饮为逆也。"（《伤寒论条辨·卷之二》）

［33］"噫"音"嗳"；"噫气"，一般叫作"干嗳"。

［34］"微寒"即"微恶寒"的意思。沈明宗云："若脉促胸满，而微恶寒，迺虚而偏促，阳气欲脱，又非阳实之比，所以去芍药方中加附子固护真阳。"（《伤寒六经辨证治法·卷一》）

［35］"丸药"，参看"症状的分辨（上）"注［24］。王宇泰云："丸药，所谓神丹甘遂也，或作巴豆。"（《伤寒证治准绳·帙之五》）

［36］"里有寒"，程应旄云："读厥阴篇中，脉滑而厥者，里有热也，白虎汤主之（350条），则知此处表里二字为错简。里有热，表有寒，亦是热结在里，郁住表气于外，但较之时时恶风，背微恶寒者，少倏忽零星之状。"（《伤寒论辑义·卷三》引）

［37］"血室"参见"症状的分辨（下）"注［29］。

［38］"桂枝去桂"，《医宗金鉴》云："去桂当是去芍药，此方去桂，将何以治头项强痛，发热无汗之表乎……论中有脉促胸满，汗出恶寒之证，用桂枝去芍药加附子汤主之（第21、22条）。去芍药者，为胸满也，此条证虽稍异，而其满则同，为去芍药可知矣。"（《订正仲景全书伤寒论注·太阳中篇》）

［39］"横"，逆也，指肝邪乘肺的横逆之势而言。

［40］"灸"，原叫"灸焫"，即用艾绒制成小圆柱，放置在一定部位的皮肤上，刺激皮肤，对疾病起到"外焫内效"的作用，这种治疗方法叫作"灸"。

七、方剂分类

（一）桂枝汤类

1. 桂枝汤方

桂枝三两[1]（去皮）　芍药三两　甘草二两（炙[2]）　生姜三两（切）　大枣十二枚（擘[3]）

右[4]五味，㕮咀[5]三味，以水七升[6]，微火煮取三升，去滓，适寒温[7]，服一升，服已须臾，歠[8]热稀粥一升余，以助药力，温覆令一时许，遍身漐漐微似[9]有汗者益佳，不可令如水流离，病必不除。若一服汗出病差，停后服，不必尽剂。若不汗，更服，依前法。又不汗，后服小促其间[10]，半日许，令三服尽。若病重者，一日一夜服，周时[11]观之。服一剂尽，病证犹在者，更作服。若汗不出，乃服至二三剂。禁生冷黏滑肉面五辛酒酪臭恶等物。

【主治条文】第 12、13、15、16、17、18、19、24、25、26、28、29、30、34、42、44、45、53、54、56、57、91、95、162、164、166、234、240、276、372、387 条。

【方解】曹颖甫云："方用桂枝以通肌理达四肢，芍药以泄孙络，生姜甘草大枣以助脾阳，又恐脾阳之不动也，更饮热粥以助之，而营阴之弱者振矣。营阴之弱者振，然后汗液由脾而泄于肌腠者，乃能直出皮毛，与卫气相接，卫始无独强之弊，所谓阴阳和而自愈者也。"（《伤寒发微·太阳篇》）

2. 桂枝加葛根汤方

葛根四两　麻黄三两（去节）　　芍药二两　生姜三两（切）　　甘草二两（炙）大枣十二枚（擘）　桂枝二两（去皮）

右七味，以水一斗，先煮麻黄葛根，减二升，去上沫[12]，内[13]诸药，煮取三升，去滓，温服一升，覆取微似汗，不须啜粥，余如桂枝法将息及禁忌。

（臣亿等谨案[14]仲景本论，太阳中风自汗用桂枝，伤寒无汗用麻黄，今证云汗出恶风，而方中有麻黄，恐非本意也。第三卷有葛根汤证，云无汗恶风，正与此方同，是合用麻黄也。此云桂枝加葛根汤，恐是桂枝中但加葛根耳。）

【主治条文】第 14 条。

【方解】张志聪云："用桂枝汤以解太阳肌中之邪，加葛根宣通经脉之气，而治太阳经脉之邪。"（《伤寒论集注·太阳篇》）

曹颖甫云："病邪既陷太阳经输，固当加葛根以提而出之，其不用葛根汤者，有汗则皮毛本开，不必再用麻黄也。"（《伤寒发微·太阳篇》）

本方不应该有"麻黄"的意见是正确的。

3. 桂枝加附子汤方

桂枝三两（去皮）　　芍药三两　甘草三两（炙）　　生姜三两（切）　　大枣十二枚

（擘）　附子一枚（炮，去皮，破八片）

右六味，以水七升，煮取三升，去滓，温服一升，本云，桂枝汤今加附
子，将息如前法。

【主治条文】第20、30条。

【方解】曹颖甫云："夫汗出恶风，原属桂枝汤本证，惟表阳不固，不得
不于本方中加熟附子一枚，以固表阳，但令表阳能复，卫气之属于皮毛者，
自能卫外而为固，于是漏汗止，而诸恙自愈矣。"（《伤寒发微·太阳篇》）

4. 桂枝去芍药汤方

桂枝三两（去皮）　甘草二两（炙）　生姜三两（切）　大枣十二枚（擘）

右四味，以水七升，煮取三升，去滓，温服一升。本云，桂枝汤今去芍
药，将息如前法。

【主治条文】第21条。

【方解】曹颖甫云："脉促而胸满，气上冲者，阳有余而阴不足也，芍药
苦泄伤阴，非阴虚者所宜，故去之。"（《伤寒发微·太阳篇》）

陆渊雷云："胸之所以满，盖因胸腔内充血之故，芍药阴药，作用于内
部，《药徵》[15] 谓其主治挛急，可知能扩张内部血管，血管扩张，则愈益充
血，此胸满之所以忌芍药软。"（《伤寒论今释·卷一》）

5. 桂枝去芍药加附子汤方

桂枝三两（去皮）　甘草二两（炙）　生姜三两（切）　大枣十二枚（擘）　附
子一枚（炮，去皮，破八片）

右五味，以水七升，煮取三升，去滓，温服一升，本云，桂枝汤今去芍
药加附子，将息如前法。

【主治条文】第22条。

【方解】曹颖甫云："下后身寒，则表阳虚……阴虚故去芍药，此与脉促
胸满同，阳虚故加熟附子一枚，此与发汗后漏遂不止同。"（《伤寒发微·太
阳篇》）

6. 桂枝麻黄各半汤方

桂枝一两十六铢[16]（去皮）　芍药　生姜（切）　甘草（炙）　麻黄（去节）各

一两　大枣四枚（擘）　　杏仁二十四枚（汤浸，去皮尖及两仁者）

右七味，以水五升，先煮麻黄一二沸[17]，去上沫，内诸药，煮取一升八合，去滓，温服六合。本云，桂枝汤三合，麻黄汤三合，并为六合，顿服[18]，将息如上法。

（臣亿等谨按：桂枝汤方，桂枝、芍药、生姜各三两，甘草二两，大枣十二枚。麻黄汤方，麻黄三两，桂枝二两，甘草一两，杏仁七十个。今以算法约之，二汤各取三分之一，即得桂枝一两十六铢，芍药生姜甘草各一两，大枣四枚，杏仁二十三个零三分枚之一，收之，得二十四个，合方。详此方乃三分之一，非各半也，宜云合半汤。）

【主治条文】第23条。

【方解】曹颖甫云："营热内张，毛孔外塞，则其身必痒，故宜桂枝麻黄各半汤，以期肌表双解，则一汗而愈矣。"（《伤寒发微·太阳篇》）

7. 桂枝二麻黄一汤方

桂枝一两十七铢（去皮）　　芍药一两六铢　　麻黄十六铢（去节）　　生姜一两六铢（切）　　杏仁十六个（去皮尖）　　甘草一两二铢（炙）　　大枣五枚（擘）

右七味，以水五升，先煮麻黄一二沸，去上沫，内诸药，煮取二升，去滓，温服一升，日再服。本云，桂枝汤二分，麻黄汤一分，合为二升，分再服，今合为一方，将息如前法。

（臣亿等谨按：桂枝汤方，桂枝、芍药、生姜各三两，甘草二两，大枣十二枚。麻黄汤方，麻黄三两，桂枝二两，甘草一两，杏仁七十个。今以算法约之，桂枝汤取十二分之五，即得桂枝芍药生姜各一两六铢，甘草二十铢，大枣五枚。麻黄汤取九分之二，即得麻黄十六铢，桂枝十铢三分铢之二，收之得十一铢，甘草五铢三分铢之一，收之得六铢，杏仁十五个九分枚之四，收之得十六个，二汤所取相合，即共得桂枝一两十七铢，麻黄十六铢，生姜芍药各一两六铢，甘草一两二铢，大枣五枚，杏仁十六个，合方。）

【主治条文】第25条。

【方解】柯韵伯云："邪气稽留于皮毛肌肉之间，固非桂枝汤之可解；已经汗过，又不宜麻黄汤之峻攻，故取桂枝汤三分之二，麻黄汤三分之一，合而服之，再解其肌，微开其表，审发汗于不发之中，又用桂枝后，更用麻黄

法也。"(《伤寒附翼·卷上》)

8. 桂枝二越婢一汤方

桂枝（去皮）　芍药　麻黄　甘草各十八铢（炙）　大枣四枚（擘）　生姜一两
二铢（切）　石膏二十四铢（碎，绵裹）

右七味，以水五升，煮麻黄一二沸，去上沫，内诸药，煮取二升，去滓，
温服一升。本云，当裁为越婢汤、桂枝汤，合之饮一升，今合为一方，桂枝
二分，越婢一分。

（臣亿等谨按：桂枝汤方，桂枝、芍药、生姜各三两，甘草二两，大枣
十二枚。越婢汤方，麻黄二两，生姜三两，甘草二两，石膏半斤，大枣十五
枚。今以算法约之，桂枝汤取四分之一，即得桂枝、芍药、生姜各十八铢，
甘草十二铢，大枣三枚。越婢汤取八分之一，即得麻黄十八铢，生姜九铢，
甘草六铢，石膏二十四铢，大枣一枚八分之七，弃之，二汤所取相合，即共
得桂枝、芍药、甘草、麻黄各十八铢，生姜一两二铢，石膏二十四铢，大枣
四枚，合方。旧云桂枝三，今取四分之一，即当云桂枝二也，越婢汤方，见
仲景杂方中，《外台秘要》一云起脾汤。）

【主治条文】第27条。

【方解】柯韵伯云："考越婢方，比大青龙无桂枝杏仁，与麻黄杏子石膏
汤同为凉解表里之剂。此不用杏仁之苦，而用姜枣之辛甘，可以治太阳阳明
合病，热多寒少而无汗者，犹白虎汤证背微恶寒之类，而不可以治脉弱无阳
之证也。"(《伤寒附翼·卷上》)

9. 桂枝去桂加茯苓白术汤方

芍药三两　甘草二两（炙）　生姜（切）　白术　茯苓各三两　大枣十二枚
（擘）

右六味，以水八升，煮取三升，去滓，温服一升，小便利则愈，本云，
桂枝汤今去桂枝，加茯苓、白术。

【主治条文】第28条。

【方解】曹颖甫云："方用芍药甘草以舒头项之强急；生姜大枣温中而散
寒；白术茯苓去水而降逆。但使水道下通，则水之停蓄者，得以疏泄，而标
阳之郁于头项及表分者散矣。邪不陷于在背之经输，故不用升提之葛根；水

在心下而不在下焦，故不用猪苓泽泻；去桂枝者，则以本病当令水气内消，不欲令阳气外张故也。"（《伤寒发微·太阳篇》）

10. 桂枝加厚朴杏子汤方

桂枝三两（去皮）　甘草二两（炙）　生姜三两（切）　芍药三两　大枣十二枚（擘）　厚朴二两（炙，去皮）　杏仁五十枚（去皮尖）

右七味，以水七升，微火煮取三升，去滓，温服一升，覆取微似汗。

【主治条文】第18、43条。

【方解】曹颖甫云："究其所以喘者，则以心下微有水气，肺气不宣之故，故于桂枝汤方中，加厚朴杏仁以蠲微饮，而宣肺郁，则汗一出而微喘定矣，此桂枝加厚朴杏子，所以为下后微喘之主方也。"（《伤寒发微》）

11. 桂枝加芍药生姜各一两人参三两新加汤方

桂枝三两（去皮）　芍药四两　甘草二两（炙）　人参三两　大枣十二枚（擘）生姜四两

右六味，以水一斗二升，煮取三升，去滓，温服一升，本云，桂枝汤今加芍药生姜人参。

【主治条文】第62条。

【方解】陆渊雷云："加芍药者，弛放血管，疏津液之流委也。加生姜、人参者，兴奋胃机能，浚津液之源泉也。用桂枝汤者，治其未解之太阳，即五十八条（按：本书第57条）更发汗宜桂枝汤之义也。不用附子者，津伤而阳不亡也。"（《伤寒论今释·卷二》）

12. 桂枝甘草汤方

桂枝四两（去皮）　甘草二两（炙）

右二味，以水三升，煮取一升，去滓，顿服。

【主治条文】第64条。

【方解】柯韵伯云："此方用桂枝为君，独任甘草为佐，以补心之阳，则汗出多者，不至于亡阳矣……甘温相得，气和而悸自平。"（《伤寒附翼·卷上》）

13. 茯苓桂枝甘草大枣汤方

茯苓半斤　桂枝四两　甘草二两（炙）　大枣十五枚（擘）

右四味，以甘烂水[19]一斗，先煮茯苓，减二升，内诸药，煮取三升，去滓，温服一升，日三服。作甘烂水法，取水二斗，置大盆内，以杓扬之，水上有珠子五六千颗相逐，取用之。

【主治条文】第65条。

【方解】《医宗金鉴》云："此方即苓桂术甘汤，去白术加大枣倍茯苓也。彼治心下逆满，气上冲胸，此治脐下悸，欲作奔豚。盖以水停中焦，故用白术；水停下焦，故倍茯苓，脐下悸，是邪上干心也，其病由汗后而起，自不外乎桂枝之法，仍以桂枝甘草补阳气，生心液，倍加茯苓以君之，专伐肾邪，用大枣以佐之，益培中土，以甘澜水煎，取其不助水邪也。土强自可制水，阳建则能御阴，欲作奔豚之病，自潜消而默化矣。"（《订正仲景全书伤寒论注·太阳中》）

14. 小建中汤方

桂枝三两（去皮）　甘草二两（炙）　大枣十二枚（擘）　芍药六两　生姜三两（切）　胶饴一升

右六味，以水七升，煮取三升，去滓内饴，更上微火消解，温服一升，日三服。呕家不可用建中汤，以甜故也。

【主治条文】第100、102条。

【方解】陆渊雷云："古人称脾胃为中州，胃主消化，脾主吸收，其部位在大腹，故药之治腹中急痛者，名曰建中汤，建中者，建立脾胃之谓。"（《伤寒论今释·卷三》）

曹颖甫云："桂枝汤本辛甘发散，助脾阳而泄肌理之汗，加饴糖以补中气之虚，但令脾阳内动，而气之郁积于足太阴部分者，得以稍缓，所谓急则治标也。"（《伤寒发微·太阳篇》）

15. 桂枝去芍药加蜀漆牡蛎龙骨救逆汤方

桂枝三两（去皮）　甘草二两（炙）　生姜三两（切）　大枣十二枚（擘）　牡

蛎五两（熬[20]）　　蜀漆三两（洗去腥）　　龙骨四两

右七味，以水一斗三升，先煮蜀漆，减二升，内诸药，煮取三升，去滓，温服一升。本云，桂枝汤今去芍药加蜀漆牡蛎龙骨。

【主治条文】第112条。

【方解】曹颖甫云："方用龙牡以收散亡之阳，蜀漆以去上窜之痰，而惊狂乃定。于桂枝汤原方去芍药者，方欲收之，不欲其泄之也。又按亡阳有二，汗出阳虚者，宜附子以收之，汗出阳浮者，宜龙骨牡蛎以收之，病情不同，故治法亦因之而异也。"（《伤寒发微·太阳篇》）

16. 桂枝加桂汤方

桂枝五两（去皮）　　芍药三两　　生姜三两（切）　　甘草二两（炙）　　大枣十二枚（擘）

右五味，以水七升，煮取三升，去滓，温服一升。本云，桂枝汤今加桂满五两，所以加桂者，以能泄奔豚气也。

【主治条文】第117条。

【方解】柯韵伯云："用桂枝以解外，更加桂者，补心气以益火之阳，而阴自平也。……前症（茯苓桂枝甘草大枣汤）已在里，而奔豚未发，此症尚在表而奔豚已发，故治有不同。……桂枝更加桂，治阴邪上攻，只在一味中加分两，不于本方外求他味，不即不离之妙如此。"（《伤寒附翼·卷上》）

17. 桂枝甘草龙骨牡蛎汤方

桂枝一两（去皮）　　甘草二两（炙）　　牡蛎二两（熬）　　龙骨二两
右四味，以水五升，煮取二升半，去滓，温服八合，日三服。

【主治条文】第118条。

【方解】曹颖甫云："用桂枝汤中之桂枝甘草，以疏太阳之郁，因营虚而去苦泄之芍药，以阳盛而去辛甘之姜枣，加龙骨牡蛎，以镇浮阳，而烦躁息矣。"（《伤寒发微·太阳篇》）

18. 桂枝加芍药汤方

桂枝三两（去皮）　　芍药六两　　甘草二两（炙）　　大枣十二枚（擘）　　生姜三两（切）

右五味，以水七升，煮取三升，去滓，温分三服。本云，桂枝汤今加芍药。

【主治条文】第 279 条。

【方解】柯韵伯云："因表症未罢，而阳邪已陷入太阴，故倍芍药以滋脾阴而除满痛，此用阴和阳法也。"（《伤寒附翼·卷上》）

19. 桂枝加大黄汤方

桂枝三两（去皮）　　大黄二两　　芍药六两　　生姜三两（切）　　甘草二两（炙）
大枣十二枚（擘）

右六味，以水六升，煮取三升，去滓，温服一升，日三服。

【主治条文】第 279 条。

【方解】柯韵伯云："若表邪未解，而阳邪陷入于阳明，则加大黄以润胃燥，而除其大实痛，此双解表里法也。"（《伤寒附翼·卷上》）

【综说】以上桂枝汤类 19 方，可以分作六个类型：①桂枝汤、桂枝麻黄各半汤、桂枝二越婢一汤、桂枝二麻黄一汤、桂枝加葛根汤 5 个方剂，是不同的汗剂；②桂枝加附子汤、桂枝加桂汤、桂枝去芍药加附子汤、桂枝甘草汤、桂枝去芍药汤 5 个方剂，是不同的温剂；③小建中汤、桂枝加芍药生姜人参新加汤 2 个方剂，是不同的补剂；④桂枝加厚朴杏子汤、茯苓桂枝甘草大枣汤、桂枝去桂加茯苓白术汤、桂枝加芍药汤 4 个方剂，是不同的利剂；⑤桂枝去芍药加蜀漆牡蛎龙骨救逆汤、桂枝甘草龙骨牡蛎汤 2 个方剂，是不同的镇涩剂；⑥桂枝加大黄汤，是表里两解的缓下剂。

（二）麻黄汤类

20. 麻黄汤方

麻黄三两（去节）　　桂枝二两（去皮）　　甘草一两（炙）　　杏仁七十个（去皮尖）

右四味，以水九升，先煮麻黄减二升，去上沫，内诸药，煮取二升半，去滓，温服八合，覆取微似汗，不须啜粥，余如桂枝法将息。

【主治条文】第 35、36、37、51、52、55、232、235 条。

【方解】钱潢云："唯桂枝为卫分解肌之药，而能与麻黄同发营分之汗者，以卫居营外，寒邪由卫入营，故脉阴阳俱紧，阳脉紧，则卫分受伤，阴脉紧，则邪伤营分，所以欲发营内之寒邪，先开卫间之出路，方能引邪由营达卫，汗出而解也。……李时珍云……麻黄甘草同桂枝引出营分之邪，达之肌表，佐以杏仁，泄肺而利气，是则麻黄汤，虽太阳发汗重剂，实为发散肺经火郁之药也。濒湖此论，诚千古未发之秘。"（《伤寒溯源集·卷之二》）

21. 麻黄杏仁甘草石膏汤方

麻黄四两（去节）　　杏仁五十个（去皮尖）　　甘草二两（炙）　　石膏半斤（碎，绵裹）

右四味，以水七升，煮麻黄，减二升，去上沫，内诸药，煮取二升，去滓，温服一升。本云黄耳杯[21]。

【主治条文】第63、162条。

【方解】钱潢云："李时珍云，麻黄乃肺经专药，虽为太阳发汗之重剂，实发散肺经火郁之药也。杏仁利气而能泄肺，石膏寒凉，能肃西方金气，乃泻肺肃肺之剂，非麻黄汤及大青龙之汗剂也。世俗不晓，惑于《活人书》及陶节庵之说，但见一味麻黄，即以为汗剂，畏而避之，唯恐不及。不知麻黄汤之制，欲用麻黄以泄营分之汗，必先以桂枝开解卫分之邪，则汗出而邪去矣。……所以麻黄不与桂枝同用，止能泄肺邪，而不至大汗泄也。况服麻黄汤法，原令微似汗而未许人大汗出也。观后贤之麻黄定喘汤，皆因之以立法也。"（《伤寒溯源集·卷之一》）

22. 大青龙汤方

麻黄六两（去节）　　桂枝二两（去皮）　　甘草二两（炙）　　杏仁四十枚（去皮尖）
生姜三两（切）　　大枣十枚（擘）　　石膏如鸡子[22]大（碎）

右七味，以水九升，先煮麻黄，减二升，去上沫，内诸药，煮取三升，去滓，温服一升，取微似汗，汗出多者，温粉[23]粉之，一服汗者，停后服，若复服，汗多亡阳，遂虚，恶风烦躁，不得眠也。

【主治条文】第38、39条。

【方解】柯韵伯云："此麻黄证之剧者，故加味以治之也。诸证全是麻黄，有喘与烦躁之别，喘者是寒郁其气，升降不得自如，故多用杏仁之苦以降气；烦躁是热伤其气，无津不能作汗，故特加石膏之甘以生津，然其性沉而大寒，恐内热顿除，而表寒不解，变为寒中，而挟热下利，是引贼破家矣，故必倍麻黄以发表，又倍甘草以和中，更用姜枣以调营卫，一汗而表里双解，风热两除，此大青龙清内攘外之功，所以佐桂麻二方之不及也。"（《伤寒附翼·卷上》）

23. 小青龙汤方

麻黄（去节）　芍药　细辛　干姜　甘草（炙）　桂枝（去皮）各三两　五味子半升　半夏半升（洗）

右八味，以水一斗，先煮麻黄，减二升，去上沫，内诸药，煮取三升，去滓，温服一升。若渴，去半夏，加栝蒌根三两。若微利，去麻黄，加荛花如一鸡子，熬令赤色。若噎者，去麻黄加附子一枚，炮。若小便不利，少腹满者，去麻黄，加茯苓四两，若喘，去麻黄加杏仁半升，去皮尖，且荛花不治利，麻黄主喘，今此语反之，疑非仲景意。

（臣亿等谨按：小青龙汤大要治水。又按：《本草》，荛花下十二水，若水去，利则止也。又按：《千金》形肿者应内麻黄，乃内杏仁者，以麻黄发其阳故也，以此证之，岂非仲景意也。）

【主治条文】第40、41条。

【方解】陆渊雷云："小青龙汤为麻桂合方去杏仁、生姜，加细辛、五味子、半夏，姜杏为麻桂发表之佐使，细辛辛散，五味酸敛，辛味相伍，开阖相济以镇咳，干姜温肺，半夏降逆涤痰，姜夏相伍，温降相藉以逐水，故本方发表之力，低于麻黄，胜于桂枝，而镇咳逐水之力则至优。"（《伤寒论今释·卷二》）

柯韵伯云："两青龙俱两解表里法，大青龙治里热，小青龙治里寒，故发表之药同，而治里之药殊也。"（《伤寒附翼·卷上》）

24. 麻黄细辛附子汤方

麻黄二两（去节）　细辛二两　附子一枚（炮，去皮，破八片）

右三味，以水一斗，先煮麻黄，减二升，去上沫，内诸药，煮取三升，去滓，温服一升，日三服。

【主治条文】第 301 条。

【方解】钱潢云："麻黄发太阳之汗，以解其在表之寒邪，以附子温少阴之里，以补其命门之真阳，又以细辛之气温味辛，专走少阴者，以助其辛温发散，三者合用，补散兼施，虽发微汗，无损于阳气矣，故为温经散寒之神剂云。"（《伤寒溯源集·卷之九》）

25. 麻黄附子甘草汤方

麻黄二两（去节）　　甘草二两（炙）　　附子一枚（炮，去皮，破八片）

右三味，以水七升，先煮麻黄一两沸，去上沫，内诸药，煮取三升，去滓，温服一升，日三服。

【主治条文】第 302 条。

【方解】曹颖甫云："无里证者，水气虽陷，与太阳标阳，未曾隔绝，寒水之下陷，实由中阳之虚，故于麻黄附子汤中，用炙甘草以益中气，使中气略舒，便当合淋巴微管乳糜，外达皮毛而为汗。"（《伤寒发微·少阴篇》）

【综说】以上 6 方，除"麻黄杏仁甘草石膏汤"为清解剂外，其余 5 方均为不同汗剂。"麻黄汤"，是发汗剂的代表方；"大青龙汤"，清里发汗；"小青龙汤"，温里发汗；"麻黄附子细辛汤"，扶肾阳以发汗；"麻黄附子甘草汤"，益脾阳以发汗。

（三）葛根汤类

26. 葛根汤方

葛根四两　麻黄三两（去节）　桂枝二两（去皮）　生姜三两（切）　甘草二两（炙）　芍药二两　大枣十二枚（擘）

右七味，以水一斗，先煮麻黄葛根，减二升，去白沫，内诸药，煮取三升，去滓，温服一升，覆取微似汗，余如桂枝法将息及禁忌。诸汤皆仿此。

【主治条文】第 31、32 条。

【方解】柯韵伯云："葛根味甘气凉，能起阴气而生津液，滋筋脉而舒其牵引，故以为君。麻黄生姜，能开玄府腠理之闭塞，祛风而出汗，故以为臣。

寒热俱轻，故少佐桂芍，同甘枣以和里，此于麻桂二方之间，衡其轻重，而为调和表里之剂也。……盖桂枝葛根俱是解肌和里之剂，故有汗无汗，下利不下利皆可用，与麻黄专于治表者不同。"（《伤寒附翼·卷上》）

27. 葛根加半夏汤方

葛根四两　麻黄三两（去节）　甘草二两（炙）　芍药二两　桂枝二两（去皮）生姜二两（切）　半夏半升（洗）　大枣十二枚（擘）

右八味，以水一斗，先煮麻黄、葛根，减二升，去白沫，内诸药，煮取三升，去滓，温服一升，覆取微似汗。

【主治条文】 第33条。

【方解】 汪琥云："愚以上条病，既云呕矣，其人胸中能免满逆之证乎？汤中半夏，固宜加矣，而甘草大枣之甘能不相碍乎？……或云，方中止甘草二两，大枣十二枚，已有生姜三两，复加半夏半升，于呕家又何碍，斯言实合仲景用药之旨。"（《伤寒论辨证广注·卷四》）

28. 葛根黄芩黄连汤方

葛根半斤　甘草二两（炙）　黄芩三两　黄连三两

右四味，以水八升，先煮葛根，减二升，内诸药，煮取二升，去滓，分温再服。

【主治条文】 第34条。

【方解】 陆渊雷云："凡有里热，而病势仍宜外解者，皆葛根芩连汤所主，利与喘汗，皆非必具之证。黄芩、黄连，俱为苦寒药，寒能泄热，所谓热者，充血及炎性机转是也。黄连之效，自心下而上及于头面，黄芩之效，自心下而下及于骨盆，其证候皆为心下痞，按之濡而热，或从种种方面诊知有充血炎性机转者是也。"（《伤寒论今释·卷二》）

【综说】 上列3方，"葛根汤"和"葛根加半夏汤"都为解表发汗剂，惟"葛根黄芩黄连汤"是清热剂。

（四）柴胡汤类

29. 小柴胡汤方

柴胡半斤　黄芩三两　人参三两　半夏半升（洗）　甘草（炙）　生姜（切）各三两　大枣十二枚（擘）

右七味，以水一斗二升，煮取六升，去滓，再煎取三升，温服一升，日三服。若胸中烦而不呕者，去半夏人参加栝蒌实一枚。若渴，去半夏，加人参，合前成四两半，栝蒌根四两。若腹中痛者去黄芩，加芍药三两。若胁下痞硬，去大枣加牡蛎四两。若心下悸，小便不利者，去黄芩，加茯苓四两。若不渴，外有微热者，去人参，加桂枝三两，温覆微汗愈。若咳者，去人参大枣生姜，加五味子半升，干姜二两。

【主治条文】第37、96、97、98、99、100、101、103、104、123、144、148、149、229、230、231、266、379、394条。

【方解】《医宗金鉴》云："既以柴胡解少阳在经之表寒，黄芩解少阳在府之里热。犹恐在里之太阴，正气一虚，在经之少阳，邪气乘之，故以姜枣人参，和中而预壮里气，使里不受邪而和，还表以作解也。"（《订正仲景全书伤寒论注·少阳篇》）

程应旄云："至若烦而不呕者，火成燥实而逼胸，故去人参半夏，加瓜蒌实也。渴者，燥已耗液而逼肺，故去半夏，加瓜蒌根也。腹中痛，木气散入土中，胃阳受困，故去黄芩以安土，加芍药以戢木也。胁下痞硬者，邪既留则木气实，故去大枣之甘而泥，加牡蛎之咸而软也。心下悸小便不利者，水邪侵乎心矣，故去黄芩之苦而伐，加茯苓之淡而渗也。不渴，身有微热者，半表之寒，尚滞于肌，故去人参，加桂枝以解之也。咳者，半表之寒，凑入于肺，故去参枣，加五味子，易生姜为干姜以温之。虽肺寒不减黄芩，恐干姜助热也。"（《删补名医方论·卷八》引）

30. 大柴胡汤方

柴胡半斤　黄芩三两　芍药三两　半夏半升（洗）　生姜五两（切）　枳实四枚

（炙）　　大枣十二枚（擘）

右七味，以水一斗二升，煮取六升，去滓再煎，温服一升，日三服。一方加大黄二两，若不加，恐不为大柴胡汤。

【主治条文】第 103、136、165 条。

【方解】吴遵程云："此汤治少阳经邪，渐入阳明之府，或误下引邪内犯，而过经不解之证，故于小柴胡汤中，除去人参甘草助阳恋胃之味，而加芍药枳实大黄之沉降，以涤除热滞也，与桂枝大黄汤同义，彼以桂枝甘草兼大黄，两解太阳误下之邪，此以柴胡黄芩半夏兼大黄，两解少阳误下之邪，两不移易之定法也。"（《伤寒分经·卷八》）

31. 柴胡加芒硝汤

柴胡二两十六铢　黄芩一两　人参一两　甘草一两（炙）　　生姜一两（切）　　半夏二十铢（本云五枚，洗）　　大枣四枚（擘）　　芒硝二两

右八味，以水四升，煮取二升，去滓，内芒硝，更煮微沸，分温再服，不解更作。

（臣亿等谨按：《金匮玉函》方中无芒硝。别一方云，以水七升，下芒硝二合，大黄四两，桑螵蛸五枚，煮取一升半，服五合，微下即愈。本云，柴胡再服，以解其外，余二升，加芒硝大黄桑螵蛸也。）

【主治条文】第 104 条。

【方解】汪琥云："小柴胡加芒硝汤，用人参甘草以扶胃气，且微利之后，溏者既去，燥者自留，加芒硝者，能胜热攻坚，又其性速下，而无碍胃气，乃一举而两得也。"（《伤寒论辨证广注·卷七》）

32. 柴胡加龙骨牡蛎汤方

柴胡四两　龙骨　黄芩　生姜（切）　　铅丹[24]　人参　桂枝（去皮）　　茯苓各一两半　半夏二合半（洗）　　大黄二两　牡蛎一两半（熬）　　大枣六枚（擘）

右十二味，以水八升，煮取四升，内大黄，切如棋子，更煮一两沸，去滓，温服一升。本云，柴胡汤今加龙骨等。

【主治条文】第 107 条。

【方解】陆渊雷云："此方取小柴胡汤之半而去甘草，如龙骨、铅丹、桂

枝、茯苓、大黄、牡蛎也。"(《伤寒论今释·卷三》)

曹颖甫云："以太阳寒水下并太阴而为湿也,因有胸满身重,小便不利之变,故用柴胡汤以发之;以阳明浮热,上蒙脑气而为谵语,上犯心脏而致烦惊,于是用龙牡铅丹以镇之;以胃热之由于内实也,更加大黄以利之。此小柴胡汤加龙骨牡蛎之大旨也。"(《伤寒发微·太阳篇》)

33. 柴胡桂枝汤方

桂枝（去皮）　黄芩一两半　人参一两半　甘草一两（炙）　半夏二合半（洗）
芍药一两半　大枣六枚（擘）　生姜一两半（切）　柴胡四两

右九味,以水七升,煮取三升,去滓,温服一升。本云人参汤,作如桂枝法,加半夏、柴胡、黄芩,复如柴胡法,今用人参,作半剂。

【主治条文】 第 146 条。

【方解】 柯韵伯云："桂枝汤重解表而微兼清里,柴胡汤重和里而微兼散表。……此太阳少阳并病之轻者。故取桂枝之半,以解太阳未尽之邪;取柴胡之半,以解少阳之微结。……外证虽在而病机已见于里,故方以柴胡冠桂枝之前,为双解两阳之轻剂。"(《伤寒附翼·下卷》)

34. 柴胡桂枝干姜汤方

柴胡半斤　桂枝三两（去皮）　干姜二两　栝蒌根四两　黄芩三两　牡蛎二两
（熬）　甘草二两（炙）

右七味,以水一斗二升,煮取六升,去滓,再煎取三升,温服一升,日三服。初服微烦,复服汗出便愈。

【主治条文】 第 147 条。

【方解】 柯韵伯云："此方全从柴胡加减,心烦不呕不渴,故去半夏之辛温,加栝蒌根以生津;胸胁满而微结,故减大枣之甘满,加牡蛎之咸以软之。小便不利,而心下不悸,是无水可利,故不去黄芩,不加茯苓,虽渴而太阳之余邪不解,故不用参而加桂。生姜之辛,易干姜之温苦,所以散胸胁之满结也。初服烦即微者,黄芩栝蒌之效,继服汗出周身,内外全愈者,姜桂之功,小柴胡加减之妙,若无定法,而实有定局矣。更其名曰柴胡桂枝干姜,以柴胡证具,而太阳之表犹未解,里已微结,须此桂枝解表,干姜解结,以

佐柴胡之不及耳。"(《伤寒附翼·卷下》)

【综说】以上6方,均为和解半表半里的方剂。"小柴胡汤"为和解剂的代表方,既不偏表,亦不偏里;"大柴胡汤""柴胡加芒硝汤"都偏于治疗里实;"柴胡加龙骨牡蛎汤"是通、涩并用的方剂;"柴胡桂枝汤""柴胡桂枝干姜汤"都是两解太少阳的方药。

(五)栀子汤类

35. 栀子豉汤方

栀子十四个(擘)　　香豉四合(绵裹)

右二味,以水四升,先煮栀子,得二升半,内豉,煮取一升半,去滓,分为二服,温进一服,得吐者[25],止后服。

【主治条文】第76、77、78、81、221、228、375条。

【方解】张锡驹云:"栀子性寒,导心中之烦热以下行;豆豉黦熟而轻浮,引水液之上升也,阴阳和而水火济,烦自解矣。"(《伤寒论辑义·卷二》引)

36. 栀子甘草豉汤方

栀子十四个(擘)　　甘草二两(炙)　　香豉四合(绵裹)

右三味,以水四升,先煮栀子、甘草,取二升半,内豉,煮取一升半,去滓,分二服,温进一服,得吐者,止后服。

【主治条文】第76条。

【方解】张锡驹云:"少气者,中气虚而不能交通上下,加甘草以补之。"(《伤寒论直解·卷二》)

37. 栀子生姜豉汤方

栀子十四个(擘)　　生姜五两　香豉四合(绵裹)

右三味,以水四升,先煮栀子生姜,取二升半,内豉,煮取一升半,去滓,分二服,温进一服,得吐者,止后服。

【主治条文】第 76 条。

【方解】张锡驹云："呕者，中气逆而不得上交，加生姜以宣通之。"（《伤寒论直解·卷二》）

38. 栀子厚朴汤方

栀子十四个（擘）　　厚朴四两（炙，去皮）　　枳实四枚（水浸，炙令黄）

右三味，以水三升半，煮取一升半，去滓，分二服，温进一服，得吐者，止后服。

【主治条文】第 79 条。

【方解】张志聪云："栀子之苦寒，能泄心下之热烦；厚朴之苦温，能消脾家之腹满；枳实之苦寒，能解胃中之热结。"（《伤寒论集注·太阳篇》）

39. 栀子干姜汤方

栀子十四个（擘）　　干姜二两

右二味，以水三升半，煮取一升半，去滓，分二服，温进一服，得吐者，止后服。

【主治条文】第 80 条。

【方解】柯韵伯云："任栀子以除烦，用干姜逐内寒……此甘草泻心汤之化方也。"（《伤寒附翼·卷下》）

40. 栀子柏皮汤方

肥栀子十五个（擘）　　甘草一两（炙）　　黄柏二两

右三味，以水四升，煮取一升半，去滓，分温再服。

【主治条文】第 261 条。

【方解】钱潢云："栀子苦寒，泻三焦火，除胃热时疾黄病，通小便，解消渴心烦懊侬郁热结气。……黄柏苦寒，神农本经治五脏肠胃中结热黄疸，泻膀胱相火，故用之以泻热邪，又恐苦寒伤胃，故以甘草和胃保脾，而为调剂之妙也。"（《伤寒溯源集·卷之六》）

41. 枳实栀子汤方

枳实三枚（炙）　　栀子十四个（擘）　　豉一升（绵裹）

2024

右三味，以清浆水[26]七升，空煮取四升，内枳实、栀子，煮取二升，下豉，更煮五六沸，去滓，温分再服，覆令微似汗。若有宿食者，内大黄如搏碁子五六枚，服之愈。

【主治条文】第393条。

【方解】汪琥云："劳复证，以劳则气上，热气浮越于胸中也，故用枳实为君，以宽中下气；栀子为臣，以除虚烦；香豉为佐，以解劳热；煮以清浆水者，以差后复病，宜助胃气也。"（《伤寒论辨证广注·卷十一》）

【综说】以上7方，统为清里剂，抑且都是偏于清解中上焦热邪的方剂。至于栀子干姜汤，是因于误下后脾寒，故伍用一味温脾的干姜，但因热邪仍在，所以仍用栀子为方之主药。

（六）承气汤类

42. 大承气汤方

大黄四两（酒洗）　　厚朴半斤（炙，去皮）　　枳实五枚（炙）　　芒硝三合

右四味，以水一斗，先煮二物，取五升，去滓，内大黄，更煮取二升，去滓，内芒硝，更上微火一两沸，分温再服，得下，余勿服。

【主治条文】第208、209、212、215、217、220、238、240、241、242、251、252、253、254、256、320、321、322条。

【方解】《医宗金鉴》云："诸积热结于里，而成满痞燥实者，均以大承气汤下之也。满者，腹胁满急膜胀，故用厚朴以消气壅；痞者，心下痞塞硬坚，故用枳实以破气结；燥者，肠中燥屎干结，故用芒硝润燥软坚；实者，腹痛大便不通，故用大黄攻积泻热。然必审四证之轻重，四药之多少，适其宜，始可与也。"（《订正仲景全书伤寒论注·阳明篇》）

43. 小承气汤方

大黄四两（酒洗）　　厚朴二两（炙，去皮）　　枳实三枚（大者，炙）

右三味，以水四升，煮取一升二合，去滓，分温二服。初服汤，当更衣，不尔者，尽饮之，若更衣者，勿服之。

【主治条文】第 56、208、209、213、214、250、251、374 条。

【方解】钱潢云："邪热轻者，及无大热，但胃中津液干燥而大便难者，以小承气微利之，以和其胃气，胃和则止，非大攻大下之驶剂也。以无大坚实，故于大承气中去芒硝，又以邪气未大结满，故减浓朴枳实也。"（《伤寒溯源集·卷之六》）

44. 调胃承气汤方

大黄四两（去皮，清酒洗）　甘草二两（炙）　芒硝半升

右三味，以水三升，煮取一升，去滓，内芒硝，更上火微煮令沸，少少温服之。

【主治条文】第 29、30、70、94、105、123、207、248、249 条。

【方解】徐忠可云："仲景用此汤凡七见，或因吐下津干，或因烦满气热，总为胃中燥热不和，而非大实满者比，故不欲其速下，而去枳朴。欲其恋膈而生津，特加甘草以调和之，故曰调胃。"（《伤寒原方发明·阳明经上》）

45. 桃核承气汤方

桃仁五十个（去皮尖）　大黄四两　桂枝二两（去皮）　甘草二两（炙）　芒硝二两

右五味，以水七升，煮取二升半，去滓，内芒硝，更上火微沸，下火，先食温服五合，日三服，当微利。

【主治条文】第 106 条。

【方解】钱潢云："《神农本经》，桃仁主瘀血血闭，洁古云，治血结血秘，通润大肠，破硝血。大黄下瘀血积聚，荡涤肠胃，推陈致新，芒硝走血软坚，热淫于内，治以咸寒之义也。桂之为用，通血脉，消瘀血，尤其所长也。甘草所以保脾胃，和大黄芒硝之寒峻耳。"（《伤寒论辑义·卷二》引）

46. 抵当汤方

水蛭（熬）　虻虫（去翅足熬）各三十个　桃仁二十个（去皮尖）　大黄三两（酒洗）

右四味，以水五升，煮取三升，去滓，温服一升，不下更服。

【主治条文】第 124、125、237、257 条。

【方解】柯韵伯云："蛭，昆虫之巧于饮血者也。虻，飞虫之猛于吮血者也。兹取水陆之善取血者攻之，同气相求耳。更佐桃仁之推陈致新，大黄之苦寒，以荡涤邪热。"（《伤寒附翼·卷上》）

47. 抵当丸方

水蛭二十个（熬）　　虻虫二十个（去翅足熬）　　桃仁二十五个（去皮尖）　　大黄三两

右四味，捣分四丸，以水一升，煮一丸，取七合服之，晬时[27]当下血，若不下者更服。

【主治条文】第 126 条。

【方解】方有执云："方变汤为丸，然名虽丸也，犹煮汤焉。"（《伤寒论条辨·卷之三》）

曹颖甫云："丸之力缓，故晬时方下血，亦以其无发狂如狂之恶候，故改汤为丸耳。"（《伤寒发微·太阳篇》）

48. 十枣汤方

芫花（熬）　　甘遂　　大戟

右三味，等分，各分捣为散，以水一升半，先煮大枣肥者十枚，取八合，去滓，内药末，强人服一钱匕，羸人服半钱，温服之，平旦[28]服。若下少病不除者，明日更服，加半钱，得快下利后，糜粥自养。

【主治条文】第 152 条。

【方解】柯韵伯云："甘遂、芫花、大戟，皆辛苦气寒，而秉性最毒，并举而任之，气同味合，相须相济，决渎而大下，一举而水患可平矣。然邪之所凑，其气已虚，而毒药攻邪，脾胃必弱，使无健脾调胃之品主宰其间，邪气尽而元气亦随之尽，故选枣之大肥者为君，预培脾土之虚，且制水势之横，又和诸药之毒，既不使邪气之盛而不制，又不使元气之虚而不支，此仲景立法之尽善也。"（《伤寒附翼·卷上》）

49. 大陷胸汤方

大黄六两（去皮）　　芒硝一升　　甘遂一钱匕

右三味，以水六升，先煮大黄，取二升，去滓，内芒硝，煮一两沸，内甘遂末，温服一升，得快利止后服。

【主治条文】第134、135、136、137、149条。

【方解】柯韵伯云："水结之所，必成窠臼，甘遂之苦辛，所以直达其窠臼也。然太阳之气化不行于胸中，则阳明之胃府，亦因热而成实，必假大黄芒硝，……解心胸之结滞，又保肠胃之无伤，此太阳里病之下法。"（《伤寒附翼·卷上》）

50. 大陷胸丸方

大黄半斤　葶苈子半升（熬）　芒硝半升　杏仁半升（去皮尖，熬黑）

右四味，捣筛二味，内杏仁芒硝，合研如脂，和散，取如弹丸[29]一枚，别捣甘遂末一钱匕，白蜜二合，水二升，煮取一升，温顿服之，一宿乃下，如不下，更服，取下为效，禁如药法。

【主治条文】第131条。

【方解】柯韵伯云："此水结因于气结，用杏仁之苦温，以开胸中之气，气降则水下矣；气结因于热邪，用葶苈之大寒，以清气分之热，源清而流洁矣。……小其制而为丸，和白蜜以缓之，使留恋于胸中，过一宿乃下……是以攻剂为和剂者也。"（《伤寒附翼·卷上》）

51. 小陷胸汤方

黄连一两　半夏半升（洗）　瓜蒌实（大者）一枚

右三味，以水六升，先煮栝瓜，取三升，去滓，内诸药，煮取二升，去滓，分温三服。

【主治条文】第138条。

【方解】钱潢云："夫邪结虽小，同是热结，故以黄连之苦寒，以解热开结，非比大黄之苦寒荡涤也。邪结胸中，则胃气不行，痰饮留聚，故以半夏之辛温滑利，化痰蠲饮，而散其滞结也。瓜蒌实之甘寒，能降上焦之火，使痰气下降也。此方之制，病小则制方亦小，即《内经》所云，有毒无毒，所治为主，适大小为制也。"（《伤寒论辑义·卷三》引）

52. 白散方

桔梗三分　巴豆一分（去皮心，熬黑，研如脂）　贝母三分

右三味为散，内巴豆，更于臼中杵之，以白饮和服，强人半钱匕，羸者减之。病在膈上必吐，在膈下必利，不利，进热粥一杯，利过不止，进冷粥一杯，身热皮粟[30]不解，欲引衣自覆。若以水潠之洗之，益令热劫不得出，当汗而不汗则烦，假令汗出已，腹中痛，与芍药三两如上法。

【主治条文】第141条。

【方解】钱潢云：“寒实结于胸中，水寒伤肺，必有喘咳气逆，故以苦梗开之，贝母入肺，又以巴豆之辛热有毒，斩关夺门之将，以破胸中之坚结。盖非热不足以开其水寒，非峻不足以破其实结耳。”（《伤寒溯源集·卷之三》）

53. 麻子仁丸方

麻子仁二升　芍药半斤　枳实半斤（炙）　大黄一斤（去皮）　厚朴一尺（炙，去皮）　杏仁一升（去皮尖，熬，别作脂）

右六味，蜜和丸如梧桐子大，饮服十丸，日三服，渐加，以知为度。

【主治条文】第247条。

【方解】方有执云：“麻子杏仁，能润干燥之坚，枳实厚朴，能导固结之滞，芍药增液以辅润，大黄推陈以致新，脾虽为约，此之疏矣。”（《伤寒论条辨·卷之四》）

【综说】以上12个方剂，均为泻下剂。“大承气汤”“小承气汤”“调胃承气汤”3方，是不同轻重的泻下粪便方药；“桃核承气汤”“抵当汤”“抵当丸”3方，是攻下瘀血的方药；“十枣汤”“大陷胸汤”“大陷胸丸”“小陷胸汤”4方，是泻下热水的方药；“白散”为下寒水剂；“麻子仁丸”为润下剂。

（七）泻心汤类

54. 半夏泻心汤方

半夏半升（洗）　黄芩　干姜　人参　甘草（炙）各三两　黄连一两　大枣十

二枚（擘）

右七味，以水一斗，煮取六升，去滓，再煎取三升，温服一升，日三服。须大陷胸汤者，方用前第二法。

【主治条文】第 149 条。

【方解】柯韵伯云："即小柴胡去柴胡加黄连干姜也。不往来寒热，是无半表症，故不用柴胡。痞因寒热之气互结而成，用黄连干姜之大寒大热者，为之两解。且取其苦先入心，辛以散邪耳。此痞本于呕，故君以半夏，生姜能散水气，干姜善散寒气，凡呕后痞硬，是上焦津液已干，寒气留滞可知，故去生姜而倍干姜。痛本于心火内郁，故仍用黄芩佐黄连以泻心也。干姜助半夏之辛，黄芩协黄连之苦，痞硬自散。用参甘大枣者，调既伤之脾胃，且以壮少阳之枢也。"（《伤寒附翼·卷上》）

55. 大黄黄连泻心汤方

大黄二两　黄连一两

右二味，以麻沸汤[31]二升渍之，须臾绞去滓，分温再服。

【主治条文】第 154、156、164 条。

【方解】汪琥云："痞病者，邪热聚于心下，不比结胸之大实大坚，故用沸汤渍绞大黄黄连之汁温服，取其气味皆薄，则性缓恋膈，能泻心下痞热之气，此为邪热稍轻之证，大抵非虚热也。"（《伤寒论辨证广注·卷五》）

56. 附子泻心汤方

大黄二两　黄连一两　黄芩一两　附子一枚（炮，去皮，破，别煮取汁）

右四味，切三味，以麻沸汤二升渍之，须臾绞去滓，内附子汁，分温再服。

【主治条文】第 155 条。

【方解】曹颖甫云："于芩连大黄引火下泄外，加炮附子一枚以收外亡之阳，则一经微利，结热消而亡阳收矣。"（《伤寒发微·太阳篇》）

57. 生姜泻心汤方

生姜四两（切）　甘草三两（炙）　人参三两　干姜一两　黄芩三两　半夏半升（洗）　黄连一两　大枣十二枚（擘）

右八味，以水一斗，煮取六升，去滓，再煎取三升，温服一升，日三服。附子泻心汤，本云加附子，半夏泻心汤，甘草泻心汤，同体别名耳。生姜泻心汤，本云理中人参黄芩汤，去桂枝、术，加黄连并泻肝法。

【主治条文】第157条。

【方解】《医宗金鉴》云："名生姜泻心汤者，其义重在散水气之痞也。生姜半夏，散胁下之水气，人参大枣，补中州之土虚，干姜甘草，以温里寒，黄芩黄连以泻痞热。备乎虚水寒热之治，胃中不和，下利之痞，焉有不愈者乎?"（《订正仲景全书伤寒论注·太阳中篇》）

58. 甘草泻心汤方

甘草四两（炙）　黄芩三两　干姜三两　半夏半升（洗）　大枣十二枚（擘）
黄连一两

右六味，以水一斗，煮取六升，去滓，再煎取三升，温服一升，日三服。

（臣亿等谨按：上生姜泻心汤法，本云理中人参黄芩汤，今详泻心以疗痞，痞气因发阴而生，是半夏、生姜、甘草泻心三方，皆本于理中也，其方必各有人参，今甘草泻心汤中无者，脱落之也。又按：《千金》并《外台秘要》，治伤寒䘌食，用此方，皆有人参，知脱落无疑。）

【主治条文】第158条。

【方解】《医宗金鉴》云："方以甘草命名者，取和缓之意也。用甘草大枣之甘，补中之虚，缓中之急；半夏之辛，降逆止呕，芩连之寒，泻阳陷之痞热；干姜之热，散阴凝之痞寒；缓中降逆，泻痞除烦，寒热并用也。"（《订正仲景全书伤寒论注·太阳中篇》）

59. 黄芩汤方

黄芩三两　芍药二两　甘草二两（炙）　大枣十二枚（擘）
右四味，以水一斗，煮取三升，去滓，温服二升，日再夜一服。

【主治条文】第172、333条。

【方解】曹颖甫云："黄芩苦降，以抑标阳，芍药苦泄，以疏营郁，甘草大枣，甘平以补脾胃，则中气健运，而自利可止，不用四逆理中以祛寒，不用五苓以利水，此不治利而精于治利者也。"（《伤寒发微·太阳篇》）

60. 黄芩加半夏生姜汤方

黄芩三两　芍药二两　甘草二两（炙）　大枣十二枚（擘）　半夏半升（洗）　生姜一两半（切，一方三两）

右六味，以水一斗，煮取三升，去滓，温服一升，日再夜一服。

【主治条文】 第172条。

【方解】 曹颖甫云："寒水内薄，胃中胆汁不能相容，是为呕，呕者，水气内陷，与下利同，脾胃不和，亦与下利同，其不同者，特上逆与下泄耳。故仲师特于前方加半夏生姜，为之平胃而降逆。盖小半夏汤，在《金匮》原为呕逆主方，合黄芩以清胆火，甘草大枣以和胃，芍药以达郁，而呕将自定，抑仲师之言曰，更纳半夏以去其水，此以去水而止呕者也。"（《伤寒发微·太阳篇》）

61. 黄连汤方

黄连三两　甘草三两（炙）　干姜三两　桂枝三两（去皮）　人参二两　半夏半升（洗）　大枣十二枚（擘）

右七味，以水一斗，煮取六升，去滓，温服，昼三夜二。疑非仲景方。

【主治条文】 第173条。

【方解】《医宗金鉴》云："君黄连以清胸中之热，臣干姜以温胃中之寒，半夏降逆，佐黄连呕吐可止；人参补中，佐干姜腹痛可除。桂枝所以安外，大枣所以培中也。然此汤寒温不一，甘苦并投，故必加甘草协和诸药，此为阴阳相格，寒热并施之治法也。"（《订正仲景全书伤寒论注·少阳篇》）

62. 干姜黄芩黄连人参汤方

干姜　黄芩　黄连　人参各三两

右四味，以水六升，煮取二升，去滓，分温再服。

【主治条文】 第359条。

【方解】 陆渊雷云："凡朝食暮吐者，责其胃寒，食入即吐者，责其胃热，胃热故用芩连。本方证，胃虽热而肠则寒，故芩连与干姜并用。"（《伤寒论今释·卷八》）

63. 旋覆代赭汤方

旋覆花三两　人参二两　生姜五两　代赭石一两　甘草三两（炙）　半夏半升
（洗）　大枣十二枚（擘）

右七味，以水一斗，煮取六升，去滓，再煎取三升，温服一升，日三服。

【主治条文】第161条。

【方解】周扬俊云："旋覆花能消痰结，软痞，治噫气。代赭石止反胃，除五脏血脉中热，健脾，乃痞而噫气者用之，谁曰不宜。于是佐以生姜之辛，可以开结也。半夏，逐饮也。人参，补正也。桂枝散邪也，甘草大枣，益胃也。予每借之以治反胃噫食，气逆不降者，靡不神效。"（《伤寒三注·痞篇》）

64. 厚朴生姜半夏甘草人参汤方

厚朴半斤（炙，去皮）　生姜半斤（切）　半夏半升（洗）　甘草二两　人参一两

右五味，以水一斗，煮取三升，去滓，温服一升，日三服。

【主治条文】第66条。

【方解】钱潢云："此虽阳气已伤，因未经误下，故虚中有实。以胃气未平，故以之（厚朴）为君，生姜宣通阳气，半夏蠲饮利膈，故以之为臣。参甘补中和胃，所以益汗后之虚耳。"（《伤寒溯源集·卷之二》）

65. 黄连阿胶汤方

黄连四两　黄芩二两　芍药二两　鸡子黄二枚　阿胶三两

右五味，以水六升，先煮三物，取二升，去滓，内胶烊尽，小冷内鸡子黄，搅令相得，温服七合，日三服。

【主治条文】第303条。

【方解】柯韵伯云："此少阴之泻心汤也。凡泻心必藉芩连，而导引有阴阳之别，病在三阳，胃中不和，而心下痞硬者，虚则加参甘补之，实则加大黄下之；病在少阴，而心中烦不得卧者，既不得用参甘以助阳，亦不得用大黄以伤胃矣。用黄连以直折心火，佐芍药以收敛神明，所以扶阴而益阳也。然以但欲寐之病情，而至于不得卧，以微细之病脉，而反见心烦，非得气血

之属以交合心肾，甘平之味以滋阴和阳，不能使水升而火降，阴火不归其部，则少阴之热不除。鸡子黄禀南方之火色，入通于心，可以补离宫之火，用生者搅和，取其流动之义也。黑驴皮禀北方之水色，且咸先入肾，可以补坎宫之精，内合于心，而性急趋下，则阿井有水精凝聚之要也，与之相溶而成胶，用以配鸡子之黄，合芩连芍药，是降火归原之剂矣，《经》曰：火位之下，阴精承之，阴平阳秘，精神乃治。斯方之谓欤。"（《伤寒附翼·卷下》）

【综说】以上12方，属于和剂。"柴胡汤类"的和剂，是和解半表半里之邪气；"泻心汤类"的和剂，是和解既寒且热的病变。所以"柴胡汤类"的药物表里并用，而"泻心汤类"的药物便寒热互投。和解半表半里证有偏表、偏里的不同，"柴胡桂枝汤"偏于半表，"柴胡加芒硝汤"偏于半里。和解既寒且热证亦有偏寒、偏热的各异，"大黄黄连泻心汤"偏于寒，"厚朴生姜甘草半夏人参汤"便偏于热，其余各方都是寒热互用的。而"黄连阿胶汤"又为滋阴和阳之剂了。

（八）白虎汤类

66. 白虎汤方

知母六两　石膏一斤（碎）　　甘草二两（炙）　　粳米六合

右四味，以水一斗，煮米熟，汤成去滓，温服一升，日三服。

（臣亿等谨按：前篇云热结在里，表里俱热者，白虎汤主之。又云，其表不解，不可与白虎汤。此云脉浮滑，表有热，里有寒者，必表里字差矣。又阳明一证云，脉浮迟，表热里寒，四逆汤主之。以此表里自差明矣。《千金翼方》云，白通汤非也。）

【主治条文】第170、176、219、350条。

【方解】柯韵伯云："石膏大寒，寒能胜热，味甘归脾，质刚而主降，备中土生金之体；色白通肺，质重而含脂，具金能生水之用，故以为君。知母气寒主降，苦以泄肺火，辛以润肺燥，内肥白而外皮毛，肺金之象，生水之源也，故以为臣。甘草皮赤中黄，能土中泻火，为中宫舟楫，寒药得之缓其寒，用此为佐。沉降之性亦得留连于脾胃之间矣。粳米稼穑作甘，气味温和，禀容平之德，为后天养命之资，得此为佐，阴寒之物，则无伤脾胃之虑也。煮汤入胃，输脾归肺，水精四布，大烦大渴可除矣。白虎为西方金神，用以名汤者，秋金得令而暑清阳解，此四时之序也。"（《伤寒论注·卷三》）

67. 白虎加人参汤方

知母六两　石膏一斤（碎）　甘草二两（炙）　人参二两　粳米六合

右五味，以水一斗，煮米熟，汤成去滓，温服一升，日三服。

【主治条文】第26、168、169、170、222 条。

【方解】曹颖甫云："方用石膏知母以除烦，生甘草粳米加人参以止渴，而烦渴解矣，此白虎汤加人参之旨也。"（《伤寒发微·太阳篇》）

柯韵伯云："加人参以补中益气而生津，协和甘草粳米之补，承制石膏知母之寒，泻火而火不伤，乃操万全之术者。"（《伤寒论注·卷三》）

68. 竹叶石膏汤方

竹叶二把　石膏一斤　半夏半升（洗）　麦门冬一升（去心）　人参二两　甘草二两（炙）　粳米半升

右七味，以水一斗，煮取六升，去滓，内粳米，煮米熟，汤成去米，温服一升，日三服。

【主治条文】第397 条。

【方解】曹颖甫云："用竹叶石膏以清热，人参甘草以和胃，生半夏以止吐，粳米麦门冬以生津，但得津液渐复，则胃热去而中气和矣。"（《伤寒发微·阴阳易差后劳复篇》）

【综说】以上"白虎汤类"的 3 方，均属清剂，而且都为养阴清热剂，与"栀子豉汤类"的清里泻热，大不相同。

（九）五苓散类

69. 五苓散方

猪苓十八铢（去皮）　泽泻一两六铢　白术十八铢　茯苓十八铢　桂枝半两（去皮）

右五味，捣为散，以白饮[32]和服方寸匕[33]，日三服。多饮暖水，汗出愈。如法将息。

【主治条文】第71、72、74、141、156、244、386条。

【方解】张锡驹云："散者，四散之意也。茯苓、泽泻、猪苓，淡味而渗泄者也。白术助脾气以转输，桂枝从肌达表，外窍通而内窍利矣，故曰多饮暖水，汗出愈也。"（《伤寒论辑义·卷二》引）

70. 猪苓汤方

猪苓（去皮）　茯苓　泽泻　阿胶　滑石（碎）各一两

右五味，以水四升，先煮四味，取二升，去滓，内阿胶烊消，温服七合，日三服。

【主治条文】第223、224、319条。

【方解】《医宗金鉴》云："赵羽皇曰：……方中阿胶质膏，养阴而滋燥，滑石性滑，去热而利水，佐以二苓之渗泻，既疏浊热，而不留其壅瘀；亦润真阴，而不苦其枯燥，是利水而不伤阴之善剂也。"（《订正仲景全书伤寒论注·阳明篇》）

71. 文蛤散方

文蛤五两

右一味为散，以沸汤和一方寸匕服，汤用五合。

【主治条文】141条。

【方解】曹颖甫云："文蛤，当是蛤壳，性味咸寒而泄水，但令水气下泄，则津液得以上承，而口不燥矣。"（《伤寒发微·太阳篇》）

72. 茯苓甘草汤方

茯苓二两　桂枝二两（去皮）　甘草一两（炙）　生姜三两（切）

右四味，以水四升，煮取二升，去滓，分温三服。

【主治条文】第73、356条。

【方解】《医宗金鉴》云："是方乃仿桂枝、五苓二方之义，小制其法也。有脉浮数汗出之表，故主以桂枝，去大枣芍药者，因有小便不利之里，恐滞敛而有碍于癃闭也。五苓去术泽猪苓者，因不渴不烦，里饮无多，惟小便一利可愈，恐过于燥渗伤阴也。"（《订正仲景全书伤寒论注·太阳中篇》）

【综说】以上4方为利尿剂。"五苓散"为其代表方，表里两解；"猪苓汤"养阴利水；"茯苓甘草汤"扶阳利水；"文蛤散"最为平和。

（十）四逆汤类

73. 四逆汤方

甘草二两（炙）　　干姜一两半　　附子一枚（生用，去皮，破八片）

右三味，以水三升，煮取一升二合，去滓，分温再服。强人可大附子一枚，干姜三两。

【主治条文】第29、91、92、225、277、323、324、353、354、377、388、389条。

【方解】钱潢云："四逆汤者，所以治四肢厥逆而名之也。……此以真阳虚衰，阴邪肆逆，阳气不充于四肢，阴阳不相顺接，故手足厥冷而为厥逆咽中干也。……其以甘草为君者，以甘草甘和而性缓，可缓阴气之上逆。干姜温中，可以救胃阳而温脾土，即所谓四肢皆禀气于胃而不得至经，必因于脾，乃得禀焉，此所以脾主四肢也。附子辛热，直走下焦，大补命门之真阳，故能治下焦逆上之寒邪，助清阳之升发而腾达于四肢，则阳回气暖，而四肢无厥逆之患矣，是以名之曰四逆汤也。"（《伤寒溯源集·卷之四》）

74. 四逆加人参汤方

甘草二两（炙）　　附子一枚（生，去皮，破八片）　　干姜一两半　　人参一两

右四味，以水三升，煮取一升二合，去滓，分温再服。

【主治条文】第385条。

【方解】魏荔彤云："于温中之中，佐以补虚生津之品……凡病后亡血津枯者，皆可用也，不止霍乱也，不止伤寒吐下后也。"（《伤寒论本义·卷之十八》）

75. 通脉四逆汤方

甘草二两（炙）　　附子大者一枚（生用，去皮，破八片）　　干姜三两（强人可四两）

右三味，以水三升，煮取一升二合，去滓，分温再服，其脉即出者愈。面色赤者，加葱九茎；腹中痛者，去葱，加芍药二两；呕者，加生姜二两；咽痛者，去芍药，加桔梗一两；利止脉不出者，去桔梗，加人参二两。病皆与方相应者，乃服之。

【主治条文】第 317、370 条。

【方解】曹颖甫云："用甘草干姜以温中焦，生附子以温下焦，盖水盛血寒，为少阴本病，故以下利清谷，手足厥逆为总纲，惟兼见脉微欲绝，乃为通脉四逆汤本证。盖胃为生血之原，胃中寒则脉微。……惟里寒外热，外内不通，因病戴阳，面色乃赤，故加葱以通之。血络因寒而瘀，腹中为痛，故加苦平之芍药以泄之。呕者，为胃中有水气，故加生姜以散之。咽痛为湿痰阻滞，故加有碱性之桔梗以开之。利止脉不出为里阴虚，故加人参以益之。此义通脉四逆汤因证加减之治法也。"（《伤寒发微·少阴篇》）

76. 通脉四逆加猪胆汤方

甘草二两（炙）　　干姜三两（强人可四两）　　附子（大者）一枚（生，去皮，破八片）
猪胆汁半合

右四味，以水三升，煮取一升二合，去滓，内猪胆汁，分温再服，其脉即来。无猪胆，以羊胆代之。

【主治条文】第 390 条。

【方解】吴仪洛云："用通脉四逆以回阳，而加猪胆汁以益阴，庶几将绝之阴，不致为阳药所劫夺也。"（《伤寒论辑义·卷七》转引）

77. 干姜附子汤方

干姜一两　附子一枚（生用，去皮，破八片）

右二味，以水三升，煮取一升，去滓，顿服。

【主治条文】第 61 条。

【方解】柯韵伯云："茯苓四逆，固阴以救阳；干姜附子，固阳以配阴，二方皆从四逆加减，而有救阳救阴之异。茯苓四逆，比四逆为缓，固里宜缓也；姜附者，阳中之阳也，用生附而去甘草，则势力更猛，比四逆为峻，回阳当急也。一去甘草，一加茯苓，而缓急自别。"（《伤寒论辑义·卷二》引）

78. 茯苓四逆汤方

茯苓四两　人参一两　附子一枚（生用，去皮，破八片）　甘草二两（炙）　干姜一两半

右五味，以水五升，煮取三升，去滓，温服七合，日二服。

【主治条文】第69条。

【方解】曹颖甫云："用茯苓人参增胃液以濡上燥，合四逆汤以温下寒，而发其蒸气，使蒸气与胃液相接，则水火既济，而烦躁愈矣。"（《伤寒发微·太阳篇》）

79. 白通汤方

葱白四茎　干姜一两　附子一枚（生，去皮，破八片）

右三味，以水三升，煮取一升，去滓，分温再服。

【主治条文】第314条。

【方解】曹颖甫云："用葱白以升阳，干姜附子以温中下，但使血分渐温，寒水化气上达，则下利当止。"（《伤寒发微·少阴篇》）

80. 白通加猪胆汁汤方

葱白四茎　干姜一两　附子一枚（生，去皮，破八片）　人尿五合　猪胆汁一合

右五味，以水三升，煮取一升，去滓，内胆汁、人尿，和令相得，分温再服。若无胆，亦可用。

【主治条文】第315条。

【方解】曹颖甫云："浮阳冒于膈上，而见干呕心烦，热药入口，正恐格而不受，故于白通汤中，加咸寒之人尿，苦寒之猪胆汁，引之下行。迨服药竟，热药之性内发，阳气当行，脉即当出。"（《伤寒发微·少阴篇》）

【综说】以上8方，统为温经方剂。大别之可分作两个类型："四逆汤""四逆加人参汤""通脉四逆汤""干姜附子汤""白通汤"5方，纯为温经救阳之药；"通脉四逆加猪胆汁汤""茯苓四逆汤""白通加猪胆汁汤"3方，

为救阳之中还着意固阴。

（十一）四逆散类

81. 四逆散方

甘草（炙）　枳实（破，水渍，炙干）　柴胡　芍药

右四味，各十分，捣筛，白饮和服方寸匕，日三服。咳者，加五味子、干姜各五分，并主下利；悸者，加桂枝五分；小便不利者，加茯苓五分；腹中痛者，加附子一枚炮令坼[34]；泄利下重者，先以水五升，煮薤白三升，煮取三升，去滓，以散三方寸匕，内汤中，煮取一升半，分温再服。

【主治条文】第 318 条。

【方解】曹颖甫云："观四逆散方治，惟用甘草则与四逆汤同，余则用枳实以去湿痰宿食之互阻，用柴胡以解外，用芍药以通瘀；但使内无停阻之中气，外无不达之血热，而手足自和矣。此四逆散所以为导滞和营之正方也。惟兼咳者，加五味干姜，与治痰饮用苓甘五味姜辛同。小便不利加茯苓，与用五苓散同。惟下利而悸，则加桂枝，所以通心阳也。腹中痛加熟附子一枚，所以温里阳也。肺与大肠为表里，肺气阻塞于上，则大肠壅滞于下，而见泄利下重。……泄利下重，于四逆散中重用薤白，与胸痹用栝蒌薤白汤同意，皆所以通阳而达肺气，肺气开于上，则大肠通于下，若误认为寒湿下利而用四逆汤，误认为湿热下利而用白头翁汤，误认为宿食而用承气汤，则下重不可治矣。"（《伤寒发微·少阴篇》）

82. 当归四逆汤方

当归三两　桂枝三两（去皮）　芍药三两　细辛三两　甘草二两（炙）　通草二两　大枣二十五枚（擘，一法十二枚）

右七味，以水八升，煮取三升，去滓，温服一升，日三服。

【主治条文】第 351 条。

【方解】曹颖甫云："方用当归以补血，细辛通草以散寒行水，所以助心营而起欲绝之脉也。合桂枝汤去生姜而倍大枣，所以扶脾阳而温手足之厥及

2040

肌肉之寒也。"(《伤寒发微·厥阴篇》)

83. 当归四逆加吴茱萸生姜汤方

当归三两　芍药三两　甘草二两（炙）　　通草二两　桂枝三两（去皮）　　细辛三两　生姜半斤（切）　　吴茱萸二升　大枣二十五枚（擘）

右九味，以水六升，清酒六升和，煮取五升，去滓，温分五服。

【主治条文】第352条。

【方解】曹颖甫云："若其人内有久寒，心下水气，不免渗入于胃，胃底胆汁不能相容，又必抗拒而见呕逆，故于本方（当归四逆汤）中加吴茱萸以止呕，生姜以和胃。"(《伤寒发微·厥阴篇》)

84. 芍药甘草汤方

白芍药　甘草（炙）各四两

右二味，以水三升，煮取一升五合，去滓，分温再服。

【主治条文】第29、30条。

【方解】柯韵伯云："脾不能为胃行其津液，以灌四旁，故足挛急，用甘草以生阳明之津，芍药以和太阴之液，其脚即伸，此亦用阴和阳法也。"(《伤寒附翼·卷下》)

【综说】以上4方，均为通利方剂。"通利"是"通可行滞"的意思，凡阴阳互阻，气血交滞，寒热不和的时候，都可以采用这类方剂来治疗。

（十二）理中汤类

85. 理中丸方

人参　干姜　甘草（炙）　　白术各三两

右四味，捣筛，蜜和为丸，如鸡子黄许大，以沸汤数合，和一丸，研碎，温服之，日三四，夜二服。腹中未热，益至三四丸，然不及汤。汤法：以四物依两数切，用水八升，煮取三升，去滓，温服一升，日三服。若脐上筑者，肾气动也，去术，加桂四两；吐多者，去术，加生姜三两；下多者，还用术；

悸者，加茯苓二两；渴欲得水者，加术，足前成四两半；腹中痛者，加人参，足前成四两半；寒者，加干姜，足前成四两半；腹满者，去术，加附子一枚。服汤后如食顷，饮热粥一升许，微自温，勿发揭衣被。

【主治条文】第159、386、396条。

【方解】成无己云："心肺在膈上为阳，肾肝在膈下为阴，此上下藏也。脾胃应土，处在中州，在五脏曰孤脏，属三焦曰中焦，自三焦独治在中，一有不调，此丸专治，故名曰理中丸。人参味甘温，《内经》曰：脾欲缓，急食甘以缓之，缓中益脾，必以甘为主，是以人参为君。白术味甘温，《内经》曰：脾恶湿，甘胜湿，温中胜湿，必以甘为助，是以白术为臣。甘草味甘平，《内经》曰：五味所入，甘先入脾，脾不足者，以甘补之，补中助脾，必先甘剂，是以甘草为佐。干姜味辛热，喜温而恶寒者，胃也，胃寒则中焦不治，《内经》曰：寒淫所胜，平以辛热，散寒温胃，必先辛剂，是以干姜为使。脾胃居中，病则邪气上下左右，无所不至，故又有诸加减焉。若脐下筑者，肾气动也，去白术加桂，气壅而不泄，则筑然动。白术味甘补气，去白术则气易散，桂辛热，肾气动者，欲作奔豚也，必服辛味以散之，故加桂以散肾气，《经》曰：以辛入肾，能泄奔豚气故也。吐多者，去白术，加生姜，气上逆者，则吐多，术甘而壅，非气逆者之所宜也。《千金方》曰：呕家多服生姜，此是呕家圣药，生姜辛散，是于吐多者加之。下多者还用术，气泄而不收，则下多，术甘壅补，使正气收而不泄也。或曰：湿胜则濡泄，术专除湿，是于下多者加之。悸者加茯苓，饮聚则悸，茯苓味甘，渗泄伏水，是所宜也。渴欲得水者，加术，津液不足则渴，术甘以补津液。腹中痛者加人参，虚则痛，《本草》曰：补可去弱，即人参羊肉之属是也。寒多者加干姜，辛能散也。腹满者去白术加附子，《内经》曰：甘者令人中满，术甘壅补，于腹满家则去之。附子味辛热，寒气壅郁，腹为之满，以热胜寒，以辛散满，故加附子。《内经》曰：热者寒之，寒者热之。此之谓也。"（《伤寒明理论·诸药方论·理中丸方》）

86. 真武汤方

茯苓三两　芍药三两　白术二两　生姜三两（切）　附子一枚（炮，去皮，破八片）
右五味，以水八升，煮取三升，去滓，温服七合，日三服。若咳者，加五味子半升，细辛一两，干姜一两；若小便利者，去茯苓；若下利者，去芍药，加干姜二两；若呕者，去附子，加生姜足前为半斤。

【主治条文】第82、316条。

【方解】曹颖甫云："用芍药以定痛，茯苓生姜术附以散寒而行水，此固少阴病水气在里之治法也。……咳者加五味姜辛，所以蠲饮；小便利者去茯苓，不欲其利水太过；下利去芍药加干姜，欲其温脾，不欲其苦泄；呕者去附子加生姜，以水在中脘，不在下焦，故但发中脘之阳，而不欲其温肾，此又少阴病水气外泄之治法也。"（《伤寒发微·少阴篇》）

87. 附子汤方

附子二枚（炮，去皮，破八片）　　茯苓三两　　人参二两　　白术四两　　芍药三两

右五味，以水八升，煮取三升，去滓，温服一升，日三服。

【主治条文】第304、305条。

【方解】柯韵伯云："此大温大补之方，乃正治伤寒之药，为少阴固本御邪之剂也。……以人参固气生之原，令五脏六腑之有本，十二经脉之有根……用白术以培太阴之土，芍药以滋厥阴之木，茯苓以利少阴之水，水利则精自藏，土安则水有所制，木润则火有所生矣。扶阳以救寒，益阴以固本，此万全之术。……此与真武汤似同而实异，此倍术附，去姜而用参，全是温补以壮元阳，彼用姜而不用参，尚是温散以逐水气，补散之分歧，只在一味之旋转欤。"（《伤寒附翼·卷下》）

88. 甘草附子汤方

甘草二两（炙）　　附子二枚（炮，去皮，破）　　白术二两　　桂枝四两（去皮）

右四味，以水六升，煮取三升，去滓，温服一升，日三服。初服得微汗则解，能食，汗止复烦者，将服五合，恐一升多者，宜服六七合为始[35]。

【主治条文】第175条。

【方解】吴仪洛云："此方用附子除湿温经，桂枝祛风和营，术去湿实卫，甘草辅诸药而成敛散之功也。"（《伤寒论辑义·卷三》引）

89. 桂枝附子汤方

桂枝四两（去皮）　　附子三枚（炮，去皮，破）　　生姜三两（切）　　大枣十二枚

（擘）　　甘草二两（炙）

右五味，以水六升，煮取二升，去滓，分温三服。

【主治条文】第 174 条。

【方解】曹颖甫云："独阴无阳……正气衰也，病情至此，非重用透发肌理之桂枝，不足以疏外风，非重用善走之附子，不足以行里湿，外加生姜甘草大枣以扶脾而畅中，使之由里达表，而风湿解矣。"（《伤寒发微·太阳篇》）

90. 去桂加白术汤方

附子三枚（炮，去皮，破）　　白术四两　　生姜三两（切）　　甘草二两（炙）　　大枣十二枚（擘）

右五味，以水六升，煮取二升，去滓，分温三服。初一服，其人身如痹，半日许复服之，三服都尽，其人如冒状，勿怪，此以附子术并走皮内，逐水气未得除，故使之耳。法当加桂四两，此本一方二法，以大便硬，小便利，去桂也。以大便不硬，小便不利，当加桂。附子三枚恐多也，虚弱家及产妇，宜减服之。

【主治条文】第 174 条。

【方解】程应旄云："此湿虽盛而津液自虚也。于上汤中去桂，以其能走津液；加术，以其能生津液。"（《中寒论辨证广注·卷上》引）

91. 茯苓桂枝白术甘草汤方

茯苓四两　　桂枝三两（去皮）　　白术　　甘草（炙）各二两
右四味，以水六升，煮取三升，去滓，分温三服。

【主治条文】第 67 条。

【方解】《医宗金鉴》云："此汤救麻黄之误汗，其邪尚在太阳，故主以桂枝，佐以甘草茯术，是扶阳以涤饮也。"（《订正仲景全书伤寒论注·太阳中篇》）

92. 芍药甘草附子汤方

芍药　　甘草（炙）各三两　　附子一枚（炮，去皮，破八片）
右三味，以水五升，煮取一升五合，去滓，分温三服。疑非仲景方。

【主治条文】第68条。

【方解】周扬俊云:"汗多为阳虚,而阴则素弱,补阴当用芍药,回阳当用附子,势不得不芍附兼资。然又惧一阴一阳,两不相和也。于是以甘草和之,庶几阴阳谐而能事毕矣。"(《伤寒三注·太阳中篇》)

93. 桂枝人参汤方

桂枝四两（别切）　　甘草四两（炙）　　白术三两　　人参三两　　干姜三两

右五味,以水九升,先煮四味,取五升,内桂,更煮取三升,去滓,温服一升,日再夜一服。

【主治条文】第163条。

【方解】喻嘉言云:"此方即理中加桂枝而易其名,亦治虚痞下利之圣法也。"(《尚论篇·太阳经上篇》)

曹颖甫云:"炙草、白术、人参、干姜以温胃而祛寒,桂枝助脾以发汗,而外证及里痞俱解矣。所以后纳桂枝者,以里寒重于外证,恐过煎气薄,失其发汗之功用也。"(《伤寒发微·太阳篇》)

94. 甘草干姜汤方

甘草四两（炙）　　干姜二两

右二味,以水三升,煮取一升五合,去滓,分温再服。

【主治条文】第29、30条。

【方解】吴遵程云:"甘草干姜汤,即四逆汤去附子也,辛甘合用,专复胸中之阳气。其夹食、夹阴、面赤、足冷、发热喘咳、腹痛便滑,外内合邪,难于发散,或寒药伤胃,合用理中,不便参术者,并宜服之,真胃虚挟寒之圣剂也。"(《伤寒论辑义·卷一》引)

【综说】以上10方可分作三个类型:"理中丸""桂枝人参汤""甘草干姜汤"3方,是温补脾阳的方剂;"桂枝附子汤""茯苓桂枝白术甘草汤""去桂加白术汤""甘草附子汤"4方,为扶阳去湿方剂;"真武汤""附子汤""芍药甘草附子汤"3方,为固阴补阳方剂。

（十三）杂方类

95. 桃花汤方

赤石脂一斤（一半全用，一半筛末）　　干姜一两　　粳米一升

右三味，以水七升，煮米令熟，去滓，温服七合，内赤石脂末方寸匕，日三服。若一服愈，余勿服。

【主治条文】第306、307条。

【方解】成无己云："涩可去脱，赤石脂之涩，以固肠胃，辛以散之，干姜之辛，以散里寒，粳米之甘，以补正气。"（《注解伤寒论·卷第六》）

96. 赤石脂禹余粮汤方

赤石脂一斤（碎）　　太一禹余粮一斤（碎）

右二味，以水六升，煮取二升，去滓，分温三服。

【主治条文】第159条。

【方解】柯韵伯云："大肠之不固，仍责在胃；关门之不紧，仍责在脾，此二味皆土之精气所结，能实胃而涩肠，凡下焦虚脱者，以二物为末，参汤调服，最效。"（《伤寒恒论·卷二》引）

97. 炙甘草汤方

甘草四两（炙）　　生姜三两（切）　　人参二两　　生地黄一斤　桂枝三两（去皮）
阿胶二两　麦门冬半升（去心）　　麻仁半升　大枣三十枚（擘）

右九味，以清酒七升，水八升，先煮八味，取三升，去滓，内胶烊消尽，温服一升，日三服。一名复脉汤。

【主治条文】第177条。

【方解】柯韵伯云："用生地为君，麦冬为臣，炙甘草为佐，大剂以峻补真阴，开来学滋阴之一路也。反以甘草名方者，藉其载药入心，补离中之虚，以安神明耳。然大寒之剂，无以奉发陈蕃秀之机，必须人参桂枝，佐麦冬以通脉，姜枣佐甘草以和营，胶麻佐地黄以补血，甘草不使速下，清酒引之上

行，且生地麦冬，得酒力而更优也。"(《伤寒附翼·卷下》)

98. 吴茱萸汤方

吴茱萸一升（洗）　　人参三两　　生姜六两（切）　　大枣十二枚（擘）

右四味，以水七升，煮取二升，去滓，温服七合，日三服。

【主治条文】第243、309、378条。

【方解】曹颖甫云："方中但用温中下气之吴茱萸以降呕逆，余则如人参姜枣，皆所以增胃汁而扶脾阳，但使中气渐和，津液得通调上下四旁，而呕吐烦躁当止。"(《伤寒发微·少阴篇》)

99. 茵陈蒿汤方

茵陈蒿六两　　栀子十四枚（擘）　　大黄二两（去皮）

右三味，以水一斗二升，先煮茵陈，减六升，内二味，煮取三升，去滓，分三服。小便当利，尿如皂荚汁状，色正赤，一宿腹减，黄从小便去也。

【主治条文】第236、260条。

【方解】钱潢云："茵陈性虽微寒，而能治湿热黄疸，及伤寒滞热，通身发黄，小便不利，栀子苦寒，泻三焦火，除胃热时疾黄病，通小便，解消渴，心烦懊恼，郁热结气，更入血分。大黄苦寒下泄，逐邪热，通肠胃，三者皆蠲湿热，去郁滞，故为阳明发黄之首剂云。"(《伤寒溯源集·卷之六》)

100. 麻黄连翘赤小豆汤方

麻黄二两（去节）　　连翘二两　　杏仁四十个（去皮尖）　　赤小豆一升　　大枣十二枚（擘）　　生梓白皮（切）一升　　生姜二两（切）　　甘草二两（炙）

右八味，以潦水[36]一斗，先煮麻黄再沸，去上沫，内诸药，煮取三升，去滓，分温三服，半日服尽。

【主治条文】第262条。

【方解】钱潢云："麻黄汤，麻黄桂枝杏仁甘草也，皆开鬼门而泄汗，汗泄则肌肉腠理之郁热湿邪皆去，减桂枝而不用者，恐助瘀热也。……赤小豆除湿散热，下水肿而利小便……梓白皮性苦寒，能散温热之邪。"(《伤寒溯源集·卷之六》)

101. 白头翁汤方

白头翁二两　黄柏三两　黄连三两　秦皮三两

右四味，以水七升，煮取二升，去滓，温服一升，不愈，更服一升。

【主治条文】第371、373条。

【方解】钱潢云："白头翁，《神农本经》言其能逐血止腹痛，陶弘景谓其能止毒痢，故以治厥阴热痢。黄连苦寒，能清湿热，厚肠胃。黄柏泻下焦之火，秦皮亦属苦寒，治下痢崩带，取其收涩也。"（《伤寒论辑义·卷六》引）

102. 苦酒汤方

半夏（洗，破如枣核）十四枚　鸡子一枚（去黄，内上苦酒[37]，着鸡子壳中）

右二味，内半夏着苦酒中，以鸡子壳置刀环中，安火上，令三沸，去滓，少少含咽之，不差，更作三剂。

【主治条文】第312条。

【方解】钱潢云："半夏开上焦痰热之结邪，卵白清气治伏热，苦酒味酸，使阴中热淫之气敛降。今之优人，每遇声哑，即以生鸡子白啖之，声音即出，亦此方之遗意也。"（《伤寒论辑义·卷五》引）

103. 甘草汤方

甘草二两

右一味，以水三升，煮取一升半，去滓，温服七合，日二服。

【主治条文】第311条。

【方解】徐忠可云："甘草一味单行，最能和阴，而清冲任之热，每见生便痈者，骤煎四两，顿服立愈，则其能清少阴客热可知，所以为咽痛专方。"（《伤寒原方发明·少阴后篇》）

104. 桔梗汤方

桔梗一两　甘草二两

右二味，以水三升，煮取一升，去滓，温分再服。

【主治条文】第 311 条。

【方解】汪琥云："桔梗汤，即于甘草汤内加桔梗，以开提其邪，邪散则少阴之气自和矣。"（《伤寒论辨证广注·卷九》）

105. 猪肤汤方

猪肤[38]一斤

右一味，以水一斗，煮取五升，去滓，加白蜜一升，白粉[39]五合，熬香，和令相得，温分六服。

【主治条文】第 310 条。

【方解】曹颖甫云："猪肤以补胰液，白蜜以补脺液，加炒香之米粉以助胃中消化力，若饭灰然，引胃浊下行，但令回肠因润泽而通畅，则腐秽可一泄而尽，下气通则上气疏，咽痛胸满心烦，且一时并愈矣。"（《伤寒发微·少阴篇》）

106. 瓜蒂散方

瓜蒂一分（熬黄）　赤小豆一分

右二味，各别捣筛，为散已，合治之，取一钱匕，以香豉一合，用热汤七合，煮作稀糜，去滓，取汁和散，温顿服之。不吐者，少少加，得快吐乃止。诸亡血虚家，不可与瓜蒂散。

【主治条文】第 166、355 条。

【方解】曹颖甫云："用瓜蒂之苦泄以涌其寒痰，香豉以散寒，赤小豆以泄湿，一吐而冲逆止矣。"（《伤寒发微·太阳篇》）

107. 麻黄升麻汤方

麻黄二两半（去节）　升麻一两一分　当归一两一分　知母十八铢　黄芩十八铢
葳蕤[40]十八铢（一作菖蒲）　芍药六铢　天门冬六铢（去心）　桂枝六铢（去皮）
茯苓六铢　甘草六铢（炙）　石膏六铢（碎，绵裹）　白术六铢　干姜六铢

右十四味，以水一斗，先煮麻黄一两沸，去上沫，内诸药，煮取三升，去滓，分温三服，相去如炊三斗米顷令尽，汗出愈。

【主治条文】第 357 条。

【方解】曹颖甫云："君麻黄、升麻，以升提下陷之寒湿而外散之，所以止下利也。当归以补血，黄芩以清胆火，知母、石膏以清胃热，所以止吐脓血也。萎蕤、天冬以润肺，所以利咽喉不利也。白术、干姜、芍药、桂枝、茯苓、甘草，所以解水分之寒湿，增营分之热度，而通利血脉也。但令水寒去而营热增，手足之厥冷自解矣。"（《伤寒发微·厥阴篇》）

108. 半夏散及汤方

半夏（洗）　桂枝（去皮）　甘草（炙）

右三味，等分，各别捣筛已，合治之，白饮和服方寸匕，日三服。若不能散服者，以水一升，煎七沸，内散两方寸匕，更煮三沸，下火令小冷，少少咽之。半夏有毒，不当散服。

【主治条文】第313条。

【方解】钱潢云："咽中痛，则阳邪较重，故以半夏之辛滑以利咽喉，而开其黏饮；仍用桂枝以解卫分之风邪，又以甘草和之。"（《伤寒溯源集·卷之九》）

109. 乌梅丸方

乌梅三百枚　细辛六两　干姜十两　黄连十六两　当归四两　附子六两（炮，去皮）　蜀椒四两（出汗[41]）　桂枝六两（去皮）　人参六两　黄柏六两

右十味，异捣筛，合治之，以苦酒渍乌梅一宿，去核，蒸之五斗米下，饭熟捣成泥，和药令相得，内臼中，与蜜杵二千下，丸如梧桐子大，先食饮服十丸，日三服，稍加至二十丸，禁生冷滑物臭食等。

【主治条文】第338条。

【方解】柯韵伯云："君乌梅之大酸，是伏其所主也，佐黄连泻心而除痞，黄柏滋肾以除渴，先其所因也。肾者，肝之母，椒附以温肾，则火有归而肝得所养，是固其本也。肝欲散，细辛干姜以散之，肝藏血，桂枝当归引血归经也。寒热并用，五味兼收，则气味不和，故佐以人参，调其中气。以苦酒浸乌梅，同气相求，蒸之米下，资其谷气，加蜜为丸，少与而渐加之，缓以治其本也，仲景此方，本为厥阴诸证之法。"（《伤寒附翼》）

110. 牡蛎泽泻散方

牡蛎（熬）　泽泻　蜀漆（暖水洗去腥）　葶苈子（熬）　商陆根（熬）　海藻（洗去咸）　栝蒌根各等分

右七味，异捣，下筛为散，更于臼中治之，白饮和服方寸匕，日三服。小便利，止后服。

【主治条文】第 395 条。

【方解】钱潢云："牡蛎咸而走肾，同渗利则下走水道。泽泻利水入肾，泻膀胱之火，为渗湿热之要药。栝蒌根解烦渴而行津液，导肿气。蜀漆能破其澼，为驱痰逐水必用之药。苦葶苈泄气导肿，去十肿水气。商陆苦寒，专于行水治肿满，小便不利。海藻咸能润下，使邪气从小便出也。"（《伤寒论辑义·卷七》引）

111. 蜜煎方

食蜜七合

右一味，于铜器内，微火煎，当须凝如饴状，搅之勿令焦著，欲可丸，并手捻作梃，令头锐，大如指，长二寸许，当热时急作，冷则硬，以内谷道中，以手急抱，欲大便时乃去之。疑非仲景意。已试甚良。又大猪胆一枚泻汁，和少许法醋，以灌谷道内，如一食顷，当大便出宿食恶物，甚效。

【主治条文】第 233 条。

【方解】王肯堂云："凡多汗伤津，或屡汗不解，或尺中脉迟弱，元气素虚人，便欲下而不能出者，并宜导法。但须分津液枯者，用蜜导，邪热甚者用胆导，湿热痰饮固结，姜汁麻油浸栝蒌根导。"（《伤寒论辑义·卷四》引）

112. 烧裈散方

妇人中裈[42]（近隐处，取烧作灰）

右一味，水服方寸匕，日三服。小便即利，阴头微肿，此为愈矣。妇人病取男子裈烧服。

【主治条文】第 392 条。

【方解】曹颖甫云："以浊引浊，使病从何处受，即从何处出，夫磁石引针，珀引灯芯，同气相感也。"（《伤寒发微·阴阳易差后劳复篇》）王好古云："若脉在厥阴，当归四逆汤送下烧裈散；若脉在少阴，通脉四逆汤送下烧裈散；若脉在太阴，四顺理中丸送下烧裈散。"（《阴证略例·论阴阳易分寒热》）

【综说】以上18方可分作八个类型："赤石脂禹余粮汤""桃花汤"两方为收涩剂；"炙甘草汤""吴茱萸汤"两方为温补剂；"茵陈蒿汤""麻黄连轺赤小豆汤""甘草汤""桔梗汤""白头翁汤""苦酒汤"六方为清热剂；"半夏散及汤""乌梅丸""烧裈散"三方为和剂；"牡蛎泽泻散""蜜煎导"两方为泻下剂；"瓜蒂散"为吐剂；"猪肤汤"为润剂；"麻黄升麻汤"为通利剂。

提　纲

（1）桂枝汤类19方，六个不同类型，变化虽异常复杂，总的来说是偏于表证和阳虚的两种情况，应从中反复体会，比较其异同点。

（2）麻黄汤类6方，其关键在"解表"。

（3）葛根汤类3方，都是以"清解而不伤津"立法。

（4）柴胡汤类6方，都是和表达里的方剂，但应辨别其中表里轻重的不同情况。

（5）栀子汤类7方，都是清中上焦邪热的方剂。

（6）承气汤类12方，均为泻下剂，但有泻便、泻水的区分。

（7）泻心汤类12方，为"调和寒热"的和解剂，与柴胡汤类的"和解表里"不同。

（8）白虎汤类3方，都为养阴清热的方剂；葛根汤类是解表而不伤津，白虎汤类是清里而不伤津，清解表里邪气各殊，而存津液则一。

（9）五苓散类4方，均为不同性质的利尿剂。

（10）四逆汤类8方，配伍的重点在"温经"。

（11）四逆散类4方，均为通利剂，以通利邪气的郁结，与四逆汤类的性质悬殊。

（12）理中汤类10方，主要是温补方剂。

（13）杂方类 18 方，可分涩、补、清、和、泻、吐、润、利八个类型。

复习题

（1）"桂枝汤类"方剂与"麻黄汤类"方剂组合的基本不同点是什么？

（2）"四逆汤类"方剂与"四逆散类"方剂，命名相同而实质迥殊，试说明其中的道理。

（3）"栀子汤类"是清热剂，"白虎汤类"也是清热剂，它们作用相同吗？

（4）试述"理中汤类"方剂与"四逆汤类"方剂的主要区分。

（5）"和剂"的意义是什么？

注　解

[1] 汉时的"一两"，今一般均作"一钱"计算。

[2] 加热炮制为"炙"。

[3] "擘"音"掰"，分裂也。

[4] 原书是立行，所以称"右"，以后各方均同。

[5] "㕮咀"读如"府举"，即碎药成粗末的意思，现在称"咀片"就是这样的来历。

[6] 水一升，即相当于现在一小饭碗的水容量，药升例外。

[7] "适寒温"，即"不冷不热"的意思。

[8] "歠"同"啜"，饮也。

[9] "漐漐"音"至至"，小雨不辍貌；"似"同"嗣"，即"持续"的意思。

[10] "促"，缩短也；"小促其间"，即是说把吃药的时间稍稍缩短一点。

[11] "周时"，即是一个对朝。

[12] "沫"音"末"，即凝于水面的泡沫。

[13] "内"与"纳"字同音同义，以后各方均同。

[14] "亿"，即林亿，宋代人；《伤寒》《金匮》等书，都是林亿和高保衡等人编校印行的；"臣"，是他们对宋代皇帝的自称；"谨案"，这是他们在校书时所加的按语，多为提出的不同意见。

[15] "药徵"是书名，日本人吉益东洞著，是讲《伤寒》《金匮》两书所用药物之药性的专著。

[16] "铢"，"二十四铢"为汉代"一两"的重量，它的实际重量约为现在的"八厘"，一般又将其对折，约有"四厘"左右。

[17] "沸"音"费"；流质受热至发出气泡时便叫作"沸"。

[18] "顿服"，即是"一次服完"的意思。

〔19〕"甘烂水"，《玉函经》作"甘澜水"，成无己云："扬之无力，取不助肾气也。"（《注解伤寒论·卷第三》）

〔20〕"熬"，是指现在的"炒"。

〔21〕《千金翼方》中"柸"作"杯"；汪琥云："黄耳杯，想系置水器也。"（《伤寒论辨证广注·卷四》）

〔22〕"鸡子"即"鸡蛋"。

〔23〕"温粉"，相当于现代用的"爽身粉"，可以吸收汗液。

〔24〕"铅"同"铅"，"铅丹"即"黄丹"。

〔25〕"得吐者"，张锡驹云："本草并不言栀子能吐，奚仲景用为吐药，此皆不能思维经旨，以讹传讹者也。……此因瓜蒂散内用香豉二合，而误传之也。"（《伤寒论直解·卷二》）

〔26〕"浆水"，《伤寒类方》云："浆水，即淘米之泔水，久贮味酸为佳。"（卷二）

〔27〕"晬时"，陶弘景云："晬时者，周时也，从今旦至明旦。"（《本草纲目·序例》引）

〔28〕"平旦"，即清早。

〔29〕"弹丸"，《本草纲目·序例》云："如弹丸及鸡子黄者，以四十梧子准之。"

〔30〕"粟"，体触寒所生颗粒也，俗名"鸡皮肤"。

〔31〕"麻沸汤"，即是白开水；汪琥云："麻沸汤者，熟汤也，汤将熟时，其面沸泡如麻，以故云麻沸。"（《伤寒论辨证广注·卷五》）

〔32〕"白饮"即"白米饮"，即煮饭的米汤，见《医垒元戎》。

〔33〕"匕"，是古人的食具之一，曲柄浅斗，状如羹匙，有"饮匕""牲匕""蔬匕""挑匕"四种，形制相同，只是大小长短因所用而异，量药一般用的是"挑匕"。《名医别录》云："方寸匕者，作匕正方一寸，抄散取不落为度。"（《本草纲目·序例》引）

〔34〕"坼"音"彻"，分裂也。

〔35〕"始"，成无己本、《金匮》都作"妙"。

〔36〕"潦水"即雨水，即从空旷处承贮的雨水，非溜自屋檐者。

〔37〕"上苦酒"，"上"是"好"的意思，"苦酒"即米醋。

〔38〕"猪肤"即猪肉皮。

〔39〕"白粉"即白米粉。

〔40〕"葳蕤"即玉竹。

〔41〕"出汗"，此处是"炒去油"的意思。

〔42〕"裈"即裤裆。

八、药物分析

《伤寒论》112方中，共用药93味，其中"菖蒲"和"羊胆"是代用药，若不计算在内，该有91味。其中滑石、瓜蒂、蜀椒、饴、鸡子黄、鸡子（白）、大戟、莞花、芫花、商陆、海藻、竹叶、茵陈、梓白皮、猪肤、天冬、萎蕤、生地黄、禹余粮、乌梅、连轺、白头翁、秦皮、贝母、旋覆花、代赭石、薤白、人尿、铅丹、巴豆、升麻、文蛤、裈裆灰、甘烂水、潦水、白粉等36味，仅用过一次；猪苓、通草、蜀漆、吴茱萸、䗪虫、水蛭、赤小豆、麦门冬、赤石脂、苦酒、瓜蒌实、麻子仁、葶苈、猪胆汁、酒等15味，仅用过两次；泽泻、龙骨、阿胶、桃仁、甘遂、知母、黄柏、五味子、桔梗、葱白等10味，仅用过三次。除了这些因所用次数太少不便分析外，兹就方里应用在4次以上的药物分别做如下的分析。

（一）甘　草

在《伤寒论》诸方中用处最多的药物，首推"甘草"。包括加减法在内，它被用到70次之多，占全书方剂的三分之二弱。其分布情况略如表3。

表3　含有甘草的方剂

方　名	分量	主要药	方　名	分量	主要药
桂枝汤	二两		桂枝加桂汤	二两	
桂枝加葛根汤	二两		桂枝甘草龙骨牡蛎汤	二两	
桂枝加附子汤	三两		桂枝加芍药汤	二两	
桂枝去芍药汤	二两		桂枝加大黄汤	二两	
桂枝去芍药加附子汤	二两		麻黄汤	一两	
桂枝麻黄各半汤	一两		麻黄杏仁甘草石膏汤	二两	
桂枝二麻黄一汤	一两二铢		大青龙汤	二两	
桂枝二越婢一汤	十八铢		小青龙汤	三两	
桂枝去桂加茯苓白术汤	二两		麻黄附子甘草汤	二两	
桂枝加厚朴杏子汤	二两		葛根汤	二两	

方　名	分量	主要药	方　名	分量	主要药
桂枝加芍药生姜人参新加汤	二两		葛根加半夏汤	二两	
桂枝甘草汤	二两	*	葛根黄芩黄连汤	二两	
茯苓桂枝甘草大枣汤	二两		小柴胡汤	三两	
小建中汤	二两		柴胡加芒硝汤	一两	
桂枝去芍药加蜀漆牡蛎龙骨救逆汤	二两		柴胡桂枝汤	一两	
柴胡桂枝干姜汤	二两		通脉四逆加猪胆汁汤	二两	
栀子甘草豉汤	二两		茯苓四逆汤	二两	
栀子柏皮汤	一两		四逆散	十分	
调胃承气汤	二两		当归四逆加吴茱萸生姜汤	二两	
桃核承气汤	二两		芍药甘草汤	四两	*
半夏泻心汤	三两		理中丸	三两	
生姜泻心汤	三两		甘草附子汤	二两	
甘草泻心汤	四两	*	桂枝附子汤	二两	
黄芩汤	二两		去桂加白术汤	二两	
黄芩加半夏生姜汤	二两		茯苓桂枝白术甘草汤	二两	
黄连汤	三两		芍药甘草附子汤	三两	
旋覆代赭汤	三两		桂枝人参汤	四两	
厚朴生姜半夏甘草人参汤	二两		甘草干姜汤	四两	*
白虎汤	二两		炙甘草汤	四两	*
白虎加人参汤	二两		麻黄连翘赤小豆汤	二两	
竹叶石膏汤	二两		甘草汤	二两	*
茯苓甘草汤	二两		桔梗汤	二两	
四逆汤	二两		麻黄升麻汤	六铢	
四逆加人参汤	二两		半夏散及汤	等分	
通脉四逆汤	二两		当归四逆汤	二两	

从表中可以看出，在70方剂中，"甘草"占主要地位者有6方。

1. 芍药甘草汤

白芍药、甘草（炙）各四两。第29条云：脚挛急，作芍药甘草汤与之，其脚即伸。

2. 甘草干姜汤

甘草四两（炙），干姜二两。第29条云：厥，咽中干，烦躁吐逆者，作甘草干姜汤与之。

3. 桂枝甘草汤

桂枝四两，甘草二两（炙）。第64条云：发汗过多，其人叉手自冒心，心下悸，欲得按者。

4. 炙甘草汤

甘草四两（炙），生姜三两（切），人参二两，生地黄一斤，桂枝三两（去皮），阿胶二两，麦门冬半斤（去心），麻仁半升，大枣三十枚（擘），清酒七升。第177条云：脉结代，心动悸。

5. 甘草汤

甘草二两。第311条云：少阴病，二三日咽痛者。

6. 甘草泻心汤

甘草四两（炙），黄芩三两，半夏三升（洗），大枣十二枚（擘），黄连一两。第158条云：下利，日数十行，谷不化，腹中雷鸣，心下痞硬而满，干呕，心烦不得安，胃中虚，客气上逆。

【综说】"甘草干姜汤""桂枝甘草汤"，都在扶阳；"芍药甘草汤""甘草汤"都在救阴；"炙甘草汤"阴阳两续；"甘草泻心汤"养脾胃以泻邪热。是"甘草"为可阴可阳之药，随其配伍不同而奏功。

李东垣说："甘草气薄味厚，可升可降，阴中阳也。阳不足者，补之以甘，甘温能除大热，故生用则气平，补脾胃不足而大泻心火；炙之则气温，

补三焦元气而散表寒，除邪热，去咽痛，缓正气，养阴血。"（《本草纲目·草部第十二卷》引）

于此知道，《伤寒论》用"甘草"为什么多"炙用"，治少阴咽痛为什么又要"生用"的道理了。要之，"甘缓"作用是"甘草"的长处所在，《内经》说，病者"苦急，急食甘以缓之"，凡阴阳有余、不足者都能使人"苦急"，是以"甘草"之用日以广。

关于"甘草"，孙思邈说"解百药毒"（《千金翼方·卷之二》），甄权说"治七十二种金石毒"（《药徵》引），这些说法都没有掌握住应用"甘草"的真义。

（二）桂　枝

"桂枝"在《伤寒论》诸方中应用亦较广，仅次于"甘草"，用到"桂枝"的计有 43 个方剂。列如表 4。

表 4　含有桂枝的方剂

方 名	分量	主要药	方 名	分量	主要药
桂枝汤	三两	*	小建中汤	三两	
桂枝加葛根汤	二两		桂枝去芍药加蜀漆牡蛎龙骨救逆汤	三两	
桂枝加附子汤	三两		桂枝加桂汤	五两	*
桂枝去芍药汤	三两		桂枝甘草龙骨牡蛎汤	一两	
桂枝去芍药加附子汤	三两		桂枝加芍药汤	三两	
桂枝麻黄各半汤	一两十六铢		桂枝加大黄汤	三两	
桂枝二麻黄一汤	一两十七铢		麻黄汤	二两	
桂枝二越婢一汤	十八铢		大青龙汤	二两	
桂枝加厚朴杏子汤	三两		小青龙汤	三两	
桂枝加芍药生姜各一两人参三两新加汤	三两		葛根汤	二两	
桂枝甘草汤	四两	*	葛根加半夏汤	二两	
茯苓桂枝甘草大枣汤	四两		柴胡加龙骨牡蛎汤	一两半	
柴胡桂枝汤	一两半		茯苓桂枝白术甘草汤	三两	

方　名	分量	主要药	方　名	分量	主要药
柴胡桂枝干姜汤	三两		桂枝人参汤	四两	
桃核承气汤	二两		炙甘草汤	三两	
黄连汤	三两		麻黄升麻汤	六铢	
五苓散	半两		半夏散及汤	等分	
茯苓甘草汤	二两		乌梅丸	六两	
当归四逆汤	三两		四逆散（加减法）	五分	
当归四逆加吴茱萸生姜汤	三两		理中丸（加减法）	四两	
甘草附子汤	四两		去桂加白术汤（加减法）	四两	
桂枝附子汤	四两				

从表中可以看出，在 43 方中，"桂枝"占主要地位者有 3 方。

1. 桂枝汤

桂枝三两（去皮），芍药三两，甘草二两（炙），生姜三两（切），大枣十二枚（擘）。第 12 条云：太阳中风，阳浮而阴弱，阳浮者，热自发，阴弱者，汗自出，啬啬恶寒，淅淅恶风，翕翕发热，鼻鸣干呕者，桂枝汤主之。

2. 桂枝甘草汤

见前。

3. 桂枝加桂汤

桂枝五两（去皮），芍药三两，生姜三两（切），甘草二两（炙），大枣十二枚（擘）。第 117 条云：烧针令其汗，针处被寒，核起而赤者，必发奔豚，气从少腹上冲心者，灸其核上各一壮，与桂枝加桂汤，更加桂二两也。

【综说】《本经疏证》中说："其用之之道有六：曰和营、曰通阳、曰利水、曰下气、曰行瘀、曰补中。其功之最大施之最广无如桂枝汤，则和营其首功也。"（《本经疏证·卷四》）

的确，"桂枝"的主要作用在"和营"，营气不和百脉均病，无论病之在表、在里，凡涉及营气不和的，总要用"桂枝"。如"桂枝汤证"（太阳中风），是营弱卫强的病变，所以要用"桂枝"来调和营气，疏散菀阳，通达表邪；"桂枝甘草汤证"，是心阳不足，过汗伤营的证候，所以仍少不了"桂枝"的和营通阳作用。

"桂枝"的另一主要作用为"降冲逆"，也就是《本经疏证》所说的"下气"。如"桂枝加桂汤"，主治奔豚气从少腹上冲心，如第15条"太阳病，下之后，其气上冲者，可与桂枝汤，方用前法"的治"气上冲"，甚至"五苓散"主治的水逆证，亦得用"桂枝"来平冲逆。

"桂枝"为什么有降冲逆的作用呢？张隐庵解释说："桂启水中之生阳，上交于肺，则上气平而咳逆除矣。"（《本草崇原·卷上》）可见，"桂枝"降冲逆作用，仍与它和营通阳的作用分不开，难怪"桂枝"被称作"五苓散"中的舵手。

（三）大　　枣

"大枣"的应用，在《伤寒论》中占据了40个方剂，如表5所列。

表5　含有大枣的方剂

方　名	分量	主要药	方　名	分量	主要药
桂枝汤	十二枚		小柴胡汤	十二枚	
桂枝加葛根汤	十二枚		大柴胡汤	十二枚	
桂枝加附子汤	十二枚		柴胡加芒硝汤	四枚	
桂枝去芍药汤	十二枚		柴胡加龙骨牡蛎汤	六枚	
桂枝去芍药加附子汤	十二枚		柴胡桂枝汤	六枚	
桂枝麻黄各半汤	四枚		十枣汤	十枚	*
桂枝二麻黄一汤	五枚		生姜泻心汤	十二枚	
桂枝二越婢一汤	四枚		甘草泻心汤	十二枚	
桂枝去桂加茯苓白术汤	十二枚		黄芩汤	十二枚	
桂枝加厚朴杏子汤	十二枚		黄芩加半夏生姜汤	十二枚	
桂枝加芍药生姜各一两人参三两新加汤	十二枚		黄连汤	十二枚	
茯苓桂枝甘草大枣汤	十五枚	*	旋覆代赭汤	十二枚	
小建中汤	十二枚		当归四逆汤	廿五枚	

方 名	分量	主要药	方 名	分量	主要药
桂枝去芍药加蜀漆牡蛎龙骨救逆汤	十二枚		当归四逆加吴茱萸生姜汤	廿五枚	
桂枝加桂汤	十二枚		桂枝附子汤	十二枚	
桂枝加芍药汤	十二枚		去桂加白术汤	十二枚	
桂枝加大黄汤	十二枚		炙甘草汤	三十枚	*
大青龙汤	十枚		吴茱萸汤	十二枚	*
葛根汤	十二枚		麻黄连翘赤小豆汤	十二枚	
葛根加半夏汤	十二枚		半夏泻心汤	十二枚	

从表中可以看出，在这 40 个方剂中，"大枣"的主要作用反映在下列 4 个方剂中。

1. 十枣汤

芫花（熬），甘遂、大戟各等分，肥大枣十枚。第 152 条云：其人漐漐汗出，发作有时，头痛，心下痞硬满，引胁下痛，干呕短气，汗出不恶寒者。

2. 炙甘草汤

见前。

3. 茯苓桂枝甘草大枣汤

茯苓半斤，桂枝四两，甘草二两（炙），大枣十五枚（擘）。第 65 条云：发汗后，其人脐下悸者，欲作奔豚。

4. 吴茱萸汤

吴茱萸一升（洗），人参三两，生姜六两（切），大枣十二枚（擘）。第 309 条云：吐利，手足逆冷，烦躁欲死者；第 378 条云：干呕吐涎沫，头痛者。

【综说】"十枣汤"为攻水峻剂，故选"大枣"为君药，意在培土以制水；"炙甘草汤"阴阳两续，也需"大枣"安养中气；"茯苓桂枝甘草大枣汤"，利水、制冲逆有余，独扶脾阳不足，不能不重用"大枣"；"吴茱萸汤"，降逆、除寒有余，安中不足，仍不能不借重"大枣"。

据此而知，"大枣"的主要作用则在"安养脾阳"。李士材说："大枣甘平，脾之果也……仲景治奔豚用大枣者，滋脾土以平肾气也；治水饮胁痛有十枣汤，益脾土而胜妄水也。"（《本草通玄·卷下》）的是确论。

（四）生　姜

生姜在《伤寒论》的诸方中，有39个方剂用到，分布情况如表6。

表6　含有大枣的方剂

方　名	分量	主要药	方　名	分量	主要药
桂枝汤	三两		大柴胡汤	五两	
桂枝加葛根汤	三两		柴胡加芒硝汤	一两	
桂枝加附子汤	三两		柴胡加龙骨牡蛎汤	一两半	
桂枝去芍药汤	三两		柴胡桂枝汤	一两半	
桂枝去芍药加附子汤	三两		栀子生姜豉汤	五两	
桂枝麻黄各半汤	一两		生姜泻心汤	四两	*
桂枝二麻黄一汤	一两六铢		黄芩加半夏生姜汤	一两半	
桂枝二越婢一汤	一两二铢		旋覆代赭汤	五两	*
桂枝去桂加茯苓白术汤	三两		厚朴生姜半夏甘草人参汤	半斤	*
桂枝加厚朴杏子汤	三两		茯苓甘草汤	三两	
桂枝加芍药生姜各一两人参三两新加汤	四两		当归四逆加吴茱萸生姜汤	半斤	
小建中汤	三两		真武汤	三两	
桂枝去芍药加蜀漆牡蛎龙骨救逆汤	三两		桂枝附子汤	三两	
桂枝加桂汤	三两		去桂加白术汤	三两	
桂枝加芍药汤	三两		炙甘草汤	三两	
桂枝加大黄汤	三两		吴茱萸汤	六两	*
大青龙汤	三两		麻黄连翘赤小豆汤	二两	
葛根汤	三两		理中丸（加减法）	三两	
葛根加半夏汤	二两		通脉四逆汤（加减法）	二两	
小柴胡汤	三两				

从表中可以看出，39 个方剂中，"生姜"在其中起到主要作用的有 4 个方剂。

1. 厚朴生姜半夏甘草人参汤

厚朴半斤（炙，去皮），生姜半斤（切），半夏半升（洗），甘草二两，人参一两。第 66 条云：发汗后，腹胀满者。

2. 生姜泻心汤

生姜四两（切），甘草三两（炙），人参三两，干姜一两，黄芩三两，半夏半升（洗），黄连一两，大枣十二枚（擘）。第 157 条云：胃中不和，心下痞硬，干噫食臭，胁下有水气，腹中雷鸣下利。

3. 旋覆代赭汤

旋覆花三两，人参二两，生姜五两，代赭一两，甘草三两（炙），半夏半升（洗），大枣十二枚（擘）。第 61 条云：心下痞硬，噫气不除。

4. 吴茱萸汤

见前。

【综说】黄宫绣说："生姜气味辛窜，走而不守，据书所载，主治甚多，然总发表除寒，开郁散气，辟恶除邪数端而已。"（《本草求真·卷三》）

"辛窜"两字，把"生姜"的主要作用描述殆尽了。"辛"则能散，"窜"则能消，凡因气寒而滞积的，最是"生姜"擅长。惟其如此，所以"厚朴生姜半夏甘草人参汤证"的胃气胀满要重用"生姜"；"生姜泻心汤证"的水气痞硬，要重用"生姜"；"旋覆代赭汤证"的伏饮痞噫，要重用"生姜"；"吴茱萸汤证"的寒湿停滞而致呕逆，要重用"生姜"。上述这些功效，无一不是在发挥"生姜"辛窜所发生的散寒行气的作用。

（五）芍 药

"芍药"在《伤寒论》诸方中，计在 33 个方剂里面都用到，表列如表7。

表7　含有芍药的方剂

方　名	分量	主要药	方　名	分量	主要药
桂枝汤	三两		桂枝加芍药汤	六两	*
桂枝加葛根汤	二两		桂枝加大黄汤	六两	
桂枝加附子汤	三两		小青龙汤	三两	
桂枝麻黄各半汤	一两		葛根汤	二两	
桂枝二麻黄一汤	一两六铢		葛根加半夏汤	二两	
桂枝二越婢一汤	十八铢		小柴胡汤（加减法）	三两	
桂枝去桂加茯苓白术汤	三两		大柴胡汤	三两	
桂枝加厚朴杏子汤	三两		柴胡桂枝汤	一两半	
桂枝加芍药生姜各一两人参三两新加汤	四两		黄芩汤	三两	
小建中汤	六两		白散方（加减法）	三两	
桂枝加桂汤	三两		黄芩加半夏生姜汤	二两	
黄连阿胶汤	二两		真武汤	三两	
四逆散	十分	*	附子汤	三两	
当归四逆汤	三两		芍药甘草附子汤	三两	
当归四逆加吴茱萸生姜汤	二两		麻黄升麻汤	六铢	
芍药甘草汤	四两	*	通脉四逆汤（加减法）	二两	
麻子仁丸	半斤				

从表中可以看出，33个方剂中，"芍药"在其中起到主要作用的有3个方剂。

1. 芍药甘草汤

见前。

2. 桂枝加芍药汤

桂枝三两（去皮），芍药六两，甘草二两（炙），大枣十二枚（擘），生姜三两（切）。第279条云：腹满时痛者，属太阴也。

3. 四逆散

甘草（炙）、枳实（破，水渍，炙干）、柴胡、芍药各十分。第318条云：四逆，或咳或悸，或小便不利，或腹中痛，或泄利下重。

【综说】关于"芍药"的作用：《本草经·中卷》载："除血痹，破坚积，寒热疝瘕，止痛，利小便。"《名医别录·卷第二》载："通顺血脉，缓中，散恶血，逐贼血，去水气，利膀胱大小肠，消痈肿。"

在《伤寒论》中，治拘挛、腹满时痛、下重等，无不用"芍药"，这与《本经》《别录》对"芍药"的使用基本是一致的。

历代注《本草》的，惟张隐庵真正懂得"芍药"的作用。他说："风木之邪，伤其中土，致脾络不能从经脉而外行，则腹痛，芍药疏通经脉，则邪气在腹而痛者，可治也。心主血，肝藏血，芍药禀木气而治肝，禀火气而治心，故除血痹；除血痹，则坚积亦破矣。血痹为病，则身发寒热；坚积为病，则或疝或瘕。芍药能调血中之气，故皆治之。止痛者，止疝瘕之痛也，肝主疏泄，故利小便；益气者，益血中之气也，益气则血亦行矣。芍药气味苦平，后人妄改圣经，而曰微酸，元明诸家，相沿为酸寒收敛之品，凡里虚下利者，多用之以收敛。夫性功可以强辩，气味不可讹传，试将芍药咀嚼，酸味何在？"（《本草崇原·卷中》）陈修园亦同意张氏的说法，均有灼见。

（六）干　姜

"干姜"在《伤寒论》中占24方，略如表8。

表8　含有干姜的方剂

方　名	分量	主要药	方　名	分量	主要药
小青龙汤	三两		柴胡桂枝干姜汤	二两	
小柴胡汤（加减法）	二两		栀子干姜汤	二两	
半夏泻心汤	三两		茯苓四逆汤	一两半	
生姜泻心汤	一两		白通汤	一两	
甘草泻心汤	三两		白通加猪胆汁汤	一两	
黄连汤	三两		理中丸	三两	
干姜黄芩黄连人参汤	三两	*	桂枝人参汤	三两	
四逆汤	一两半		甘草干姜汤	二两	*
四逆加人参汤	一两半		桃花汤	一两	
通脉四逆汤	三两	*	乌梅丸	十两	

方 名	分量	主要药	方 名	分量	主要药
通脉四逆加猪胆汁汤	三两		麻黄升麻汤	六铢	
干姜附子汤	一两	*	真武汤（加减法）	二两	

从表中可以看出，24 个方剂中，"干姜"在其中起到主要作用的有 4 个方剂。

1. 干姜黄芩黄连人参汤

干姜、黄芩、黄连、人参各三两。第 359 条云：寒格更逆吐下，若食入口即吐。

2. 甘草干姜汤

见前。

3. 干姜附子汤

干姜一两，附子一枚（生用）。第 61 条云：昼日烦躁不得眠，夜而安静，脉沉微，身无大热。

4. 通脉四逆汤

甘草二两（炙），附子一枚（大者，生用），干姜三两（强人可四两）。第 317 条云：下利清谷，手足厥逆，脉微欲绝。

【综说】王好古说："干姜，心脾二经气分药也。"（《本草纲目·菜部·第二十六卷》引）真是一言中的，惟其是气分药，所以甄权说它有"通四肢关节，开五脏六腑，宣诸络脉"的作用（《本草纲目》引）。"甘草干姜汤""干姜附子汤""通脉四逆汤"等，都是这一作用的显效者，所以都能达到"复脉回厥"的功用。"干姜黄芩黄连人参汤证"，虽夹有胆火为祟，然亦为中寒证之一，方中仍依靠"干姜"为恢复脾阳的主力。

张元素说："干姜其用有四：通心气助阳一也，去脏腑沉寒二也，发散诸经之寒气三也，治感寒腹疼四也。"（《医学启源·卷之下》）其实，"干姜"的这四个作用，都是因为能大扶心脾二经的阳气而发生的。

（七）附 子

"附子"在《伤寒论》中有 23 个方剂用到，列如表 9。

表 9　含有附子的方剂

方　名	分量	主要药	方　名	分量	主要药
桂枝加附子汤	一枚	*	白通加猪胆汁汤	一枚	
桂枝去芍药加附子汤	一枚		四逆散（加减法）	一枚	
麻黄细辛附子汤	一枚		理中丸（加减法）	一枚	
麻黄附子甘草汤	一枚		真武汤	一枚	
附子泻心汤	一两		附子汤	二枚	*
四逆汤	一枚	*	甘草附子汤	二枚	*
四逆加人参汤	一枚		桂枝附子汤	三枚	*
通脉四逆汤	一枚		去桂加白术汤	三枚	
通脉四逆加猪胆汁汤	一枚		芍药甘草附子汤	一枚	*
干姜附子汤	一枚		乌梅丸	六两	
茯苓四逆汤	一枚		小青龙汤（加减）	一枚	
白通汤	一枚				

从表中可以看出，23 个方剂中，"附子"在其中起到主要作用的有 6 个方剂。

1. 桂枝加附子汤

桂枝三两（去皮），芍药三两，甘草三两（炙），生姜三两（切），大枣十二枚（擘），附子一枚（炮，去皮）。第 20 条云：发汗，遂漏不止，其人恶风，小便难，四肢微急，难以屈伸者。

2. 四逆汤

甘草二两（炙），干姜一两半，附子一枚（生用去皮）。第 353 条云：下利厥逆而恶寒者；第 354 条云：大汗若大下利，而厥冷者；第 388 条云：吐利汗出，发热恶寒，四肢拘急，手足厥冷者；第 389 条云：下利清谷，内寒外热，脉微欲绝者。

3. 芍药甘草附子汤

芍药、甘草（炙）各三两，附子一枚（炮，去皮）。第 68 条云：发汗病不解，反恶寒者，虚故也。

4. 桂枝附子汤

桂枝四两（去皮），附子三枚（炮，去皮），生姜三两（切），大枣十二枚（擘），甘草二两（炙）。第 174 条云：风湿相搏，身体疼烦，不能自转侧，脉浮虚而涩。

5. 甘草附子汤

甘草二两（炙）、附子二枚（炮，去皮）、白术二两、桂枝四两（去皮）。第 175 条云：风湿相搏，骨节疼烦掣痛不得屈伸，近之则痛剧，汗出短气，小便不利，恶风不欲去衣，或身微肿。

6. 附子汤

附子二枚（炮，去皮），茯苓三两，人参二两，白术四两，芍药三两。第 304 条云：少阴病，得之一二日，口中和，其背恶寒。

【综说】上列以"附子"为主的 6 个方剂，其主治证无一不有"恶风寒"的症状。"桂枝附子汤证"虽没有明言，但该方即"桂枝去芍药加附子汤"再加桂枝一两、附子二枚而成，"桂枝去芍药加附子汤"的主症即是"微恶寒"，这便证明"桂枝附子汤证"必有"恶寒"。

为什么恶寒呢？这是阳衰阴盛的结果。"附子"退阴回阳是其专长。虞抟说："附子禀雄壮之质，有斩关夺将之气，能引补气药行十二经，以追复散失之元阳；引补血药入血分，以滋养不足之真阴；引发散药开腠理，以驱逐在表之风寒；引温暖药达下焦，以祛除在里之冷湿。"（《本草纲目·草部·第十七卷》引）总的一句话仍然是"退阴回阳"的作用。凡属阳衰的阴证，非用"附子"不可，凡属阳衰所引起的各种证候，用之都有效。

但用"附子"要注意一点，即王好古说的"非身凉而四肢厥者，不可僭用，服附子以补火，必防涸水"（《本草求真·卷一》引），这也是经验之谈，可供参考。

（八）人　参

"人参"在《伤寒论》中有22个方剂用到，列如表10。

表10　含有人参的方剂

方　名	分量	主要药	方　名	分量	主要药
桂枝加芍药生姜各一两人参三两新加汤	三两	*	竹叶石膏汤	二两	
小柴胡汤	三两		四逆加人参汤	一两	*
柴胡加芒硝汤	一两		茯苓四逆汤	一两	
柴胡加龙骨牡蛎汤	一两半		理中丸	三两	*
柴胡桂枝汤	一两半		附子汤	二两	
生姜泻心汤	三两		桂枝人参汤	三两	*
黄连汤	二两		炙甘草汤	二两	
干姜黄芩黄连人参汤	三两		吴茱萸汤	三两	
旋覆代赭汤	二两		乌梅丸	六两	
厚朴生姜半夏甘草人参汤	一两		通脉四逆汤（加减法）	二两	
白虎加人参汤	三两		半夏泻心汤	三两	

从表中可以看出，22个方剂中，"人参"在其中起到主要作用的有4个方剂。

1. 桂枝加芍药生姜各一两人参三两新加汤

桂枝三两（去皮），芍药四两，甘草二两（炙），人参三两，大枣十二枚（擘），生姜四两。第62条云：发汗后，身疼痛，脉沉迟。

2. 桂枝人参汤

桂枝四两（别切），甘草四两（炙），白术三两，人参三两，干姜三两。第163条云：协热而利，利下不止，心下痞硬，表里不解。

3. 理中丸

人参、干姜、甘草（炙）、白术各三两。第386条云：霍乱寒多不用水者。

4. 四逆加人参汤

甘草二两（炙），附子一枚（生，去皮），干姜一两半，人参一两。第385条云：恶寒脉微而复利。

【综说】发汗后，身疼痛，脉见沉迟，是营卫虚寒证；协热利，是中虚而外邪乘之，是里虚作利，霍乱寒多即指里虚寒的吐泻而言；泄利而恶寒、脉微，阳虚之极，所以都着重用"人参"来培补里虚。

李东垣说："人参甘温，能补肺中元气，肺气旺，则四脏之气皆旺，精自生而形自盛，肺主诸气故也。张仲景云：病人汗后身热，亡血，脉沉迟者（即新加汤证）；下痢身凉脉微血虚者（四逆加人参汤证），并加人参，古人血脱者益气，盖血不自生，须得生阳气之药乃生，阳生则阴长，血乃旺也。"（《本草纲目·草部·第十二卷》引）是"人参"以补阳气为主，其"生津养阴"皆其培气之力所致。

张洁古谓，"沙参"可代"人参"，惟补虚宜熟用，除"回阳固脱"非用不可外，一般可用"沙参"代替。

（九）半　夏

"半夏"在《伤寒论》中有18个方剂用到，列如表11。

表11　含有半夏的方剂

方　名	分量	主要药	方　名	分量	主要药
小青龙汤	半升		生姜泻心汤	半升	
葛根加半夏汤	半升	*	甘草泻心汤	半升	
小柴胡汤	半升		黄芩加半夏生姜汤	半升	*
大柴胡汤	半升		黄连汤	半升	
柴胡加芒硝汤	二十铢		旋覆代赭汤	半升	
柴胡加龙骨牡蛎汤	二合半		厚朴生姜半夏甘草人参汤	半升	
柴胡桂枝汤	二合半		竹叶石膏汤	半升	
小陷胸汤	半升		苦酒汤	十四枚	
半夏泻心汤	半升	*	半夏散及汤	等分	*

从表中可以看出，18个方剂中，"半夏"在其中起到主要作用的有4个

方剂。

1. 葛根加半夏汤

葛根四两，麻黄三两（去节），甘草二两（炙），芍药二两，桂枝二两（去皮），生姜二两（切），半夏半升（洗），大枣十二枚（擘）。第33条云：太阳与阳明合病，不下利，但呕者。

2. 半夏泻心汤

半夏（洗）半升，黄芩、干姜、人参、甘草各三两，黄连一两，大枣十二枚（擘）。第149条云：但满而不痛者，此为痞。

3. 黄芩加半夏生姜汤

黄芩三两，芍药三两，甘草二两，大枣十二枚（擘），半夏半升（洗），生姜一两半（切）。第172条云：下利而呕者。

4. 半夏散及汤

半夏（洗）、桂枝（去皮）、甘草（炙）各等分。第313条云：少阴病，咽中痛。

【综说】"葛根加半夏汤""黄芩加半夏生姜汤"，都是用"半夏"的止呕作用。"葛根加半夏汤证"的"呕"，是由于胃液上迫，"半夏"涤饮以止呕；"黄芩加半夏生姜汤证"的"呕"，是由于胃气上逆，"半夏"降逆气以止呕。

"半夏泻心汤证"的"痞"，是由于寒热气结，"半夏"行气以消痞；少阴咽痛，是风邪与痰饮为患，故用"半夏散"主之。可见"半夏"的另一主要作用为涤饮行气。成无己说："半夏之辛，以散逆气结气，行水气而润肾燥。"（《本草纲目·草部·第十七卷》引）

殆已述尽"半夏"的功能，而《伤寒论》所用"半夏"诸方，亦了解得大半了。

（十）黄　芩

"黄芩"在《伤寒论》中有16个方剂用到，列如表12。

表 12 含有黄芩的方剂

方　名	分量	主要药	方　名	分量	主要药
葛根黄芩黄连汤	三两	*	附子泻心汤	一两	
小柴胡汤	三两		生姜泻心汤	三两	
大柴胡汤	三两		甘草泻心汤	三两	
柴胡加芒硝汤	一两		黄芩汤	三两	*
柴胡加龙骨牡蛎汤	一两半		黄芩加半夏生姜汤	三两	
柴胡桂枝汤	一两半		干姜黄芩黄连人参汤	三两	*
柴胡桂枝干姜汤	三两		黄连阿胶汤	二两	
半夏泻心汤	三两		麻黄升麻汤	十八铢	

从表中可以看出，16 个方剂中，"黄芩"在其中起到主要作用的有 3 个方剂。

1. 黄芩汤

黄芩三两，芍药二两，甘草二两（炙），大枣十二枚（擘）。第 172 条云：太阳与少阳合病，自下利者。

2. 干姜黄芩黄连人参汤

见前。

3. 葛根黄芩黄连汤

葛根半斤，甘草二两（炙），黄芩三两，黄连三两。第 34 条云：桂枝证，医反下之，利遂不止，脉促，喘而汗出者。

【综说】苏颂说："张仲景治伤寒心下痞满，泻心汤，四方皆用黄芩，以其主诸热，利小肠故也。"（《图经本草·卷第六》）

"黄芩"苦降，可清热利湿，凡心下部位的热或湿，"黄芩"无有不除。"黄芩汤证"之下利，以及"葛根黄芩黄连汤证"之下利，皆属热利，所以都主以"黄芩"；"干姜黄芩黄连人参汤证"，系中寒而夹胆火者，中寒故主以"干姜"，而清胆火则非"黄芩"莫属。"黄芩"惟枯者，略上行而清肺热，是其所别。

（十一）茯　苓

"茯苓"在《伤寒论》有 15 个方剂用到，列如表 13。

表 13　含有茯苓的方剂

方　名	分量	主要药	方　名	分量	主要药
桂枝去桂加茯苓白术汤	三两		理中丸（加减法）	二两	
茯苓桂枝甘草大枣汤	半斤	*	真武汤	三两	
四逆散（加减法）	五分		附子汤	三两	
小柴胡汤（加减法）	四两		茯苓桂枝白术甘草汤	四两	*
五苓散	十八铢		麻黄升麻汤	六铢	
猪苓汤	一两		柴胡加龙骨牡蛎汤	一两半	
茯苓甘草汤	二两	*	小青龙汤（加减法）	四两	
茯苓四逆汤	四两				

从表中可以看出，15 个方剂中，"茯苓"在其中起到主要作用的有 3 个方剂。

1. 茯苓桂枝甘草大枣汤方

茯苓半斤，桂枝四两，甘草二两（炙），大枣十五枚（擘）。第 65 条云：脐下悸，欲作奔豚。

2. 茯苓桂枝白术甘草汤

茯苓四两，桂枝三两，白术、甘草（炙）各二两。第 67 条云：心下逆满，气上冲胸，起则头眩，脉沉紧。

3. 茯苓甘草汤

茯苓二两，桂枝二两，甘草一两（炙），生姜三两（切）。第 356 条云：伤寒厥而心下悸，宜先治水。

【综说】以上三证，都是由于水饮停潴，故以"茯苓"为主药。"茯苓桂枝甘草大枣汤证""茯苓甘草汤证"，水均停于下焦；"茯苓桂枝白术甘草汤证"，水停于中焦，是其所异。陶弘景说："茯苓白色者补，赤色者利。"（《本草纲目·木部·第三十七卷》引）

是以上三方，均宜用"赤苓"；《伤寒论》中的"茯苓四逆汤"（第69条），即"四逆汤"加"茯苓"四两、"人参"一两，治阴阳两虚证的烦躁，便应该用"白茯苓"了。

（十二）麻 黄

"麻黄"在《伤寒论》有14个方剂用到，列如表14。

表14 含有麻黄的方剂

方 名	分量	主要药	方 名	分量	主要药
桂枝麻黄各半汤	一两		麻黄细辛附子汤	二两	
桂枝二麻黄一汤	十六铢		麻黄附子甘草汤	二两	
桂枝二越婢一汤	十八铢		葛根汤	三两	
麻黄汤	三两	*	葛根加半夏汤	三两	
麻黄杏仁甘草石膏汤	四两	*	桂枝加葛根汤	三两	
大青龙汤	六两	*	麻黄连翘赤小豆汤	二两	
小青龙汤	三两		麻黄升麻汤	二两半	

从表中可以看出，14个方剂中，"麻黄"在其中起到主要作用的有3个方剂。

1. 麻黄汤

麻黄三两（去节），桂枝二两（去皮），甘草一两（炙），杏仁七十个（去皮尖）。第35条云：太阳病，头痛发热，身疼腰痛，骨节疼痛，恶风无汗而喘者。

2. 大青龙汤

麻黄六两（去节），桂枝二两（去皮），甘草二两（炙），杏仁四十个（去皮尖），生姜三两（切），大枣十二枚（擘），石膏如鸡子大（碎）。第38条云：太阳中风，脉浮紧，发热恶寒，身疼痛，不汗出而烦躁者。

3. 麻黄杏仁甘草石膏汤

麻黄四两（去节），杏仁五十个（去皮尖），甘草二两（炙），石膏半斤

（碎，绵裹）。第63条云：汗出而喘，无大热者。

【综说】"麻黄"的主要作用为疏畅肺气膹郁。肺主皮毛，如寒伤卫气，皮毛外闭，便发热、无汗，这时"麻黄"与"桂枝"同用，一个开卫闭，一个畅营行，便汗泄而热退；麻黄汤、大青龙汤，就是这样的作用。相反，"麻黄"不与"桂枝"同用，便只能泄肺定喘，所以"麻杏甘石汤证"，就是有"出汗"一症，亦不禁忌"麻黄"了。

钱潢说："麻黄汤之制，欲用麻黄以泄营分之汗，必先以桂枝开解卫分之邪，则汗出而邪去矣。……所以麻黄不与桂枝同用，止能泄肺邪，而不至大汗泄也，况服麻黄汤法，原令微似汗而未许人大汗出也。观后贤之麻黄定喘汤（李东垣方：麻黄、草豆蔻各一钱，益智仁一分半，厚朴、吴茱萸各二分，甘草、柴胡梢、黄芩各一分，当归尾、苏木、升麻、神曲各五厘，红花少许，全蝎一枚，治小儿寒郁而喘。又张石顽方：麻黄八分，杏仁十四粒，厚朴八分，款冬、桑白皮、苏子各一钱，甘草八分，半夏、黄芩各一钱二分），皆因之以立法也。"（《伤寒溯源集·卷之一》）

可见认为"麻黄"仅为发汗药，与临床应用不尽符合。笔者在临床上治气郁喘息，有用"麻黄"至半斤，喘平而不汗出之验。

（十三）大　黄

"大黄"在《伤寒论》中，有14个方剂用到，列如表15。

表15　含有大黄的方剂

方　名	分量	主要药	方　名	分量	主要药
桂枝加大黄汤	二两	*	抵当丸	三两	
大柴胡汤	二两		大陷胸汤	六两	
大承气汤	四两		大陷胸丸	半斤	
小承气汤	四两	*	麻子仁丸	一斤	
调胃承气汤	四两		大黄黄连泻心汤	二两	*
桃核承气汤	四两		附子泻心汤	二两	
抵当汤	三两		茵陈蒿汤	二两	

从表中可以看出，14个方剂中，"大黄"在其中起到主要作用的有3个

方剂。

1. 大黄黄连泻心汤

大黄二两，黄连一两。第 154 条云：心下痞，按之濡，其脉关上浮者。

2. 小承气汤

大黄四两（酒洗），厚朴二两（炙，去皮），枳实三枚（大者炙）。第 208 条云：腹大满不通。

3. 桂枝加大黄汤

桂枝三两（去皮），大黄二两，芍药六两，生姜三两，甘草二两（炙），大枣十二枚（擘）。第 279 条云：腹满大实痛者。

【综说】"大黄"是泻热通积的药，无热无积便不能用。"泻心汤"，主要是泻热；小承气汤、桂枝加大黄汤，主要是通积。唯其仅是热，所以按之濡；唯其是宿积，所以满痛不通。

成无己说："热淫所胜，以苦泄之，大黄之苦，以荡涤瘀热，下燥结而泄胃强。"（《本草纲目·草部·第十七卷》引）这几句话写尽了"大黄"的主要作用。

但须注意的是，大黄所泻之热，必在中下焦，如热在上而欲导之下行，可用"酒制大黄"。李士材说："欲下行者，必生用之，若邪在上者，必须酒服，引上至高，祛热而下也。"（《本草通玄·卷上》）这确是经验之谈。

又"大黄"所泻之热，都是欲使之泄而外出者。所以邹澍说："火盛而能着血，则无处不可着矣。故着隧道，则为血闭寒热，着横络则为癥瘕积聚，着肠胃则为留饮宿食。大黄通血闭，贯火用于土中，在隧道则隧道通，在横络则横络通，在肠胃则停滞下，《本经》著其功曰，荡涤肠胃，推陈致新，通利水谷。"（《本经疏证·卷十一》）如不欲通泄外出的，便用不着"大黄"了。

（十四）黄　　连

"黄连"在《伤寒论》中有 12 个方剂用到，列如表 16。

表 16　含有黄连的方剂

方　名	分量	主要药	方　名	分量	主要药
葛根黄芩黄连汤	三两		甘草泻心汤	一两	
小陷胸汤	一两		黄连汤	三两	*
半夏泻心汤	一两		干姜黄芩黄连人参汤	三两	
大黄黄连泻心汤	一两		黄连阿胶汤	四两	*
附子泻心汤	一两		白头翁汤	三两	*
生姜泻心汤	一两		乌梅丸	十六两	

从表中可以看出，12 个方剂中，"黄连"在其中起到主要作用的有 3 个方剂。

1. 黄连阿胶汤

黄连四两，黄芩二两，芍药二两，鸡子黄二枚，阿胶三两。第 303 条云：心中烦，不得卧。

2. 黄连汤

黄连三两，甘草三两（炙），干姜三两，桂枝三两（去皮），人参二两，大枣十二枚（擘），半夏半升（洗）。第 173 条云：胸中有热，胃中有邪气，腹中痛，欲呕吐。

3. 白头翁汤

白头翁二两，黄连三两，黄柏三两，秦皮三两。第 371、373 条云：热利下重欲饮水。

【综说】"黄连阿胶汤证"是阴不足而阳有余，所以症见烦不得卧，非重用"黄连"不足以清其积热；"黄连汤证"是下虽寒而上有热，故君"黄连"以清上热；"白头翁汤证"纯为火郁湿蒸，仍需用"黄连"来清火去湿。

在诸泻心汤中用"黄连"，亦是在清除邪热，所以"黄连"是清除心腹积热的专品。张元素说："治烦躁恶心，郁热在中焦，兀兀欲吐，心下痞满。"（《医学启源·卷之下》）黄连的作用，略尽于此。

"黄连"与"大黄"相较："黄连"泻热，"大黄"也泻热；"黄连"泻中下焦热，"大黄"也泻中下焦热；"黄连"味厚下泄，"大黄"也味厚下泄。看上去，两者功用好像是一样的，其实它们有很大的区别。"大黄"气味俱厚以攻破见长，"黄连"味厚于气以清燥最著；"大黄"优于破有形之积，"黄连"善于消无形之滞；"大黄"专于入腑，"黄连"专于入脏；"大黄"优于治实而拙于治虚，"黄连"便虚实火俱可用，只要能权衡其轻重即可。

（十五）白 术

"白术"在《伤寒论》中有10个方剂用到，列如表17。

表17　含有白术的方剂

方　名	分量	主要药	方　名	分量	主要药
桂枝去桂加茯苓白术汤	三两	*	理中丸	三两	
五苓散	十八铢		真武汤	二两	
附子汤	四两	*	茯苓桂枝白术甘草汤	二两	
甘草附子汤	二两		桂枝人参汤	三两	
去桂加白术汤	四两	*	麻黄升麻汤	六铢	

从表中可以看出，10个方剂中，"白术"在其中起到主要作用的有3个方剂。

1. 桂枝去桂加茯苓白术汤

芍药三两，甘草二两（炙），生姜（切）、茯苓各三两，大枣十二枚（擘）。第28条云：心下满，微痛，小便不利者。

2. 去桂加白术汤

附子三枚（炮，去皮），生姜三两（切），大枣十二枚（擘），甘草二两（炙），白术四两。第174条云：风湿相搏，大便硬，小便自利者。

3. 附子汤

见前。

【综说】"桂枝去桂加茯苓白术汤证"是水郁于中，既不能汗，又不能利，所以用"白术"协同"茯苓"去水利湿；"去桂加白术汤证"是湿困脾脏，脾阳停运而胃纳阻滞，所以重用"白术"除湿以运脾；"附子汤证"是阳虚而水不化，所以"白术"独重，行其水寒。

可见"白术"自是除湿专药，不过"白术"是益脾以化湿，因而小便利与不利均无所禁，而与"茯苓""猪苓"之行水以去湿者截然不同。

（十六）杏　　仁

"杏仁"在《伤寒论》中有10个方剂用到，列如表18。

表18　含有杏仁的方剂

方　　名	分量	主要药	方　　名	分量	主要药
桂枝麻黄各半汤	廿四枚		大青龙汤	四十枚	
桂枝二麻黄一汤	十六个		小青龙汤（加减法）	半升	
桂枝加厚朴杏子汤	五十枚	*	大陷胸丸	半升	
麻黄汤	七十个	*	麻子仁丸	一升	
麻黄杏仁甘草石膏汤	五十个	*	麻黄连轺赤小豆汤	四十个	

从表中可以看出，10个方剂中，"杏仁"在其中起到主要作用的有3个方剂。

1. 麻黄汤

见前。

2. 麻黄杏仁甘草石膏汤

见前。

3. 桂枝加厚朴杏子汤

桂枝三两，甘草二两（炙），生姜三两（切），芍药三两，大枣十二枚（擘），厚朴二两（炙，去皮），杏仁五十枚（去皮尖）。第43条云：太阳病，下之微喘。

【综说】"杏仁"为利气泄肺专药，以上三方均有"喘"症，所以都重用

"杏仁"。李东垣说:"杏仁下喘,治气也;桃仁疗狂,治血也,俱治大便秘,当分气血。昼则便难行,阳气也;夜则便难行,阴血也,故虚人便闭,不可过泄,脉浮者属气,用杏仁、陈皮;脉沉者属血,用桃仁陈皮。"(《本草纲目·果部·第二十九卷》引)日人吉益为则谓"杏仁主治停水"(《药徵》)。这是舍本逐末,治水不是"杏仁"的主要作用,"逐水"只是气行而水泄的结果,正如李东垣用以"通便"之说。明乎此,杏仁的主要作用,便大为了然。

(十七) 栀 子

"栀子"在《伤寒论》中有 8 个方剂用到,列如表 19。

表 19　含有栀子的方剂

方　名	分量	主要药	方　名	分量	主要药
栀子豉汤	十四个	*	栀子干姜汤	十四个	
栀子甘草豉汤	十四个		栀子柏皮汤	十五个	*
栀子生姜豉汤	十四个		枳实栀子汤	十四枚	
栀子厚朴汤	十四个		茵陈蒿汤	十四枚	

从表中可以看出,8 个方剂中,"栀子"在其中起到主要作用的有 2 个方剂。

1. 栀子柏皮汤

肥栀子十五个(擘),甘草一两(炙),黄柏二两。第 261 条云:伤寒身黄发热。

2. 栀子豉汤

栀子十四个(擘),香豉四合(绵裹)。第 76 条云:虚烦不得眠反复颠倒,心中懊恼。

【综说】"栀子"有解热、利湿的作用。唯其解热,所以能治烦躁,"栀子豉汤"是其例;唯其利湿,所以能疗身黄,"栀子柏皮汤"是其例。

朱震亨说:"栀子泻三焦之火,屈曲下行,能降火从小便中泄出。"(《本草纲目·木部·第三十六卷》引)可算尽得"栀子"的性能。

黄宫绣对栀子的掌握使用颇具经验，他说："就其轻清以推，则浮而上者，其治亦上，故能治之肺之火，而凡在上而见消渴烦躁，懊侬不眠，头痛目赤肿痛等症，得此以除。就其味苦而论，则苦而下者，其治亦下，故能泻肝肾膀胱之火，而凡在下而见淋闭便结，疸黄疝气，吐衄血痢，损伤血瘀等症，得此以泄……但治上宜生，治下宜炒黑，虽其上下皆入，而究则由自肺达下，故能旁及而皆治者也此惟实邪实热则宜，若使并非实热，概为通用，恐不免有损食泄泻之虞矣。"（《本草求真·卷四》）

惟其"栀子"宜于治疗实证，不宜于虚证。汪琥解释"栀子豉汤"的虚烦症时说："乃不可作真虚看，作汗吐下后暴虚看，非真气虚也。"（《伤寒论辑义·卷二》引）其实，"栀子豉汤证"所谓的"虚烦"，是对"懊侬"的具体描述，即热甚而感觉心胸虚空无着、烦乱不安之意，这个"虚"并不是指虚实之虚，汪氏的解释，反觉费辞了。

（十八）柴　胡

"柴胡"在《伤寒论》中有 7 个方剂用到，列如表 20。

表 20　含有柴胡的方剂

方　名	分量	主要药	方　名	分量	主要药
小柴胡汤	半斤	*	柴胡桂枝汤	四两	
大柴胡汤	半斤		柴胡桂枝干姜汤	半斤	
柴胡加芒硝汤	二两十六铢		四逆散	十分	
柴胡加龙骨牡蛎汤	四两				

从表中可以看出，7 个方剂中，"柴胡"在其中起到主要作用只有 1 个方剂，即"小柴胡汤"是使用柴胡的代表方剂。

小柴胡汤

柴胡半斤，黄芩三两，人参三两，半夏半斤（洗），甘草三两（炙），生姜三两（切），大枣十二枚（擘）。第 96 条云：往来寒热，胸胁苦满，嘿嘿不欲饮食，心烦喜呕。

【综说】王好古说："柴胡能去脏腑内外俱乏，既能引清气上行而顺阳道，又入足少阳，在经主气，在脏主血，证前行则恶热，却退则恶寒，惟气之微寒，味之薄者，故能行经。"（《本草纲目·草部·第十三卷》引）"柴胡"主要的作用，即助少阳经气以解表里之邪，既不吐、不汗、不下，使病潜然而解，亦可汗、可吐、可下，使病机好转而病得解。王好古谓"去脏腑内外俱乏"，即指此意而言，所以称之"和解药"。

"柴胡"的和解作用究竟怎样体会呢？钱潢有较好的解释，他说："邪在少阳，内逼三阴，达表之途辽远，汗之徒足以败卫亡阳；少阳虽外属三阳，而入里之路较近，下之适足以陷邪伤胃，汗下俱所不宜，故立小柴胡汤以升发少阳之郁邪，使清阳达表而解散之，即所谓木郁达之之义也。"（《伤寒溯源集·卷之二》）

据此，"柴胡"的和解作用，实即升散清阳、开解郁结义。所以李东垣亦说："能引清气而行阳道……引胃气上行，升腾而行春令。"（《本草纲目》引）李时珍亦说："柴胡乃引清气，退热必用之药。"（《本草纲目》）

什么是"清气"呢？钱潢说："所谓清气者，下焦所升清阳之气也。谓之清阳者，盖谷之浊气降于下焦，为命门真阳之所蒸，其清气腾达于上，聚膻中而为气海，通于肺而为呼吸，布于皮肤而为卫气，运行于周身内外上中下而为三焦，附于肝胆而为少阳风木，故清阳不升，内无以达生发阳和之气，所以外不能驱邪出表矣。"（《伤寒溯源集·卷之七》）

（十九）石　　膏

"石膏"在《伤寒论》中有 7 个方剂用到，列如表 21。

表 21　含有石膏的方剂

方　　名	分量	主要药	方　　名	分量	主要药
桂枝二越婢一汤	廿四铢		白虎加人参汤	二斤	
麻黄杏仁甘草石膏汤	半斤	*	竹叶石膏汤	一斤	
大青龙汤	鸡子大	*	麻黄升麻汤	六铢	
白虎汤	一斤	*			

从表中可以看出，7 个方剂中，"石膏"在其中起到主要作用只有 3 个方剂。

1. 白虎汤

知母六两，石膏一斤（碎），甘草二两（炙），粳米六合。第 350 条云：伤寒脉滑而厥，里有热；第 219 条云：腹满身重难以转侧，口不仁，面垢，谵语遗尿。

2. 大青龙汤

见前。

3. 麻黄杏仁甘草石膏汤

见前。

【综说】"石膏"是专清肺胃热的药。李东垣说："石膏，足阳明药也，故仲景治伤寒阳明证，身热目痛，鼻干不得卧。身以前，胃之经也，胸前，肺之室也。邪在阳明，肺受火制，故用辛寒以清肺气，所以有白虎之名。"（《本草纲目·金石部·第九卷》引）

"石膏"所治多为表里热证，否则便宜审用，即从上列三方所主治亦可以窥其端倪。

张隐庵说："石膏清阳明而和中胃。……《灵枢经》云，两阳合明是为阳明。又云，两火并合，故为阳明。是阳明上有燥热之主气，复有前后之火热，故伤寒有白虎汤，用石膏、知母，甘草、粳米，主资胃府之津，以清阳明之热，又阳明主合而居中土，故伤寒有越婢汤，石膏配麻黄，发越在内之邪，从中土以出肌表。盖石膏质重，则能入里，味辛则能发散，性寒则能清热，其为阳明之宣剂凉剂者如此。"（《本草崇原·卷中》）

总之，清里达表、生津散热，"石膏"功用略尽于此。惟均宜生用，煅则无益。

（二十）枳　　实

"枳实"在《伤寒论》中有 7 个方剂用到，列如表 22。

表 22　含有枳实的方剂

方　名	分量	主要药	方　名	分量	主要药
大柴胡汤	四枚		小承气汤	三枚	
栀子厚朴汤	四枚		麻子仁丸	半斤	
枳实栀子汤	三枚	*	四逆散	十分	
大承气汤	五枚				

从表中可以看出，7 个方剂中，其中有代表性的，即"枳实栀子汤"一个方剂。

枳实栀子汤

枳实三枚（炙），栀子十四个（擘），豉一升（绵裹）。第 393 条云：大病差后劳复者。

【综说】"枳实"为除满消结之药。《金匮要略》里的"枳术汤"治"心下坚大如盘"，"厚朴七物汤"治腹满，《伤寒论》的"承气汤"等，都是佐证。《名医别录》说"破结实，消胀满"，的是经验之谈。

"枳实栀子汤证"其症不具述，当亦为劳复、宿食之类，否则便不能用这破结药。王好古说："枳壳主高，枳实主下，高者主气，下者主血，故壳主胸膈皮毛之病，实主心腹脾胃之病。"（《本草纲目·木部·第三十六卷》引）临床时可参考。

（二十一）细　　辛

"细辛"在《伤寒论》中有 6 个方剂用到，列如表 23。

表 23　含有细辛的方剂

方　名	分量	主要药	方　名	分量	主要药
小青龙汤	三两	*	当归四逆加吴茱萸生姜汤	三两	
麻黄细辛附子汤	二两	*	乌梅丸	六两	
当归四逆汤	三两		真武汤（加减法）	一两	

从表中可以看出，6 个方剂中，"细辛"在其中起到主要作用只有 2 个方剂。

1. 小青龙汤

麻黄（去节）、芍药、细辛、干姜、甘草（炙）、桂枝（去皮）各三两，五味子半升，半夏半升（洗）。第41条云：心下有水气，咳而微喘，发热不渴。

2. 麻黄细辛附子汤

麻黄二两（去节），细辛二两，附子一枚（炮，去皮）。第301条云：少阴病，始得之，反发热，脉沉者。

【综说】 "细辛"为自里达表的辛温发散药，凡里有在经之寒湿最是擅长。"小青龙汤证"的心下有水气，属寒湿，"麻黄附子细辛汤证"的脉沉，也是寒湿，都用"细辛"发其在里之寒湿而出于表。所以缪希雍说："细辛味辛温而无毒，入手少阴太阳经，风药也。风性升，升则上行，辛则横走，温则发散，故主咳逆头痛脑动，百节拘挛，风湿痹痛死肌。盖痹及死肌，皆是感地之湿气，或兼风寒所成，风能除湿，温能散寒，辛能开窍，故疗如上诸风寒湿疾也。"（《本草经疏·卷六》）

即凡为寒水内注，不得外散，可用气辛味烈的"细辛"，温水脏而散其寒湿，使水气与卫气相和而作汗。于此益足以说明"细辛"之所以能内散寒湿的道理了。

（二十二）芒　硝

"芒硝"在《伤寒论》中有6个方剂用到，列如表24。

表24　含有芒硝的方剂

方　名	分量	主要药	方　名	分量	主要药
柴胡加芒硝汤	二两		大陷胸汤	一升	*
大承气汤	三合		大陷胸丸	半升	*
调胃承气汤	半升	*	桃核承气汤	二两	

从表中可以看出，6个方剂中，"芒硝"在其中起到主要作用只有3个方剂。

1. 大陷胸汤

大黄六两（去皮），芒硝一升，甘遂一钱匕。第135条云：结胸热实，心下痛，按之石硬。

2. 大陷胸丸

大黄半升，葶苈子半升（熬），芒硝半升，杏仁半升（去皮尖，熬黑）。第131条云：热入因作结胸，项强如柔痉状。

3. 调胃承气汤

大黄四两（去皮，清酒洗），甘草二两（炙），芒硝半升。第29条云：胃气不和，谵语；第248：蒸蒸发热；第249条云：腹胀满。

【综说】成无己说："《内经》云，咸味下泄为阴。又云，咸以软之。热淫于内，治以咸寒。气坚者，以咸软之；热盛者，以寒消之，故张仲景大陷胸汤、大承气汤、调胃承气汤，皆用芒硝以软坚去实热，结不至坚者，不可用也。"（《本草纲目·金石部·第十一卷》引）

"大黄"泄热，"芒硝"软坚，是其不同点；热而未坚者，用"大黄"不用"芒硝"，"小承气汤"是其例；坚而热不盛者，用"芒硝"不用"大黄"，"柴胡加芒硝汤"是其例。

（二十三）牡　蛎

"牡蛎"在《伤寒论》中有6个方剂用到，列如表25。

表25　含有牡蛎的方剂

方　名	分量	主要药	方　名	分量	主要药
桂枝去芍药加蜀漆牡蛎龙骨救逆汤	五两	*	牡蛎泽泻散	等分	*
桂枝甘草龙骨牡蛎汤	二两		柴胡桂枝干姜汤	二两	
柴胡加龙骨牡蛎汤	一两半		小柴胡汤（加减法）	四两	

从表中可以看出，6个方剂中，"牡蛎"在其中起到主要作用只有2个方剂。

1. 牡蛎泽泻散

牡蛎（熬）、泽泻、蜀漆（暖水洗去腥）、葶苈子（熬）、商陆根（熬）、海藻（洗去咸）、栝蒌根各等分。第 395 条云：从腰以下有水气。

2. 桂枝去芍药加蜀漆牡蛎龙骨救逆汤

桂枝三两（去皮），甘草（炙）二两，生姜三两（切），大枣十二枚（擘），牡蛎五两（熬），龙骨四两，蜀漆三两（洗去腥）。第 112 条云：亡阳必惊狂，卧起不安。

【综说】"牡蛎"的主要作用有二：重用，为咸寒软坚药，成无己说："牡蛎之咸，以消胸膈之满，以泄水气，使痞者消，硬者软。"（《本草纲目·介部·第四十六卷》引）"牡蛎泽泻散"是其例；与"龙骨"合用为平亢阳、镇惊药，邹澍说："龙骨之用在火不归土而搏水，牡蛎之用在阳不归阴而化气也……龙骨之引火归土，可藉以化气生精；牡蛎之召阳归阴，可藉以平阳秘阴矣。"（《本经疏证·卷五》）"救逆汤"是其例。

（二十四）厚　朴

"厚朴"在《伤寒论》中有 6 个方剂用到，列如表 26。

表 26　含有厚朴的方剂

方　名	分量	主要药	方　名	分量	主要药
桂枝加厚朴杏子汤	二两		小承气汤	二两	
栀子厚朴汤	四两	*	麻子仁丸	一尺	
大承气汤	半斤		厚朴生姜半夏甘草人参汤	半斤	*

从表中可以看出，6 个方剂中，"厚朴"在其中起到主要作用只有 2 个方剂。

1. 厚朴生姜半夏甘草人参汤

厚朴半斤（炙，去皮），生姜半斤（切），半夏半升（洗），甘草二两，人参一两。第 66 条云：发汗后腹胀满者。

2. 栀子厚朴汤

栀子十四个（擘），枳实四枚（水浸，炙令黄），厚朴四两（炙，去皮）。第79条云：心烦腹胀，卧起不安。

【综说】"厚朴"为导气滞消胀满药。朱震亨说："其气温，能泻胃中之实也……其治腹胀者，因其味辛，以提其滞气，滞行则宜去之。"（《本草纲目·木部·第三十五卷》引）李东垣说："苦能下气，故泻实满，温能益气，故散湿满。"（《本草纲目·木部·第三十五卷》引）此皆经验之谈。

"厚朴生姜半夏甘草人参汤证""栀子厚朴汤证"，一属寒，一属热，寒热之因虽各有不同，而其中有"气滞"则一，所以都重用"厚朴"以导滞消满。

（二十五）蜜

"蜜"在《伤寒论》中有个6方剂用到，列如表27。

表 27　含有蜜的方剂

方　名	分量	主要药	方　名	分量	主要药
蜜煎方	七合	*	理中丸		
乌梅丸			麻子仁丸		
猪肤汤	一升	*	大陷胸丸	二合	

从表中可以看出，6个方剂中，"蜜"在其中起到主要作用只有2个方剂。

1. 蜜煎方

食蜜七合，微火煎，凝如饴状，捻作梃，内谷道中。第233条中云：津内竭，虽硬不可攻，宜蜜煎导而通之。

2. 猪肤汤

猪肤一斤，白蜜一升，白粉五升。第310条云：下利咽痛，胸满心烦。

【综说】李时珍说："其入药之功有五：清热也，补中也，解毒也，润燥也，止痛也。生则性凉，故能清热；熟则性温，故能补中；甘而和平，故能

解毒；柔而濡泽，故能润燥；缓可以去急，故能止心腹肌肉疮疡之痛。"（《本草纲目·虫部·第三十九卷》）

"蜜煎方"即所以润燥，"猪肤汤"即所以止痛。

（二十六）香　豉

"香豉"在《伤寒论》中有5个方剂用到，列如表28。

表28　含有香豉的方剂

方　名	分量	主要药	方　名	分量	主要药
栀子豉汤	四合	*	枳实栀子豉汤	一升	
栀子甘草豉汤	四合		瓜蒂散	一合	
栀子生姜豉汤	四合				

从表中可以看出，5个方剂中，"香豉"的主要作用体现在"栀子豉汤"中。

栀子豉汤

见前。

【综说】"香豉"苦寒，治时疾热病，症见烦躁、满闷等，表热能散，里热能清，所以伤寒病的"烦热"，无一不用它。有人说，"栀子豉汤"主要是"栀子"除烦热，但"瓜蒂散证"亦满而烦，便没有用"栀子"，可见"香豉"确能除烦热无疑。"香豉"和"栀子"比较，"栀子"清里热而利湿，"香豉"两解表里邪热，是其不同。

（二十七）当　归

"当归"在《伤寒论》中有4个方剂用到，列如表29。

表29　含有当归的方剂

方　名	分量	主要药	方　名	分量	主要药
乌梅丸	四两		当归四逆汤	三两	*
麻黄升麻汤	一两一分		当归四逆加吴茱萸生姜汤	三两	

从表中可以看出，4 个方剂中，"当归"的作用集中体现在"当归四逆汤"中。

当归四逆汤

当归三两，桂枝三两（去皮），芍药三两，细辛三两，甘草二两（炙），通草二两，大枣二十五枚（擘）。第 351 条云：手足厥寒，脉细欲绝者。

【综说】"当归四逆汤"治脉细欲绝，即营分大亏之证，所以主用"当归"以补营。成无己说："脉者，血之府，诸血皆属心，凡通脉者，必先补心益血，故张仲景治手足厥寒，脉细欲绝者，用当归之苦温以助心血。"（《本草纲目·草部·第十四卷》引）所见甚是。

（二十八）葛 根

"葛根"在《伤寒论》中有 4 个方剂用到，列如表 30。

表 30 含有葛根的方剂

方 名	分量	主要药	方 名	分量	主要药
桂枝加葛根汤	四两		葛根加半夏汤	四两	
葛根汤	四两	*	葛根黄芩黄连汤	半斤	*

从表中可以看出，4 个方剂中，"葛根"在其中起到主要作用只有 2 个方剂。

1. 葛根汤

葛根四两，麻黄三两（去节），桂枝二两（去皮），生姜三两（切），甘草二两（炙），芍药二两，大枣十二枚（擘）。第 31 条云：太阳病，项背强几几，无汗恶风。

2. 葛根黄芩黄连汤

葛根半斤，甘草二两（炙），黄芩三两，黄连三两。第 34 条云：桂枝证下之，利不止，脉促，喘而汗出。

【综说】李东垣说："干葛其气轻浮，鼓舞胃气上行，生津液，又解肌

热，治脾胃虚弱泄泻圣药也。"（《本草纲目·草部·第十八卷》引）

"葛根"的主要作用为生津达表。"项背强"即由津液不能外达，"利不止"即是津液的不能上升，所以总以"葛根"为主。阳明是燥金主事，"葛根"既能升发津液，因而为阳明专药。

（二十九）粳　　米

"粳米"在《伤寒论》中有 4 个方剂用到，列如表 31。

表 31　含有粳米的方剂

方　　名	分量	主要药	方　　名	分量	主要药
白虎汤	六合		竹叶石膏汤	半升	
白虎加人参汤	六合		桃花汤	一升	*

从表中可以看出，4 个方剂中，惟"桃花汤"里的"粳米"是有重要作用的。

桃花汤

赤石脂一斤（一半全用，一半筛末），干姜一两，粳米一升。第 306 条云：少阴病，下利便脓血。

【综说】"粳米"有止烦、止渴、止泄的作用，其所以然，如寇宗奭之说："平和五脏，补益胃气。"（《本草衍义·卷之二十》）

"粳米"有是一味以食养胜病的药物，"桃花汤"用以培正止血，"白虎汤"用以生津止渴，"竹叶石膏汤"用以培元除烦。

（三十）栝蒌根

"栝蒌根"在《伤寒论》中有 4 个方剂用到，列如表 32。

表 32　含有栝蒌根的方剂

方　　名	分量	主要药	方　　名	分量	主要药
小青龙汤（加减法）	三两		柴胡桂枝干姜汤	四两	
小柴胡汤（加减法）	四两	*	牡蛎泽泻散	等分	

从表中可以看出，4 个方剂中，"栝蒌根"的主要作用体现在"小柴胡汤"的加减法中。

小柴胡汤加减法

若渴，去"半夏"，加"人参"，合前成四两半，"栝蒌根"四两。

【综说】成无己说："津液不足则为渴，栝蒌根味苦微寒，润枯燥而通行津液，是为渴所宜也。"（《本草纲目·草部·第十八卷》引）

不仅此也，"柴胡桂枝干姜汤证"有"渴而心烦"症，"栝蒌根"亦用到四两，可以想见。

提　纲

（1）"甘草"的主要作用是甘温缓急，"甘温"多半扶阳，"缓急"多半为益阴的结果。

（2）"桂枝"的主要作用在和营通阳，其解表、行瘀、补中、降逆等功效，都是由于"和营通阳"这一作用引申出来的。

（3）"大枣"的主要作用在安养脾阳。

（4）"生姜"辛窜，凡因气、因寒而滞积的，最是擅长。

（5）"芍药"为通顺血脉之药，最能消散气积、畅行阴液。

（6）"干姜"宣通心脾阳气，能消散寒涸。

（7）"附子"长于退阴回阳，凡属阳虚证均合用。

（8）"人参"擅补肺气、扶元阳，"沙参"可代用。

（9）"半夏"的主要作用为涤饮行气。

（10）"黄芩"苦降，清热、利湿，凡心下部的热盛或湿盛，用之无有不除。

（11）"茯苓"，白茯苓补气，赤茯苓利水。

（12）"麻黄"的主要作用为疏畅肺气膹郁。

（13）"大黄"为泻热通积药。

（14）"黄连"为清除心腹积热的专品，凡心腹部火郁证，最能清除。

（15）"白术"是除湿专药，尤善于益脾化湿。

（16）"杏仁"利气泄肺，优于治喘。

（17）"栀子"有解热、利湿作用，专清三焦之火屈曲下行。

（18）"柴胡"专助少阳经气，两解表里。

（19）"石膏"为清除肺胃热实之药，表里两热证最擅长。

（20）"枳实"为除满消积药，凡血分、在里的积滞最适宜。

（21）"细辛"为自里达表的辛温发散药。

（22）"芒硝"善于软坚泻燥结。

（23）"牡蛎"，重用能软坚利水，与"龙骨"并用善于潜阳。

（24）"厚朴"为导气滞消胀满之药。

（25）"蜜"为清热、解毒、润肠之药。

（26）"香豉"善治时行热病，除烦消闷。

（27）"当归"为补心益血之药。

（28）"葛根"善于生津达表，是两解阳明之药。

（29）"粳米"有养胃阴、止烦、止泄的作用。

（30）"栝蒌根"为润燥行津液之药。

复习题

（1）甘草、桂枝、大枣、生姜四药，在《伤寒论》112方中运用最广，试各就其主要方剂仔细分析其作用。

（2）黄芩、黄连同为清热药，试就《伤寒论》中诸方说明其同与不同的作用？

（3）如果说"麻黄"不是发汗药，为什么"麻黄汤"有发汗作用？

（4）"茯苓"与"白术"，"大黄"与"芒硝"，"厚朴"与"枳实"，在临床究应如何鉴别应用，试结合《伤寒论》中所述各方分析说明之。

附：查检表

条文号	分　类	条文号	分　类
1	太阳病	3	太阳病
2	太阳病	4	烦躁

条文号	分 类	条文号	分 类
5	病机	34	下利
6	太阳病	35	恶风 头痛 无汗
7	病机	36	胸胁满 不可下
8	病机	37	胸胁满
9	病机	38	恶风 烦躁
10	病机	39	汗法
11	病机	40	呕吐
12	发热	41	利法
13	恶风 头痛	42	汗法
14	恶风	43	误下
15	治法举要	44	治法举要
16	治法举要	45	治法举要
17	治法举要	46	衄血 发热 汗法
18	治法举要	47	衄血
19	治法举要	48	烦躁 治法举要
20	恶风 小便不利	49	悸 治法举要
21	胸胁满	50	不可发汗
22	温法	51	汗法
23	恶寒	52	汗法
24	烦躁	53	自汗
25	汗法	54	自汗
26	渴	55	汗法
27	不可发汗	56	头痛
28	利法	57	烦躁
29	烦躁 谵语	58	病机
30	误汗	59	小便不利 治法举要
31	恶风 无汗	60	振栗
32	下利	61	烦躁
33	呕吐	62	补法

条文号	分　类	条文号	分　类
63	利法	92	发热　头痛
64	悸	93	汗吐下后的变证
65	悸　奔豚	94	振栗
66	腹满	95	发热　自汗
67	头眩　振栗	96	少阳病　寒热往来　胸胁满　烦躁
68	恶寒	97	寒热往来
69	烦躁	98	不能食
70	恶寒	99	恶风　胸胁满
71	小便不利　渴　烦躁	100	补法
72	渴　烦躁	101	振栗
73	利法	102	悸　烦躁
74	渴　烦躁	103	呕吐　烦躁
75	误汗	104	潮热　胸胁满　下利
76	烦躁　懊憹	105	下利　谵语
77	烦躁	106	发狂
78	清法	107	小便不利　谵语
79	腹满　烦躁	108	谵语
80	清法	109	利法
81	治法举要	110	小便不利　烦躁　谵语　振栗
82	发热　头眩　悸　振栗	111	小便不利　衄血　哕　谵语　发黄
83	不可发汗	112	发狂
84	便血	113	谵语
85	不可发汗	114	便脓血
86	衄血	115	火逆
87	振栗	116	烦躁
88	误汗	117	奔豚
89	误汗	118	火逆
90	治法举要	119	火逆
91	治法举要	120	不能食　误吐

卷四　仲景学说研究

伤寒论证治类诠

2095

条文号	分 类	条文号	分 类
121	误吐	148	和法
122	误汗	149	呕法 振栗 结胸 痞
123	呕吐	150	结胸
124	少腹满 少腹硬 小便不利 发狂	151	痞
125	少腹满 少腹硬 小便利 发黄 发狂	152	下利 呕吐
126	少腹满 少腹硬 小便利	153	发黄
127	悸	154	痞
128	结胸	155	自汗 痞
129	结胸	156	小便不利 痞
130	结胸	157	痞
131	结胸 痞	158	呕吐 痞
132	结胸 不可下	159	下利
133	结胸	160	汗吐下后的变证
134	恶寒 小便与发黄 懊恼 发黄 结胸	161	汗吐下后的变证
135	结胸	162	误下
136	寒热往来 结胸	163	痞
137	少腹满 少腹硬	164	恶寒 痞
138	结胸	165	下利
139	结胸	166	心下满 心中满 吐法
140	误下	167	结胸
141	结胸 治法举要	168	渴
142	谵语 痞	169	渴
143	谵语	170	渴
144	和法	171	和法
145	谵语	172	下利 呕吐
146	呕吐	173	呕吐
147	寒热往来 小便不利	174	温法

任启林 医学全集

条文号	分 类	条文号	分 类
175	恶风	204	呕吐 治法举要
176	清法	205	心下满
177	悸 补法	206	小便与发黄 发黄
178	病机	207	烦躁
179	不大便	208	恶寒 潮热 腹满 不大便
180	阳明病	209	潮热 不大便
181	汗吐下后的变证	210	谵语
182	阳明病 发热 自汗	211	谵语
183	恶寒	212	阳明病 不大便 谵语
184	恶寒	213	自汗 不大便 谵语
185	呕吐	214	潮热 不大便 谵语
186	阳明病 病机	215	不能食
187	小便与发黄 发黄	216	谵语
188	病机	217	谵语
189	误下	218	不大便 谵语
190	病机	219	谵语
191	不能食	220	潮热 不大便 谵语
192	自汗	221	发热 懊憹
193	病机	222	渴
194	不能食 哕	223	发热 小便不利
195	小便与发黄 发黄	224	阳明病 治法举要
196	无汗	225	下利
197	无汗	226	不能食 哕
198	头眩	227	衄血
199	小便与发黄 懊憹 发黄	228	懊憹
200	小便与发黄 发黄	229	潮热 胸胁满
201	潮热	230	胸胁满 呕吐
202	衄血	231	哕 发黄
203	自汗 小便不利 不大便	232	哕

条文号	分　类	条文号	分　类
233	小便利	262	发黄
234	恶寒	263	少阳病
235	汗法	264	悸
236	发热　发黄	265	谵语
237	瘀血	266	少阳病　胸胁满
238	烦躁　懊憹	267	谵语
239	不大便　烦躁	268	自汗
240	发热	269	烦躁　病机
241	腹满　不大便　烦躁	270	能食　病机
242	小便不利	271	病机
243	呕吐	272	病机
244	小便利　渴	273	太阴病　腹满
245	不大便	274	病机
246	病机	275	病机
247	小便利　不大便	276	汗法
248	发热	277	下利　温法
249	腹满	278	小便与发黄
250	小便利　不大便	279	腹满
251	不大便　烦躁	280	不可下
252	不大便	281	少阴病
253	自汗　下法	282	少阴病　小便色白　下利　渴　烦躁
254	腹满　下法	283	自汗
255	腹满　下法	284	谵语
256	下法	285	不可发汗
257	瘀血	286	不可发汗　不可下
258	便脓血	287	下利
259	发黄	288	下利
260	发黄	289	烦躁
261	发黄	290	病机

条文号	分 类	条文号	分 类
291	病机	320	下法
292	发热 下利	321	下利 下法
293	便脓血	322	腹满 不大便
294	无汗 衄血 厥	323	温法
295	少阴病 下利	324	吐法 不可吐
296	下利 烦躁	325	下利
297	头眩 下利	326	渴
298	烦躁	327	病机
299	病机	328	病机
300	下利 烦躁	329	渴
301	发热	330	厥
302	汗法	331	发热 厥
303	烦躁	332	能食
304	恶寒	333	能食
305	温法	334	便脓血
306	便脓血	335	厥
307	便脓血	336	厥
308	便脓血	337	厥
309	烦躁	338	厥阴病 厥
310	下利 烦躁 咽痛	339	能食 小便色白 便脓血 厥
311	咽痛	340	少腹满 少腹硬
312	咽痛	341	厥阴病 便脓血 厥
313	咽痛	342	厥阴病 厥
314	温法	343	烦躁 厥
315	下利	344	厥
316	下利	345	下利 厥
317	下利	346	自汗 下利
318	悸 下利	347	不可下
319	下利 呕吐 烦躁	348	厥

条文号	分　类	条文号	分　类
349	厥	374	下利　谵语
350	厥	375	下利　烦躁
351	厥	376	呕吐
352	利法	377	呕吐　厥
353	自汗　下利	378	头痛　呕吐
354	厥	379	呕吐
355	心中满　心下满　烦躁　吐法	380	哕
356	悸　厥	381	哕
357	下利	382	霍乱
358	下利	383	霍乱
359	呕吐	384	能食　霍乱
360	下利	385	下利
361	下利	386	霍乱
362	下利	387	汗法
363	便脓血	388	发热
364	不可发汗	389	自汗
365	下利	390	厥
366	下利	391	烦躁
367	下利　便脓血	392	阴阳易
368	下利	393	差后劳复
369	下利	394	差后劳复
370	下利　厥	395	差后劳复
371	下利	396	差后劳复　补法
372	下利	397	差后劳复
373	下利　渴	398	差后劳复

中国医学史研究

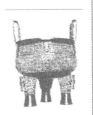

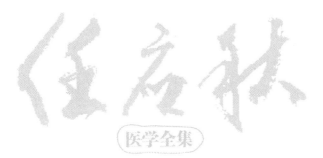

中国医学史略

1955 年

自　序

　　"史学"是一种科学，它是研究和发现整个人类社会发展变化的科学，是研究劳动者推进人类社会发展的规律的科学。因此要了解整个人类社会的前途，就必要了解整个人类社会过去的历史，要了解中华民族的前途，就必须了解中华民族过去的历史。医学是研究和治疗人类疾患，使之抵抗侵害而恢复健康的科学，它是伴随人类劳动生产的发展而逐渐进步的。例如，由原始的医学进而为经验的医学，这个过程是漫长漫长的一段，由于不知经多少劳动生产者的努力累积，才形成了现在的医学。我们研究医学史，就要求得过去到现在医学的发展变化，及其与社会生产关系的联系。我们研究医学史的方法，是要肯定唯物的、辩证的立场和客观分析的方法，因为人类的生产实践及其发展，都是随着生产关系变动而变动的。医学是自然科学之一，它的发展变化不是凭空而来的，是由物质反映而来的。因此，我们要了解中国医学史，必须和中国的社会发展史连接起来，才能获得正确的认识和了解。

　　人类历史的发展是规律性的，新的事物并不是离开旧社会而单独发生的，更不是在旧社会消灭以后发生，而是在旧社会里就已经发生了。我们要建立中华民族的新医药文化，就不能抹煞曾有数千年长期发展史的古典医药文化，必须在古典医学的基础上建立一个新医学，如此医药文化方能是中华民族的医学。毛泽东曾说："中国现时的新文化也是从古代的旧文化发展而来的，因此我们必须尊重自己的历史，决不能割断历史。"（《新民主主义论》）这是我对研究历史的看法，也是我研究中国医学史的态度。

　　但，我究竟不是治史学的，也不是治中国医学史的，虽从 1952 年起到现在，在重庆中医进修班、校教过三次中国医学史，实在是所谓"承乏"，并不是我的"专长"。

　　中国医学是拥有四千余年悠久历史的古典文化之一，积累着丰富而又庞杂的大量史料，甲骨钟鼎、经传诸子、史书地志、小说笔记、哲学宗教、诗文考证、歌谣戏曲、医家专著、部录丛书，凡此种种，无不属于医学史的研究范围以内，这不仅非短时期所得遍览穷探，在我边写边教，物质条件多方受限的环境下，也不允许这样去做。可是要了解中国医学史比较近真的情况，

中国医学史略

却又必须向这广泛纷乱的大堆史料中去寻找。因此在编写此讲义的过程中，亦曾尽到我一定之努力，凡可能弄到的资料都供我编写之用，经过四个月的工夫，竟编写完成这册聊备删削的草稿。若要作为一种史的"通古今之变"的要求，相去不止有十万八千里了。尤其欠缺的是，我对于马克思列宁主义的修养太差，这就缺乏精确、深入而具体地分析的本领。称之为"略"，这是符合本书内容的，亦是限于我的能力。

不过中国医学史这块园地，无论往古来今，都是极荒芜的。宋朝张季明的《医说》，明朝余弇的《续医说》，只是说部杂采、随笔札记一类的东西，李濂的《医史》仍不脱于一般的名人传记；近人王吉民、伍连德的《中国医史》，和只有英文本的陈邦贤的《中国医学史》，虽为目前的珍贵医学史册，而一般史学家仍少有向这方面加工。缺乏修养的我，竟敢来大胆尝试，写出这样一本书来，要求先进专家给我严格的批评和指正，只有在批评和指正下面，才能完成写出较好医学史的任务。

任应秋

1955 年青年节于重庆

第一章 导 论

第一节 医学史研究的性质和内容

医学史研究的内容，主要是对其在每个历史阶段发展的概括了解，以及对于某些医学人物、医药发明的分析和批判。但这些了解、分析、批判，一定要根据社会学、历史学的一般规律，以及文化史的法则来进行，这就是医学史研究的性质。

医学史是与社会经济结构的发展和改变相联系，与各民族的一般文化史相联系，来研究医学活动和医学知识发展的科学。要能够指出医学科学是如何在检查、理解、综合人民经验的基础上形成的；医学科学如何因社会的经济、政治的发展而发展；如何在进步的科学唯物世界观与非科学的唯心世界观的斗争中发展。这就是说，医学史是根据社会科学、历史科学的一般规律，结合文化史的法则，对医学发展的具体状况及其规律性进行探讨的科学。

医学史既研究治疗医学的发展，也研究预防医学的发展，既包括医学实践的历史发展道路，也包括医学理论的历史发展道路。以辨别、治疗和预防疾病为目的的医学实践，和稍后于医学实践的科学总结而产生的医学理论，在历史上紧密联系和相互作用地发展着。医学实践聚积了越来越多的资料，不停地供给医学理论以新的内容，丰富了医学理论，而同时向医学理论提出新任务。发展中的医学理论，不断提高其水平，以改善医学的实践。

中国医学史，就是对中国医学发展的具体状况及其规律性进行这样的探讨的科学。这里离不了中国社会发展的知识，离不了一般文化史的法则，离不了对于中国医学发展的主要阶段之概括的了解，以及对于医学人物、重要医药发明的分析、批判等。这就是中国医学史研究的内容。

第二节 正确对待祖国医学遗产

祖国的医学遗产是丰富而伟大的。我们应该怎样对待呢？

根据列宁"在每个民族里有两种民族文化"（周扬编《马克思主义与文艺》118 页）的学说，以及"在每种民族文化里面都有，哪怕是不发展的、民主的和社会主义的成分，因为在每个民族里有劳动的和被剥削的群众，他们的生活条件必不能免地要产生着民主的和社会主义的意识形态"（周扬编《马克思主义与文艺》119 页）[1] 的理论，我们是有充分理由来肯定中国古代文化（包括医学在内）的优良部分的，同时列宁在这里业已给我们树立了取舍的尺度。

关于如何对待中国古代文化，毛泽东主席也有一般性的，然而是非常明确的指导原则：

"对于中国古代文化，同样，既不是一概排斥，也不是盲目搬用，而是批判地接收它，以利于推进中国的新文化。"（《毛泽东选集·第三卷·论联合政府》1107 页）

"中国的长期封建社会中，创造了灿烂的古代文化。清理古代文化的发展过程，剔除其封建性的糟粕，吸收其民主性的精华，是发展民族新文化提高民族自信心的必要条件。但是决不能无批判的兼收并蓄，必须将古代封建统治阶级的一切腐朽的东西和古代优秀的人民文化即多少带有民主性与革命性的东西区别开来。中国现时的新政治、新经济是从古代的旧政治、旧经济发展而来的，中国现时的新文化也是从古代的旧文化发展而来，因此，我们必须尊重自己的历史，决不能割断历史。但是这种尊重，是给历史以一定的科学的地位，是尊重历史的辩证法的发展，而不是颂古非今，不是赞扬任何封建的毒素。对于人民群众和青年学生，主要的不是要引导他们向后看，而是引导他们向前看。"（《毛泽东选集·第二卷》679 页）

这些原则，对于我们学习中国医学史，特别是学习中国古典医学史，是有着深刻意义的。"一概排斥"，那就是民族虚无主义[2]，像一些西医说我们中医，这也不科学、那也不科学，甚而极歪曲地说"中药有效，中医没用"，

---

① 意识形态：社会存在的反映，也就是社会的阶级意识。所有社会生产的关系、条件，和人们的社会政治生活的关系、条件，都会在社会阶级意识的各种形态中反映出来，由此形成有系统的见解、表象和观点。如社会科学、道德、宗教、艺术等都是意识形态的具现。

② 民族虚无主义：对一切失掉信心，由唯心论出发的狂妄思想。

这是我们坚决反对的。"盲目搬用",那就是一般狭隘民族主义①者或国粹主义②者所采取的保守态度,我们同样是坚决反对的。

现在在一部分医务卫生人员中间对于祖国优秀医药文化遗产的无知或抹杀的态度,已经产生了有害的结果,这是应该纠正并不容再继续下去的。反之,又有部分中医,旧书是能看下去了,但钻进去却出不来。这两个极端,多少受了民族虚无主义者或狭隘民族主义者的坏影响。虚无主义的所以产生,其重要原因之一,是某些人由于长期受帝国主义的压迫,在精神上一时还不能完全站立起来,又加上接受了帝国主义的歪曲宣传的结果。保守主义的所以产生,则大部分原因是封建主义的余毒。

所以,在正确对待祖国医学文化遗产问题上,也就有继续反帝反封建的斗争在内。"批判地接收",目的是为"以利于推进中国的新文化","向前看"而不是"向后看";"尊重自己的历史,决不能割断历史";但"不是颂古非今",尤其"不是赞扬任何封建的毒素";至于吸取标准,那就是"民主性"和"革命性"的。

上面列宁关于文化遗产的理论还是一般性的,毛主席所指示的也还是指关于吸收中国一般的古代文化而言,如果专就中国医学来说,那就需要在一般的指导原则之外更具体些。在这方面,在人民日报"贯彻对待中医的正确政策"的社论(1954年10月29日)和雷海宗同志的"我对祖国医学遗产的认识"(1954年11月21日北京光明日报)中,都有很好的提示。人民日报社论说:

"我国医学有数千年的历史,有丰富的内容和宝贵的临床经验,在我国历代人民对疾病的斗争中发挥了巨大的作用。继承和发扬这份文化遗产,认真学习和研究它的学理和实践经验,用科学方法加以整理和总结,逐步提高它的学术水平和医疗水平,使它更有效地为人民服务,这是我国医学界的一项十分光荣的艰巨任务,做好这一工作,不仅大大有助于我国人民的保健医疗事业的发展和提高,而且能使世界医学的内容更加丰富起来。"

"他们不懂得继承和发展祖国的文化遗产对建设新文化的重要性,不懂

---

① 狭隘民族主义:盲目地反对一切外族,不从全人类共同的根本利益出发,不分好坏,一律排斥,完全没有国际主义精神。

② 国粹主义:鼓吹国家主义思想,倡言本国有一种特有的优越的民族精神与文化,受这影响的常表现出狂妄自尊和保守。

得发扬祖国医学遗产对提高现代医学和医疗水平，发扬人民保健医疗事业的重要性，因此也不懂得团结和提高中医，使它充分发挥作用的重要性。他们忽视广大人民对中医中药的实际需要，忽视中医的丰富经验和显著疗效。不去认真学习研究，不加仔细分析总结，就笼统地说中医'落后''不科学'，全盘加以否定。这种不承认事实，不重视实践经验的态度，是极端'不科学'的武断。"

"中医中药的不可否认的疗效，证明了中医学有合理的和有用的实际内容，而它的最大弱点就是缺乏系统的科学理论，还没有掌握化验和科学检查的可靠方法，这就大大限制了它的发展和提高，所以发扬祖国医学遗产的基本问题，就是如何通过认真的学习、研究和实践，逐渐使它和现代科学理论相结合的问题，就是要根据现代的科学理论，用科学方法来整理中医学的学理和总结它的临床经验，吸取它的精华，去掉它的糟粕，使它逐渐和现代医学科学合流，成为现代医学科学的重要组成部分，我们应该逐渐创立这样的现代化医学，它应该反映出中国的地理、气候的特点，反映出中国特产的药材的应用特点，反映出中国各族人民的生活和劳动的特点。这便是我们发扬祖国医学遗产的远大目标。"

雷海宗同志说：

"医学是自然科学，虽也反映一定的民族特点，但是，是没有阶级性和民族性的，我们把医学分别为中、西，并不等于说医学是有民族性的。今日的中医学，还没有完全摆脱过去历史时代限制所加予它的许多糟粕及不科学的因素。我们研究中医学，最后的目的应当是消灭中医学与西医学之间的一切界线。那也就是说，将来只有吸取了今日中医学全部精华的高级的科学医学，根本不再有所谓中、西。到那一天，全世界都可认识到，五千年的中国经验对于医学科学的一大部分丰富贡献。

今日苏联的医学，其根本不同于资本主义国家的医学，主要的不在于它的个别经验（这当然亦是很重要的），而在于它的辩证唯物主义哲学指导下新哲学观点。我们学习苏联，主要的要学习这个观点及基于此观点所必然建立的方法。如我们近年来，时常谈到也常用到的'封闭'疗法，它的理论是根据巴甫洛夫的机能统一学说和神经论的基础所发展出来的，符合'优势法则'和'阻断病理性冲动影响大脑皮质功能'的'病因治疗'，这种疗法很早就在资本主义国家医学上使用，可是，由于他们的医学受机械唯物论①思想指导，仅认为是消极的对症治疗（止痛），而不能认识它的伟大的作用，所以得不到发展。由此可见这不是技术问题，而是根本的哲学②问题，中国旧有的医学，尽管它有很大的局限性，但在这整体观念一点上和巴甫洛夫学说相通，确是高过资本主义社会的医学的。我们只有深切认识此理，方能一面虚心诚恳地研究中国旧医学，一面又创造性地而不是机械性地去学习苏联，也只有这样的研究和学习，才能保证我们在学习苏联的过程中能够吸取中医学的全部精华。"

我们把上面列宁、毛主席的论述和人民日报社论、雷海宗同志的话综合起来认识，那就是：具有悠久的历史、丰富的内容和宝贵的临床经验，同时在我国历代人民对疾病的斗争中发挥过巨大的作用，也是现在我国广大劳动人民所迫急需要的祖国医学遗产，是我们应该继承和发扬的，而这也就是中国医学史的重要观点。

这样的做法是为了发展民族的新医药文化，提高它的学术水平和医疗水平，是为了获得创造新的高级的科学医学必不可缺的一部分有益的营养，这就是为了"向前看"。如果就一个卫生工作者来说，通过中国医学史的学习，提高爱国主义思想，增强"民族自信心"，也是我们的目的。

在资本主义国家对于处理古典医学遗产已充分表现毫不关怀并毫无能力的今天，社会主义国家恰表现对过去一切人类健康有贡献的医学财富的极大重视，因此，在正确对待祖国医学遗产问题上，又是有极大的政治意义的。

复习题

1. 医学史研究具备什么性质？有哪些内容？

2. 学习祖国医学遗产的目的是什么？

---

① 机械唯物论：企图凭借机械学（力学）的规律来说明自然界一切现象，把自然界和社会中一切本质上差别的形形色色的过程和现象，还原为单纯的静止的僵硬的东西。它否定了对象的自己运动，否定了对象的质的变化，否定了发展的飞跃性，否定了从低级到高级的发展。

② 哲学：是世界观，同时又是思想方法。我们研究哲学，目的就是要掌握正确的世界观和正确的思想方法。正确的哲学思想，是要能够正确地反映整个世界发展的总规律。研究哲学必须时时刻刻抱着解决实际问题和指导行动的目的。所以，哲学的重要任务是在于总结经验，发现规律以改变世界。

第二章 古代有关医药的神话传说

第一节 医药起源于劳动

劳动创造了一切财富，包括精神财富在内。恩格斯在 1876 年写的"劳动在从猿到人的过程中之作用"一文的开头就说：

"政治经济学上说，劳动是一切财富的源泉。自然界贡献出资源，劳动则变资源为财富，然而劳动的作用是远远超过于此。它是人类一切生活的头等基本条件，这事是确实到这样的地步，我们甚至在某种意义上必须说：它创造了人类自身。"（杜畏之译恩格斯《自然辩证法》415 页）

既是由于劳动，猿能直立，进化为人；由于直立，人类的喉部发达了有了语言的使用；由于语言，人类就可以沟通思想；所有生活中的经验，因而得到保存并传播，这也就有了多种文化的积累；因此，劳动在从猿到人的进化过程中有着关键性的意义。人类的一切财富，可说都是由于劳动创造出来的，劳动创造了自然，劳动改了人类本身。"劳动创造了世界"这一真理，首次被恩格斯明确地提出来了。医药文化的起源，也不是例外。王克锦氏在这方面有很好的说明：

"医学跳不出一般自然科学的领域，也是人类在生产过程中经验的总和，因此生产行动对于医学的发展有决定意义。在几百万年以前，人类的祖先由于劳动使手专门化以后，对于征服自然日有进步，眼界已渐扩大，在采食植物过程中，不断发现某些草皮树根对疾病有治疗作用。人是社会性的动物，在社会生活中共同协作，发展了发音器官，日久形成语言，有声的语言，在人类历史上是帮助从动物界划分出来，结合成社会，发展自己的思维，组织社会生产，与自然力量作胜利的斗争，并达到我们现在所有的进步力量之一。（斯大林《马克思主义和语言学问题》，真理出版社 1950 年版）在原始共产主义社会里，环境逼着人类赶快解决客观现实生老病死诸问题，致将经验上治病的植物（药物）互相传达应用，以后有了文字就记录起来。在中国传说为'神农氏尝百草'，以建立中药本草；在古希腊，是以半人半马手执巨蛇的神为救众生的医神名'阿斯克勒邲'。从这一类神话中可以看出当时医学的萌芽，人类创造工具，生产发达到猎兽食肉，加速了人类的进化，改造了消化器官，发展了人体内日趋繁杂的要素，尤其脑的发达极快，习惯了各种食物及气候，切身体会出致病的原因，织衣建屋学会了预防疾病。以后生产力进步，有了冶金、陶器、造船等工业，发展了文化，医学也因记录积累而独立化。"（《论医学的发展》，中华医史杂志252页，1953年12月北京版）

王克锦这一段话指明：①医药的产生是和劳动分不开的；②医药的产生是有着实用的目的，为的是预防疾病、适应环境、增进健康；③医药文化的发展是原始于不断的经验积累。这正是原始医药的状态，也是中国医药文化发展的主要过程。一般常有鹿病则食薇衡、犬过食则觅稻叶、猫食瓦松以解蜂螫等等的传说，这些动物的原始行为，也可以忖度到人类医药的始基，尤可以令人明了医药和劳动的密切关系。

同时，"人类在劳动过程中利用着别的物体和自然力量的各种物理的、化学的、机械的性质，迫使他们发生作用。他把自然的事物跟自己的天生器官结合起来，土地、石头、树木、骨头、金属，都逐渐地成为人类的劳动工具了，人类不但使用着自然直接给予的事物作为生产手段[1]，人类还改变着自然事物的形式，使之适应于自己的活动并创造着新的劳动工具"（沈译米丁著《历史唯物论》83页）。如《搜神记》[2]中说："神农以赭鞭鞭百草，尽知其平毒寒温之性，臭味所主。""赭鞭"就是石器工具之一，是用赭石来做的采药工具。《山海经》中说："高氏之山，有石有玉，可以为针。"《汉书·艺文志》中说："石谓砭石，即石针也，古者攻病则有砭。"这更说明由劳动而创造了医疗工具。

于此我们知道，不但最古的医药起源产生自劳动，即是劳动人民所创造，就是后代的医药，就发展上看，也往往先是有民间劳动者的创造，广泛地、不断地在民众中实践着，然后逐渐转入中上层的医学家之手，经过一番加工，变为理性知识；到了医学家的理论衰弱了的时候，又往往因民间医药发现的刺激而又有了新的发展。因此，劳动人民才是医学史的主人，正如劳动人民

---

① 生产手段：即是生产资料，包括劳动对象和劳动手段。前者指自然物，如土地、森林、水利、矿源、原料等；后者指工具，如仪器、耕畜等。

② 搜神记：书名，晋朝干宝著，现在流行本，已非原著。

是一般历史的主人一样。因此，我们应该看重过去的民间医药，并应该特别用劳动人民的观点去鉴别过去的一切医药知识。

第二节　对古代神话传说的批判和认识

任应秋 医学全集

马克思主义者认为："神话乃是自然现象，对自然的斗争以及社会生活在广大的艺术概括中的反映。"（高尔基《苏联的文学》）医学既然免不了是人类生活与自然做斗争的反映，当然也免不了有些概括性的神话出现，而尤以燧人、伏羲、神农、黄帝几个神话普及于医药史中，兹按流传神话的性质分做下列几类：

"民食果蓏蚌蛤，腥臊恶臭，而伤害肠胃，民多疾病，有圣人作，钻燧取火，以化腥臊，而民悦之，使王天下，号之曰燧人氏。"（《韩非子·五蠹》）

"太古之初，人吮露精，食草木，穴居野处。山居则食鸟兽，衣其羽皮，饮血茹毛，近水则食鱼鳖螺蛤，未有火化，腥臊多害肠胃。于是圣人造作钻燧出火，教民熟食，民人大悦，号曰燧人。"（谯周《古史考》）

这种神话式的传说，与一般进化规律是符合的，因为人们由采集生活，进到渔猎生活，生吃蚌蛤虫鱼，腥臊臭恶，一定会多害胃肠病。发明了钻木取火的方法以后，开始知道熟食，而防止了许多胃肠病，这是很自然的事，是人类生活上的一大进步。至于取火的伟大发明，是否真有"燧人"氏这样的大圣人呢？这未必尽然。范文澜氏说："古书凡记载大发明，都称为圣人，所谓某氏某人，实际上是说某些发明，正表示人类进化的某些阶段。"（《中国通史简编》）历史家称这时期为蒙昧时代的中期。"这时蒙古高原的自然环境，并没有什么改变，不过因为人类劳动生产性之发展与火的应用，发达了人类自身的肉体机构，因而提高了人类对自然环境的适应性，从而他们便扩大对自然的占领。"（翦伯赞《中国史纲》14 页）

同时，我们要知道，"火"在自然界中，很早就已经存在，动物死体中的磷，空气中的电，地壳中的火喷，无一不是火种。《淮南子》中说"往古之世，火燧炎而不灭"就可以想见。不过，必须要人类社会经济达到一定的高度，才能被人类所引用，犹如天空中的"电"一直到近百年才被人利用是同样的理由。因此，我们不认做燧人氏是人类生活进化的某一阶段，而以为是个大圣人，这是不科学的。

《帝王世纪》中说："伏羲画八卦，所以六气六腑，五脏五行，阴阳四时，水火升降，得以有象，百病之理，得以有类；乃尝百药而制九针，以拯夭枉焉。"历史上所谓的"伏羲氏"时代，就是中国的上期旧石器开化时期，这时期最值得大书特书的，是有有孔的骨针之发现，因而这时能制造治病的"九针"，是很可能的。这时继燧人氏之后，"火"当然是不成问题，同时这时在山顶洞文化①中发现有三个大鱼骨、六个较小的鱼尾脊骨、三个海贝和许多淡水贝碎片，这证明了当时已有发达的渔业。这些文明的进步，可能是"水火升降得已有象"传说的由来。在"伏羲氏"时代，冰河已经退去，太阳渐渐带给蒙古高原以温暖的气候，这正是地质学上所谓后冰期的时代，宇宙间"阴阳四时"的划分，当然亦更显明了。八卦的"卦"字通"挂"，有人说就是悬挂八根绳索以记事的方法，现代历史学家认为这时既有有孔骨针之出现，是当时人类已经有知道缝制皮革和编制纲罟（鱼器）的事实，两者合起来看，所谓"八卦"无非就是结绳记事和结网捕鱼的推测，若真以为是洞晓天微地奥的八卦，这种神话就太无意义了。惟这时还谈不上"五行"，因为这时还不可能有铜铁（金）的出现。

《淮南子》说：

"古者，民茹草饮水，采树木之实，食蠃蚖之肉，时多疾病毒伤之害。于是神农乃始教民播种五谷，相土地宜，燥湿肥墝高下，尝百草之滋味，水泉之甘苦，令民知所辟就。当此之时，一日而遇七十毒。"（《淮南子·卷十九·修务训》）

刘恕说：

"民有疾病，未知药石，炎帝始味草木之滋。尝一日而遇十二毒，神而化之，遂作方书，以疗民疾，而医道立矣。"（《通鉴外纪》）

《帝王世纪》中说：

"黄帝岐伯尝味百草，定本草经。"

神农、黄帝时代，是中国下期新石器文化时代，也是由采集狩猎经济转化

---

① 山顶洞文化：河北省房山县西南八里有个镇叫周口店，从店的山顶洞里发现中国猿人（俗名"北京人"）的头骨，及其他有关人类进化史的骨片、石片等。

到农业畜牧经济时代，尤其是以农业生产为其特征。所以《易系辞》[①] 中说："神农氏作，斫木为耜，揉木为耒，耒耨之利，以教天下。"《周书》中也说："神农为耒锄耨，以垦草莽，然后五谷兴，以助蓏实。"有了这样多的农作工具，不仅便利了种植而"五谷兴"，同时采集瓜果皮实，亦便利多了，这些都是能够大量发现植物药的有利条件。翦伯赞氏说："医药的进步，毫无疑义是农业发达的结果。因为跟着农业的发达，人类对于植物的性质，获得更多的知识。在长期的经验中，人类在不断的尝试中，知道某种植物可以医治某病，因而有不少的植物，被引用为药物。"（《中国史纲·卷三》）由此可知，所谓"一日而遇七十毒"或"一日而遇十二毒"无非是若干劳动人民尝试药物的必然过程，世间上是不会有毒不死的"神农"圣人出现的。所谓"毒"，当作《周礼》中"聚毒药以供医事"的"毒"字讲，这是很近情理的。

第三节　简短的结论

"神话"是古代人类对现实生活的概括并加以想象而成，因此神话的精神基本上是现实主义的，同时也是健康的。只是我们不要片面的、抱残守缺的去崇拜那样想象的几个"圣人"，而忽略了广大劳动人民的创造功绩，甚至提出几个圣人来取劳动人民的功绩而代之，这是剥削阶级的学者的无知，是他们对人民的欺骗行为，不能让这种歪曲历史的说法持续下去。

复习题

1. 医学起源于劳动的说法有事实根据吗？
2. 你对燧人、伏羲、神农创造医药这些神话传说做何理解？

第三章　最早的医学和医学文集

第一节　最早的医学

据古生物学的研究，远在人类还没有出现之前，疾病和生命便成为不可分

---

① 易系辞：易即周易（易经），系辞是孔子解释易经的注文，本叫作系辞传。

离的现象了。由于疾病的实际需要，人类便不会没有医药的发现，不过这些医药知识是很简单的，不可能称作医学，如用苔藓、树皮、唾液等来敷裹创伤，用动物的角来做"杯吸术"①，又可能由于月经现象和创伤出血的启示而用"砭石"放血。由于弓矢的发明，打猎或部落间的战斗，如"矢的创伤"，便引起医疗的迫切需要，治疗技术上也随之提高了，所以古"殹"字，是防范"矢"的意思，"殳"是刀器的名称，因为那时有了刀剪等工具可佐医疗之用。后来人类又逐渐产生了鬼神观念，对于许多不能解释的自然现象，包括疾病的原因在内，便都诿之于人所不能捉摸的"鬼神"或"魔鬼"。鬼神是目不得而见，耳不得而闻，手不得而触，无声无形而未尝离乎左右，饮食内可以有，呼吸气也可以有，于是一举一动，无不战战兢兢，以免触怒于神而罹病，这时可能有些聪明狡猾的人，提出一套驱鬼的办法来对付它，这种驱鬼的法术，叫作"祝由"。能做祝由的人，叫作"巫"，传说中的"巫彭""巫咸""巫防"（见《山海经·西经》），就是这类人物，于是"殹"字又写作"毉"字了。

由于劳动人民长期在实践中的摸索，有许多药物逐渐被利用起来，所谓"神农尝药"就是这样的过程，尤其是农奴在储藏磨碎或煮熟粮食的实践过程中，发明了"酒"，史称仪狄造酒。酒有兴奋和麻醉的性能，不仅很快地成为人类嗜好品之一，而且酒是一种有力的溶剂，溶解药物可供医疗之用，所以"毉"又变作"醫"，"酉"古通"酒"，我们认为这是医学史上唯物观点初步战胜唯心观点之一端。由此可以说明奴隶社会的从"殹"而"毉"而"醫"，才可能有比较进步的医学知识出现。

第二节　《内经》的产生时代

《内经》是中国最早的一部医学文集，根据前《汉书》的记载，有《黄帝内经》十八卷，《扁鹊内经》九卷，《白氏内经》三十八卷，同时也有十二卷本、三十六卷本、三十七卷本三种《外经》，另外还有《旁篇》二十五卷，统叫作"医经七家"（《汉书·艺文志》卷30第10）。但是这些书都不能见到了，当时所谓"内经"的内容究竟是怎样的，已不可得而知。《汉书·艺文志》对医经的解说道：

---

① 杯吸术：相当于现在的拔罐子。

"医经者，原人血脉、经落（同经络）、骨髓、阴阳表里，以起百病之本，死生之分，而用度针石汤火所施，调百药齐和之所宜。至齐之德，犹慈石取铁，以物相使。拙者失理，以愈为剧，以生为死。"

这说明，不管《内经》《外经》，总是谈人体生理、病理、诊断、治疗的医籍。惟晋人皇甫谧氏（215－282）说："按《七略》①《艺文志》，《黄帝内经》十八卷，今有《针经》九卷，《素问》九卷，二九十八卷，即《内经》也。"而《灵枢》的第一篇"九针十二原"便有"先立针经"的话，因此宋元以后，便直接把《素问》和《灵枢》当作《黄帝内经》了。

《素问》，有的主张是黄帝时的作品，如褚澄在《褚氏遗书》中说"素问之书，成于黄岐"，沈作喆在《寓简》中说"内经素问，黄帝之遗书也"。有的主张是周秦时的作品，司马光说："谓素问为真黄帝之书，则恐未可。黄帝亦治天下，岂可终日坐明堂，但与岐伯论医药针灸耶？此周汉之间，医者依托以取重耳。"（《传家集·与范景仁第四书》）也有主张是出于战国时期的，林亿说："素问、针经、明堂三部之书非黄帝书，似出于战国。"（《针灸甲乙经·序》本书以下均简称《甲乙经》）程颢说："观素问文字气象，只是战国时人作，谓之三坟书则非也。"（《二程全书》）又有人说是秦汉时人做的，姚际恒说："其书后世宗之，以为医家之祖，然其言实多穿凿，至以为黄帝与岐伯对问，盖属荒诞，无论隋志之素问，即汉志所载黄帝内外经，并依托也……又藏气法时……不言十二支，当是秦人作，又有言岁甲子言寅时，则又后汉人所作。"（《古今伪书考》）

《灵枢》《隋志》叫作"九灵"，《唐志》叫作"九经"，到了宋朝的绍兴时代（1131－1162）史崧才献出了他家藏的《灵枢经》旧本，晁公武说："王冰谓灵枢即汉志黄帝内经十八卷之九。"（《郡斋读书志》）可见《灵枢》出世较晚，而它作成的时代是和《素问》不相上下的。如精研医理的李杲让罗天益作《类经》要兼采《素问》《灵枢》；吕复亦主张："善学者当与素问并观其旨义，互相发明。"（《群经古方论》）这些论据，都说明《灵枢》确和《素问》是姊妹作。

那末，这《素问》《灵枢》合一的《内经》，究竟是作于什么年代呢？我们认为：第一，《素问·天元纪大论》以后文气荼弱，不像西汉时代的文辞；第二，

---

① 七略：书名，汉刘向刘歆父子著，是中国最早的目录学书籍。

《内经》里天人合一的观念极浓厚，这和董仲舒之流的学说基本上是一致的；第三，岁会运气学说，东汉时谶纬①学家最是主张，《内经》里部分材料和它有密切关系；第四，《内经》只谈脉、谈针，很少用汤药，《伤寒论》《金匮要略》纯以汤药为主，反证《内经》时代，最迟不得过东汉；第五，《汉书·艺文志》既有著录，当时必有其书，因此，《内经》可能不是出于一人之手笔，而是若干人先后合成的，时间可能是在秦汉的时候，或者是完成于东汉的。

秦汉时期，恰是中国的中期封建社会（公元前 246—公元 220）。这时为什么会有一部医学文集《内经》产生呢？这应该先说明其当时文化思想的背景。翦伯赞氏说：

"在秦代随着新旧土地所有者的政权之交替，在文化思想上也引起了一个很大的变化，最主要的就是儒家学说跟着旧贵族的政权之崩溃而遭受摧残，法家学说跟着商人地主的政权之建立而勃然高扬。此外墨家学说因为在反旧贵族一点上与商人地主的政治倾向相符合，因而也得以流行。至于老庄学说，则因为已经失去了他的社会基础，已经不发生政治作用了。"（《中国史纲》）

正由于儒家的思想在当时受到严重的打击，一般人都借老庄之术以隐蔽自己，《史记》谓曹参"其治要用黄老术"，田叔"学黄老术于乐臣公所"，陈涉"少时好黄帝老子之术"，都是显著的例子。而《内经》里说的"有真人者，提挈天地，把握阴阳，呼吸精气，独立守神……；至人者……去世离俗，积精全神，游行天地之间，视听八达之外；……圣人者……外不劳形于事，内无思想之患，以恬愉为务，以自得为功，形体不敝，精神不散；……贤人者，法则天地，象似日月，辨列星辰，逆从阴阳"（《素问·上古天真论》），就与"老庄之术"绝类似。同时，始皇 34 年（公元前 213），全国各地的焚书烈火，独保留了医药、种树、筮卜这几种书籍，而当时的皇家图书馆还设置了博士 70 人及诸生数千，在那里为皇帝对古典文献作审查和清算的工作。审查清算的目的诚如始皇自己所云："吾前收天下书，不中呈者尽去，悉召文学方术士甚众，欲以兴太平。"博士和诸生中既有方术士，始皇又在迫切追求长生不老，这些都是在当时很可能产生一部医学文集的有利因素。

①　谶纬：指"谶录"和"图纬"，是两种占验术数所用的书。《四库提要》说："谶者，诡于隐语，预决吉凶，史记秦本纪称卢生奏录图书之语，是其始也；纬者，经之支流，衍及旁义，史记自序引易失之毫厘，差以千里，汉书盖宽饶传引易五帝官天下，三王家天下，注者均以为易纬之文是也。"

两汉时期，儒学居于正统地位，当时阴阳五行和黄老刑名①等学说，又被儒家同时吸收了，又在一个时期，儒家排除黄老刑名，尽量发展阴阳五行，《内经》在这时产生确是一个很有利的条件。如班固说：

"五脏者，何也？谓肝、心、肺、肾、脾也……五脏，肝仁、肺义、心礼、肾智、脾信也。肝所以仁者何？肝木之精也，仁者好生，东方者，阳也，万物始生，故肝象木，色青而有枝叶……肺所以义者何？肺者金之精，义者断决，西方亦金，杀成万物也，以肺象金，色白也……心所以为礼何？心火之精也，南方尊阳在上，卑阴在下，礼有尊卑，故心象火，色赤而锐也……肾所以智何？肾者水之精，智者进止无所疑惑，北方水，故肾黑色，水阴，故肾双……脾所以信何？脾者，土之精也，土尚任养，万物为之象，生物无所私，信之主也，故象土色黄也。"（《白虎通义·性情》）

这和《内经》所说的：

"东方青色，入通于肝开窍于目，藏精于肝，其病发惊，其味酸，其类草木……是以春气在头。……南方赤色，入通于心，开窍于耳，藏精于心，故病在五脏，其味苦，其类火，是以知病之在脉。……中央黄色，入通于脾，开窍于口，藏精于脾，故病在舌本，其味甘，其类土……是以知病之在肉也……西方白色，入通于肺，开窍于鼻，藏精于肺，故病在背，其味辛，其类金……是以病之在皮毛也。……北方黑色，入通于肾，开窍于二阴，藏精于肾，故病在溪，其味咸，其类水……是以知病之在骨也。"（《素问·金匮真言论》）

尽管一个是站在儒学的立场，一个是站在医学的立场，而其论据的本质是一致的。又如当时著名的道学家刘安说：

"圣人法天顺情，不拘于俗，不诱于人，以天为父，以地为母，阴阳为纲，四时为纪，天静以清，地定以宁，万物失之者死，法之者生。……故头之圆也象天，足之方也象地，天有四时、五行、九解、三百六十六日，人亦有四支、五脏、九窍、三百六十六节。天有风雨寒暑，人亦有取与喜怒。故胆为云，肺为气，肝为风，肾为雨，脾为雷，以与天地相参也，而心为之主。"（《淮南子·精神训》）。

---

① 黄老刑名：黄帝老子是道家的祖宗，称"黄老"即是指道家。"刑名"指法家，如《管子》《韩非子》，《史记》："韩非者，韩之诸公子也，喜刑名法术之学。"名家重辩论，如《尹文子》《公孙龙子》。

而《内经》亦说：

"有圣人者，处天地之和，从八风之理……有贤人者，法则天地，象似日月，辨列星辰，逆从阴阳，分别四时……"（《素问·上古天真论》）

"故阴阳四时者，万物之终始也，死生之本也，逆之则灾害生，从之则苛疾不起，是谓得道。"（《素问·四气调神大论》）

"夫自古通天者，生之本，本于阴阳，天地之间，六合之内，其气九州九窍，五藏十二节，皆通乎天气。"（《素问·生气通天论》）

"人皮应天，人肉应地，人脉应人，人筋应时，人声应音，人阴阳合气应律，人齿面目应星，人出入气应风，人九窍三百六十五络应野。……人心意应八风，人气应天，人发齿耳目五声应五音六律，人阴阳脉血气应地，人肝目应之九，九窍三百六十五。"（《素问·针解》）

"夫圣人之起度，数必应于天地，故天有宿度，地有经水，人有经脉。天地温和，则经水安静；天寒地冻，则经水凝泣；天暑地热，则经水沸溢；卒风暴起，则经水波涌而陇起。夫邪之入于脉也，寒则血凝泣，暑则气淖泽，虚邪因而入客，亦如经水之得风也。"（《素问·离合真邪论》）

如上所述，虽然一个是道学的立场，一个是医学的立场，立场各有不同，而其"天人合一"的观念本质是没有二样的，谁又能肯定《内经》和它没有关系呢？

第三节　内经的主要内容及其辩证法则

（一）《内经》主要内容

《内经》是先民糅合古代哲学的应用而演绎的论述医药理论的书籍，它的思想出发点，可能是当时的思辨哲学①，它的叙述方法为演绎法②，它的思

---

① 思辨哲学：不用经验和观察，只从"纯粹思维"说明自然和社会，也就是用自己体系的一般原理来说明自然和社会的哲学。如黑格尔以思辨为基于由具体概念而来的认识，他用辩证法解释知识的由来，并且主张用辩证法确立知识体系，所以他的哲学，被叫作"思辨哲学"。

② 演绎法：一种推论的证明方法，和归纳法是相对的，是从一般到局部，从一般的论断到局部的结论。归纳法是从局部到一般，从事实到概括的推论。

想素质为混合古代儒家、道家、阴阳家等的学说，而与当时的医学知识合一炉而冶；因而其内容除以脏腑、经络、病态、治则、色脉诊为中心外，并以阴阳家的"阴阳"，"谶纬"的"运气"，"洪范"的"五行"等说，错综的思辨演绎，而构成中国医学的特有体系。

阴阳家认为，自然界的现象不外一阴一阳，日月寒暑的更迭无非就是一阴一阳的变化，《周易》一书，即是阴阳家学说的大本营。《周易》以乾、坤两卦，代表阴、阳两仪，把宇宙间一切事物统行包括在内。所以在当时一般人都认为："阴阳者，王事之本，群生之命。"（《汉书·魏相丙吉传》）当时居正统地位的儒家，亦大受到阴阳家学说的影响。《内经》因此亦采取这种学说来建立中国医学的矛盾统一概念，它说："阴阳者，天地之道也，万物之纲纪，变化之父母，生杀之本始，神明之府也，治病必求其本。"（《素问·阴阳应象大论》）

"五行"的原始含义也是很素朴的，如《鲁语》说："地之五行，所以生殖也。"《左传》说："因地之性，主其六气，用其五行。"《郑语》说："以土与金木水火，杂以成百物。"这毫无神秘化的气味，只是说宇宙万物都由这五种物质元素所组成，所繁殖，都是极素朴的说法，是素朴的唯物论。《内经》采其说，认为生活体在大自然中，其内在和外在的联系务必求得五运行的良好关联，既不可太过也不要不及，而维持经常的平衡，保持其健康。所以《素问·五常政大论》中说："太虚寥廓，五运回薄；衰盛不同，损益相从。"而达到"五化①宣平②""五化均衡③""五化齐修④""五化宣明⑤""五化咸整⑥"的目的。

惟"运气"之说，出于谶纬，并不是内经的独创。谶和纬是二而一的东西，谶之被称为纬，这是长期发展的结果。因为所谓"谶"，即是当作神灵启示人类的一种预言，实际上天何言哉，故所谓谶者，也不过是某一特定时代的人民或统治者对于自己的愿望之宣言。而"纬"则是对经而言（《四库

---

① 五化：生、长、化、收、藏。
② 宣平（敷和）：各布政令于四方，无相干犯。
③ 均衡（升明）：均，等也；衡，平也。
④ 齐修（备化）：土德静，替成金木水火之政；土气厚，以生长收藏终而复始。
⑤ 宣明（审平）：收而不争，杀而无犯。
⑥ 咸整（静顺）：藏而勿害，治而善下。

提要》：纬者，经之支流），纬而谓之谶纬，即总集过去所有的具有一定性质的预言而用于解释一般性质的儒家经典，使那些预言与儒家经典相织，在儒家哲学的经线上，加上一些预言做纬线，换言之，即把预言紧紧地织进儒家哲学之中，使圣人的教条与上帝的启示合而为一，这样圣经就变成了天书，孔子就变成神人，这就是谶纬的唯一意义。凡《内经》里的"司天在泉""运气加临"等说，都是由谶纬之学影响而来的。杨则民氏说：

　　"内经之阴阳对立，横的说法也；五行四时，纵的说法也。由阴阳而五行而四时，为辩证法之展开，为内经在古代哲学中特开之生面。核以辩证法，则对立、消解、调和，阴阳义也；相互关联，五行之义也；生长、发展、毁灭，四时义也，辩证法至此无余蕴矣。而运气之司天在泉论者，无端而牵合甲子列宿，与当时之天文知识相结合，以变化无方之精义，加入印板注定之文字，凿孔栽须，无其愚也。岂有内经作者高明之思想，而有此种愚论乎，此为辩证法之自己否定，内经因此妄说加入，晦盲否塞，已千余年矣。"（《内经之哲学的检讨》）

　　因此可以了解《内经》的主要内容，是在其已能运用辩证观的思想方法来说明人体生理病理的变化，并建立了基于整体观念的治疗方法，若仅以机械的脏腑经络责之，或者以运气加临等术语而隐晦之，都是不够妥当的。

（二）《内经》辩证法则

　　辩证法则的基本特征约有四端：一是关联原则，把世界看作统一的整体，各个现象互相有机的联系着，互相依赖，互相制约，而不是彼此隔离，彼此孤立；二是运动原则，认为世界是不断运动的，变化、发展、革新，而不是静止不动的，新生和死亡，互相斗争着，只有新生和发展的东西才是不可战胜的；三是质量互变原则，发展过程是由不大的、不显明的量的变化到显明的、根本的质的变化，发展不是简单的增长或过去的循环，乃是前进的、上升的运动，由简单到复杂，由低级到高级；四是矛盾原则，认为事物有正面和反面、过去和将来、新生和腐朽，构成了事物的内在矛盾，这些对立方面的斗争，就是由量变到质变的内容。《内经》中含有的辩证法则自不可能有这样的缜密，而其思考方法基本合于辩证法则，这是不容否定的，试申述如下。

《内经》的基本观念源于阴阳五行学说。"阴阳"表示事物的对立，事物对立则起矛盾而生变化，机体亦复如是，"阴平阳秘，精神乃治"，假如阴阳乖戾，便要发生病变。《内经》里面充满了补泻、刚柔、表里、寒热、温清、虚实、盛衰、邪正、损益、三阴三阳等等概念，一切统之以"阴阳"，藉以说明事物的矛盾原则。所以《素问·阴阳应象大论》中说："阴胜则阳病，阳胜则阴病，阳胜则热，阴胜则寒，重寒则热，重热则寒……"

机体的生理变化是不断地运动着的，《内经》便引用"生""长""收""藏"来说明事物的运动原则。如《素问·四气调神论》中说：

"春三月，此为发陈……此春气之应养生之道也……夏为寒变，奉长者少。夏三月，此为蕃莠……此夏气之应养长之道也……秋为痎疟，奉收者少……。秋三月，此为容平……此秋气之应养收之道也……冬为飧泄，奉藏者少。冬三月，此为闭藏……此冬气之应养藏之道也……春为痿厥，奉生者少。"这样以生、长、收、藏，说明四时与疾病的关系，所以它说："四时阴阳者，万物之根本也。"

而这生长收藏的过程，也就是运动原则变化、发展、革新，新生和死亡相互斗争着的过程。

宇宙间的事物，既不是静止的，而是不断地运动着的，在不断的运动中，就要发生"质"和"量"的变化。《内经》颇懂得这个道理，它便用"五行学说"来说明它。《素问·五常政大论》中说：

"平气何如而名？何如而纪也？……木曰敷和，火曰升明，土曰备化，金曰审平，水曰静顺。……其不及奈何？……木曰委和，火曰伏明，土曰卑监，金曰从革，水曰涸流。……太过何谓？……木曰发生，火曰赫曦，土曰敦阜，金曰坚成，水曰流衍。……委和之纪，是谓胜生……伏明之纪，是谓胜长……卑监之纪，是谓减化……从革之纪，是谓折收……涸流之纪，是谓反阳……发生之纪，是谓启陈……赫曦之纪，是谓蕃茂……敦阜之纪，是谓广化……坚成之纪，是谓收引……流衍之纪，是谓封藏。"

这些都是指的事物运动中的变化现象，试排列之如表1，更易观察得明白。

表 1　五行运动列表

五行	和平气象	变化不及	变化太过	与四时相逆	与四时适应
木	敷和	委和	发生	胜生	启陈
火	升明	伏明	赫曦	胜长	蕃茂
土	备化	卑监	敦阜	减化	广化
金	审平	从革	坚成	折收	收引
水	静顺	涸流	流衍	反阳	封藏

表 1 所示，不是很显明的事物发展过程吗？

同时《内经》也很了解，宇宙是个整体，因此机体与周围环境是分不开的。所以《素问·四气调神大论》中说："夫四时阴阳者，万物之根本也，所以圣人春夏养阳秋冬养阴，以从其根。故与万物沉浮于生长之门，逆其根则伐其本，坏其真矣。故阴阳四时者，万物之终始也，死生之本也，逆之则灾害生，从之则苛疾不起。"

《内经》对于治疗原则亦同样是从机体的整体着手，即是说机体内在的各部分仍是相互关联的。如《素问·阴阳应象大论》中说："善用针者，从阴引阳，以右治左，以左治右，以我知彼，以表知里，以观过与不及之理，见微得过，用之不殆。"又《素问·五常政大论》中说："病在上，取之下；病在下，取之上；病在中，旁取之。治热以寒，温而行之；治寒以热，凉而行之；治温以清，冷而行之；治清以温，热而行之。"

以上总地说明，《内经》在当时确已建立了素朴的辩证观法则，它的最高理论为阴阳五行、生长收藏，而以辩证观的方法把它阐述出来，因此要研究和理解其内容的含义，自以辩证法来衡量它最为适合。但是《内经》受到了当时时代的限制，所采用以为说明的材料，如脏腑、经络等，核以近世的实验证明，多悖谬不可信，但仍不得因此便唾弃了它合乎辩证的思想方法部分。

第四节　简短的结论

由于疾病与生命以俱来的实际需要，人类在不断的劳动中，便逐步地发现了医药知识；由于生活、斗争日益扩大，医药技能亦日益进步而专门化了。

医药职业的专业化，最初是巫祝的迷信形式，到了有雏形的工业制造以后，人们的经验也积累多了，才渐次进入科学的范畴。

至《内经》，是包括公元 220 年以前这一长时期的医学文集，它虽是受着当时的时代环境所限制，以现在的科学来衡量它，有些说明材料（如脏腑、经络等）虽未必核实，同时亦深深地受到了当时阴阳家、儒家、道家、谶纬等学说的影响，并即以阴阳五行立论，而其基本思想方法是合乎辩证观法则的，甚至它就是素朴的辩证法。正如郭沫若氏谓《周易》的出发点原是一种辩证观，"阴疑于阳必战"，是对立的错综定式之一（《中国古代社会研究》72－79 页）的道理一样，这种思想的产生，仍然是和当时的阶级统治社会分不开的。

复习题

1. 最早时期的医学演变情况是怎么样的？

2. 内经的主要内容是什么？在秦汉时期为什么会产生这样的《内经》？

3. 什么是辩证法则？《内经》具有辩证观的法则吗？

第四章　殷周时代的医药概况
（公元前 1766—公元前 770）

第一节　殷周时代的社会情况

殷周处在我国奴隶制社会及初期封建制社会时期。自成汤把夏族战败，占领其广大土地，不但种族的土地所有急剧地成为支配的形态，而私有财产已掌握在军事团体手中的税纳也急剧地获得在社会财产形态中的支配地位，从而达成商族的内部变革，完成由旧制度到新制度转变的历史任务。这一次的社会革命，本质上就是新的奴隶所有者集团对氏族制度的革命。

参加这次革命的主要是氏族制①末期的富有者贵族，即《逸周书·殷祝

---

① 氏族制：原始社会中以母系为中心的同一血统人的集团，是当时社会的基础组织。由若干个氏族结合为宗族，再由宗族结合为种族或种族联盟。一个氏族每以一个"图腾"作为一个标识，氏族的关系是建筑在农业与牧畜的生产经济的基础之上的。

解》所传说的"三千诸侯",革命的主要领袖是成汤和伊尹。成汤是军事团体的领袖,伊尹是僧侣,他们都是氏族制末期的贵族或富有者团体的代表。尤其是伊尹,他是当时国家权力的实际掌握者,也是当时的巫教教主阿衡。他们崇奉最高的神是"天帝",认为天帝是统治宇宙的最高主宰,"王"是天帝的儿子,天帝左右的鬼神,就是王的左右的官吏之存在的反映,因之国家大事、疾病灾害,主要都是用祈祷和贞卜来解决。

殷朝的巫教僧侣,从农业季候的研究上,成就了天文历数学的重要发明。他们以太阳历的参差,设有一年十三个月的闰年,以适应农业季节气候的变化,把每年分为春、夏、秋、冬四季。又依据月球与地球相对行而反照的月球圆缺的变化,应用三分制把每月分为三旬,复从其参差上而创为大小月建。这些是殷朝奴隶所有者给予人类的宝贵遗产。

从纪元前 1122 年,以武王、周公、太公为首的革命军在占领殷朝首都获得决定性的胜利后,便一面暂时地解放奴隶,一面宣布土地为"王"所有,即"普天之下莫非王土"。土地都由王的名义来册封,受册封成为新的权力者的大贵族,又依次去分封其左右,依次区分为侯、甸、男、卫①等不同的等级,这样就形成了初期的封建社会制度,受封的便组织其采邑②或庄园③。一面是占有土地的领主,领主的家族及其扈从等,一面是"分田而耕"的农奴、工奴、贱奴等。因此,每个庄园,都成了一个自给自足的经济单位,并有其独立性的政治和军事,领主便是这种经济、政治、军事权力的掌握者。

周朝革命,新的封建秩序建立后,以周族为领导的革命集团,便产生一种和殷族的巫教神学相对立的"八卦"哲学,这是一种原始的辩证唯物论。他们认为,现实世界不外是天、地、山、泽、水、火、风、雷八种物质的东西,其本源是所谓"一",由"一"自身的变化而发展为"八",天地等八种东西相互矛盾、相互排斥而产生宇宙万物。即由"一"变生"二","二"变生"三","三"变成"八",八卦发展为六十四卦,又发展为三百八十四爻……在这种理论的基础上,他们说,乾上坤下的形式(☰)是"否卦",把这种形式倒过来的形式

---

① 侯、甸、男、卫:是古代分封的制度,在"王畿"的周围,每五百里为一区划,分作侯、甸、绥、要、荒五个等级,又有分作侯、甸、男、邦、采、卫的。

② 采邑:即是古代卿大夫等受封的地区,又叫作"食邑",组织形式颇同"庄园"。

③ 庄园:封建社会里,由领主或地主占有的田庄,它是由农民公社转化而来的,是一个自给自足的经济体系,也是领主对农奴、地主对农民的统治单位。

（☷）便是"泰卦"，这是说，乾上坤下的统治与被统治所形成的社会秩序已不合理（否），只有把它倒置过来天下才得太平（泰）。但八卦哲学的唯物理论本质，也是藉"占卜"去表现的，它还是穿着一件神学的外衣。

第二节　疾病的认识和医学的分科

由于殷代的巫教居于统治地位，这时疾病的认识，仍当作是一种祸祟，根据殷墟甲骨①的记载，害病就认为"有它"。祸祟是哪里来的呢？不外是上帝降的，祖先作的，所以殷墟甲骨文字中常见有"武丁疾身唯姒已它""武丁病齿上帝可赐愈"的记载。但他们这时对疾病本身已经有了审辨的观念，如甲骨文所记载的疾病，便有"疾自"（疾鼻）、"疾身"（腹疾）、"育疾"（产病）和"疾首""病目""疾耳""病齿""疾舌"等等的不同，这说明他们对疾病的审辨已经不是笼统的了。同时在甲骨上已有"其唯蛊""不唯蛊"的记载，这种认识，较"祖先作祟"的看法似又大大推进了一步，因为蛊②可说是对病原体有了抽象的认识。

周族打倒了殷商以后，他们的生产工具生产力都有所提高，在殷商的天文历数基础上既创立了"八卦"哲学，因而对大自然的现象更有所体会。这时他们对疾病的认识，最突出的是注意了季节和流行病的关系。《周礼·天官冢宰》中说："四时皆有疠疾，春时有痟首疾，夏时有痒疥疾，秋时有疟寒疾，冬时有漱上气疾。"郑康成注："痟，酸削也；首疾，头痛也。"春季最易感冒，而头身酸痛；夏季皮肤最易感染，因而患痒疥的多；秋季正是疟疾流行的季节；冬季亦最易感冒，呼吸系统有疾患的这时都会发生咳嗽。这些体会都是很真实的。而且他们明白地指出"四时皆有疠疾"。陆德明氏释云"疠谓疠疫"，就是彼此传染的意思。

这时的"巫""医"已经分开了，既有"医师"亦有"司巫"，这亦是当时医学上的一大进步。不仅"医"和"巫"分了职，医师还分了科，各司

---

① 殷墟：指殷代的故都，在河南安阳县西北五里的小屯。1899年曾在这里发掘出很多兽骨和龟甲，上面刻有殷商时代作占卜用的文字，大的尺余，小的数分，少的仅刻二三字，多的有数百字，统叫作"甲骨文"，是研究古代文化重要的材料。

② 蛊：古人认为能毒害人体的东西。《左传》疏："以毒药药人，令人不自知者，谓之蛊毒。"《通志》："造蛊之法，以百蛊置皿中，俾相啖食，其存者为蛊。"今人有认为是血吸虫病之类。

所职。如《周礼》中记载：

"食医掌和王之六食、六饮、六膳、百羞、百酱、八珍之奇……疾医掌养万民之疾病，四时皆有疠疾，春时有痟首疾，夏时有痒疥疾，秋时有疟寒疾，冬时有漱上气疾……疡医掌肿疡、溃疡、金疡、折疡之祝药，劀杀之齐……兽医掌疗兽病，疗兽疡。"（《周礼·天官冢宰》）

"食医"相当于营养家，"疾医"是内科，"疡医"是外科，当时便有"兽医"，可能因为牛马是农业生产所需要的关系。

第三节 药物治疗逐渐代替了巫祝

殷商时代由于巫教掌握了国家权力，治病禳灾无不仰赖于巫祝。如殷墟甲骨文记载"武丁疾身，御祭妣己及妣庚""武丁病齿，祭于父乙，以求赐愈""武丁疾舌，祈于亡母庚"。这是人们靠祭祝祖先来解决疾病问题的记载。《说苑》亦云："吾闻上古之为医者，曰苗父，苗父之为医也，以管为席，以刍为狗，北面而祝，发十言耳。诸扶而来者，舆而来者，皆平复如故。"《韩诗外传》亦有："俞跗治病，不以汤药，搦木为脑，芒草为躯，吹窍定脑，死者复苏。"这不仅是祝由，而且已经魔术化了。巫祝治病的办法，在周族的封建社会里仍有部分存在。《尚书·金縢》中记载："周公祷武王之疾而瘳。"但是这时已经逐渐扩大了药物治疗的范围，《周易·无妄》中说："九五，无妄之疾，勿药有喜。"《书经·说命》亦说："若药弗瞑眩，厥疾弗瘳。"《周礼》更明白地规定出："医师掌医之政令，聚毒药以共医事。"而且药的性味和治疗的关系亦有了相当的经验，如《周礼·天官冢宰下》说："凡药，以酸养骨，以辛养筋，以咸养脉，以苦养气，以甘养肉，以滑养窍。"

药物为什么可以逐渐代替巫祝呢？第一，由于殷商失掉了土地所有者的统治权，巫教的上帝当然亦垮台了，人民不予以信任，正如《左传》所说："虽其善祝，岂能胜亿兆之诅。"第二，由于巫与医的分职，药物疗法获得了群众的信仰。例如陆贾的《新语·资质》记载有这样一个故事：扁鹊因得罪宋君，逃到卫国，卫人有病将死，扁鹊到这人家里想给他医治，但这人的父亲不相信扁鹊，而用灵巫去求福请命，结果这人病死了。这正足以说明巫祝会逐渐失去民众信仰的根源，因为巫祝是根本不能治病的，当然也没有长久维持下去的理由。《灵枢》说得极明白："黄帝曰：其祝而已者，其故何也？岐伯曰：先巫者，因知百病之胜，先知其病之所从生者，可祝而已也。""先知其病之所从生者"，才可以"祝"，这与祝有什么关系呢，宜乎被药物一天一天地取而代之了。

正因为对药物的信仰逐渐上升了，因而药物品类的发现亦越来越多，用药经验亦越来越丰富。当时人们究竟用些什么药物？治疗哪些疾病呢？《山海经》颇有周详的记载。兹据王范之氏的统计资料如下。（中华医史杂志，1953年4号：《先秦医学史料一般》，对原文略有修改，统计数亦小有出入）

（1）内服药92种

草类：祝余、白䔾、草荔、骨容、杜衡、葍、丹木、蓇草、植楮、鬼草、荣草、葌草、䔄草、无条、牛伤、嘉荣、泰室之山的䔄草、岗草、符禺山的草实、石脆山的草实。

木类：蓟、嘉果、櫰木、丹木、天楄、蒙木、帝休、栯木、亢木、文茎实、北号山木实、栃木实、黄棘、彫棠、枥木。

梨类：沙棠。

兽类：狌狌类、耳鼠、领胡、羬、蠪蚳、谨、青邱山兽，类九尾狐。

鱼类：鳛、修辟之鱼、鲇鱼、䲢鱼、鳐鱼、鯈鱼、河罗鱼、鳠鳠之鱼、鰈鱼、鲭鱼、鲨鱼、人鱼、鮯父之鱼、箴鱼、珠鳖鱼、鱓鱼、芘鱼、劳水飞鱼、再遗之鱼、滑鱼。

鸟类：鹛鸼、肥遗、䍩鸟、鸰鹦、青耕、栎、数斯、翼望山奇鸹、当扈、带山鵸鵌、白䳢、白鵺、鸎、鹏鹏、黄鸟、鹓、正回水飞鸟、鸪鸜、鸳鸯。

两栖类：三足龟、旋龟。

石类：帝台棋。

不详：崇吾之山的实、苦辛、器酸、赤鱬、虎蛟。

（2）外用药9种

佩带用：迷谷（木类）佩之不迷；育沛（不详）佩之不瘕疾；薰草（草类）佩之已厉；旋龟（两栖）佩之治聋；猼訑（兽类）佩之不畏；灌灌（兽）佩之不惑。

沐浴用：黄蘽（草）浴之已疥，又可治腐肿。

坐卧用：溪边（兽）席其皮治蛊。

圈养用：朏朏（兽）养之可以已忧。

（3）不明用法药 6 种

羊桃（木）治皮张；梨（草）治疽；𥬇（草）治瞢；焉酸（草）治毒；豪鱼（鱼）治白癣；天婴（不详）治痤。

（4）作补药用 6 种

（草）服之不夭；櫰木（木）食之多力；岗草食之不愚；㹢㹘食之善走；鹓食之宜子孙；鹿蜀佩之宜子孙。

（5）避孕药 2 种

骨容（草）食之使人无子；黄棘（木）服之不字。

（6）美容药 2 种

葡草服之美人色；蕳草服之媚于人。

（7）剧毒药 8 种

莽草可以毒鱼；无条（草）可以毒鼠；芒草（木）可以毒鱼；芨（木）可以毒鱼；蓇蓉（木）可以毒鱼；鲋鲋之鱼可以杀人；矾（矿）可以毒鼠。

（8）解毒药 2 种

耳鼠（兽）御百毒；焉酸（草）治毒。

（9）一药两效 13 种

白䓤，治"不饥"又"释劳"；草"服之不夭"又治"腹病"；植楮治"眯"（物入目中）又治瘕（漏症）；虎蛟治"肿"又疗"痔"；肥遗治"疠疫"又"杀虫"；三足龟食之"无大疾"又治"肿"；䲢鱼治"痈"又治"瘘"；耳鼠治"眯"（胀肚）又"御百毒"；白鵺治"喉痛"又治"痴疾"；嚣鸟治"腹痛"又"止洞下"；鸐鹎治"不饥"又已"寓"（不详）；黄蘽（草）治"疥"又治"腐肿"；元龟治"聋"又"治病"（指其他一切病）。

统计治目疾的 7 种，治风疾的 6 种，治疮痈的 6 种，治皮肤病的 5 种，治痔疮的 4 种，治心脏病的 5 种，治神经衰弱的 5 种，治流行性病的 5 种，治肺疾、耳疾、腹病、神经病、精神病、多眠、忧郁、疣子、蛊的有 3 种，治喉病、寒病、疟疾、漏、疽痈的有 2 种，其余的都是 1 种病只有那一样药来治。共计治目疾的最多，风疾、痴疾次多，治皮肤、心脏、胃病、神经衰弱、流行性病的又次多。

根据以上资料,《山海经》所载的药物:动物类有 61 种,草木类有 52 种,矿物类有 3 种,不详品类的有 3 种(育沛、器酸、天婴)。所载这些药物,一般都有产地、形态、治疗及其个别特点。还有说出药的性味的。如珠鳖鱼:"其状如肺,而有目六足、有珠,其味酸甘,食之无厉。"(《山海经·东次二经》) 又:"北号之山,临于北海,有木焉,其状如杨,赤华,其实如枣而无核,其味酸甘,食之不疟。"(《山海经·东次四经》)。又:"苦辛,其状如楸,其实如瓜,其味酸甘,食之已疟。"(《山海经·中次六经》)。更从以上的资料中,可以看出,当时有了下列一些疾病,如胃病、心脏病、肺病、消化不良、腹胀(睬)、耳疾、目疾、喉疾(哑疾)、皮肤病、痔漏(瘘瘤)、疽、痈、肿、疣、瘕、痴、神经病、精神病、神经衰弱、疟疾、气逆、中热、流行病、蛊、狐臭(骚疾)等等。

第四节　简短的结论

殷代奴隶所有者自己的哲学,虽就是一种巫教的神学,但他们在农业季候的研究上成就了天文历数学的重要发明,这对农业生产,以及人类适应自然环境而生成的帮助,都是很大的,尤其是对《内经》诸学说的创立起到了启示的作用。

周族的"八卦"哲学,对《内经》中的辩证法则仍然起了巨大的作用,尤其巫、医分职,轻巫重医,累积药物治疗的经验来代替巫祝的治疗,这把中国医学极大地推进了一步。

因此,殷周时代,从社会科学方面来看,是中国奴隶制社会转向封建制社会的分野,从自然科学方面来看,是神权治疗医学转向采用药物治疗医学的分水岭。

复习题

1. 殷周社会对自然界的认识产生了哪种观念?

2. 疾病分科起于什么时候,内容如何?

3. 药物治疗为什么能逐渐代替巫祝?

第五章　春秋战国时代的医学观念
（公元前 770—公元前 222）

第一节　春秋战国的基本历史事实

周族向东发展的时候，西方的戎部落逐渐强大。周幽王时期的政治最腐败，戎部落就乘机打进来，周幽王被戎人杀了，他的儿子平王向东迁都到洛邑，这是公元前 770 年的事。周平王东迁洛邑以后的时期里，称为东周的周朝逐渐衰落，先后出现了春秋诸侯争霸和战国七强混战的局面，这个时期历史上称为春秋战国时期。大体上说，春秋时代约 300 年（公元前 770—公元前403），战国时代将近 200 年（公元前 403—公元前 222）。

春秋战国时候的社会情况怎样呢？

一是生产力空前提高了：春秋时代虽然已经发明用铁（铁字的始见，是《诗经·秦风》中的"铁驷"），但大量熔铸和使用是在战国。

二是商业发达了：郑国弦高是春秋时的大商人，吕不韦是战国时有着一万多奴隶的大珠宝商，同时他还以商人的势力操纵了秦的政权。

三是大都市兴起了：像齐国的首都临菑就有七万户，"车毂击，人肩摩，举袂成幕，挥汗成雨"；其他像洛阳、郢、邯郸、大梁等，大概也差不多。

四是土地的私有制逐渐建立了：鲁国在春秋时已经出现"初税亩"（公元前 549），其他国家则大半在战国时已都走上了这个道路。

五是阶级矛盾较前更加激化了：一方面有佣耕的人，像陈涉；一方面有大地主并且经营高利贷的人，像孟尝君，就是靠大量剥削而养食客三千人的；由于社会上这样不平，所以有了"民恶其上，盗憎主人"那样的反抗，也有"杀盗非杀人"那样的镇压，更有像传说中盗跖一类规模较大的起义。

六是"士"阶层的出现：由于阶级的变动，也就是升降，出现了"士"这个阶层，他们是相当扩大的政客群，也是官僚的后备军。

七是大规模战争的出现：由于物资条件的具备，战争的规模较前加大了，一个战争可以动员到几十万人。

八是各国变法的发生：为适应这种急遽的变化，各国都经历着变法的过程，有名的楚国吴起变法，发生在公元前 383 年；秦国的商鞅变法，发生在公元前 359 年。这种变法主要意义是废除了残存的公社①井田制，自然这也就意味着连带的其他上层建筑的变革。

由于以上社会生产力的发展，以及因此而引起之社会关系的变化，于是建筑于其上的意识诸形态也跟着发生了变化。主要是由于春秋时五霸继起，天子卑微的局面之出现，于是上帝的信仰根本发生了问题，过去的天道观念也因而动摇。降至战国时代，七雄并峙，天子已降为诸侯的附庸，因而在诸侯的心目中，早已没有"天"或"上帝"了。但这天道观的动摇，并不即是神权政治的消灭，相反随着诸侯的权力之涨大，各个封区都有独立的地方神，如楚祀"祝融""鬻熊"，杞、鄫祀"相"，沈、姒、蓐、黄祀"台骀"②，所以鬼神迷信在这时仍是很盛行的。这时有代表性的几个学派，如儒家、墨家、道家、阴阳家等，无一不崇拜鬼神。而谈论鬼神的理论，当然就离不掉阴阳五行了。尤其当时的洪范哲学和"邹衍"的"阴阳主运"说很盛行，洪范以水、火、木、金、土五行，为施行政治的根据。如"水不润下""火不炎上""木不曲直""金不从革""金木火水沴土"，便为灾异，这些灾异的发生，就是由于阴阳的运行失掉了秩序。阴阳运行怎样会失掉秩序呢？就是由于"人主不修德"，这样的学说，大大影响了当时的医学。

第二节　主要医学观念

春秋战国时疾病鉴别的知识已有显然进步，如《韩诗外传》的十二疾为痿、瘲、逆、胀、满、支、隔、盲、烦、喘、痹、风，《释名》所载的疾病有五十五种。这些疾病是怎样产生的呢？管子说："忧郁生疾，疾困乃死。"这指出疾病是内在的变化。"忧郁"是高级神经范围的病变，似乎说机体的高级神经失调便会发生疾病。这时有位名医叫"医和"，他在医晋侯的病时说道：

---

① 公社：指一种共同生产、共同消费的社会关系或社会组织，像血缘性的氏族公社、地域性的农村公社等，井田就是属于后者。

② 楚、杞、鄫、沈、似、蓐、黄，都是国名；祝融、鬻熊、相、台骀，均为神名。

"疾不可为也，是谓近女室，疾如蛊。非鬼非食，惑以丧志。良臣将死，天命不祐。公曰：女不可近乎？对曰：节之。先王之乐，所以节百事也，故有五节；迟速本末以相及，中声以降。五降之后，不容弹矣。于是乎有烦手淫声，慆堙心耳，乃忘平和，君子弗听也。物亦如之。至于烦，乃舍也已，无以生疾。君子之近琴瑟，以仪节也，非以慆心也。天有六气，降生五味，发为五色，徵为五声，淫生六疾。六气曰阴、阳、风、雨、晦、明也，分为四时，序为五节，过则为菑。阴淫寒疾、阳淫热疾，风淫末疾，雨淫腹疾，晦淫惑疾，明淫心疾。女，阳物而晦时，淫则生内热惑蛊之疾。今君不节、不时，能无及此乎？"（《左传·昭公九年》）

医和的理论是：凡事均不宜太过，无论内在的和外在的，太过便要发生疾病，太过就叫作"淫"。中医所谓的"六淫"，就是从这时开始的。但是并不是风、寒、暑、湿、燥、火六淫，而是阴、阳、风、雨、晦、明六淫。在公元前714到公元前310这个期间，直隶方面有个名医，姓秦名越人，又叫扁鹊，他诊断虢太子的病时说：

"若太子病，所谓'尸蹶'者也，夫以阳入阴中，动胃缠缘，中经维络，别下于三焦、膀胱，是以阳脉下遂，阴脉上争，会气闭而不通，阴上而阳内行，下内鼓而不起，上外绝而不为使，上有绝阳之络，下有破阴之纽，破阴绝阳之色已废，脉乱，故形静如死状，太子未死也。夫以阳入阴支兰藏者生，以阴入支兰藏者死。凡此数事，皆五藏蹙中之时暴作也。良工取之，拙者疑殆。"（《史记·扁鹊仓公列传》）。

扁鹊的理论是医和"六淫"说的发展，而且更提出"阴阳"来强调机体的平衡性，阴或阳两方太过与不及，都是招致疾病的主要原因，因此在他"六不治"的条件中，便明白地提出"阴阳并藏气不足四不治也"的主张。

前面已经说过，春秋战国时候鬼神的观念仍是相当浓厚，一般害了病都认为是鬼神在作祟，所以《论语》有"孔子有疾，子路请祷"的记载。就是晋侯害的病还是认为鬼神在作怪，《左传》记载："晋侯有疾，郑伯使公孙侨如晋聘，且问疾。叔向问焉，曰：寡君之疾病，卜人曰实沈、台骀为祟，史莫知之，敢问此何神也？"由此可知，当时的医生竭力反对鬼神的说法，而注重机体内在、外在的生理、病理变化，这是春秋战国时候医学的很大进步。《列子》里有这样一个故事：

"杨朱之友曰季梁，季梁得疾，七日大渐，其子环而泣之，请医。季梁谓杨朱曰：吾子不肖如此之甚，汝奚不为我歌以晓之。杨朱歌曰：天其弗识，人胡能觉，匪祐自天，弗孽由人，我乎汝乎，其弗知乎，医乎巫乎，其知之乎。其子弗晓，终谒三医，一曰矫氏，二曰俞氏，三曰卢氏，诊其所疾。矫氏谓季梁曰：汝寒温不节，虚实失度，病由饥饱色欲，精虑烦散，非天非鬼，虽渐可攻也。季梁曰：众医也，亟屏之。俞氏曰：女始则胎气不足，乳湩有余，病非一朝一夕之故，其所由来渐矣，弗可已也。季梁曰：良医也，且食之。卢氏曰：汝疾不由天，亦不由人，亦不由鬼，禀生受形，既有制之者也，亦有知之者矣，药食其如汝何。季梁曰：神医也。"（《列子·力命第六》）

《列子》当然是伪书，但其中确记载着许多先秦时代的传说。从这个故事里可以看出三个问题：第一，有两个医生提到"非天非鬼"的话，可见鬼神致病的观念在当时确是浓厚的，而当时的医生是反对鬼神说的；第二，病人是主张宿命论的，可能是为迎合病人的心理，末后一个医生表示了同情；第三，有两个医生都是从病人的生理变化来观察疾病的，这和医和、扁鹊的认识基本上是一致的。

又如《左传》中记载：

"晋侯梦大厉，披发及地，搏膺而踊，曰：杀余孙，不义，余得请于帝矣。坏大门及寝门而入，公惧，入于室，又坏户。公觉，召桑田巫，巫言如梦。公曰：何如？曰：不食新矣。公疾病，求医于秦，秦伯使医缓为之。未至，公梦疾为二竖子，曰：彼，良医也，惧伤我，焉逃之？其一曰：居肓之上膏之下（心上曰膏，心下曰肓），若我何？医至，曰：疾不可为也，在肓之上膏之下，攻之不可，达之不及，药不治焉，不可为也。公曰：良医也。厚为之礼而归之。"（《左传·成公十年》）。

医缓为什么说晋侯之疾不可为呢？他认为：第一，景公（晋侯）害的是"心病"，即是说主要是思想上有问题，"肓之上膏之下"说明病在"心"，古人都把脑的作用当作是心的作用来认识的，并不是真正的病；第二，景公信巫不信医，先被桑田巫"不食新矣"一句话严重的打击，增加了病的严重性，所以医缓很愤激地说"药不治焉"。这也充分反映当时的医药观念是很朴实的，是反鬼神的。

由于当时医药说的朴实性，因而治疗也很注重经验，如《礼记》中说

"医不三世，不服其药"，也就是注重经验的意思。《孔丛子》还有下列故事的记载：

"宰我使齐，反见夫子曰：梁丘据遇虺毒三旬而后瘳，朝于君，君大夫众宾而庆焉，弟子与在宾列，大夫众宾并复献攻疗之方。弟子谓之曰：夫所以献方将为病也。今梁丘子已瘳，而诸夫子乃复献方，意欲梁丘大夫复有虺毒当用之乎？众坐默然无辞。弟子此言何如？孔子曰：汝说非也，夫三折股而后为良医，梁丘子遇虺毒而获瘳，虑有与同疾者必问所以已之方焉，众人为此之故各言其方，欲售之以已人疾也，凡言其方者，称其良也，且以参据所以已之之方优劣也。"

这是向群众征求经验，或许也是从交流经验中来提高治疗的效率。

第三节　预防医学的开展

预防医学思想在中国是很早就有的，如《周易·既济》说："君子以思患而豫防之。"只是还没有见到大规模开展的记载，惟在春秋战国时代，预防工作几乎成了经常的运动。

首先是发展周族"改火"的方式作防疫运动。《周礼·夏官上·司爟》中说："掌行火之政令，四时变国火以救时疾。"孙诒让的《正义》中说："时气太盛，则人感而为疾，故以异木为燧，而变国中公私炊爨之火，以调救之。"《论语·阳货》上也有"钻燧改火"的记载。徐颋的《改火解》中说："盖四时之火，各有所宜，若春用榆柳，至夏仍用榆柳便有毒，人易以生疾，故须改火以去兹毒，即是以救疾也。"这说明"改火"的意义就是驱除疫疠，保护健康，防止疾病。"改火"的方法是怎样的呢？皇侃说：

"改火之木随五行之色而变也。榆柳色青，春是木，木色青，故春用榆柳也；枣杏色赤，夏是火，火色赤，故夏用枣杏也；桑柘色黄，季夏是土，土色黄，故季夏用桑柘也；柞楢色白，秋是金，金色白，故秋用柞楢也；槐檀色黑，冬是水，水色黑，故冬用槐檀也。所以一年必改火者，人若依时而食其火，则得气又宜，令人无灾厉也。"（《论语义疏》）

其说虽带迷信色彩，而"改火防疫"这一礼节（或许是一种制度），在当时民间是普遍存在的。在改火的同时，他们也还提倡"泄井""易水"这样的防疫运动。《管子·禁藏》中说："当春三月，荻室熯造，钻燧易火，杼井易水，所以去兹毒也。"又《管子·轻重己》："以冬至日始，数四十六日，冬尽而春始……教民樵室钻燧，墐灶泄井，所以寿民也。"水与传染病的关系是十分密切的，泄井、易水，清洁水源，这比"改火"的意义还大，这在防疫运动上是有积极作用的。

"傩"，也是这时防疫运动之一。《论语·乡党第十》中说："乡人傩，朝服而立于阼阶。"这是借宗教形式来举行的防疫活动。"傩"究竟是怎样扮演的呢？据《吕氏春秋》高诱注说道：

"《周礼》方相氏掌蒙熊皮，黄金四目，玄衣朱裳，执戈扬楯，率百隶而时难（按：同'傩'字），以索室驱疫鬼，此之谓也。"

"蒙熊皮"是用熊皮作帽；"黄金四目"，孙诒让《正义》解释说是铸黄金作假面具，为目者四，特意作可惊怪的形状来吓疫疠的鬼。这种"傩"的方式，据《月令》记载，一年要举行三次，即季春三月、仲夏八月、季冬十二月各举行一次。"季春国傩"，郑康成注说："此难，难阴气也，阴寒至此不止，害将及人。""仲秋天子乃难"，郑康成注说："此难，难阳气也，阳暑至此不衰，害将及人。""季冬大难"，郑康成注："此难，难阴气也……为厉鬼将随强阴出害人也。"《吕氏春秋》中季春、仲秋、季冬的三个"难"字都作"傩"，《淮南子·时则训》中也是作"傩"。高诱注《吕氏春秋·季春纪》"国人傩"说道："以襄木气尽之。"注《吕氏春秋·仲秋纪》天子傩说道："傩以止之也，以通达秋气，使不壅闭。"注《吕氏春秋·季冬纪》大傩说道："逐尽阴气，为阳导也。"注《淮南子·时则训》说道："今之逐阴驱疫，为阴导也。"无论其认为是"阴气"也好，"阳气"也好，"厉鬼"也好，其为防疫的意义则一。

同时《左传·襄公十有七年》中还说："十一月，甲午，国人逐瘈狗，狗入于华臣氏，国人从之。"这种捕杀狂犬的运动，在预防医学上尤其有其积极意义。

第四节　五行说逐渐渗入医学

五行说，本是殷人最素朴的唯物自然观念，是他们所见到的五种物质元

素说。《尚书大传》中说:

"武王伐纣,至于商郊,停止宿夜,士卒皆欢乐以达旦,前歌后舞,假于上下。咸曰:孜孜无怠!水火者,百姓之所饮食也;金木者,百姓之所兴生也;土者,万物之所资生,是为人用。"

他们打了胜仗,一面歌唱,一面舞蹈,唱道:"努力呀!水、火、金、木是咱们老百姓所赖以生活的,土为万物所出生,并为咱们老百姓所用。"这歌子是一真理,完全是他们从生活中体会出来的,丝毫不带神秘的色彩。在春秋战国时候,一部分仍然把这朴素的概念保留下来了。如《左传·昭公二十有五》中说:"因地之性,生其六气,用其五行。"《鲁语》说:"地之五行,所以生殖也。"臧文仲《郑语》说:"以土与金木水火,杂以成百物。"其意义亦只是说人们的生活不是王公大人所给予的,而是由构成宇宙的五种物质元素所繁衍的。在民间,这种认识的普遍宣传,子思认为这将给予统治者不利,于是他便一面承认这五种物质元素的说法,另一面便以之附会到人事、政治和迷信的各方面去。

子思首先提出"中庸之道"来"庸化"它。例如他认为人类的五事为:"貌"要恭,"言"要从,"视"要明,"听"要聪,"思"要敏。这就是"五事",这样就符合了"聪明睿知"的条件,就能"向用五福",得寿、得富、得康宁、得趋善道,并得毫无痛苦以死。而在上天方面,就会降以吉兆,寒暑适宜,风调雨顺。反之,如貌、言、视、听、思各方面都不好,那就是"反中庸之道",便会受到生病、愁苦、贫穷、受恶报、忧郁、凄怆以死等"六极"的处分,这时上天也要降以凶兆,寒暑不时,风狂雨暴等等。这是子思把五行附会到五事,再以之附会到具有赏罚功用的五福、六极和上天的五种征兆。这一则是把素朴的五行说神秘化了,另一则是在制止"愚而好自用,贱而好自专",甚至"小人行险以徼(求也)幸"的情势之发展。换句话说,也就是想藉这种折衷主义来泯灭社会的矛盾而使之趋于平衡。

到了邹衍的时候,他承孔墨私学之后,百家朋兴之时,一方面氏族贵族衰落,而统治者不学无术、淫侈无度,更加并吞战乱,危机日益迫切,世主们朝夕不安。正如《史记》中说:

"天子微,诸侯力争,五伯代兴,更为命主,自是之后,众暴寡,大并小,秦楚吴越夷狄也,为疆伯;田氏篡齐,三家分晋,并为战国,争于攻取,

兵革更起，城邑数屠，因以饥馑，疾疫焦苦，臣主共忧患，其察机祥，候星气尤急。"（《史记·天官书》）

"察机祥，候星气"，既是这时的急需，又适逢着"畴人子弟分散……机祥废而不统"（《史记·历书》）的时候，于是邹衍便大倡其"五德终始说"，来给他们安魂定魄。《史记·历书》中说："是时，独有邹衍明于五德之传，而散消息之分，以显诸侯。"邹衍就是这样的一个投机者。那末，"五德终始"的内容究竟怎样的呢？《七略》中说：

"邹子有终始五德，从所不胜，木德继之，金德次之，火德次之，水德次之。"（《文选·魏都赋注引》）

《史记·封禅书》又载："自齐威宣之时，驺（同邹）子之徒，论著终始五德之运。"如淳解说道：

"今其书有五德终始，五德各以所胜为行，秦谓周为火德，灭火者水，故自谓之水德。"（《史记·封禅书》裴骃集解引）又说道："驺衍以阴阳主运显于诸侯。"如淳解说道："今其书有主运，无行相次，转用事，随方而为服。"（《史记·封禅书》裴骃集解引）

《玉函山房辑佚书·邹子》一卷说：

"凡帝王之将兴也，天必先见祥乎下民；黄帝之时，天先见大螾大蝼，黄帝曰土气胜，故其色尚黄，其事则土；及禹之时，天先见草木秋冬不杀，禹言木气胜，故其色尚青，其事则木；及汤之时，天先见金刃生于水，汤曰金气胜，故其色尚白，其事则金；及文王之时，天先见火赤乌衔丹书集于周社，文王曰火气胜，故其色尚赤，其事则火；代火者必将水，天且先见水气胜，故其色尚黑，其事则水；水气至而不知，数备将徙于土。"

五行相生相克的意义，就是这样附会来的，当然比子思的说法更进一步了。同时，《史记·封禅书》中说道：

"自齐威、宣之时，驺子之徒论著终始五德之运。及秦帝，而齐人奏之，故始皇采用之。而宋毋忌、正伯侨、充尚、羡门高，最后皆燕人，为方仙道，形解销化，依于鬼神之事。驺衍以阴阳主运显于诸侯，而燕齐海上之方士，传其术不能通，然则怪迂阿谀苟合之徒自此兴，不可胜数也。自威、宣、燕昭使人入海，求蓬莱、方丈、瀛洲。此三神山者，其传在勃海中，去人不远。……诸仙人及不死之药皆在焉。"

看了太史公这一段记载，战国时遣人入海求三神山奇药之事，独有齐燕之王，而方士也独为齐燕之士，邹衍却先居齐，后去齐居燕，因此齐燕的方士求药采药，终而至于自己炼药，难道不是由于邹衍五行之术的发展么？而且《汉书·楚元王元孙刘向传》中有"邹衍重道延命方"的记载，很可能《神农本草经》里那些"轻身""益气""不老""延年"等词句，也和邹衍有分不开的关系。此后五行的面目便随时在医学里面出现了，也为两汉医学讲阴阳五行起到了先导作用。但这里我们要重复一句，"五行说"并不是祖国医学的原始产物。

第五节　简短的结论

春秋战国时期，封建经济发展了一大步，政治也有很大的变动。贵族领主逐渐衰落，地主阶级抬头了，封建国家之间的斗争日益尖锐，斗争形势变化很快。在这个基础上，各种思想的代表著作都在这时出现了，形成了我国学术上非常光辉灿烂的局面。

尤其是儒家吸收了阴阳家的学说后，儒家的典型人物子思，为了要拥护封建统治阶级的利益，把殷人素朴的五行说加以庸俗化，接着邹衍之徒再加以"终始转移"的神秘化，从此祖国的医学理论中，便有了五行生克的说法。但是，这时以医和、医缓、扁鹊等为代表的医家们，仍是很素朴的从病人有机体与外在环境变化（阴、阳、风、雨、晦、明）的适应与否来认识病理、生理的变化，以阴阳说来强调机体的平衡性，并以之为治疗的准则，竭力反对鬼神观念，注重经验的累积，这些都是这个时代医学的特色。同时这时期的预防医学亦有了开展，都是值得大书特书的。

复习题

1. 春秋战国时的主要医学观念是什么？

2. "五行"的原始意义是什么？通过怎样的社会关系而把它庸俗化了？又通过怎样的关系而渗进医学里的？

第六章　秦汉时期医学的发展
（公元前 221—公元 219）

第一节　秦汉统一及其学术思想

秦始皇继承商鞅以来的传统方针，依靠封建地主阶级，次第灭亡"六国"，公元前221年亡齐后，基本上结束了封建领主的分立局面，开创了专制主义封建的大一统之局，把中国封建制往前推进了一大步。

秦统一中国是有其贡献的。如他的政治制度完全为汉代所承袭，《史记·礼书》中说"至于高祖……大抵皆袭秦故。自天子称号，下至佐僚，及宫室官名，少有变改"；并给后来的很多统一王朝打下了具有相当规模的基础；在度量衡的统一上，在文字的统一上，在全国驰道和万里长城的修筑上，都给日后统一的中国造成了许多有利的条件，因而在客观上是符合中国利益的。然而秦的政治是残暴的，他用严刑峻法镇压人民，用焚书坑儒摧残文化，用大规模的徭役破坏了人民的生产。只是他在下令烧诗书百家语的时候，"所不去者，医药卜筮种树三书"，在他设置博士人员中，也有方士医生参加，这对于祖国医学的延续，仍有其一定的作用。

响应陈涉起义的斗争中，刘邦和项羽打了五年仗（公元前206—公元前201），刘邦得到地主阶级的支持，打败了项羽，又统一了中国，定都在长安，建立了历史上有名的汉朝（西汉）。西汉时候，农业生产的技术和工具都大有进步，例如牛耕的推广，水利的建设，把关中、汉中、巴蜀一带，几乎变成了当时的谷仓，同时一般"豪强之家"往往占有盐田、盐井或矿山、冶铁的工业发了大财，他们操纵物价，囤积货物，垄断市场，并且放高利贷，更用大量的资金去收买土地，造成地主大量集中的现象。在这样的经济情况下，所产生的社会意识诸形态，主要表现在地主哲学思想和农民哲学思想两方面。

代表地主哲学的，前汉初有贾谊、陆贾、淮南子等，他们一面适应于地主阶级的统治要求，继承儒家的"三纲五常"和"修身，齐家，治国，平天下"的教旨，一面适应于地主阶级的改良政策和其恢复生产的要求，所以他们也反映了一点"黄老之道"的思想。至于《淮南子》全书有不少矛盾的观点，它一面肯定"常"道，另一面又承认"变"；一面承认客观的存在和其发展，表现出唯物论倾向，另一方面又有一个不变的精神的东西在主宰一切，所以所谓"变"，究极上不是往前变，而是往后变。这正表现了当时那种"诸侯王"的要求和思想大都自相矛盾。

适应汉朝经济的发展，统治制度的完全确立，特别是阶级矛盾的暴露，地主阶级要求有一套统治农民的精神武器，因此便产生武帝时的董仲舒哲学。他确认有一个最高的神，即上帝在主宰宇宙的一切，一切现实的客观世界的东西，不只都要受神的意志支配，而且都是神身的各个部分的显现；皇帝是神的亲子，是神派来统治人的世界的，是神的首脑的显现；其他三公、九卿、元士等，是神的耳、目、口、鼻、手、足等各个部分的显现，是派来帮助皇帝的；各种自然现象，都是神的意志的表现，是神对他儿子的指示，对人类所表示的赏罚。这种哲学就很适应于后期封建的专制主义和皇帝的现实地位，是最露骨、最反动的神学。另一方面，他为了适应当时中间阶层的地位，特别是地主、农民两个敌对阶级的情况，又创造出所谓"性三品"论。认为人类的本性大概分为三品：第一品是"性善"的，即不劳而食的地主阶级统治集团的本性；第二品是可善可恶的，即中间诸阶层的本性；第三品是从娘肚里生出就是恶的，没有改造的可能，即农民、手工业工人等被统治阶级的本性。这就是最反动的阶级论，这种反动的哲学思想，不只受到当时统治集团的喝彩，封他为"汉代孔子"，而且其反动的基本精神，实支配了专制主义封建制全时期的地主阶级的哲学思想。后汉的"荀悦"和唐朝的"韩愈"，都重复了他的"性三品论"。他既有这样大的魔力，因而他的学说是有广泛的影响的。如他著的《春秋繁露》，反复的列论了"五行对""五行之义""阳尊阴卑""阴阳位""阴阳终始""阴阳义""人副天数""五行相胜""五行相生""五行逆顺""治水五行""治乱五行""五行变救""五行五事""天地阴阳"等等大道理，这对中国医学的影响是相当大的。

和地主阶级哲学对立的有代表农民的王充哲学，他不只根本否定神的存在，严厉申斥"天人感应"的无稽，而且确认宇宙一切都是客观的存在着的，万物的生存和死灭都是自然的规律，他认为最根本的东西，就是他所称作"阴""阳"二气的物质因素。例如母体受孕怀胎，是由于父体的阳气的东西和母体的阴气的东西之二气交错而来的，人类的寿夭、智愚、身体强弱，都不是先天的，而是后天的环境条件决定的。最后他把董仲舒的"性三品论"根本推翻，从唯物论的观点出发，确认被统治的劳力的人品质最善良，饱食终日无所事事的地主阶级的品质都是最恶劣的，中间阶层之所以可善可恶也是环境条件决定的。他的哲学是一种较完密系统的中世纪唯物论哲学，因此亦为劳苦大众所欢迎。不过他在说明他的一些道理时，仍然采用了阴阳五行说。如他说："天道无为，故春不为生，而夏不为长，秋不为成，冬不为藏，阳气自出，物自生长；阴气自起，物自成藏。"又说："阴阳不和，灾变发起""夫阴阳和则谷稼成，不则被灾害，阴阳和者，谷之道也""且一人之身，含五行之气，故一人之行，有五常之操，五常，五行之道也；五藏在内，五行气俱。"（《论衡·物势篇》）这对中国医学同样有很大的影响。

同时武帝经略西域，打通中国和中亚的交通，多数民族在统一的国家内，增加了交流经验的机会，由于各民族对于疾病斗争的智慧被总结起来，这无论是理论方面和药物方面，都足以丰富中国医学的内容。

第二节　"阴阳"在医学中的辩证观

由于秦汉侈谈"阴阳"，因之阴阳说亦被医学所吸收，其渊源已如前述。兹就阴阳在医学里所显现的本质，及其所发挥的作用，并依据这时所出现的医学文集《内经》加以说明。毛泽东说：

"在人类的认识史中，从来就有关于宇宙发展法则的两种见解，一种是形而上学的见解，一种是辩证法的见解，形成了互相对立的两种宇宙观。……所谓形而上学的或庸俗进化论的宇宙观，就是用孤立的、静止的和片面的观点去看世界。这种宇宙观把世界一切事物，一切事物的形态和种类，都看成是永远彼此孤立和永远不变化的。……和形而上学的宇宙观相反，唯物辩证法的宇宙观主张从事物的内部，从一事物对他事物的关系去研究事物的发展，即把事物的发展看作是事物内部的必然的自己的运动，而每一事物的运动都和它的周围其他事物互相联系着和互相影响着。事物发展的根本原因，不是在事物的外部而是在事物的内部，在于事物内在的矛盾性。任何事物内部都有这种矛盾性，因此引起了事物的运动和发展。"（《毛泽东选集》第2卷）

中医学用阴阳来说明人体的生理和病理的变化，以及指导治疗的方法等，都是属于后者而不是前者。因为中医学始终认为是由矛盾而引起了运动和发展，含有矛盾对立的意义。也如毛泽东所引列宁"关于辩证法问题"时所说："在数学中，正和负，微分和积分。在力学中，作用和反作用。在物理学中，阳电和阴电。在化学中，原子的化合和分解。在社会科学中，阶级斗争。"（《毛泽东选集》2卷）

《内经》中的对阴阳的认识，也承认普遍性的矛盾对立的存在，失去一方他方就不存在，双方斗争而又联结组成为总体。如《素问·宝命全形论》中说："人生有形，不离阴阳。"《素问·金匮真言论》中说："言人之阴阳，则外为阳，内为阴，言人身……则背为阳，腹为阴。言……脏腑，则脏为阴，腑为阳。"如以病变言之，由于体内化学变化之过与不及而发生病变的，"过"者为阳，"不及"者为阴。因病变而发生机能异常，或为亢进，或为衰减，则亢进的为阳，衰减的为阴。因病的变化，而致同化作用衰弱，异化作用旺盛或者相反，则其旺盛的为阳，衰弱的为阴。药物治疗亦复如是，凡足以使机能兴奋的为阳药（温药、热药）。使亢进过高的机能转向抑制的为阴药（凉药、寒药）。所以《素问·阴阳应象大论》中说："善诊者，察色按脉，先别阴阳。"又说："阴阳者，天地之道也，万物之纲纪，变化之父母，生杀之本始，神明之府也……故治病必求其本。"

《内经》不仅肯定了宇宙的一切事物都由对立而存在，同时亦认为这些对立存在着的阴阳始终是"动"而非"静"的。所以《素问·五运行大论》中说："成败倚伏（对立）生乎动，动而不已，则变作矣。"这和辩证法所谓事物发展的过程自始至终是矛盾的运动的道理是一致的。

假设以矛盾运动发展过程中的三段式①来谈：第一段"正"，即发展的起点或对立的最初状态；第二段"反"，即对立的因素之发现，否定了最初状态而加以扬弃；第三段"合"，即在向上的发展进行中，"正"和"反"综合在一个新的高度的统一之中，在否定之否定中。依据这个辩证法则的程式，

---

① 三段式：一般现象在发展中的三段性质，这是辩证法的法则之一。

那末中国医学所谓的"阴阳相和"就是"正"的阶段，阴阳相消就是"反"的阶段，"阴阳相生"就是"合"的阶段。第一阶段为对立的均势，第二阶段为对立的矛盾，第三阶段为矛盾的展开。如《素问·天元纪大论》中说："动静相召，上下相临，阴阳相错，而变由生也。"这就是原始的对立均势，为"正"。《素问·阴阳应象大论》中说："重阴必阳，重阳必阴……阴胜则阳病，阳胜则阴病，阳胜则热，阴胜则寒，重寒则热，重热则寒。"这是均势的破坏，而成为对立的矛盾，为"反"。《素问·热论》中说："视其虚实，调其逆从，可使必已。"《素问·至真要大论》中说："谨察阴阳所在而调之，以平为期，正者正治，反者反治。"这是对立的统一，为合。因此中国医学常以病理变化为"邪"（阴），生理机能为"正"（阳），这也是阴阳对立之义。如说"正强邪弱"，那就是生理机能尚能控制病理变化；"邪强正弱"，那就是病理变化反而控制了生理机能。两者都为"阴阳相消"的道理，前者是阳盛阴弱，后者是阴亢阳衰。病变之后亦复如是。

《内经》中阴阳的概念，及中国医学利用阴阳说的作用，不过如此。所以我们认为，汉代医学中的阴阳说，只是素朴的辩证法的法则，不能和当时的儒家阴阳学一般看待。

第三节 "五行"在医学中的辩证观

"五行"说的影响医学，亦正如阴阳说一样，同是为当时的社会意识形态所影响。五行，在殷商时代仅为五种物质元素的含义，在汉代已经变为抽象的五种动而不止的物理现象了，所以又叫作"五运"。五行说被吸收到中医学里以后，便含有这样的几个意义：一，是指五种不断变化的现象；二，金水木火土顺次为相生，逆次便相克，前者是矛盾的发展，后者是矛盾的破坏；三，五行相互生克，是物质相互作用的关系；四，五行之中，亦分阴阳，仍有事物对立的意义；五，相生相克的结果，颇同于事物发展中的升华和扬弃。因此我们认为汉代医学里面的五行说，这种术语虽是迂腐的，而其含义却是辩证的。毛泽东解释矛盾的普遍性时说：

"恩格斯说：'运动本身就是矛盾。'列宁对于对立统一法则所下的定义，说它就是'承认（发现）自然界（精神和社会两者亦在内）的一切现象和过程都含有互相矛盾、互相排斥、互相对立的趋向'。这些意见是对的吗？是对的，一切事物中包含的矛盾方面的相互依赖和相互斗争，决定一切事物的生命，推动一切事物的发展。没有什么事物是不包含矛盾的，没有矛盾就没有世界。"（《毛泽东选集》第2卷）

五行的矛盾运动的发展是怎样的呢？它以生、长、化、收、藏的发展规律来推动事物的前进。以人体言，自胚胎（生），而生长（长），而成年（化），而衰老（收），而死亡（藏）。以生物学言，自播种（生），而生长（长），而与旧种完全异态（化），而开花结果（收），而另变新种（藏）。简言之，五行的生、长、化、收、藏，也就是事物的变化、发展，也就是事物相互依赖、相互斗争推动前进的过程。兹进一步就医学而言，如病理变化的发展，由潜伏期（生），而前驱期（长），而进行期（化），而退行期（收），而恢复期（藏）。就病理机转而言，病毒刺激中枢而感不适（生），进而全身或局部的机能异常（长），生理机能发生抵抗（化），病理机转消退（收），生理机能战胜疾病（藏）。更以证候言之，病势初起，机体产生恶寒发热以适应（生）；不愈更发高热（长）；体力衰退，仅发日晡热（化）；心力衰弱，四肢厥冷（收）；卒致不救（藏）。以伤寒论的"六经"言之，太阳为病理变化的初起（生），阳明是病变的亢进（长），少阳是机转起落不定的时候（化），太阴少阴是生理机转的衰退（收），病至厥阴，九死一生（藏）。同时事物的发展，虽以内在的矛盾为主因，而与外力的推动也是不可分割的，因此《内经》的五行常包括四时而言（春生、夏长、长夏化、秋收、冬藏），假使把五行认作死物，那末只有空间而无时间，它的变革意义也就不大了，必须与四时的生、长、化、收、藏之义相结合，其发展乃能无穷，才能够说明它在医学中相反相成的作用。

第四节　解剖学的建立

尽管阴阳、五行充斥了汉代医学的内容，他们是否就完全忽视了人体的解剖构造呢？这又不然。根据《史记·扁鹊仓公列传》中说："臣闻上古之时，医有俞跗，治病不以汤液醴酒，镵石挢引，案杌毒熨，一拨见病之应，因五藏之输，乃割皮解肌，诀脉结筋，搦髓脑，揲荒爪幕，湔浣肠胃，漱涤五藏，练精易形。"俞跗之事自然无可考，但据太史公这段文字的记载，早在秦汉以前便有能操解剖术的医生，这一点是可以肯定的。同时《汉书·艺文志》说："医经者，原人血脉经络骨髓阴阳表里，以起百病之本，死生之分，而用度箴石汤火所施，调百药齐和之所宜。"这些医经既说是"原人血脉、经络、骨髓"，其为根据解剖的经验可想而知。惜医经 7 家 216 卷大半失传了，然而即此仅存的《内经》18 卷，也足以窥见一斑。《灵枢》中说：

"夫八尺之士，皮肉在此，外可度量切循而得之，其死可解剖而视之，其脏之坚脆，腑之大小，谷之多少，脉之长短，血之清浊，气之多少，十二经之多血少气，与少血多气，与其皆多血气，与其皆少血气，皆有大数。"（《灵枢·经水》）

《灵枢》虽曾被王冰改窜过，但与《汉书·艺文志》"医经者，原人血脉经络骨髓"之说，两相映证，可知在秦汉以前，确有解剖之事。又《汉书·王莽传》中说：

"莽诛翟义之党王孙庆，使太医尚方与巧屠共刳剥之，度量五藏，以竹筵导其脉，知所终始，云可以治病。"

这在中国医学史上可算是最精彩的一幕，因为这样不仅可能发现五脏的位置，并且更知其轻重大小，又把竹筵插进血管，以视其终始，这对于动脉、静脉心脏与其他各脏的关系，以及血液流行于身体各个血管的现象，想必都有相当的认识。这说明王莽时的解剖，已经是相当精细了。还说"可以治病"，是追究他们研究人体解剖的动机，完全是为求得医学上的实用，和我们今天研究解剖毫无二致，这种求知和创作的精神是极可宝贵的。正因为在汉代实际做了解剖的事，所以他们对人体解剖学是有一定了解的。如《灵枢》中说：

"胃大一尺五寸，径五寸，长二尺六寸，横屈，受水谷三斗五升，其中之谷常留二斗，水一斗五升而满。上焦泄气，出其精微，慓悍滑疾，下焦下溉诸肠。小肠大二寸半，径八分分之少半，长三丈二尺，受谷二斗四升，水六升三合合之大半。回肠（即大肠）大四寸，径一寸寸之少半，长二丈一尺，受谷一斗，水七升半。广肠大八寸，径二寸寸之大半，长二尺八寸，受谷九升三合八分合之一。肠胃之长，凡五丈八尺四寸，受水谷九斗二升一合合之大半，此胃肠所受谷之数也。"（《灵枢·平人绝谷》）

《难经》中亦说：

"胃大一尺五寸，径五寸，长二十六寸……小肠大二寸半，径八分分之少半，长三丈二尺……回肠大四寸，径一寸半，长二丈一尺……广肠大八寸，径二寸半，长二尺八寸……肝重四斤四两……心重十二两，中有七孔三毛……脾重二斤三两，扁广三寸，长五寸，有散膏半斤，主裹血……肺重三斤三两，六叶两耳，凡八叶……肾有两枚，重一斤一两……胆在肝之短叶间，重三两三铢……胃重二斤二两，纡曲屈伸，长二尺六寸，大一尺五寸，径五寸……小肠重二斤十四两，长三丈二尺，广二寸半，径八分分之少半，左回叠积十六曲……大肠重二斤十二两，长二丈一尺，广四寸，径一寸半，当脐右回十六曲……膀胱重九两二铢、纵广九寸，盛溺九升九合，口广一寸半，唇至齿长九分，幽以后至会厌，深三寸半，大容五合，舌重十两，长七寸，广二寸半。……咽门重十两，广二寸半，至胃长一尺六寸。喉咙重十二两，广二寸，长一尺二寸，九节。肛门重十二两，大八寸，径二寸大半，长二尺八寸……"（《难经·四十二难》）

以上所记脏器的轻重大小，试按照周、新莽及魏晋几个时代的度量衡制，与现在解剖所获得的轻重大小的确数，比较如下（以下所用度量衡制均据吴承洛《中国度量衡史》）：

五脏的重量

五脏	《难经》所载重量	周尺合成公克	新莽尺合成公克	魏晋尺合成公克	现代解剖学公克确数
心	12 两	179	167	167	男：312；女：260
肝	4 斤 4 两	968	946	946	1550 – 1860
脾	2 斤 3 两	501	486	486	171
肺	3 斤 3 两	729	708	708	男：1300；女：1023
肾（双）	1 斤 1 两	258	250	250	130 – 150（一枚）

胃及大小肠的长度

腑	《灵枢》所载大小	黄帝尺合成公分	周尺合成公分	新莽尺合成公分	魏晋尺合成公分	现代解剖学公分确数
胃	2 尺 6 寸	64.0	约 52	约 60	约 64	大弯长 40
小肠	3 丈 2 尺	796	637	737	772	700
大肠	2 丈 1 尺	522	481	484	506	200
大肠	改为 1 丈 1 尺	274	219	253	265	

	《难经》所载大小	黄帝尺合成公分	周尺合成公分	新莽尺合成公分	魏晋尺合成公分
长	7寸	17.416	13.973	16.128	16.884
广	2寸半	6.220	3.982	4.608	4.824

脾的大小

	《难经》所载大小	黄帝尺合成公分	周尺合成公分	新莽尺合成公分	魏晋尺合成公分	现代公分确数
长	5寸	12.44	9.955	11.5	12.6	12-13
广	3寸	7.464	5.55	6.9	7.2	7-8
厚（扁）	3寸	7.464	5.55	6.9	7.2	3

根据上表的比较，"舌"的长短没有多少差别。"脾"的长短也很接近，只是稍厚一点，而重量太重，这样小的体积似不能重到2斤3两，可能是1斤3两的错误，若是1斤3两，减去散膏半斤，仅有11两，以周斤两制计，则为164.23公克，以新莽的斤两制计，则为153.12公克，这和现在所得脾的平均重量很相近。咽门至胃，《难经》说1尺6寸，以周尺计约为32公分，以新莽尺计约为37公分，以魏晋尺计约为38公分，去确数也不远。至脏器的重量及长短，五脏除脾外，其余均较现在所得的确数轻，想是当时所解剖的尸体为幼童或矮小人或消瘦病人。脾的独厚，或为疟疾患者，或其他疾病而致脾肥大者。小肠的长短，其数最近。大肠太长（2丈3尺），或为1丈1尺的笔误，试改为1丈1尺，以新莽制计等于253公分，便和现在的确数接近了。所云心有"七窍三毛"，按刘熙《释名》说："毛者冒也，在表所以别形貌，且以自覆冒也。"因而"三毛"或为"三冒"之意，"冒"与"帽"通，前《汉书·隽不疑传》云"著黄冒"。心脏有左右两耳，附丽在左右房上，形颇如帽，而右心房从心脏的前面看，右房的突起，亦颇如帽，即形成三帽。心脏的孔，左右房室通孔各一、主动脉孔、肺动脉孔、腔静脉孔（腔静脉普通二孔）各一、肺静脉孔二，便成七孔。

汉代既有这样详确的解剖记载，因此我们说这时已经开始了解剖学的建立，并不是过分的。

第五节　生理知识的创见

中国医学的生理知识也与解剖学知识一样，在汉代有不少的创见。最可宝贵的，这时已经有了血循环的发现。如《素问·脉要精微论》中说："夫脉者，血之府也。"《灵枢·本藏》中说："经脉者，所以行血气，而营阴阳，濡筋骨，利关节者也。"又《灵枢·经水》中说："经脉者，受血而营之。"这是说血管是盛血的东西，叫作"经脉"。《素问·举痛论》中说："经脉流行不止，环周不休。"《灵枢·邪气藏府病形》中说："经脉之相贯，如环无端。"这说人体的经脉是循环相贯的，血液既是在经脉里流行，经脉循环，血行自然也循环了。这循环的原动力是哪里来的呢？他们确认为是与心脏有直接关系。如《素问·六节藏象论》中说："心者，生之本，神之变也，其华在面，其充在血脉。"又《素问·痿论》中说："心主身之血脉。"《素问·平人气象论》又论脉的宗气说："出于左乳下，其动应衣。"左乳下，正是心尖的部位，其动应衣，便是心脏唧血的跳动，由于心脏唧血的跳动而产生脉搏，所以称它作"脉宗气"。不仅此也，他们亦基本辨识了动脉和静脉的区分。如《灵枢·血络论》中说："刺血络……血出而射者，何也？血少黑而浊者，何也？……血气俱盛而阴气多者，其血滑，刺之则射；阳气畜积，久留而不泻者，其血黑以浊，故不能射。"血出而射，是指较大的动脉，因为它的压力较高；血少黑而浊，是指静脉血，它的压力较低，而且富含碳酸气的原故。所谓"阴气"即指氧气，"阳气"即指二氧化碳，则无疑的以含阴气多的为动脉，含阳气多的为静脉了。

至于消化系统的生理知识，在汉代也有相当多的被明确了。《灵枢·脉度》中说："脾气通于口，脾和能知五谷矣。"又《灵枢·忧恚无言》中说："咽喉者，水谷之道也。"《素问·评热病论》中说："食不下者，胃脘（食道）隔也。"又《素问·经脉别论》中说："食气入胃……饮入于胃。"又《素问·灵兰秘典论》中说："小肠者，受盛之官，化物出焉……大肠者，传导之官，变化出焉。"又《素问·五藏别论》中说："魄门（肛门）亦五脏使，水欲不得久藏。"等等，从这里可以知道古人对整个消化系统的经过路道，即口—咽—食道（胃脘）—胃—小肠—大肠—肛门等，是完全理解的。

消化腺方面，最少已知道了唾腺，也可能知道有胰腺。《灵枢·口问》中说："胃缓则廉泉（即舌下腺的出口处）开，故涎下。"这是指唾腺。《素问·太阴阳明论》中说："脾与胃以膜相连耳。"据解剖所见，胰腺和胃是熨贴着的，因此"以膜相连"的脾，可能是指胰腺，而非脾脏；"以膜相连"

的脾，具有消化作用（"脾和能知五谷"），更是胰腺无疑。《素问·至真要大论》中说："心下热，善饥。"《素问·玉机真藏论》中说："不及，令人心悬如病饥。"这是胃的饥饿收缩，甚至于产生饥饿痛的感觉，胃腾空需 1～5 小时，随食物的质和量每有所改变。《素问·五藏别论》中说："水谷入口，则胃实而肠虚，食下，则肠实而胃虚。"这就是在说明胃腾空的情况。

至消化过程中的吸收作用，这时概以抽象的脾来代表，尤其足以代表小肠的静脉管和淋巴管。《素问·经脉别论》中说："饮入于胃，游溢精气，上输于脾，脾气散精，上归于肺。"即是说饮食物经过胃与肠的消化（游溢精气），从小肠的静脉血管及淋巴管而吸收（上输于脾）。因为小肠的静脉血管、淋巴管吸收得饮食物之后，都经由大静脉而入右心耳，这一运行的方向是向上的，所以叫作"上输"；上输于脾，犹如说从静脉血管、淋巴管而上输，既输入右心耳，经右心室 - 肺动脉，以注入肺，这就是"脾气散精，上归于肺"的意义了。因此知道《素问·宣明五气》所谓的"脾恶湿"，亦无非说的是吸收机能的障碍。

其次对内分泌的知识，这时也有一定的了解，只是不叫作内分泌，而抽象的叫作"肾"。如《素问》说：

"女子七岁，肾气盛，齿更发长；二七而天癸至，任脉通，太冲脉盛，月事以时下，故有子；三七，肾气平均，故真牙生而长极；四七，筋骨坚，发长极，身体盛壮；五七，阳明脉衰，面始焦，发始堕；六七，三阳脉衰于上，面皆焦，发始白；七七，任脉虚，太冲脉衰少，天癸竭，地道不通，故形坏而无子也。丈夫八岁，肾气实，发长齿更；二八，肾气盛，天癸至，精气溢泻，阴阳和，故能有子；三八，肾气平均，筋骨劲强，故真牙生而长极；四八，筋骨隆盛，肌肉满壮；五八，肾气衰，发堕齿槁；六八，阳气衰竭于上，面焦，发鬓颁白；七八，肝气衰，筋不能动，天癸竭，精少，肾脏衰，形体皆极；八八，则齿发去。"（《素问·上古天真论》）

这是说男女的发育和衰老都以肾气的盛衰为转移，自然是与内分泌的性腺关系密切了。至说齿、发、筋诸体都随肾气而盛衰，是由于性腺与肾上腺、脑下垂腺、甲状腺等密切相关的缘故。至于"天癸"，可能是指内分泌物。

又《素问·五藏生成》中说："肾之合骨也，其荣发也。"《素问·六节藏象论》中说："肾者主蛰，封藏之本，藏精之处，其华在发，其充在骨。"

说骨和发都与肾有关，这不是很显明地在说脑下垂腺的作用吗。

又《素问·诊要经终论》中说："少阴（肾）终者，面黑齿长而垢，腹胀闭、上下不通而死矣。"又《素问·玉机真藏论》中说："冬脉者，肾也……太过则令人解㑊，脊脉痛而少气，不欲言，其不及，则令人心悬如病饥，䏚中清，脊中痛，少腹痛，小便变。"又《素问·藏气法时论》中说："肾病者，腹大胫肿，喘咳身重，寝汗出，憎风，虚则胸中痛，清厥意不乐。"又《素问·痿论》中说："肾热者，色黑而齿槁。"又《素问·厥论》中说："少阴（肾）之厥，则口干、溺赤、腹满、心痛……少阴（肾）厥逆，虚满、呕变、下泄清。"又《灵枢·经脉》中说："肾足少阴之脉……是动则病饥而不食，面如漆柴，咳唾则有血，喝喝而喘。"

分析这些记载里所谈的肾病，如面黑、面如漆柴、解㑊、少气不欲言、大腹小腹痛，清厥意不乐等，很像阿狄森氏病的症候；心悬如病饥，饥不欲食，呕变等，这是阿狄森氏病和甲状腺共有的症候；虚满、腹胀、腹大胫肿、胸中痛、齿长而垢、齿槁、䏚中清，喘咳身重，寝汗出、憎风、下泄清、心痛、咳唾有血、喝喝而喘等，颇类似甲状腺病。这些虽是指的病症，但他们都指为肾的病，因此可反证出汉代似已懂得一些内分泌的生理了。

第六节　伟大的医学家张仲景和《伤寒论》

（一）　对张仲景的历史评价

张仲景是一个伟大的医学家。我们说他是一个伟大的医学家，这是因为他把从古代到他那时代为止的医学知识和经验做了一次有系统的整理和总结工作；他综合了之前的医学家的叙述方法并加以创造，完成了医学理论与临床结合的典范《伤寒论》和《金匮要略方论》，把过去的一些经验方剂，通过临床治疗，分别确定其功效，一一保留下来；尤其难得的是，他生在正是庸俗的阴阳五行等神权迷信支配着社会的时代，能用朴素的辩证观方法，把阴阳进一步运用来作为认识疾病及辨证施治的法则，这是祖国几千年来医学家中所少有的。"上以疗君亲之疾，下以救贫贱之厄，中以保身长全"，这是他的期许，也是他的自负，事实上就当时论，他是可以当之无愧的。

有人说，张仲景的《伤寒论》《金匮要略》两书，只能说是中国医药渐渐由神权迷信转向到药物实验时期的临床记录，其内容并不够全面，甚至还有些人抱着资本主义医学的机械唯物观点来衡量张仲景。我们认为这些都是反历史观点的错觉的看法。因张仲景早在1700年前，便能够通过临床，有系统地把以前所有宝贵经验都整理出来，制定了"辨证施治"的法则，严密选择确有效验的医方以为治疗主要方法，把以前历史的经验巩固起来，给予后来卫生工作者临床实践的准绳，为日后进一步发展的基础。因此，我们不仅应根据历史条件来肯定张仲景的成绩和贡献，并应学习他整理早期医学遗产的精神，来总结历史上留给我们的宝贵遗产——祖国医药文化。

（二）张仲景的生平和著作

张仲景既是对祖国医学有伟大贡献的人物，因此我们颇有必要略述他的生平。张仲景的生年，大约是公元150年，那就是东汉桓帝（刘志）和平元年；他的卒年，大约是在公元211~219，即汉献帝建安16~24年；他经历了桓、灵（刘宏）、少（刘辩）、献（刘协）四帝，活了七八十岁。

张仲景是河南南阳郡涅阳县（近湖北襄阳）人。少年时候，他同郡有个叫何颙的，颇负知人之望，曾经品评过曹操、荀彧，仲景慕名前去请教，他说："君用思精而韵不高，后将为名医。"（《何颙别传》）于是仲景便就学于同郡的名医张伯祖。《古今医统》中说："张伯祖南阳人，好方书精明脉诀，治病十全，当时所重，仲景师之。"但是仲景学医的动机，是否就是经过何颙的一次品评而致的呢？仲景在《伤寒论·序》中说：

"余每览越人入虢之诊，望齐侯之色，未尝不慨然叹其才秀也。怪当今居世之士，曾不留神医药，精究方术，上以疗君亲之疾，下以救贫贱之厄，中以保身长全，以养其生，但竞逐荣势，企踵权豪，孜孜汲汲，惟名利是务，崇饰其末，忽弃其本，华其外而悴其内，皮之不存，毛将安附焉。"

这说明仲景学医是他原有伟大抱负，何况高保衡、林亿《伤寒论·序》引"名医录"有"官至长沙太守，始受术于同郡张伯祖"的说法，因此仲景的研究医学，与何颙的评品基本上没有太大关系的。

公元 178～183 年间（即灵帝光和的 6 年中），张仲景曾举孝廉，传说在 210 年左右做过长沙太守，只是他是个儒者，又生在汉末这纷乱的时代，长沙又是难治之邦，可能这任太守做得不久，所以史册上就没有记载他。丢官以后，更进一步专研医学，为人治病，尤其是当时曾发生过多次大疫，死亡率很高。曹丕给吴季重的信里曾说："亲故多罹疫疾，徐干、陈琳、应场、刘桢，一时俱逝。既痛逝者，行自念也！"（《三国志》）与《伤寒论·序》说的"余宗族素多，向余二百，建安纪年以来，犹未十稔，其死亡者，三分有二，伤寒十居其七"对照来看，那时传染病流行的可怕，可见一斑，这对张仲景不断地精研医学，是很大的刺激。因而他愤慨道："感往昔之沦丧，伤横夭之莫救，乃勤求古训，博采众方，撰用素问、九卷、八十一难、阴阳大论、胎胪药录，并平脉辨证，为伤寒杂病论合十六卷。"这时可能是在公元 202～210 之间，即建安 7～15 年。

《伤寒杂病论》又叫《伤寒卒病论》，"卒病论"即是"杂病论"之讹（见郭雍《伤寒补亡论》）。《隋志》注引《梁七录》，有张仲景《辨伤寒》通行本，每篇的题目上都冠有"辨"字，是《唐志》所载的"卒病论"，亦即《梁七录》的《辨伤寒》，但卷帙与"16 卷"不符，这是因为原书论伤寒的部分是 10 卷，论杂病的部分是 6 卷，后来将其分成两部书了。《梁七录》和《唐志》所载的，都是论伤寒部分的 10 卷，而《唐志》又混称全书的名称。古时称有价值的书册，都叫"金匮"或"玉函"，《史记》中说："与功臣剖符作誓，丹书铁卷，金匮石室，藏之宗庙。"《拾遗记》中说："写以玉牒，编以金绳，贮以玉函。"张仲景著的《伤寒杂病论》，当然也受到一般人的珍惜，所以也有称其作《金匮玉函方》的。《周礼·贾疏疾医》便有"张仲景金匮方"的名称，其理正同。到了宋时，《伤寒论》的十卷本还在，而《杂病论》的六卷本已亡失了。惟这时发现了另一全书的 16 卷本，分别删节成 3 大卷，叫作《金匮玉函要略》，没有在世上流通，只是保存在馆阁里，全书上卷论伤寒，中卷论杂病，下卷载方并疗妇人。王洙得到这个本子，以为它论伤寒部分文多简略，不及十卷本，便把它刮去了，只是取中下两卷杂病以下以至服食禁忌，共 25 篇，226 方，仍叫作《金匮玉函要略》（见《直斋书录解题》）。在林亿等校理的时候，把这仅存的两卷，又分做三卷，强与原数相符，改称《金匮方论》，也就是现在流行的《金匮要略》。总之，张仲景的

"伤寒""金匮"两书，是中国医学史上最切实用、最有系统，而且最具概括性的两部空前的伟大著作；它总结了公元 2 世纪以前的中国医学经验，建成了更切合实际应用的理论体系，开创出中国医学的崭新局面，对于民族健康的贡献是很大的。

（三）张仲景的医学成就和影响

张仲景的医学成就是辉煌的，他是理论与实践相结合的能手，他善于用辩证法则来认识疾病，剖析疾病的变化，灵活地辨证施治；他是善于掌握方剂的临床名家，他有很多巧妙而曲折的方法，用来治疗疾病；他也是总结经验，整理前辈遗产的巨匠，他善把过去点滴的经验通过临床，先把它肯定下来，再用科学方法加以整理，而使其系统化，终于构成自己的独创的理论体系；他有他的医学理论和医学批评的卓越见解，指导着他自己的创作并影响着后人。因此，无论在医学理论上，还是临床经验上，张仲景都有着指导性的影响，给后来的医务人员以无穷的遗泽。

张仲景首先创立了疾病的"三因"学说，基本上把过去鬼神和疾病的联系斩断了。他说：

"夫人禀五常，因风气而生长，风气虽能生万物，亦能害万物，如水能浮舟，亦能覆舟。若五脏元真通畅，人即安和，客气邪风，中人多死。千般疢难，不越三条：一者经络受邪，入脏腑，为内所因也；二者，四肢九窍，血脉相传，壅塞不通，为外皮肤所中也；三者，房室、金刃、虫兽所伤，以此详之，病由都尽。若人能养慎，不令邪风干忤经络；适中经络，未流传脏腑，即医治之；四肢才觉重滞，即导引、吐纳、针灸、膏摩，勿令九窍闭塞；更能无犯王法，禽兽灾伤；房室勿令竭乏，服食节其冷热苦酸辛甘，不遗形体有衰，病则无由入其腠理。"（《金匮要略·脏腑经络先后病脉证第一》）

这里他把疾病因子肯定了，是由于人体的内在（内所因）和外在（外所因）环境的关系破坏所致，或者是由于其他的社会物理（王法、房室、金刃、虫兽所伤）等的遭受。"元真通畅，人即安和"，即是内在和外在关系的统一；"客气邪风，中人多死"，即是内在和外在关系的破坏。这种崭新的科学理论的建立，对当时"鬼神可以生死祸福人"的说法，是会起到沉重的打击作用的。

由于汉代的统治者通过"天""神"等观念来控制人民，因而谶纬玄说相当猖獗。张仲景便天才地采用了《内经》（主要是《素问》）中的阴阳的矛盾说，把统一对立等观点应用于对人体病理变化的观察及对疾病证候的分析，以"表""里""寒""热""虚""实"六变来做分析，以认识疾病，用"三阴""三阳"来综合由六变分析认识所得的结果，在这分析和综合的基础上，从而确定汗、吐、下等治疗方法。其中"三阴""三阳"里的"六变"，统通是以各别不同的证候群为基础，如太阳、阳明、少阳，叫作"三阳"，太阴、少阴、厥阴，叫作"三阴"；太阳、阳明、少阳，都属于阳性疾病，太阴、少阴、厥阴，都属于阴性疾病；推而广之，"三阳"代表热性疾病，"三阴"代表寒性疾病；"三阳"代表实性疾病，"三阴"代表虚性疾病。这阴、阳、寒、热、虚、实之中，又有在"表"、在"里"和在"半表半里"的区分。太阳是"表"，少阴也是"表"；太阳之表，属热属实，少阴之表，属寒属虚。阳明是"里"，太阴也是"里"；阳明之里，属热属实，太阴之里，属寒属虚。少阳是"半表半里"，厥阴也是"半表半里"；少阳的半表半里，属热属实，厥阴的半表半里，属寒属虚。太阳、少阴都是表，"太阳表证"的证候为发热、恶寒，"少阴表证"的证候为无热、恶寒。阳明、太阴都是里，"阳明里证"的证候为胃家实，"太阴里证"的证候为自利。少阳、厥阴都是半表半里，"少阳半表半里"的证候为寒热往来，"厥阴半表半里"的证候为厥热进退。太阳、少阴都是表证，"太阳表证"可以发汗，"少阴表证"不可以发汗。阳明、太阴都是里证，"阳明里证"可以用下剂，"太阴里证"就不可能用下剂。少阳、厥阴都是半表半里证，"少阳半表半里证"可以用清解方法，"厥阴半表半里证"就不可以用清解方法。这样的错综复合，从认识疾病到治疗疾病，总是这样互相关系着的。这就是张仲景天才地创立的辨证论治的理论体系，一直为中医临床治疗不可缺的指导理论。《襄阳府志》中说："仲景著伤寒论、金匮要略行于世，华佗读而喜曰：此真活人书也。"这虽是不可靠的记载，但仲景著作的为一般人所拥护，于此可以测知。

（四）方剂是张仲景的卓越贡献

单味药物的使用在汉代有了很大的发展，这是不可否定的事实，但方剂在仲景以前却是很幼稚的。尽管有"伊尹作汤液经"的说法，这只是神话式的传说，不可能有其事。《内经》里也仅有"生铁洛饮""左角发酒""泽泻饮""鸡矢醴""治口甘方""乌鲗骨丸""半夏汤""小金丹""菱翘饮""豕膏""马膏膏法""棉布熨法"等十二方，而"马膏膏法""棉布熨法"，还是属于外用的，这些方剂还只是文献的记载，在经验方面还是较缺乏的，临床的证明并不多，因之运用的亦很少。就是晚近出土居延汉简①中所记载的医方，亦极幼稚而不成熟。惟从张仲景著《伤寒论》《金匮要略》以后，分散的单味药才显著地进而为复合方剂，这些方剂都是通过张仲景的思考、调制、实验以后，才有系统地流传下来的。

计《伤寒论》载113方，《金匮要略》226方，试以《伤寒论》中的方剂为例，113方中仅有91种单味药，这些单味药基本上是《神农本草经》里有的，亦有是《本草经》所没有的。即或是《本草经》中所记载的药，其效用亦未必尽相同。但经过张仲景调配成复合方剂后，用于临床，一般的疗效都很确切。各个方剂的分量轻重，尤为疗效的关键所在。如"桂枝汤"治太阳病中风而有汗者，当加重了芍药的剂量，就变为治腹痛下利的太阴病了；加重桂枝的剂量，能治奔豚病；加重芍药剂量，并加入饴糖，便成为滋补剂；加入大黄，就成为攻腐方。又如"四逆汤"，加重姜、附剂量，则具有通脉之效，可治阴盛格阳证；去甘草则为"干姜附子汤"，可治少阴阳虚证。药味的增减，分两的轻重，差之毫厘，失之千里，这是运用仲景方最不可忽视的一点。因此，仲景方用药虽不多，而变化却大。如在113方中，70方有甘草，40方有大枣，43方有桂枝，39方有生姜，32方有芍药，24方有干姜，22方有人参，23方有附子，18方有半夏，16方有黄芩，14方有大黄麻黄，12方有黄连，10方有白术，15方有茯苓，10方有杏仁，8方有栀子，7方有

---

① 劳干《居延汉简考释·卷四·医方类录医方四简》其三云：伤寒四物，乌啄十分，术十分，桂四分，以温汤饮。（刀封日三夜再行解不出汗）（314）89，20。其四云：□□蜀椒四分，桔梗二分，姜二分桂□。（日九）136，25。

2158

石膏、柴胡，6 方有厚朴、细辛、牡蛎，5 方有豆豉。

在这些方剂中，还有 16 个主方，如芍药甘草汤、桂枝甘草汤，是治疗阴证和阳证的主方；桂枝汤、柴胡汤、麻黄汤、越婢汤、承气汤、抵当汤、陷胸汤、泻心汤，是治疗表证和里证的主方；四逆汤、理中汤、真武汤、白虎汤，是治疗寒证和热证的主方；五苓散、栀子豉汤，是治疗虚证和实证的主方。从这 16 个主方再推而广之，阴阳中有寒热、表里、虚实，表里中有阴阳、寒热、虚实，寒热中有阴阳、表里、虚实，虚实中有阴阳、表里、寒热，随证变化，决定治疗，在临床上灵活运用是变化无穷的。如"芍药甘草汤"宜用于阴虚养阴；"桂枝甘草汤"宜用于阳虚扶阳；"桂枝汤"调养营卫的虚热；"柴胡汤"和气血的实热；"麻黄汤"宜用于表实散寒；"越婢汤"宜用于表实清热；"承气汤"是阳实破气的方剂；"抵当汤"是阴血实破血的方剂；"陷胸汤"最宜于攻寒水；"泻心汤"最利于泻火热；"四逆汤"治里寒之实；"理中汤"治里寒之虚；"真武汤"治表热之虚；"白虎汤"治表热之实；"五苓散"宣三焦的阳实；"栀子豉汤"清三焦的阴虚，等等。这就是各个主方随着阴、阳、表、里、寒、热、虚、实的变化，而各有安排的具体表现。

仲景方，更有变不尽变、化不胜化的道理也统括在这辨证论治的体系当中，在临床上是应用无穷的。如"芍药甘草汤"可以随证候的变化，而产生出芍药甘草附子汤、黄芩汤、四逆散、甘遂半夏汤等等方剂来。因为"芍药甘草汤"本身是阴虚养阴的，如遇着发汗损伤了太阳的表气，反而恶寒的时候，便得加"附子"来救阴阳两伤，叫作"芍药甘草附子汤"；如因邪伤少阳协热下利的时候，便得加黄芩、大枣来泻少阳相火，叫作"黄芩汤"；如因少阴枢邪热利的时候，便得加枳实、柴胡来疏枢清热，叫作"四逆散"；如退杂病留饮，便得加甘遂、半夏来下利破饮，叫作"甘遂半夏汤"。这就是在一个方剂基础上，随机应变而变化出许多方剂来的显明例子。他如"桂枝甘草汤""桂枝汤"等亦莫不如此，只要能掌握张仲景的辨证施治体系，在临床时是会使你左右逢源的。

如上所述，我们认为，由分散的单味药应用，进而为有系统的复合方剂，这是张仲景的卓越贡献，是任何人也不能否定的。

（五）张仲景提倡的平脉辨证

张仲景提倡平脉辨证，反对单纯的、不具体的切脉诊断。从太仓公专凭切脉来诊断疾病的风气倡导了以后，影响后来的医生在诊断方面的粗疏，张仲景对这种不负责任的医生是坚决反对的。他说：

"观今之医，不念思求经旨，以演其所知，各承家技，终始顺旧，省疾问病，务在口给，相对斯须，便处汤药，按寸不及尺，握手不及足，人迎趺阳，三部不参，动数发息，不满五十，短期未知决诊，九候曾无仿佛，明堂阙庭，尽不见察，所谓窥管而已。"（《伤寒论·序》）

因此，张仲景在著作《伤寒杂病论》的时候，虽然撰用了《素问九卷》《八十一难》《阴阳大论》《胎胪药录》这些书籍，终于他还是要依靠"平脉辨证"来下最后的肯定。所以《伤寒论》和《金匮要略》两书各篇首都冠有病、脉、证并治来做题目，即是说他的"平脉"和"辨证"是并重的，是相依为用的，不是孤立的、武断的仅凭脉而"神乎其技"。张仲景对平脉辨证的灵活发挥，主要在下列几方面。

1. 对病机转变的窥测

人体发生了病变，紧随着病变而来的必然要发生一种应付这病变的抗力。抗力能够应付病变必然获得好的转归，也就是疾病会被抗力消灭，如抗力不足以应付病变，那末疾病将深入发展下去，而抗力竟告失败。抗力和病变孰胜孰败，与心脏的强弱、血循环的亢进和衰减是有相当关系的。心脏强、血循环机能亢进，则细胞所需要的营养素和酸素有所补给，组织细胞产生的种种废物，如碳酸、尿酸盐等有所排除，防御病害的各种抗力，以及内分泌腺产生的内分泌素等也有很好的运输，而继续对疾病发生抵抗作用，以至获得最后胜利，并恢复健康。反之，心脏不好，甚至血循环发生了退行性的变化，是无法战胜疾病的，必将每况愈下。张仲景是了解了这个道理的，所以他在《伤寒论》中说：

"伤寒一日，太阳受之，脉若静者，为不传；颇欲吐，若躁烦，脉数急

者，为传也。"（《伤寒论·辨太阳病脉证并治上》）

这是病轻，体力适应裕如，脉搏很正常的工作着，知道这病变机转不会发展下去的，是为脉静不传。假如有欲吐、躁烦等现象，交感神经也兴奋，脉搏加速而"数急"，这说明病势重笃，原因复杂，不单纯是太阳病（太阳病不吐、不烦），疾病的机势，还在往下发展，所以说："颇欲吐，若躁烦，脉数急者，为传也。"又《伤寒论》中说：

"太阳中风，阳浮而阴弱。阳浮者，热自发；阴弱者，汗自出。"（《伤寒论·辨太阳病脉证并治上》）

所谓"阳浮阴弱"，即轻按脉搏便现浮象，重按之便觉缓弱无力。为什么从"阳浮"便知其要发热，"阴弱"便要出汗呢？因为浅层动脉充血，脉必见浮，既已充血，体温将随之而升高发热；浅层动脉弛缓，则肌肤里的汗腺，亦将受其影响而弛缓放汗。这都是体力适应病变的一种必然趋势。又《伤寒论》中说：

"太阳病，得之八九日，如疟状，发热恶寒，热多寒少，其人不呕，清便欲自可，一日二三度发，脉微缓者，为欲愈也。脉微而恶寒者，此阴阳俱虚，不可更发汗、更下、更吐也。面色反有热色者，未欲解也，以其不得小汗出，身必痒，宜桂枝麻黄各半汤。"（《伤寒论·辨太阳病脉证并治上》）

病了八九天，每天经过二三度发热、恶寒的发作，但是并没有伴有其他的杂症（不呕、清便自可），脉管自然不能有过量的紧张而"微"，并搏动的调节均匀而"缓"，这说明病者的抗力还很正常，容易恢复健康。如若脉搏微弱，不惟不带调节均匀的"缓"象，反而出现继续恶寒，这是心脏衰弱、血液不足、体温过低的"阴阳俱虚"的现象。若面色潮红，这是体温郁结，未得放汗自散，宜其皮下发痒了。

2. 治疗方法的确定

脉搏既能直接窥测心脏和血循环的健全与否，间接也能测知疾病的趋势和抗力的亢进与衰减，在这中间辨认清楚了，对于治疗的确定是有一定的帮助的。张仲景于此尤有不少的宝贵经验，试举《伤寒论》数条为例。

"桂枝本为解肌，若其人脉浮紧，发热汗不出者，不可与之也。当须识

2161

此，勿令误也。"（《伤寒论·辨太阳病脉证并治上》）

皮肤收缩而汗孔闭，体温不能放散，便造成"发热汗不出"的证候，浅层动脉神经因随着皮肤汗腺而收缩，但血液反因高温持续充盈不已，脉搏必然会触切到"浮紧"的现象。这时切要之图，只有"发汗"以放散体温，宜"麻黄汤"一类，"桂枝汤"是不中用的。但是"切脉"对确定治疗方法的帮助并不是决定性的，也不可能有决定性，所以张仲景教我们"观其脉证"，知犯何逆，"随证治之"，决不要孤立的"随脉治之"。《伤寒论》里有这样两条：

"服桂枝汤，大汗出，脉洪大者，与桂枝汤如前法；若形如疟，一日再发者，汗出必解，宜桂枝二麻黄一汤。"（《伤寒论·辨太阳病脉证并治上》）

"服桂枝汤，大汗出后，大烦渴不解，脉洪大者，白虎加人参汤主之。"（《伤寒论·辨太阳病脉证并治上》）

放温机能亢进的"大汗出"症，桂枝汤证和白虎汤证都可见，由于心机亢进而脉管充血的"洪大"脉，只见于白虎汤证而不见于桂枝汤证，惟白虎汤证还有一个主要证候，就是唾液腺分泌缺乏的"烦渴"。因此前一条没有白虎汤的"烦渴"主症，张仲景便不凭脉而凭症，肯定用桂枝汤；后一条白虎汤证的主症具备，使用了白虎汤。这说明诊断上的"辨证"重于"平脉"，这也说明张仲景是决不孤立地凭脉断证而确定治疗方法的。正因为不孤立地凭脉，而灵活地平脉辨证，反能相得益彰，有助于治疗方法的确定。如：

"伤寒十三日，过经谵语者，以有热也，当以汤下之。若小便利者，大便当硬，而反下利，脉调和者，知医以丸药下之，非其治也，若自下利者，脉当微厥，今反和者，此为内实也，调胃承气汤主之。"（《伤寒论·辨太阳病脉证并治上》）

患伤寒十多天，因高热而精神错乱谵语，用承气汤泻下大便，减轻体温，这是合理的。今病人大便已经泻下，又不见高热的脉搏，这是前医用下药而没有把精神镇静下来，从病人脉搏很正常这方面看，知道其体温也不高，只是肠胃里的毒物没有清涤干净，宜用"调胃承气汤"以清涤肠胃，安定精神止其谵语，这是因为，凭其脉搏知道没有高热，所以不用过分清凉的方剂。

3. 预后的推测

尤其是诊察热性诸病，脉搏对于预后的关系是不容忽视的，张仲景对于预后脉搏的诊察是颇有经验的。《伤寒论》中说：

"少阴病，下利脉微者，与白通汤；利不止，厥逆无脉，干呕烦者，白通加猪胆汁汤主之；服汤脉暴出者死，微续者生。"（《伤寒论·辨少阴病脉证并治》）

心脏已衰弱至不能搏动，因被强心剂的刺激而脉搏"暴出"，这不过是暂时地搏动一下，药力消逝了，心脏终于要停止下来而归于不治。假如是由于心脏机能的自力更生，缓缓地恢复了其固有的唧血筒作用，它的搏动是由渐而微的，这才是其东山再起、卷土重来本能的自然康复，那末病机一定有良好的转机，这确是老于临床的经验之谈。又如：

"伤寒下利，日十余行，脉反实者死。"（《伤寒论·辨厥阴病脉证并治》）

脉实，这是由于心脏的虚性兴奋，最后挣扎而显现的脉搏，心脏终于会愈益陷于疲惫而不救的。这种脉搏，但觉血液在血管里劲疾直前，不复有波动起落，因为脉管已失掉了弹力，而心脏仅作最后的虚性兴奋罢了。

《伤寒论》中同样的例子当然还多，根据以上所引的例子，所谓"平脉辨证"，在临床是"脉"与"症"分不开的，而且是相依为用的。所以张仲景记载那么多的病例，都有理论、有经验，决非如《难经》《脉经》等徒托空谈的可以比拟。因此，张仲景所倡导的"平脉辨证"的理论，是全面的，是辩证的，我们应该努力地学习并发扬它。

第七节　有效药物的累积

前面已经说过，人类由于寻求食物的劳动，便同时发现了许多能治疗疾病的药物，因此在《周易》中有"勿药有喜"，《周礼》中有"积毒药以疗民病"的记载，以此积累下来，从殷周到秦汉便累积得很多了，也就更接近成熟，更适合人民的需求了。能代表这时代的药物，约有下面的一些品种（编者按：以下药物统计可能不能概其全，仅供参考）。

《神农本草经》和《伤寒论》或《金匮要略》同时都有记载的药物：桂枝、人参、甘草、芍药、茯苓、白术、附子、石膏、大黄、半夏、干姜、黄连、黄芩、厚朴、龙骨、牡蛎、蜀漆、文蛤、贝母、巴豆、桔梗、赤石脂、禹余粮、白头翁、秦皮、茵陈蒿、阿胶、生地黄、泽泻、商陆、海藻、猪苓、旋覆花、代赭石、芫花、大戟、杏仁、葶苈、甘遂、水蛭、虻虫、桃仁、枳实、竹叶、麦冬、知母、栝蒌根、铅丹、柴胡、麻黄、五味子、细辛、葛根、葱白、当归、通草、吴茱萸、天冬、连翘、梓白皮、乌头、蜀椒、蜜、黄芪、防风、薯蓣、丹皮、百合、紫参、雄黄、葵子、败酱草、薏苡仁、鳖甲、瞿麦、石韦、紫葳、硝石、干漆、泽漆、紫菀、款冬花、射干、戎盐、防己、山茱萸、橘皮、芎䓖、豆黄卷、白蔹、酸枣仁、天雄、白石脂、紫石英、菊花、独活、皂荚、苦参、矾石、蛇床子、王不留行、薤白、蛴螬、蜣螂、滑石、大枣、栀子、鼠妇、䗪虫、柏子仁、白薇、升麻、羌活。

张仲景著作所独有的药物：生姜、赤豆、猪肤、苦酒、鸡子黄、麻仁、芒硝、粳米、豆豉、饴糖、猪胆汁、人尿、葽蕤、乌梅、黄柏、裈裆灰、獭肝、食盐、白粉、诃黎勒、葫藘、细叶、桑东南枝、冬瓜仁、苇茎、猪膏、乱发、蒲灰、白鱼、蜂窠、白前、小麦、酒、苏叶、白酒、竹茹、羊肉、甘李根皮、神曲、艾叶、寒水石、灶心黄土、柏叶、生狼牙、新绛、土瓜根、蜘蛛、红蓝花。

《神农本草经》所独有药物：丹砂、云母、玉泉、石钟乳、朴硝、空青、曾青、菖蒲、菟丝子、牛膝、茺蔚子、女萎、防葵、车前子、木香、远志、龙胆、石斛、巴戟天、白英、白蒿、赤箭、庵闾子、菥蓂子、薯实、赤芝、黑芝、青芝、白芝、黄芝、紫芝、卷柏、蓝实、蘼芜、络石、蒺藜子、肉苁蓉、蒲黄、续断、漏芦、天名精、决明子、丹参、飞廉、兰草、地肤子、景天、杜若、沙参、徐长卿、石龙刍、云实、松枝、槐实、枸杞、橘柚、榆皮、蔓荆实、辛夷、杜仲、女贞子、蕤核、藕实茎、葡萄、蓬蘽、鸡头实、胡麻、茨实、白冬子、舌菜、麝香、熊脂、桑寄生、白胶、蜂子、蜜蜡、龟甲、桑螵蛸、硫黄、水银、磁石、凝水石、阳起石、理石、长石、石胆、白青、扁青、肤青、菓耳实、蠡实、茜根、玄参、秦艽、白芷、淫羊藿、石龙芮、茅根、紫草、白鲜皮、藁本、狗脊、草薢、白兔藿、营实、薇衔、翘根、水萍、王瓜、地榆、泽兰、牡丹、马先蒿、积雪草、女苑、王孙、蜀羊泉、爵床、

2164

檗木、芫荑、秦椒、白棘、龙眼、木兰、五加皮、桑根白皮、卫茅、合欢、彼子、梅实、蓼实、假苏、水苏、水靳、发髲、白马茎、鹿茸、牛角䚡、羖羊角、羚羊角、犀角、牛黄、豚卵、麋脂、丹雄鸡、雁肪、蛇鱼甲、鲎鱼、牡狗阴茎、鲤鱼胆、海蛤、石龙子、露蜂房、蚱蝉、白僵蚕、乌贼鱼骨、孔公孽、殷孽、铁粉、铁落、铁、粉锡、锡镜鼻、大盐、卤咸、青琅玕、石灰、白垩、冬灰、虎掌鸢尾、茛菪子、草蒿、藜芦、钩吻、蛇含、常山、青葙子、藋菌、白及、茵芋、贯众、荛花、牙子、羊踯躅、姑活、别羁、羊蹄、萹蓄、狼毒、鬼目、羊桃、女青、闾茹、乌韭、鹿藿、蚤休、石长生、陆英、荩草、牛扁、夏枯草、屈草、柳华、楝实、郁李仁、莽草、雷丸、桐叶、石南、黄环、溲疏、鼠李、松萝、药实根、蔓椒、栾华、淮水、腐婢、苦瓠、燕屎、六畜毛蹄甲、天鼠屎、鼺鼠、伏翼、虾蟆、马刀、蟹、蛇蜕、猬皮、蠼螋、蛞蝓、石蚕、雀瓮、樗鸡、蚯蚓、斑蝥、蝼蛄、蜈蚣、马陆、地胆、荧火、衣鱼、木虻、蜚蠊、贝子。

汉代较有疗效的药物，最少有这400多种，其中以通过张仲景的临床经验的最为宝贵，如桂枝、麻黄、杏仁、石膏、附子、黄芩、黄连、知母、柴胡、大黄、栀子……等，在临床上的卓效谁也不可否认。这些药物的来源，除自己国土上的野生植物，农业生产品和手工业生产品外，还有部分是从国外来的。自从"张骞"（公元前138）出使西域的年代起，从波斯及西域等地就输入许多药材。如张仲景用的"红蓝花"，就是从西域来的（见《博物志》）；《神农本草经》里的"葡萄"，是从大宛得来的（见《史记》）；他如"羌活""独活""胡麻""葱实""硫黄""水银"等，都是在这时从国外输入的。而这些药物在很早的时候已经变成国产药物了，这说明前辈的劳动人民是非常优秀而伟大的。

第八节　杰出的外科学家华佗及其医学成就

大约在公元145－208，有一个杰出的外科学家，他就是华佗。华佗对疾病的诊断是比较准确的，他治病的方法也是多方面的，如针、灸、汤药、水疗和手术等，他都能运用。所以《后汉书》中记载：

"若疾发结于内，针药所不能及者，乃令先以酒服麻沸散，既醉无所觉，因刳破腹背，抽割积聚；若在肠胃，则断截湔洗，除去疾秽，既而缝合，傅以神膏，四五日创愈，一月之间皆平复。"（《后汉书·方术列传·华佗》）

这里说明，华佗在做手术的时候，必须先让病人酒服麻沸汤，使其麻醉以后，才施"刳破腹背，抽割积聚"这样艰巨的手术，手术以后还要缝合，如期而愈，在这时期是颇值得惊奇的。根据《神农本草经》已有"乌头""附子""羊踯躅""莨菪""蜀椒"等富有麻痹作用的药物的记载，华佗的"麻沸散"是和这些药分不开的。华佗能创用麻沸散后再行手术，在外科学上可算是空前的成就。《后汉书》中记载：

"有疾者，诣佗求疗。佗曰：君病根深，应当刳破腹，然君寿亦不过十年，病不能相杀也。病者不堪其苦，必欲除之，佗遂下疗，应时愈，十年竟死。"（《后汉书·方术列传·华佗》）

"有李将军者，妻病，呼佗视脉。佗曰：伤身而胎不去。将军言：间实伤身，胎已去矣。佗曰：按脉，胎未去也。将军以为不然。妻稍差，百余日腹动，更呼佗。佗曰：脉理如前，是两胎，先生者去血多，故后儿不得出也；胎既已死，血脉不复归，必燥著母脊。乃为下针，并令进汤。妇因欲产而不通。佗曰：死胎枯燥，势不自生。使人探之，果得死胎，人形可识，但其色已黑。"（《后汉书·方术列传·华佗》）

"有人腹中半切痛，十余日中，须眉坠落。佗曰：是脾半腐，可刳腹养疗也。佗便饮药令卧，破腹视，脾半腐坏。刮去恶肉，以膏敷疮，饮之药，百日平复也。"（《后汉书·方术列传·华佗》引）

从上述这些记载看出，华佗不仅诊断准确，手术高明，而且他动手术是非常审慎的。如他已认为"应当剖腹"，但因其"病不能相杀"，他就不主张动手术。妇人的死胎不得出，他仍旧尽量争取用针刺和服药的方法，不轻易动手术。这种不自恃，对于病人慎重负责的态度，是最值得我们学习的。

华佗他在治疗上尤喜欢用适合大众经济条件的物理疗法，除针灸外，还用水疗。《三国志》中记载：

"彭城夫人夜之厕，虿螫其手，伸呼无奈。佗令温汤近热，渍手其中，卒可得寐，但旁人数为易汤，汤令暖之，其旦即愈。"（《三国志·方术列传·华佗》）

"有妇人长病经年，世谓寒热注病者也。冬十一月中，佗令坐石槽中，平旦用寒水汲灌，云当满百。始七八灌，战欲死，灌者惧，欲止，佗令满数。至将八十灌，热气乃蒸出，嚣嚣高二三尺。满百灌，佗乃然火温床，厚覆，良久汗洽出，著粉，汗燥便愈。"（《三国志·卷二十九·方技·华佗》）

前一病案是热敷疗法，后一病案是冷水疗法，这些物理疗法，一直到今天仍有其科学理论根据，而且是比较理想的治疗方法。

华佗对预防疾病和促进健康还有着极正确的看法，他在教他的徒弟吴普时曾说：

"人体欲得劳动，但不当使极尔。动摇则谷气得消，血脉流通，病不得生，譬犹户枢不朽是也。是以古之仙者为导引之事，熊颈鸱顾，引挽腰体，动诸关节，以求难老。吾有一术名五禽之戏，一曰虎，二曰鹿，三曰熊，四曰猿，五曰鸟，亦以除疾，并利蹄足，以当导引。体中不快，起作一禽之戏，沾濡汗出，因上著粉，身体轻便，腹中欲食。"（《三国志·方术列传·吴普》）

这即是说，人体应在不超出体力允许的原则下尽量劳动，既可以帮助消化，又流通血脉，防止生病。他更创造一种运动方法，名叫"五禽之戏"，模仿虎、鹿、熊、猿、鸟五种动物的生动活泼的姿态，作为锻炼身体的运动。距今一千多年的华佗，已经把体育和医疗联系起来，作为保护人民身体健康的重要方法之一，其积极意义在今天仍有其极大的作用。

华佗品格高尚，他不慕名利，不苟富贵，不肯奴事统治阶级，具有独立崇高的气节，更代表了人民科学家的优良品质。当曹操一再要华佗出来助他建业，佗不肯就，已经"传付许狱"，他还是不委屈。临死时，他毫无保留地把他富有经验的一卷书准备交出来，使其继续不断地服务于民众，可惜当时狱吏畏法不受，竟付之一炬，这是中国医学莫大的损失。总之，华佗精良的医术和伟大的人格，永远活在人民的心里，为后世医务工作者学习的楷模。

第九节　简短的结论

专制主义封建制社会的基本问题，就是土地的斗争问题。汉代所称的"圣君贤相"，无非就是有着一些阶级斗争的经验，了解一些社会情况和农民要求，为挽救自己而欺骗人民，实行了一些改良政策，亦只能暂时和缓社会的矛盾，而矛盾的根本原因，仍是客观的存在着，因而这一时代的意识诸形态，无一不表现其矛盾的突出，如当时儒家孟荀学派的斗争，儒、佛、道的斗争，都是表现矛盾的处处存在。

中国医学在这时候，竟假"阴阳五行"说来说明有机体与外在环境的统一和破坏，生理和病理的矛盾统一和破坏等，正犹影之随行，和当时的社会情况是分不开的。如秦嬴政的时间虽然不久，但方士杂技，能共儒学同为博士，而这些儒学之所以还能在当时立足，就是因为他们也混杂了"阴阳五行"之说，适合嬴秦讲求长生不老的道理的缘故。兼之西汉刘彻以前，统治者知道要想巩固政权必须使人民有休养生息的环境，所以采取黄老的学说来驾驭臣民。刘彻初年，罢斥诸子百家，独尊儒学，也是因为统治者欢喜阴阳五行的运命论的缘故。这时的儒家，既吸收了阴阳五行和黄老刑名之学，等到一定时机，他们又排除黄老刑名，尽量发展阴阳五行说。在这样的情况下，所以中国医学亦只好利用阴阳五行而变革地给以辨证的解说，把整个医学理论系统起来，这无可讳言是汉代医学的一大进步。

到了张仲景的时代，这位中国最伟大的医学家，认识到阴阳五行的朴素辩证理论，竟采用来说明医学上的矛盾统一意义，而另以表里、寒热、虚实错综复合的观察，来说明阴阳五行的矛盾统一和破坏关系，于是中医理论便发生了根本的变化，即是从迷信的阴阳五行，逐渐变革而为蕴含有辩证唯物观的阴阳五行学说了。因此我们认为，张仲景在医学历史上是有一定的革命性的。而这时已经建立了一定的解剖生理知识，有效药物的经验亦越来越多，这些都给予了张仲景以改革医学的有利条件。

至于华佗在医学外科上的成就，亦确为这一时代放出的异彩，是不容抹煞的。

复习题

1. 秦汉的社会情况已基本了解了吗？

2. 试述"阴阳"的朴素辩证观。

3. 试述"五行"的朴素辩证观。

4.《伤寒论》的主要内容是什么？

5. 你对张仲景"平脉辨证"的理论怎样理解？在临床上有什么心得？

6. 最值得我们向华佗学习的是什么？

第七章　魏晋南北朝时期的医学（220－588）

第一节　这一时期的基本历史事实和医学发展大势

从汉灵帝末年（189）董卓诛死宦官时起，中国就进入了军阀混战时期。这种混战一直到晋灭吴而统一全国（280）才暂告结束，前后有百年光景。董卓时代，《资治通鉴·五十九卷》中描述说："二百里内，屋室荡尽，无复鸡犬。"曹操到徐州作战，坑杀避董乱难民，《资治通鉴·六十一卷》中描述说："数十万口于泗水，水为不流，屠邺时，鸡犬亦尽，墟里无复行人。"魏、蜀、吴三国的统治阶级都是同样与人民为敌的。西晋有八王之乱①，东晋又先后有王敦、苏峻、桓温、桓玄、刘裕等发动的内战，人民是苦不堪言。

这又是一个长时期而剧烈的民族斗争的时代，由于两晋统治阶级腐化内战的结果，引起塞外野蛮民族的内侵，从匈奴族刘渊②建国起，到鲜卑族北周③的灭亡（304－581），华北人民遭受浩劫有将近300年之久。

这个时代在文化思想上，由于社会的不安定，旧秩序的破坏，传统的儒家思想垮了，而印度佛教思想诱发了思想解放，老庄思想得到了新的发展；而军阀们为了需要人才，像曹操在210年就公然撕破脸皮，征求"盗嫂受金"的人物，说"唯才是举"，于是也助长了人们由拘谨而至通脱。佛教在东汉明帝永平十年（68）入华，经过三国、两晋，而有了译经，自慧远、鸠摩罗什诸大师的宣扬而大为盛行，成为中国新的精神食粮，而原有老庄思想也得到了新的理解，王弼、向秀、郭象的老庄新注疏也产生了，

---

①　八王之乱：西晋时，汝南王亮、楚王玮、赵王伦、齐王冏、长沙王义、成都王颖、河间王颙、东海王越，互相杀害，攻争无已，史家称作"八王之乱"。

②　刘渊：是"五胡"前汉的统治者，都平阳称汉王，晋五胡乱华就从他开始。

③　北周：北朝之一，又叫作后周，是鲜卑族宇文觉篡魏而来的，最后被隋灭掉。

伪《列子》①也编辑出来了，道、佛两教的辩难也盛极一时。

从晋武帝咸宁（276－281）以降，水旱虫蝗遍于郡国，饥馑疠疫因亦随之。而雍梁、关中一带，天痘和鼠疫都发生过大流行，农民破产相率流亡。尤其是永嘉南渡②（307－313）以后，民间由于营养不良而害脚气病的，安南广东各地都多，甚而蔓延于扬子江东南一带。到了公元557年以前的梁末，南京城里的人，多患冲心脚气而死。以此大大刺激了医药方面的需求。由战乱劳心困役于生活的人增多了，以致六朝人对瘵病的认识亦有所进步。同时因为佛教和道教在社会上的盛行，佛道两教的思想亦严重地影响了这时期的医药学术，如南朝著名的医生陶弘景，他既为道教信徒，也是释氏弟子，便可想见。

第二节　药物学的辉煌成就

药物虽为祖国医学最早发见的内容之一，但在魏晋以前还不可能称为"药物学"。如《山海经》中记载了许多药物，它并不是药物书籍。在殷周秦汉之际，虽然传说《胎胪药录》《神农本草经》《子仪本草》《蔡邕本草》等，都不经见；只是张华等所辑的《神农本草经》从其效用分类，略备本草学的雏形而已。魏晋以后，华佗的弟子吴普和李当之，对《神农本草经》的药品各有增减，吴氏辑成了《吴普本草》6卷，李氏辑成了《李氏药录》3卷，这两部药物学虽早已佚失，但在陶弘景的书中还可以窥见一斑，仍有一定的发明。陶氏所整理的《神农本草经》共有365种药，既又附入汉晋以后诸名医所用的365种，命名《名医别录》，共计730种药，都一一细加解说，连序录一起合为7卷。《名医别录》对药物的出产情况特别留意，如说：

"大党在冀州西南，今来者形长而黄，状如防风，多润湿而甘，俗乃重

---

① 列子：传说是周人列御寇著的，但无所依据，与"黄老之学"同出一辙，其中尤多寓言，所以在唐朝曾称作"冲虚真经"，宋朝又叫作"冲虚至德真经"，可以想见一般。

② 永嘉南渡：西晋发生内乱，杂居在黄河流域的匈奴人和羯人，乘机起兵反晋，公元311年，羯人石勒带领匈奴兵攻破洛阳，掳去了晋朝的皇帝晋怀帝；汉族的贵族、官僚、地主、商人大多逃到长江流域，维持在南部中国的统治，这一年是晋朝永嘉五年，所以叫作"永嘉南渡"，又叫"久嘉之乱"。

百济①者，形细而坚白，气味薄于上党②者。次用高丽③者，高丽即是辽东，形大而虚软，不及百济，并不及上党。"

以此知道，陶弘景对药物的产地和品质形态，无一不条达通晓，更从此知道南北朝时朝鲜药物亦早已输入了。尤其是在南北朝时期，有关药物的著作竟如雨后春笋般，据《隋志》注有 26 种之多，这时候药物学的成就主要表现在下列两方面。

（一）合理的炮炙

南北朝承魏晋之绪，精研药物的人很多，如徐叔向（著《本草病源合药要钞》五卷，《四家体疗杂病本草要钞》十卷）雷敩、徐之才等，都是这时精研药物具有代表性的。尤其是雷敩著的《雷公炮炙论》，表现了他对药物性能的精熟，所谈各药炮炙熬煮修事之法，许多都有一定的科学意义。如《雷公炮炙论》中说：

"凡使当归，先去尘并头尖硬处一分已来，酒浸一宿。"

"凡使蔓荆实，去蒂子下白膜一重，用酒浸一伏时后，蒸，从巳至未，出，晒干用。"

"（蓬莪术）凡使，于砂盆中用醋磨令尽，然后于火畔吸令干，重筛过用。"

这些用酒精、醋酸来作溶媒，可能把有机碱变为可溶性盐，能更好地发挥其治疗作用。又《雷公炮炙论》中说：

"安石榴，凡使皮、叶、根，勿令犯铁。"

"石榴皮"含大量的单宁酸，和铁质化合，便会沉淀药效而丧失其自然疗能。又说：

"香薷，凡采得，去根，留叶，细锉，曝干，勿令犯火。"

"苏方木……从巳至申出，阴干用。"

"沉香，凡使……夫入丸散中用，须候众药出，即入拌和用之。"

---

① 百济：为朝鲜西南部。
② 上党：属山西冀州韩地。
③ 高丽：奉天南部朝鲜北部都为高丽。

"香薷"的挥发油（香薷酮）、"苏木"的苏木素和精油、"沉香"的挥发油树脂等，都容易被高热破坏，所以都不许用高热的火来焙干。又说：

"乌头……宜于文武火中炮令皱坼，即劈破用。"

"乌头"的毒素很强，加以高温，使其能消失一部分毒素。

以上这些都是使用药物不可缺乏的炮炙方法。

（二）效用的分类

祖国医学有疗效的药物虽多，但在早期一向是点滴地流传着，并没有系统地整理和分类，《神农本草经》虽分为上、中、下三品，不仅分类的方式不够谨严，抑且以上、中、下三品来应天、地、人，与当时封建统治阶级统治人民的观点毫无二致，因此这样分类是不很合适的。到了北齐，徐之才分析和归纳了药物的疗效，按其疗效系统地分作"十剂"。

十剂的内容是：宣、通、补、泄、轻、重、滑、涩、燥、湿。"宣"可去壅，生姜、橘皮之属是也；"通"可去滞，通草、防己之属是也；"补"可扶弱，人参、羊肉之属是也；"泄"可去闭，葶苈、大黄之属是也；"轻"可去实，麻黄、葛根之属是也；"重"可去怯，磁石、铁粉之属是也；"滑"可去着，冬葵子、榆白皮之属是也；"涩"可去脱，牡蛎、龙骨之属是也；"燥"可去湿，桑白皮、赤小豆之属是也；"湿"可去枯，白石英、紫石英之属是也。

这样系统地以疗效来分类，在中医学史上确是一种创作，而于临床方面亦能起到直接的指导作用，所以以后的医家都乐于采用这一新的分类方法。

第三节　脉学的发展及对王叔和《脉经》的评价

切脉诊病，早在周代便已知道采用这个方法了。《周礼》中说："两之以九窍之变，参之以九藏之动。"贾公彦疏说："藏之动，谓脉之至与不至，谓九藏在内，其病难知，但诊脉至与不至也。"发展到《素问》著作的时代，切脉诊病技术更加细致而成熟了。《素问》切脉是选择人体的头部颞颥动脉（人迎）、手部桡动脉（寸口）、足部胫前动脉（趺阳）三处进行诊切，因为这三处是人体上动脉暴露于皮下较显著的部分，容易诊察脉搏的动态。到了公元 2 世纪，医生切脉只候手部（寸口）了，所以张仲景给这些医生提出"按寸不及尺，握手不及足，人迎、趺阳三部不参，动数发息不满五十"的批评。《素问》和张仲景的切脉，都是偏重脉搏与全身的关系，张仲景更进而总结了脉象与症状、与治疗的关系，这是很大的进步。

自从太史公说扁鹊"特以诊脉为名"，以后又附会扁鹊著了《难经》，大家便认为扁鹊是切脉圣手，一切病变都可从脉搏上观察出来。其实扁鹊已经说出"越人之为方也，不待切脉""越人非能生死人，此自当生者"的话。他何曾说切脉是万能的呢？只有仓公诊齐侍御史成的头痛病时说："诊其脉，得肝气。"诊齐王中子诸婴儿小子病时说："诊其脉，心气也。"他教徒弟宋邑、王禹、冯信、高期、杜信、唐安等，都教以经脉高下、五诊、上下经脉。大概王叔和深受太仓公的影响，便专从脉学方面去发展，著了一部切脉的专书《脉经》。

王叔和《脉经》的主要内容，是把仲景以前的切脉知识都综合起来而予以总结，仲景以前所有诊脉的方式方法借此都得以保留下来。但他有一个极大的缺憾，就是过分地强调切脉，而忽视了对病证的辨认。如《脉经》中说：

"脉数则在腑，迟则在脏；脉长而弦病在肝，脉小血少病在心，脉下坚上虚病在脾胃，脉滑而微浮病在肺，脉大而坚病在肾。"（《脉经·迟疾短长杂病法第十三》）

"假令肝病者，西行若食鸡肉得之，当以秋时发，得病以庚辛日也，家有腥死，女子见之以明要为灾，不者，若感金银物得之。假令脾病，东行若食雉兔肉及诸木果实得之，不者，当以春时发，得病以甲乙日也。假令心病，北行若食豚鱼得之，不者，当以冬时发，得病以壬癸日也。假令肺病，南行若食马肉及獐鹿肉得之，不者，当以夏时发，得病以丙丁日也。假令肾病，中央若食牛肉及诸土中物得之，不者，当以长夏时发，得病以戊己日也。"（《脉经·平人得病所起脉第十四》）

这些切脉的内容，都是不符合事实的。而《脉经》里除其转录《素问》《难经》《伤寒论》的部分外，它自己所产生的部分都是这一类的说法，因此《脉经》本身是没有多大价值的。所以徐灵胎评论说：

"若执脉经之说，以为某病当见某脉，某脉当得某病，虽内经亦间有之，不如是之拘泥繁琐也。试而不验，于是或咎脉之不准，或咎病之非真，或咎方药之不对症，而不知皆非也。盖病有与脉相合者，有与脉不相合者，兼有与脉相反者。同一脉也，见于此症为宜，见于彼症为不宜；同一症也，见某脉为宜，见某脉为不宜。一病可见数十脉，一脉可现数百症，变动不拘。若泥定一说，则从脉而症不合，从症而脉又不合，反令人傍徨无所适从。……读脉经者，知古来谈脉之详密如此，因以考其异同，辨其得失，审其真伪，穷其变通，则自有心得。若欲泥脉以治病，必至全无把握。学人必当先参于内经、难经及仲景之说而贯通之，则脑中先有定见，后人之论，皆足以广我之见闻，而识力愈真，此读脉经之法也。"（《医学源流论·脉经论》）

徐氏对《脉经》的批评是正确的，何况王氏的书早经有讹夺①呢。

第四节 "行散"风气对人民的遗害

魏晋时代，是黄老之学最流行的时代，特别是一般门阀士族最喜清谈黄老，来度过这一政治、社会逐渐陷入无秩序的混乱时期。谈论黄老的具体内容多为"炼丹"和"行散"，而"炼丹"和"行散"的最后目的，无非是在妄想延续生命而长生不老。

东晋元帝（317－322）时的葛洪就是炼丹的能手，他在他所著的《抱朴子》的内外篇里竭力劝人学炼丹术和服用金丹。但炼丹不是容易的事。在葛洪之前有个叫魏伯阳的，他写了一部炼丹书叫《参同契》。魏伯阳炼出仙丹后，先给狗吃，狗吃死了，自己吃后也死了，小徒弟吃后也死了。这大有损炼丹的威信，因而以后便改作"行散"。

所谓"行散"，也就是服食"寒食散"。《世说新语》中注引秦丞祖寒食散论说："寒食散之方虽出汉代，而用之者寡，靡有传焉。魏尚书何晏首获

---

① 谢观医学源流论11页："此书隋唐志皆著录，五代时仅有传本，且讹夺特甚。宋熙宁中出内府藏本，令林亿等校雠，刊板行世，然其传不广。嘉定间，陈孔硕以得福建本刊之广西漕司，元泰四年，柳赟谢缙苏复刊陈本于江西宗濂书院。明吴勉学古今医统本亦有刻本，颇多讹误。万历三年，福建参政徐中行属袁表表校刻，校雠少精，而又有以意删改处。清四库未著录，道光时嘉定王镕幼以所藏旧钞本与元泰定本，明童文举重刻袁表本，及赵府居敬堂本，互校刊行。同时金山钱熙祚亦得是书，刻入守山阁丛书中。光绪辛卯、建德周学海又合校钱黄二本，刻入所刊医学丛书中焉，盖此书若存若亡者，几二千年，几亡而幸存者数矣。"

神效，由是大行于世，服者相寻。"寒食散的服食方法较炼丹要方便得多，且同样可以长生不老，当然便能盛行。寒食散是由哪些药组成的呢？俞正燮的《癸巳类稿·七》云："通鉴注云寒食散盖始于何晏，又云炼钟乳朱砂等药为之，言可避火食，故曰寒食。"寒食散又叫作"五石散"，唐孙思邈的《千金翼方》中有"五石更生散方"，主要为紫石英、白石英、赤石脂、钟乳石、硫黄等五种矿物药；而钟乳、石英、石脂等，据《本草》的记载，都有"益精气补不足，令人有子，久服轻身延年"的功效。《抱朴子·金石》中也言"五石"，所指与《千金》稍有不同，但也说常服可长生不老。《抱朴子·仙药》中说："玉屑服之，与水饵之，俱令人不死。所以不及金者，令人数数发热，似寒食散状也。"玉、石同类，当然作用也相似。《全晋文·二十六》王羲之帖云："服足下五色石膏散，身轻行动如飞也。"可见王羲之也吃过寒食散。寒食散的主要作用究竟是什么呢？嵇康说：

"余晚有男儿，既生十朔，得吐下积日，嬴困危殆，决意与寒食散，未至三旬，几于平复。"（《艺文类聚·序》）

"矜孺子之坎轲，在孩抱而婴疾。既正方之备陈，亦旁求于众术；穷万道以弗损，渐丁宁而积日；尔乃酌醴操散，商量部分，进不访旧，旁无顾问。伟斯药之入神，建殊功于今世，起孩孺于重困，还精爽于既继。"（《艺文类聚·七十五寒食散赋》）

这说寒食散对疾病有一定的疗效，但当时一般吃了的反应都是不好的。《晋书》中记载皇甫谧说："服寒食药，违错节度，辛苦荼毒，于今七年。"《晋书·哀帝纪》中说："（帝）服食过多，遂中毒，不识万机。"《晋书·贺循传》中说："陈敏之乱……（循）又服寒食散，露发袒身，示不可用。"《宋书·吴喜传》中载宋明帝诏说："凡置官养士，本在利国……譬犹饵药，当人嬴冷，资散石以全身，及热势发动，去坚积以止患。岂忆始时之益，不计后日之损，存前者之赏，抑当今之罚，非忘其功，势不获已耳。"

服食寒食散的主要反应，就是发高热，或者发肿。《太平广记·二百四十七卷》引侯白《启颜录》说："后魏孝文帝时，诸王及贵臣多服石药，皆称石发，乃有热者，非富贵者亦云服石发热，时人多嫌其诈作富贵体。"《南史·七十六卷·张孝秀传》中说："（秀）服寒食散，盛冬卧于石上。"其热发作的程度可知。又《南史·三十二卷·张邵传》附《徐嗣伯传》中说：

"时直阁将军房伯玉，服五石散十许剂，无益，更患冷，夏日常复衣。嗣伯为诊之曰：卿伏热，应须以水发之，非冬月不可。至十一月，冰雪大盛，令二人夹捉伯玉，解衣坐石，取冷水从头浇之，尽二十斛。伯玉口噤气绝，家人啼哭请止，嗣伯遣人执杖防阁，敢有谏者树之，又尽水百斛。伯玉始能动，而见背上彭彭有气，俄而起坐，曰：热不可忍，乞冷饮。嗣伯以水与之，一饮一升，病都差。自尔恒发热，冬月犹单裈衫，体更肥壮。"

可知服寒食散到了"石发"的时候，并不是好玩的事，甚而可以危及生命。所以这时著名的医生皇甫谧便起来反对"服石"，他说：

"寒食药者，世莫知焉。或言华佗，或曰仲景。……及寒食之疗者，御之至难，将之甚苦。近世尚书何晏，耽声好色，始服此药，心加开朗，体力转强，京师翕然，传以相授，历岁之困，皆不终朝而愈。众人喜于近利者，未睹后患。晏死之后，服者弥繁，于时不辍，余亦豫焉。或暴发不常，夭害年命。是以族弟长互，舌缩入喉；东海王良夫，痈疽陷背；陇西辛长绪，脊肉烂溃；蜀郡赵公烈，中表六丧。悉寒石散之所为也。远者数十岁，近者五六岁，余虽视息，犹溺人之笑耳。而世人之患病者，犹不能以斯为戒，失节之人，多来问余，乃喟然叹曰：今之医官，精方不及华佗，审治莫如仲景，而竟服至难之药，以招甚苦之患，其夭死者焉可胜计哉！"（《巢氏病源·解散病诸候·寒食散发候》）。

"行散"在这时这样盛行，其流弊亦滋大，这完全是当时的封建统治阶级妄想延年益寿提倡于上，而门阀士族响应于下，才闹出这样的大乱子来。

第五节　传染病的具体认识与葛洪

有关传染病的知识，我们祖先很早就有的。如《说文》云："疫，民皆病也。"《说文·类篇·七下》病部"疫"下注引《字林》云："病流行也。"因此《周礼》和《礼记》中都有"逐疫"的记载。而《内经》中也说："五疫之至，皆相染习，无问大小，病状相似。"（《素问·刺法论》）张仲景在《伤寒论·序》中亦有"余宗族素多，向余二百，建安纪年以来，犹未十稔，其死亡者，三分有二，伤寒十居其七"的记载。但这些流行性疾病究竟是怎样的一些病，很难确定。惟在两晋时，传染病的具体知识便逐渐上升了，他们首先认识了"天花";葛洪（278—339）著的《肘后备急方》中说：

"比岁有病时行，仍发疮，头面及身须臾周匝，状如火疮，皆戴白浆，随决随生，不即治，剧者多死。治得瘥后，疮瘢紫黯，弥岁方减，此恶毒之气。世人云，永徽四年，此疮从西东流，遍于海内，煮葵菜，以蒜齑啖之，即止。……以建武中于南阳击虏所得，乃呼为虏疮。"

"永徽"为唐高宗年号，恐是后人的误刻，而葛洪时的"建武"当是东晋元帝的时间。所谓"南阳击虏"可能是祖逖的击石勒。《晋书·元帝纪》说："石季龙遣犬羊之众，越河南渡，纵其鸩毒，祖逖帅师讨击溃散。"而石勒的儿子恢，曾封过南阳王，晋书上复有"梁郑之间骚然，痘疠甚"的记载，是击虏南阳，完全与祖逖用兵的地点相合，这说明中国有天花，在五胡乱华时便已传入，大约在公元317年，比欧洲的天痘史要早224年。其次，"马鼻疽"在晋时也有了，《肘后备急方》中有下列的记载：

"治马热蚛颡黑汗，鼻有脓，喀喀有脓，水草不进方：黄瓜蒌根、贝母、桔梗、大青、栀子仁、吴蓝、款冬花、大黄、白藓皮、黄芩、郁金各二大两，黄柏、马牙硝各四大两。"（《肘后备急方·治牛马六畜水谷疫疠诸病方》）

"人体上先有疮而乘马，马汗若马毛入疮中，或但为马气所蒸，皆致肿痛烦热，入腹则杀人。"（《肘后备急方·治卒为猘犬所咬毒方》）

这所述的马鼻疽病症以及传染途径，和现在的发现都是一致的。其次是"沙虱病"的发现，《肘后备急方》中说：

"山水间多有沙虱，甚细，略不可见，人入水浴，及以水澡浴，此虫在水中著人身，及阴天雨行草中亦著人，便钻入皮里。其诊法，初得之，皮上正赤，如小豆黍米粟粒，以手摩赤上，痛如刺；三日之后，令百节强疼痛，寒热，赤上发疮；此虫渐入至骨，则杀人。自有山涧浴毕，当以布拭身数遍，以故帛拭之一度，乃傅粉之也。……今东间水无不有此，浴竟巾拭，燥燥如芒毛针刺，看见则以竹叶杪挑去之。比见岭南人，初有此者，即以茅叶细细刮去，及小伤皮则为佳，乃数涂苦苣菜汁佳。已深者，用针挑取虫子，正如疥虫著爪上，映光方见行动也。挑不得，便就上灸三四壮，则虫死病除。若觉犹惛惛，见是毒已太深，便应依土俗作方术拂出，乃用诸汤药以浴，皆一二升，出都尽乃止。"（《肘后备急方·治卒中沙虱毒方》）

这里对沙虱病是由于沙虱螫刺引起，沙虱存在于水里，发病表现为发寒热，以及螯口的形状等，都已说到，可见此时已确能认识这病。其次是对"结核病"的认识，《肘后备急方》中说：

"尸注鬼注病者……其病变动，乃有三十六种至九十九种，大略使人寒热、淋沥、恍恍默默，不的知其所苦，而无处不恶，累年积月，渐就顿滞，以至于死，死后复传之旁人，乃至灭门。"（《肘后备急方·治尸注鬼注方》）

"凡男女因积劳虚损，或大病后不复常，若四体沉滞，骨肉疼酸，吸吸少气，行动喘惬，或小腹拘急，腰背强痛，心中虚悸，咽干唇燥，面体少色，或饮食无味，阴阳废弱，悲忧惨戚，多卧少起，久者积年，轻者才百日渐至瘦削，五脏气竭，则难可复振。"（《肘后备急方·治虚损羸瘦不堪劳动方》）

中国医学对结核病的描写，在《内经》和《金匮要略》中便有记载，但并不如《肘后备急方》所述证候的周详，更具体的是它强调了传染的严重性，而冠以"尸注"等名称。

葛洪除以上所述，他对于传染病的认识有一定的贡献外，还著有著名的《抱朴子》一书，这书集当时方士炼丹之大成。其中所记的炼制原料有丹砂、雄黄、雌黄、硫黄、曾青、胆矾、矾石、硝石、云母、磁石、铁、戎盐、卤盐、锡等，由此炼出汞、砒、硫、铅等，此后不仅有许多雏形的化学药品应用于治病，即升华、蒸馏等实验方法亦留传下来了。

第六节　皇甫谧的针灸学成就和《甲乙经》

从公元215年起至282年止，这几十年社会是有很大变化的，历史上主要是曹魏和西晋的年代。这个时代，军阀战乱，人民流离失所，疾病丧亡随处皆是。所以这时一般人都是哀愤厌世的，著名医家皇甫谧恰生长在这个时代。正因为这时人很穷困，皇甫谧也是很贫苦的，他在17岁时还没有受到教育，后来得到他叔母任氏的帮助，才发奋学习医学，刻苦钻研，所以他愿作一位人民的医生，而且愿作一个适合广大劳苦大众所需要的针灸医生。他曾很哀愤地说：

"夫受先人之体，有八尺之躯，而不知医事，此所谓游魂耳。若不精通于医道，虽有忠孝之心，仁慈之性，君父危困，赤子涂地，无以济之。此固圣贤所以精思极论，尽其理也。"（《甲乙经·序》）

皇甫谧下了这样大的刻苦钻研的决心后，曾一度患严重的风湿病，仍打不断他的钻研精神，终于著成了《黄帝三部针灸甲乙经》一书（编者按：即今《针灸甲乙经》，亦简称《甲乙经》），这部书对祖国的针灸医学是有极大的贡献的。

《甲乙经》的内容虽是根据《素问》《明堂孔穴》《针经》《难经》等内容编成的，但是经过了批判地吸收和系统地整理的，尤可宝贵的是，其中是贯通了他的临床经验。因此他在书里精要地提出了临床上施治针灸的技术问题：第一，要把握针的深浅度，对病者才能安全；第二，刺针手术一定要熟练；第三，治不同的病，要用不同的针具；第四，要灵活掌握补泻手法的标准，按病证寒热虚实的不同而决定用针或用灸的方法。他说：

"手之阴阳，其受气之远近，其气之来也疾，其刺深皆无过二分，留皆无过一呼，其少长、大小、肥瘦，以心料之，命曰法天之常。灸之亦然，灸而过此者，得恶火，则骨枯脉涩，刺而过此者，则脱气。"（《甲乙经·十二经水》）

这说明他对针刺的部位，进针的深浅，留针和灸焫的久暂，都是非常精细的。又说：

"凡刺之而气不至，无问其数，刺之而气至，乃去之勿复针。针各有所宜……所言节者，神气之所游行出入也，非皮肉筋骨也。睹其色，察其目，知其散复，一其形，听其动静，知其邪正。右主推之，左持而御之，气至而去之。凡将用针，必先视脉气之剧易，乃可以治病。"（《甲乙经·针道》）

施用针刺，不仅手术要熟练（针各有所宜），还要善于诊断，认识病理变化，治疗过程才安全。病症不同，手法就要不同，所用的针具亦应有所不同。如他说：

"镵针者……大其头而兑其末，令无得深入而阳气出……故曰病在皮肤无常处者，取之镵针于病所。……员针者，取法于絮针，筒其身而员其末，其锋如卵……令不伤肌肉，则邪气得竭，故曰病在分肉之间取以员针。……锃针者，取法于黍粟，大其身而员其末……令可以按脉勿陷，以致其气，使邪气独出，故曰病在脉，少气，当补之以锃针。……锋针者，取法于絮针，筒其身而锋其末……令可以泻热出血，发泄痼病，故曰病在五脏固居者，取以锋针。……铍针者，取法于剑，令末如剑锋……可以取大脓出血，故曰病为大脓血取以铍针。……员利针者，取法于厘针，且员且兑……以取痈肿暴痹，一曰尖如氂，微大其末，反小其身，令可深内也，故曰痹气暴发者，取以员利针。……毫针者，取法于毫毛，长一寸六分，令尖如蚊虻喙，静以徐往，微以久留……故曰病痹气补而去之者，取之毫针。……长针者，取法于綦针，长七寸，其身薄而锋其末，令可以取深邪远痹。……大针者，取法于锋针，其锋微员，长四寸，以泻机关内外大气之不能过关节者也，故曰病水肿不能过关节者，取以大针。"（《甲乙经·九针九变十二节五刺五邪》）

以上这些不同式样的针具，用以治不同的疾病。现在的针灸家很少研究这个问题，颇值得提出来讨论，最好是通过临床，而评定其价值。针灸的手法精熟了，它和汤药的治疗道理是没有二致的。如说：

"阳盛而阴虚，先补其阴，后泻其阳而和之；阴盛而阳虚，先补其阳，后泻其阴而和之。三脉动于足大指之间，必审其虚实。虚而泻之，是为重虚，重虚病益甚。凡刺此者，以指按之，脉动而实且疾者，则泻之，虚而徐者则补之，反此者，病益甚。……邪气之来也，紧而疾，谷气之来也，徐而和。脉实者，深刺之，以泄其气；脉虚者，浅刺之，使精气无得出以养其脉，独出其邪气。"（《甲乙经·针道终始》）

施用针刺真能有这样的境地，无疑是能提高疗效的。不仅此也，对针刺部位的选择，还要了解具体的病变情势后，予以有机的调节，才能桴鼓相应，万不能头痛刺头、脚痛刺脚。所以他说：

"刺诸痛者，深刺之，诸痛者，其脉皆实。从腰以上者，手太阴阳明主之；从腰以下者，足太阴阳明主之。病在下者高取之，病在上者下取之，病在头者取之足，病在腰者取之腘。……治病者，先刺其病所从生者也。"（《甲乙经·针道终始》）

皇甫谧的《甲乙经》流传以后，由晋到宋的针灸家，都以它作蓝本。如唐代孙思邈的《千金要方》第29卷、第30卷，以及《千金翼方》第26卷、第27卷、第28卷所谈针灸，都是源于《甲乙经》的内容。宋代王惟一的铜人图，也是以《甲乙经》为基础的。明清以后的《针灸大成》《针灸集成》等，更无一不受到《甲乙经》的影响。皇甫谧的《甲乙经》不仅很大地影响了祖国的针灸家，而且在国外学者亦很尊崇。据日本《大宝令》记载：

"公元前100年至公元700年，中国医学输入。公元562年，吴人知聪携《明堂图》《甲乙经》等书至日本。公元784年以前，日本医生都学习《甲乙经》《脉经》《本草》《素问》等中国医书。"

所以日本的汉医，在运用针灸的孔穴部位、适应证等，都和《甲乙经》相同，而朝鲜用的针灸孔穴部位与《甲乙经》也是一致的，可见《甲乙经》在国内外针灸学上所起作用之巨大。

第七节　简短的结论

从 2 世纪到 6 世纪的这四五百年间，社会上最大的矛盾是阶级矛盾和民族矛盾，而这两种矛盾在当时都发展到特别尖锐的程度，前者表现于门阀士族的特殊势力的存在①，后者表现于南北朝的对立。在这样的环境中，人们生活特别艰苦，因此疾病丛生，实在需要医药的治疗。因而引起一般仁民爱物之士，不向仕途发展，而留心于医药，以解决人民疾病的需要。如王叔和、皇甫谧、葛洪、许逊、雷敩、深公、褚澄、徐熙、徐道度、徐嗣伯、陶弘景、姚僧垣、徐之才等，都是一时的杰出人物。例如褚澄是宋武帝的甥；许逊曾拜蜀旌阳县令；葛洪、皇甫谧、徐之才等，都是博通典籍之士；陶弘景在南齐做过诸王侍读。他们都可以向上发展的，而终于走向医药一途，足见这确和当时的社会环境是分不开的。

正由于社会秩序的不好，老庄的"无为"学说亦极流行，影响于医药最显著的是服食金石药和炼丹，所以用金石药的经验，这时最为丰富。这时印度的佛学亦逐渐传入中国，所影响于医学亦颇大，如陶弘景编订葛洪的方书，叫作《肘后百一方》，就是完全受到佛学的影响而来的，他在序文里引用了佛经"人用四大成身，一大辄有一百一病"两句话，来说明命名的理由。

我们知道社会动荡不安、兵荒马乱，人民的生活越来越穷困，疾病流行亦越来越厉害，医药的需要也越来越迫切，所以这时对生药的炮制、方药的分类、传染病的认识、诊断方法、脉学的追求、针灸的突出发展等，都有巨大的变革，都反映出当时社会的实际需要。

---

① 这时士族是特权的大奴隶主、大地主阶级。自从曹丕根据社会上原有的士族势力，定出"九品中正"的办法，于是更造成"上品无寒门，下品无世族"（西晋刘毅语）的局势。东晋有"王与马，共天下"的谚语，说明王谢士族的力量。北朝有卢、崔、郑、王四姓，和异族统治阶级联合压榨人民，所以这时是一个门阀士族特别有势力的时代。

复习题

1. 魏晋南北朝医学的发展与当时社会有什么关系？

2. 魏晋南北朝药物学的成就主要表现在哪几方面？

3.《脉经》的价值怎么样？我们怎么对待它？

4. 中国医学认识传染病的病原体是从什么时候开始的？其具体情况怎样？

5. 皇甫谧对针灸医学有什么贡献？

第八章　隋唐时期医学的成就（589 — 907）

第一节　历史事实对医学的影响

隋唐统一以前，北方的胡人和汉人已经融合在一起，南北分裂既不再有种族斗争的意义，且严重地妨碍经济的交流，所以人民迫切要求南北的统一。这时北周的统治者比较能注意发展经济和改革政治，隋文帝夺取北周的政权以后，北方的经济和军事力量更比南方强大。公元 589 年，隋文帝征服了南方陈朝，便结束了东晋以来 270 多年南北分裂的局面，统一了全中国，进入到专制主义封建统一的国家再建设和发展时期。

在隋文帝统治的 20 多年间，办理均田，减轻徭役，农业生产以 300 年来未有的速度步步上升，工商业也发达起来，人口大量增加了。到了隋炀帝时，又无休止地征调全国人民服徭役①，给人民以致命的威胁，终于在反隋的农民起义中垮了台。

李世民在农民大暴动和遍地烽火中，抢救出地主阶级的政权，建立唐朝

---

① 隋炀帝大量征调全国人民服徭役，最主要的事件是：建筑东都（洛阳），"每月役丁二百万人"，营造显仁宫，备极宏丽，王弘等往江南诸州采大木送东都，所经州县，辗转递运，千里不绝，"役使催促，僵仆而毙者十四五焉，每月载死丁，东至成皋，北至河阳，车相望于道"；巡游江都，造高四层，长二百丈的龙舟，命全国各州进贡，"朝命夕办，百姓求捕，网罟遍野，水陆禽兽殆尽，犹不能给"；开运河，前后三次，男丁服役不够，又征妇女服役；武装侵略高丽，征用马匹十万，造战舰三百艘，昼夜兴工，工人立水中，腰下多蛆烂，死亡甚多，造兵车五万辆，征江淮以南及岭南水手、弩手、排镩（小矛）手共七万人，另发民夫船舶送给养。直接间接被征服役的总共不下数百万人，财力耗费以亿万计。三次出征，直接死于战争的人，为数也相当大。

统治。由于他确实是地主阶级的一个杰出战略家、政治家，他不只对于农民军有一全套的毒辣计划，而且看到了当时的社会矛盾和人民要求，又实行了一套改良政策，因此在其时地主阶级还在发展的社会基础上，他得以平定群雄统一中国，开创了空前庞大和繁盛的封建帝国。

唐代的交通是异常发达的。在陆路方面国内干线有四条：一是从长安向西南通成都；二是从长安向东南通长沙，经广西到安南；三是从长安向东通山东；四是从长安向东北通范阳（北京一带）。对外干线有五条：一是营州（热河朝阳）通安东道；二是夏州（陕西横山）通大同云中道；三是中受降城（绥远五原）通回纥道；四是安西（新疆库车）通西域道；五是安南（越南河内）通天竺（印度）。水路方面对外海运有南北两路：南路，通南洋群岛、印度、波斯、阿拉伯，主要的进口是广州；北路，通日本、朝鲜，进口是登州（山东蓬莱）和明州（浙江宁波）。这样四通八达的交通，唐朝便不断地吸收并融合了外来的文化，同时中国的文化也大量地传布到国外。

那时候，一个有名的和尚玄奘（596－664），从长安经甘肃、新疆、中亚到印度去研究佛教，在印度居留了十几年，公元 645 年回到长安，带回很多佛经。玄奘回国以后，得到唐太宗的支持，从事翻译工作 20 年，译出佛经 1300 多卷，其中就有部分内容是与医药有关的。除玄奘以外，也有其他的去印度研究佛教的。由于佛教的流通，随着印度医药书籍的翻译，便将印度医学理论、经验和药物都介绍进来了。更由于当时中国人信仰佛教者众多，尤很自然地接受了外族的医学，所以隋唐时代的医药书籍中，很普遍的融洽有佛教理论在里面，如不详细推求，还不易分辨出哪些是中国所固有，哪些是外国传入。总之这个时期为中国医学史上革新的时代。

第二节　西域医学传入的影响

东汉以后中国和西域的交通日益频繁，一切文化都藉政治、宗教、贸易而交流着。其影响于中国医学最巨的，首先是印度。印度原有"五明学"①，其中之一是"医方明"；公元 2 世纪时安世高便已经翻译了"五明学"。魏晋以还，胡僧来中国的更多了，胡僧中许多都善医术，所以《抱朴子》中有

---

① 五明学：是印度输入中国学术的总称，即内明、声明、工巧明、因明、医方明。

"胡巫活绝气之苏武"（《抱朴子·内篇卷五·至理》）的话。胡僧治病，多用咒法，因而在隋唐时中国亦采用"禁咒法"来治病。如：

"禁蝎螫人法。咒曰：系（胡计反）梨乎俱尚苏婆诃。于五月五日桑木正北阴中菟葵，日正午时，先七步至菟葵，此右膝著地，立左膝，手摘取菟葵子，摘取著口中，熟嚼，吐著手内，与五叶草菟葵等相和，若无子，直取二叶相和于手内左转接之，口阴诵前咒七遍，一吐气得一百八遍止。"（《外台秘要·卷四十·蝎螫人》）

"却鬼咒法。咒曰：然摩，然摩，波悉谛苏，若摩竭状阇提，若梦、若想、若聪明易解。常用此咒法去之。"（《千金翼方·卷十三·服水》）

这些禁咒，可能是胡语的翻译。同时还盛行"胡跪"。巢元方说：

"胡跪，身向下，头去地五寸，始举头，面向上，将两手一时抽出，先左手向身前长舒，一手向后身后长舒，前后极势二七，左右亦然，去臂、骨、脊、筋阴阳不和，疼闷疼痛。"（《巢氏病源·卷三·虚劳体痛候》）

这"胡跪"颇同禅家的跌坐，坐时两胫交义，所以又叫作"互跪"（见《巢氏病源·卷四·虚劳膝冷候》末条），即两胫交叉而后跪下的姿势。

《巢氏病源》《外台秘要》《千金翼方》等书保存记载了许多禁咒、跌坐等治病方法，为隋唐以前书所不见，这完全是受到印度医学影响而来的。

印度医生影响中国医学最甚的，当推耆域和龙树两个。耆域与释迦同时，最长于外科，他的医籍，通过翻译在隋唐时流行的颇有数种。龙树菩萨著的《龙树眼论》在唐朝盛行一时，所以在白香山的眼病诗里亦有"案上谩铺龙树论，盒中虚燃决明丸"的诗句。而且《龙树眼论》中记载的 72 种眼病，一直为中国眼科学的基础。

印度向来流行"地""水""风""火"的"四大不调"说，这学说对隋唐医学影响很大。所谓"四大不调"，即地、水、风、火四种原质的不协调。例如："地大增令身沉重，水大积涕唾乖常，火大盛头胸壮热，风大动气息激冲。四大各有一百一病，合成四百四病。"因而巢元方的《诸病源候论》（编者按：即《巢氏病源》，也作《诸病源候总论》或"巢氏诸病源候论"）中便说"凡风病有四百四种"。到了孙思邈著《千金方》的时候，他对于四大学说的引证就更多了。如他说：

"地、水、风、火，和合成人。凡人火气不调，举身蒸热；风气不调，全身僵直，诸毛孔闭塞；水气不调，身体浮肿，气满喘粗；土气不调，四肢不举，言无声音。火去则身冷，风止则气绝，水竭则无血，土散则身裂。然愚医不思脉道，反治其病，便脏中五行更相克切，如火炽燃重加其油，不可不慎。凡四气合德，四神安和，一气不调，百一病生。四神动作，四百四病，时俱发。又云：一百一病，不治自愈；一百一病，须治而愈；一百一病，难治难愈；一百一病，真死不治。"（《千金方·论诊候》）

王焘编《外台秘要》，也毫无例外地采用了许多印度医学的内容，甚至眼科的一部分理论完全采取自《天竺经》，并云"授自西国胡僧"。

至于药物，在隋唐以后，亦受到西域药物的影响不少。如用蜡包裹丸药的方法，初见于《外台秘要》的"深师五邪丸"（《外台秘要·卷六·鬼魅精魅方》），而深师是西域人。蜜蜡之外，用砂糖、阿魏、乳香、蒜、葱、薄荷等汁为丸，也是在唐代开始的，而这些药都是从西域来的，所以张衡《七辨》中说："沙饴石蜜，远国贡储。"

西域医学在隋唐时不仅是其理论影响了中国医学，外科手术也不断地充实了中国医学的内容，尤其是用于眼科的手术，非常精审。如《外台秘要·引天竺经眼论》说：

"若已生翳者，当镰之，其中有赤脉处，当以钩钩，甘（钳）刀割断也。日日针镰傅散，若钓（钩）割必当就白中，勿就黑中也。黑处轻薄，致伤破水出也。若黑上有翳，积经年月过厚者多，少微微钩，亦非嫌也，若始患翳五三日者，虽复极厚，状似聚膏，亦不劳钩之，则更甚，若赤肉肤郭始起眦头，当钩割去之，若赤肉上生乌珠者，亦当就白中钩之，逼近黑边割断向白去之也，勿侵乌上，恐脱伤损，若患赤肉积经多年，钩之当以芦刀割，勿用甘刀，随生不住，割尽当傅地骨珠散，亦可傅石胆，割竟，仍以小火针子柱（挂）之，令断其生势也。若眼中无过彰翳而漠漠远视不明，当钩眼本眦头赤肉割之，良。"（《外台秘要·卷二十一》）

以上所举，都是中国医学对西域医学吸收的一般情况，隋唐时代医学有一定的成就，当然是和这些引进分不开的。

第三节　几部总结性的书籍及其对疾病的认识

隋唐间的医籍，见于《隋书》、新旧《唐书》，和《宋书》《崇文总目》

《艺文略》的，有 200 多种。但留存下来的并不多，最主要的仅为以下三书：巢元方在 610 年著的《诸病源候论》，王焘在 752 年著的《外台秘要》，孙思邈在 581－682 年著的《千金方》（编者按：包括《备急千金要方》和《千金翼方》，前者也称《千金要方》）。

巢氏的《诸病源候论》，全书分做 67 门，1739 论，以病为门，以证为论。如"霍乱门"有 24 论，就是分述 24 种不同的证候；"虚劳门"有 57 论，就是分述 57 种不同的证候。较之前张仲景、葛稚川所列论都要详备。如"癫病候"，自"肌肤顽痹不仁"起，至"肢节坠落"止，凡 14 候，将癫病的病证毕举无遗了。又如"赤痢候"，将粪便的性状、慢性痢的休止等道破，比之《肘后备急方》所述实大有进境。这部书是把隋以前的病理证候学作了一次有系统地总结。

《千金方》（包括《千金翼方》），30 卷（明·乔世定所刻本编作 93 卷），232 门，包括脏腑癥结、针灸药石、妇人小儿内外诸病，兼及养性练气等术，色色齐全。论病部分，以脏腑划分病类，具备了现代系统分类的雏形，尤其是把"飞尸""鬼注"等，列在肺脏病里面，不仅看透了其属肺病，而且是具有传染性的。全书所搜集的民间方药极为丰富，都是它的特点。

《外台秘要》，40 卷，1104 门。王焘在他的自序中说："余幼多疾病，长好医术，遭逢有道，遂蹑亨衢，七登南宫，再拜东掖，便繁台阁，二十余载，久知宏文馆图籍方书等，繇是睹奥升堂，皆探其秘要。"所以《外台秘要》的趣向，便和《巢氏病源》《千金方》都不相同，多半是采集了别家的方论，很少有个人的主观见解。凡六朝及初唐以前的文献，如《深师》《陶隐居》《崔知悌》《苏游》《张文仲》《许人则》《小品》等的书籍均已佚失，都赖王焘的引用而保存下来。如唐小说载贾耽用千年梳治虱瘕的故事，在《外台秘要》第十二卷有记载；宋小说载以念珠取误吞鱼钩的奇技，也载在《外台秘要》第八卷中；唐制每年腊日都赐口脂面药，这些药的内容一般都不了解，但在《外台秘要》第 30 卷里却有记载。可见《外台秘要》的内容是极渊博的，因此《千金方》和《外台秘要》两书，把唐以前所有的经验方药搜集起来，依据效用分类，在方药方面是带有总结性的。

《诸病源候论》《千金方》《外台秘要》三书，具有历史性总结的意义，而对疾病的认识方面，尤有它的科学内容，首先是对传染病的鉴别有极大进步。

《巢氏病源》分别记载有"登豆疮"和"时气发斑"两种病,前者即"天花",后者是"麻疹",为世界上最早鉴别天花、麻疹的文献。

《巢氏病源》叙述"恶核"候说:"凡人忽发肿,或著四肢,或在胸背,或著头项……令人烦满、短气,身体常冷。……并皆烂败,则杀人。"《外台秘要》中说:"毒肿瘰疬方……疗毒气,苦肌肉中肿痛,结脉,寒热,如瘰疬,痛不可近,急者数日杀人。"这是很明显的腺鼠疫。

隋唐以前只知道有"痢疾",而于不同类型的鉴别还不够明确,但在《巢氏病源》里基本上能鉴别了。如它说:"赤白相杂。重者,状如脓涕而血杂之;轻者,白脓上有赤脉薄血,状如鱼脂脑。"这是指菌性痢。又叙述休息痢说:"肠胃虚弱,易为冷热,其邪气或动或静,故其痢乍发乍止,谓之休息痢也。"这便无异是指慢性虫性赤痢。《巢氏病源》称前者为热痢,后者为冷痢。

至于疟疾、伤寒、霍乱,为早已认识的疾病,自不必论;惟《巢氏病源》记霍乱最详,又将其放在温疫之后,许仁则更分为干湿两型。这些都足以说明隋唐时确能认识此病,而且隋唐时中印交通频繁,由印度传来霍乱也有极大可能性。

对于慢性传染病的认识,首先是"麻风",虽然《肘后备急方》中已有记录,但不及《巢氏病源》《千金方》等的叙述详尽。《巢氏病源》叙述"癞病"时说:

"夫病之生,多从风起,当时微发,不将为害,初入皮肤之里,不能自觉。或流通四肢,潜于经脉,或在五脏,乍寒乍热,纵横脾肾,蔽诸毛,腠理壅塞难通,因兹气血精髓乖离。"

这是《巢氏病源》述癞病的原因,其述证候尤为详细。摘录归纳如下:肌肤顽痹不仁,针灸锥刺不痛,其顽痹之处或如钱文,或如梳如手;汗不流泄;身体遍痒,习习奕奕如虫行;手足酸痛,不能动摇;痒处搔之生疮,肿痛彻骨髓,拘急难于俯仰;头面起为皰肉,如核桃小枣;麻木之部,肌肤变色,青黄赤黑,犹如腐木;皮肤多疮,如疹癣鱼鳞或榆荚钱孔,或黑或白;眼目流肿,须眉坠落,耳鸣啾啾;鼻柱崩坏,鼻孔生溃疡,息不通,面无颜色;语声变散;恍惚多忘;小便黄赤,溺有余沥;肢节坠落。

"肺结核病"虽已包括在《金匮要略》的虚劳病里，而叙述得最精当的，莫过于《外台秘要》所引苏游的一段文字。它说：

"传尸之疾，本起于无端，莫问老少男女，皆有斯疾。大都相克而生，先内传毒气，周遍五脏，渐就羸瘦，以致于死。死讫，复易家亲一人，故曰传尸，亦名转注。以其初得半卧半起，号为殗殜；气急咳者，名曰肺痿；骨髓中热，称为骨蒸；内传五脏，名之伏连。不解疗者，乃至灭门。假如男子因虚损得之，名为劳极，吴楚云淋沥，巴蜀云极劳。其源初从肾起，初受之气，两胫酸疼，腰脊拘急，行立脚弱，食饮减少，两耳飕飕，欲似风声，夜卧梦泄，阴汗萎弱。肾既受已，次传于心，心初受气，夜卧心惊，或多怔悸，心悬乏气，吸吸欲尽，梦见先亡，有时盗汗，食无滋味，口内生疮，心常烦热，唯欲眠卧，朝轻夕重，两颊及唇悉红赤如敷胭脂，又时手足五心皆热。心既受已，次传于肺，肺初受气，时时咳嗽，气力微弱，有时喘气，卧即更甚，鼻口干燥，不闻香臭，假令得闻，唯觉朽腐物气，有时恶心，愦愦欲吐，肌肤枯燥，或时刺痛，或似虫行，干皮细起，状若麸片。肺既受已，次传于肝，肝初受气，两目膜膜，面无血色，常欲颦眉，视不及远，目常干涩，又时赤痛，或复睛黄，朝暮矒，常欲合眼，及至于卧，睡还不著。肝即受已，次传于脾，脾初受气，两胁虚胀，食不消化，又时渴利，熟食生出，有时肚痛，腹胀雷鸣，唇口焦干，或生疮肿，毛发干耸，无有光润，或复上气，抬肩喘息，利赤黑汁。至此候者，将死之证也。"

这段记叙肺结核的复杂证候，最为生动而精当，中国医学对本病的认识可谓至此已极。

对维生素缺乏的疾病，这时也有一定的认识，具体的认识了"脚气病"。《巢氏病源》中说："凡脚气病，皆由感风毒所致。得此病，多不即觉，或先无他疾而忽得之，或因众病而后得之。初甚微，饮食、嬉戏气力如故，常熟察之。其状：膝至脚有不仁，或若痹，或淫淫如虫所啄；或脚趾及膝胫洒洒尔，或脚屈弱不能行，或微肿，或酷冷，或酸痛，或缓纵不适，或挛急；或至困能饮食者或有不能者，或见食而呕吐，恶闻食臭；或有物如指，发于腨肠，迳上冲心，气上者。"

以上把轻重各种不同的脚气病症状都叙述在里面了。至于原因，除孙思邈认为是风湿而外，陈藏器对本病有极正确的观察。他说："糯米性微寒，妊身与杂肉食之不利子……久食之，令人身软。黍米及糯，饲小猫、犬，令脚屈不能行，缓筋故也。"（《本草拾遗》）这与近代的科学研究结果完全符合，因常食精白米，缺乏了维生素乙，确会发生脚气病。而这时的陈士良亦说："久食白米，则生心悸。"殆即近来所指的急性心脏脚气病。正因为人们喜常食精白米的关系，所以《千金翼方》中便载有预防脚气病的方法，其云："治脚气常作，谷白皮粥防之，法即不发方。谷白皮（五升，切，勿取斑者，有毒），上一味，以水一斗，煮取七升，去滓，煮米粥常食之。"这是因为"谷白皮"饱含有维生素乙的缘故。

此外夜盲症（雀目）和佝偻病，《外台秘要》里也有极早的文献，而孙思邈还有用"羊肝"来疗夜盲的办法，羊肝富含维生素甲，这都是极有科学根据的。

中国医学对妇儿疾病的重视是在隋唐时才开始的。隋唐以前，除《金匮要略》里有少许疗妇人方外，他如《隋书·经籍志》载的徐文伯"疗妇人瘕方""妇人产后杂方"等，均已佚失无传，惟《巢氏病源》专有论妇人杂病的记载，全书共叙述 192 候，实为前所未有。孙思邈著《千金方》，把妇人病列为首要，把《巢氏病源》所载各候中和男子相同的病患除去，更分别列出方药。尤其是对于妇人妊娠的生理和病理叙述綦详。至于产后病、子痫、横产、胞衣不出，以及坠胎、断产等方法，《千金方》《外台秘要》两书都有很好的记载。在大中初年（853－858）便出现了产科专书，这就是昝殷所著的《经效产宝》。全书分列 41 候，275 方，其中尤不乏经验良方，原本虽经佚失，就从现存的辑录本看来，仍有一定的价值。小儿科在隋唐以前相传有《颅囟经》，但佚失后已不可复得（现存的《颅囟经》是宋钱乙以后才出世的，并非原本），所以孙思邈也说："六岁以下，经所不载，所以乳下婴儿有病难治者，皆为无所承据也。"但在《巢氏病源》里，确也同妇人病一样专门列论了，全书共叙述了小儿病 253 候，孙思邈在《巢氏病源》记载的基础上，更分别对证，详列方药，而于小儿特有的惊痫，以及乳育法、母病与婴儿的关系、小儿保健等，都有独立的内容。

耳目口齿的病，在隋唐时似已独立成科。《巢氏病源》记载目病 38 种，鼻病 11 种，耳病 9 种，牙齿病 21 种，唇病 17 种，大约已能诊断结膜炎、内障、夜盲、鼻窦炎、中耳炎、牙龈炎、虫牙等病。《千金方》把目、口、鼻、舌、唇、齿、喉、耳、面等统叫作"七窍病"，这便相当于现代的"五官科"

了。《外台秘要》则更记有绿内障、倒睫等眼病，并记有内障的手术法。关于眼科专书，《隋志》中记有"陶氏疗目方"，惜已佚失。其次即《龙树论》经过改编成为现存的《龙木论》，《外台秘要》记载的眼病和《龙树论》，多半都是译自印度医书，所以中国眼科的知识，是和印度医学有密切关系的。至口齿科，唐代有"邵英俊"的《口齿论》一卷、《排玉集》三卷，都已佚失，惟《巢氏病源》所述的牙齿病 21 种中，已经有龋齿、牙周脓肿、齿槽脓肿、齿龈退缩等疾患，同时也能施行拔牙的手术了。

由以上所述的大略情形，不难想见隋唐时代，对于疾病的认识确有了飞跃的进展。

第四节　药物治疗的成就

自梁迄于初唐，医家所用的药物都以陶弘景的《本草经集注》七卷为主要，惟到了公元 658 年（唐显庆四年），由当时的王朝召集李勣、苏敬、许孝崇等 22 人修订本草，名《新修本草》。据《唐六典》载，这次修订是采用《本草经》361 种、《名医别录》182 种、有名未用 194 种、新修增入的 114 种，合共 851 种而成。这样由官家来主持修订，不仅是我国的第一部"药典"，而且是世界上第一部由国家制订的药典。药物的新增，是和外国药物的传入分不开的。如这时郑虔的《胡本草》，李珣的《海药本草》，陈藏器的《本草拾遗》等，都是讨论外国药物的专著。更有人将道士服食的结果，以及荒年人们寻觅食物的经验等，记录下来，如孟诜（621－713）的《食疗本草》，昝殷的《食医心鉴》等都是。

《新修本草》早已佚失，但孙思邈的《千金翼方》卷二至卷四已完整地把它保留下来了（现有傅云龠喜丛书的影印日本传钞卷子本）。而《千金翼方》又按药的功用分为 65 门，可见这时对药物的疗效，确有了更多的认识。如用"常山"治疟疾的经验，在晋代已比较丰富，《肘后备急方》治疟疾 30 方中，常山便占了 14 方；而《千金方》在晋代的经验上更发展了，卷十温疟里载 25 方，在 20 个方剂中都有常山（包括蜀漆），达到五分之四的比率；《外台秘要》疗疟有 51 方，而 47 方中都有常山（包括蜀漆），从比率上来看，常山对疟疾的疗效，在这时越发有丰富的实验了。其中的"延年疗疟常

山丸"，载为裴右庶送；"必效疗疟鸡子常山丸方"，是当时敕赐乔将军服用
的；"虎骨常山丸方"，是从魏右史处传出来的；"麻黄散方"曾经元吏部在
岭南实地试用获得大效的。这些方剂都明确地记载其来源出处，足以说明其
经验的可靠。像这样朴实的实验精神，是这时医学取得一定成就的因素之一。

隋唐医学在治疗方面的特殊贡献，当推治疗营养缺乏病方面，除治疗甲
状腺病沿用海藻外，这时所运用治脚气病的方剂，多种药味都含有维生素乙，
兹表列如下以见一斑。

朝代	创用者	药名	维生素乙每百含量微克	
隋	巢元方	竹沥汤		
唐	孙思邈	麻黄	90	治腿软
		独活		
		防风		
		防己	220	治脚气病最良药
		细辛		
		蜀椒		
		吴茱萸	280	治各种脚气病
		犀角		
		蓖麻叶		
	广利方	黑大豆	410	治心脏脚气病
	食疗本草	芸薹	120	
		葱白		
		鲤鱼		
		鳗鲡鱼		
	海药本草	海藻	40	治腿麻痹
		海桐皮		
	药性本草	杏仁	340	
		苏子	370	
	独行方	郁李仁		治有水肿脚气病
	食医心镜	马齿苋	40	

他如治夜盲用"羊肝"，佝偻病用"龟甲"等，无一不合乎增进维生素
的原则。不仅此也，《千金方》的"麻豆煎"，治水气通身浮肿百药不瘥者，

且明白指出要"始终一切断盐",这些合乎科学原理的治疗方法,真是惊人的成就。

之所以有这样成绩,与当时医家注重实验有密切关系。如《巢氏病源》记有一奴患鳖瘕死,破腹得见白鳖,适有人骑白马来看,无意中马尿溅在鳖身上,鳖即缩头脚,于是便用马尿来灌鳖,鳖遂化为水,以后医治鳖瘕病便用"白马尿"了。《外台秘要》记,在公元254年,有崔杭女患心痛,吐出一物,状如蛤蟆,把它放在竹筒里,加入地黄汁淘,经过一些时便化成水,以后遇着同样的病时,便用"地黄"来治疗。《外台秘要》更记有备急方中的岭南俚人试验"常山"和"都淋藤"的方法。据说土人采药时,须先吃了试一试,吃后如果觉嘈杂、腹胀、发闷、发寒,便含"白银"一宿,如果银变色便是药。由这记载,可以推想用"常山"治疟是经过若干人试验才得到的结果。

隋唐对药物的研究,曾设有专门的研究机构,《旧唐书·职官志》中说:"药园师以时种莳,收采诸药。"在这些研究中,似乎包括从"生药鉴定"一直到"咀片炮制"一系列的工作,这些都是隋唐时药物治疗成就取得的必备条件。

第五节　中医学向国外的传播

由于隋唐时中国医学有飞跃的进步,又正值中外交通最频繁的时期,国外的医药既能不断地输入我国,我国的医药也能不断地输出国外,这在当时是意中事。如《史记》中云:

"及元狩元年(公元前112),博望侯张骞使大夏来,言居大夏时见蜀布、邛竹杖,使问所从来?曰:从东西身毒国,可数千里,得蜀贾人市。或闻邛西可二千里有身毒国。"(《史记·西南夷列传》)

"身毒"即印度的译音,"邛"即四川的邛崃县,是当时通往印度的捷径之一,所以在印度等地可能有中国物品出现。同时中国的医学成熟较早,亦当为外国所羡慕。如《宋云家记》中记载:

"神龟二年(519)……十二月初,入乌场国……国王见大魏使来,拜受诏书……王又问曰,彼国(指中国)亦出圣人否?宋云具说,周、孔、庄、

老之德……说管辂善卜，华佗治病，左慈方术，如此之事，分别说之。"（杨衒之《洛阳伽蓝记》）

"乌场国"属北印度，印度人了解中国的一些名医，早在 6 世纪之初，西欧鲁氏的《世界医学史》即谓扁鹊、华佗的医术曾传入阿拉伯。如其云：

"阿拉伯医家知用一种吸入之麻醉剂，恐从中国人学来，称为中国希托克莱特斯之华佗，颇精此技术，其方法为用曼陀罗花等调合而成者。"（《世界医学史·第三章》）

同时，历史上亦确有当时著名的医家被外国人挈归的事实。范质的《玉堂闲话》中说：

"……近年邺都有张福医者，亦然，积货甚广，以此有名，为蕃王挈归塞外。"（《太平广记·卷二百零九·田令孜条引》）

因此在隋唐时，中国医籍针灸家甄权的《明堂图》便传遍夷中。《千金翼方》中说：

"安康公李袭兴称：武德中（618－626）出镇潞州，属随徵士甄权，以新检明堂示余，余既暗昧，未之奇也。时其深州刺史成君绰忽患颈肿如数升，喉中闭塞，水粒不下，已三日矣。以状告余，余屈权救之，针其右手次指之端，如食顷，气息即通，明日饮啜如故。尔后缙绅之士，多写权图，略遍华裔。"（《千金翼方·卷二十六·针灸上·取孔穴法第一》）

"裔"即指中夏边疆以外的地方，如《文献通考》中的"四裔考"可以说明这一点。甄权的《新检明堂图》确曾传写到外国去过。阿拉伯人曾学习了中国的切脉法和传染病的鉴别法，所以阿拉伯医书的脉名，如长、短、沉、浮、大、小、快、迟、实、软、满、空、结、缓、密、散、匀、芤、代、洪、弦、伏、微、涩、歇、促、伏、紧、动、细等，基本上与中国医学是一致的。又如以介绍不少西方医药知识于祖国的唐义净法师，他自述在印度 20 年，有不少用祖国医方治好病的时候。如他说：

"若患热病者，即熟煎苦参汤饮之为善，茗亦佳也。自离故国向二十余年，但以此疗身，颇无他疾。且如神州药石根茎之类，数乃四百有余，多并色味精奇，香气芬郁，可以蠲疾，可以王神。针灸之医，诊脉之术，赡部州中无加也，长年之药，惟东夏焉。良以连冈雪巇，接岭香山，异物奇珍，咸萃于此，故体人象物，号曰神州。五天之内，都不加尚，四海之中，孰不钦

奉。"(《内法传·卷三》)

中国优良的药物和治疗方法，经义净法师在国外如此宣扬，在当时一定会有许多影响的。尤其是日本受到中国医学的影响最大。

日本在奈良朝以前（公元前 100 —公元 700），中国医学便已输入了。最初由于吴人知聪于公元 562 年携《明堂图》到日本后，在公元 623 年推古天皇复遣惠日、福音等到唐朝来留学，把《巢氏病源》和《千金方》两书带回去，日本才逐渐脱去了神祇时代的医术。公元 755 年，唐僧鉴真从扬州去日本，鉴真是精通本草学的，日人韩广足等向他就学，颇极一时之盛。在日本平安朝以前（784 前），日本习医的仅学《甲乙经》《脉经》《本草》《素问》等书，到了平城天皇（808）时代，始征集全国医方，编成《大同类聚方》，日本才有第一部医书出现。其后天元五年（982），丹波康赖以《巢氏病源》为蓝本，并采取隋唐医籍 80 多种，而著成《医心方》问世。此后 1000 余年，日本医学不断地追随中国医学前进，称为"皇汉医学"。所以日本在 19 世纪以前，完全受中国医学的影响，没有什么独立的医学可言。

第六节　简短的结论

隋唐时候，打通了中国与亚洲和欧洲各地的交通，并交流了各民族的文化，这对于人类文明，是起了推动作用。尤其对于日本，给予以先进文化的强烈影响。医学在这时，亦毫无二致地起了中外交融的巨大作用。隋唐是中国佛教极盛的时代，在这个时代既译了很多佛经，同时也译了很多种印度医书，例如《隋书·经籍志》收录了八种药方，二种治鬼方，三种香方等。由于医书的翻译，将印度医学的理论、经验和药物都介绍进来，更由于当时中国人信仰佛教，便很自然地接受了外族医学。当然，也因为这时中国的医学已有了较完整的理论和有效的治法，更在去粗取精的原则下，吸取当时人类所有的医学知识，终成为最进步的医学，因此其他民族都在这时来中国学习医学。正因为这样，隋唐时有辉煌成就的中国医学，不久便传播到亚洲其他各民族中，进一步造福全人类。欧洲医学的复兴，日本医学的不断演进，都和中国医学有不可分割的关系。可见世界医学能有现代的成就，毫无疑问的是建立在包括中国人民智慧在内的各民族遗产之上的。

中国医学向来缺乏总结性的整理，惟在隋唐时候，中国医学在各方面都进行了一次基本总结。如病证学的总结，当以《巢氏病源》为代表；治疗、方剂、药物等的总结，当以《千金方》和《外台秘要》为代表。这些总结，不仅仅是把隋唐以前医药文化遗产完全保留下来，而且是采用了科学方法分别将其系统化了。如药物以效用来分类，疾病以形体或流行病学来分类等。如对脚气病、肺结核、麻风病、霍乱、痢疾等，不仅有世界上最早的文献记载，抑且是世界上最先准确诊断这些疾病的先声。

隋唐时代，中国医学的进步和成就是谁也不能否定的。但是，由于这时的医学与宗教有密切的关联，所以在许多医药理论中，仍然是带着一些迷信气氛，甚至还存在有部分禁咒符祝的治疗方法，具有浓厚的宗教医学色彩，这在当时虽是很自然的事，而在今天我们便不能无选择地盲目搬用了。

复习题

1. 隋唐时期为什么能开展中西医学的交流？交流的情况怎么样？

2. 隋唐时医学有哪些主要的成就？

3. 《巢氏病源》《千金方》《外台秘要》等书有什么价值？

第九章 五代两宋时期的医学 (907 — 1279)

第一节 这一历史时期的基本特点

公元907年，朱全忠夺取唐朝的政权，建立后梁，定都开封。后梁以后，接连有后唐、后晋、后汉、后周四个朝代，都占据黄河流域。历史上称为"五代"。在五代的50多年（907 — 960）中，中国其他各地还先后存在过10个较大的封建割据政权，历史上称为"十国"，包括吴越、南汉、北汉、南平、闽、吴、楚、南唐、前蜀、后蜀。五代十国的政治是分裂的、混乱的，可以说是唐朝藩镇割据的延长。到了960年，后周的大将赵匡胤篡周自立，国号为"宋"，先后灭掉荆南、蜀、南汉、南唐等国，把势力伸张到长江以南，继又灭掉吴越和北汉，结束了五代十国的局面，统一了中国的大部，这就是历史上有名的"北宋"。但是东北的契丹（辽丹），从石晋时（936）便占据燕云十六州①，直到1125年才被金灭亡。北宋中叶时，拓跋元昊更占据西北部，称西夏，割据了近200年（1038－1227），可见北宋的167年始终是偏安的局面。

又1127年（靖康二年），金人掳走了宋徽宗和钦宗，占据了黄河流域，赵构跑往南京（商丘）做了皇帝（1127），后来迁到临安（杭州），中国政权遂因此南北分裂。先是宋金对峙，前后凡一百多年，到了1234年蒙古灭金，不断南侵，宋朝挣扎40多年，终于1279年被灭亡，这段期间叫作"南宋"。

北宋虽在偏安的形势下，仍有很长的和平时期。由于中国本土政治统一，农民在和平统一情况下，垦殖荒田，兴修水利，生活赖以苏息；国内商业，也由于和平统一，日趋繁荣；贸易方面，海外通商，非常活跃，主要是采取互换方法，用金、银、铅、锡、绢、帛、瓷器、茶叶等，从外国换进犀、象、琥珀、香药和苏木等；更在河北与陕西设榷场，与契丹和西夏互市，将外国香药、犀、象等换取马羊，以及麝香、羚羊角、硼砂、柴胡、苁蓉、红花等药材。这时还盛行官卖制度，凡人民生活必需品如盐、茶、酒、矿物等，都归国家专利，作为岁入的一部分。医药卫生事业也不能例外，1076年开封便由国家设立太医局卖药所，制成丸、散、膏、丹、酒等成药来专利贩卖，所以又叫作"熟药所"，一年便入利息25000缗②，约有一倍以上的暴利。因此，这样的卖药所便逐渐增设起来，1103年增加到7所，后来各省市也纷纷设置了。工业方面，影响医学最大的首推活版印刷术的发明了。"沈括"说：

"其法用胶泥刻字……每字为一印，火烧令坚；又设一铁板，其上以松脂、蜡和纸灰之类冒之；欲印则以铁范置铁板上，乃密字印，满铁板为一板，时就火炀，药稍熔则以一平板按其面，则字平如砥。"（《梦溪笔谈》）

印刷便利了，当然医书的流行亦应感到便利。

南宋是北宋的继续，一切典章制度大略相似。南北分裂，统治者为了图存，不能不施行小惠来笼络人心。如办理"慈幼局"来收容贫家子女，设

① 燕云十六州：公元926年，阿保机死，他的次子德光即位为太宗。936年，德光侵入山西，立石晋塘做"晋大皇帝"，石割幽（北平）、蓟（蓟县）、瀛（河间）、莫（任丘）、涿、檀（密云）、顺（顺义）、新（涿鹿）、妫（怀来）、儒（延庆）、武（宣化）、云（大同）、蔚（蔚县）、朔、应、寰（朔县东）十六州给契丹，契丹便改国号为"辽"。

② 缗：古时穿钱的钱贯。

"居养院"来收容老无所归的人，设"安济坊"来收容乞丐，设"漏泽园"来做掩埋穷人尸骨的场所。也仿照北宋时设立"和剂惠民药局"，曾不惜岁费钱数十万贯，搜集灵验药方配成官药出售，价比市价减三分之一。但是这类机关，正好给大小官吏们以贪污舞弊的机会，《中国通史简编》中说：

"官局作弊，用樟脑代冰片，用台附（台州产附子）代川附，药方错误，从不改正，如'牛黄清心丸'凡用药29味①，其实本方只用药8味，其余21味是'山芋丸方'，不知何故混入清心丸。贵重药制成，照例被朝官富家取去。当时人戏称惠民局为惠官局，和剂局为和吏局。"（《中国通史简编》1947年新中国书局版418页）

南宋虽然时常与金人战争，但是长江以南各省从未波及，因此农业继续进步，同时国内商业也普遍发达，国外贸易则由海路进口，其中药物也是主要货品，因此经济较北宋尤为发展。由于经济繁荣，消耗大量香料（包括食用、药用和佩饰的各种香药），并设局专卖，从中抽取大量赋税。

值得一说的是两宋的哲学（即所谓理学），其内容主要为对宇宙起源问题的穷究，即精神（理）与物质（气）依存关系的深入探讨，以及对人类生活的影响。理学派的开山周敦颐，他首先从当时社会现实情况出发，认识了客观世界的矛盾性，因而便吸取了"八卦"哲学的辩证法因素，用辩证法的观点去认识世界，并达到宇宙起源之精神（理）和物质（气）的依存关系的探究。

周敦颐认为，宇宙最原始的某种东西即所谓"太极"，由自身的剧烈运动（动极），便产生一种叫作"阳气"的东西，"动极而静"，又产生一种叫作"阴气"的东西。由于这样不息的运动和阴阳两气的不断斗争，即所谓"二气交感"，便产生"五行"，即金、木、水、火、土各种物质，形成乾（天）坤（地）。又由于"二（气）五（行）之精，妙合而凝"，才产生人类（成男成女），"化生万物"，以至无穷地发展下去。这是他进步的一面。但当他追究到运动的根源时，便认为太极本身也是被派生的，原先并无物质的东

---

① 四库全书提要："以牛黄清心丸一方言之，凡用约29味，寒热讹杂，殊不可晓，尝见一名医云：此方以前八味（牛黄、麝香、羚羊角末、龙脑、雄黄、金箔、犀角末、蒲黄），自干山药以下凡二十一味（干山药、当归、防风、黄芩、白术、麦门冬、白芍药、柴胡、白茯苓、桔梗、杏仁、芎藭、肉桂、阿胶、大豆卷、神曲、人参、甘草、白敛、干姜、大枣）乃补虚门中山芋丸，当时不知缘何误写在此方之后，因循不曾改正，余因其说而考，信然。"

西存在（无形），也没有运动，只有"理"即精神那种"无极"的东西是存在的。因此，"理"是主宰一切，产生一切的最本源的东西，而他又是寂寥自在的。客观世界的本源都是"理"，在人则为"性""命"，为"三纲五常"。他最后便归结到"复性"，即复于本源之"理"，取消一切斗争。所以在政治上，从他到二程①，连改良主义也极力反对。很明白，他们是代表大地主阶级的哲学流派。

到了南宋，便演化为理学的右派"陆学"和左派"朱学"。陆九渊从研究程伊川（颐）的学说入门，但他放弃了周敦颐以来的辩证法，而由反"无极太极"的论旨达到主观观念论的结论。他不只拒绝研究客观事物，且拒绝书本，认为只需从内心的觉悟出发，内心就是"理"的体现，"六经"也不外是这"理"。最后他得出这样的结论：四方上下曰宇，古往今来曰宙，宇宙全体都包括在"心"，即宇宙本不存在，是依于"心"，即主观的精神而存在的。因此，在政治上，他根据"君子小人喻义利"的论旨，一面夸张"君子"即大地主份子的伪仁义道德，对人民即所谓"小人"，则肆行诋毁和仇视；一面则企图从人类的观念上去麻痹"小人"，教他们不要为现实的生活利益而斗争。

朱熹的父亲朱松是抗战份子，因反对秦桧掉了官，他最初受到其父的影响，注重对客观世界的研究，如对"天以上是什么东西"一类的质疑，后又受教于不讲"空理"的李侗（理学派罗从彦的门人）从事理学研究。但他的观点，不是程学的"致知在格物"，而是"格物以致知"的客观主义的观点，即从客观事物的实践和研究中以获得知识。他研究的方法是"博学之，审问之，慎思之，明辨之，笃行之"。他的教育方法，也不着重书本，如说："书册埋头何日了！不如抛却去寻春。"因此，朱熹一面接受

① 二程：程颢和他的弟程颐，年幼时从周敦颐问学，后来二程否认自己是敦颐的学生，大概敦颐道教气味太重，不算纯儒。二程开始从礼记中提出大学、中庸两篇，配论语、孟子称"四书"。大学讲"格物致知""正心诚意，修身齐家治国平天下"；中庸讲"天命之谓性""诚者天之道也"，这些都是理学很好的根据，不必再求道教无极图的援助了。二程理学比周敦颐确推进一步，可以说理学的建设，到二程才真正完成。

了"周张"① 以来的辩证法，另一方面而在宇宙起源问题上，认为"理不在气先，气也不在理后""若无此气，则理亦无挂搭处"，即倡导自然是精神与物质相互依存的二元论结论，他在究极上仍是观念论者，因此他在哲学上便成为理学的左派。

同时佛教和道教在两宋也是盛行的，尤其是佛教的小乘②，华山的道士陈抟创造所谓"理法"一元论的哲学③。认为万物一体，从宇宙的外表看，好像是变化无穷，若深入地去考察其本体，却只有超绝万有的"一大理法"存在。

像这样的理学和宗教思想，所影响于中国医学是极大的。

第二节　运气观的医学学说

由于宋代的理学盛行，其影响于医学最突出的即为"五运六气"说，如司天在泉、左右间气、主气主时、客主加临、天符岁会等学说大翻身。这些学说虽早见于《内经》中，但一般都怀疑非《素问》原文，很少有人诘究它。如林亿新校正时说：

"详素问第七卷亡已久矣，按皇甫士安晋人也，序甲乙经云'亦有亡失'，隋书经籍志载梁七录亦云'止存八卷'，全元起隋人，所注本乃无第七。王冰唐宝应中人，上至晋皇甫谧甘露中，已六百余年，而冰自为得旧藏之卷，今窃疑之，乃观天元纪大论、五运行论、六微旨论、气交变论、五常政论、六元正纪论、至真要论七篇，居今素问四卷，篇卷浩大，不与素问前后篇卷等，又且所载之事，与素问余篇略不相通，窃疑此七篇乃阴阳大论之文，王氏取以补所亡之卷，犹周官亡冬官，以考工记补之类也。又按汉张仲景伤寒论序云：'撰用素问九卷，八十一难，阴阳大论。'是素问与阴阳大

---

① 周，即周敦颐；张，是张载。张载学问的宗旨是求仁，作"西铭"一篇。大意说：人是天地的儿子，凡是人都是我的同胞兄弟，万物都是我的朋友，皇帝是我们父母天地的宗子（长子总管家务），百官是宗子的助手，所以天下困苦人，都是我们的穷兄弟，应该让他们有很好的生活。他的学说在宋学中最为切实广大，对宗子残虐人民，认为"害天地之仁，是父母之贼"，他这学说推行起来，可以发生不利于统治阶级的危险，因此很少人提倡它。

② 小乘：佛教有三乘，一菩萨乘，二辟支乘，三声闻乘；前一乘为大乘，后两乘为小乘。所谓"乘"，是譬比车乘的载人引渡的意思。辟支、声闻二乘，只是求自度，是以为小；菩萨乘，普度众生，是以为大。

③ 见十一章第三节。

论两书甚明，乃王氏并阴阳大论于素问中也。要之，阴阳大论亦医经，终非素问第七矣。"（《黄帝内经素问·序·注》）

《素问》中的"天元纪大论""五运行大论""六微旨大论""气交变大论""五常政大论""六元正纪大论""至真要大论"七篇，即是司天在泉、左右间气、六气主时、客主加临、天符岁会等学说的大本营。正因为这七篇大论的来源大有问题，所以唐以前的医家基本不谈。而被宋代的理学刺激以后，医学书籍谈到这些问题的便逐处皆是了。尤其是经过 1099 年刘温舒著《素问入式运气论奥》后，运气理论便从此大肆发挥。到了政和间（1110 — 1118）宋徽宗（赵佶）敕制的《圣济总录》出书，附会"运气"与疾病、治疗的关系更不遗余力，全书 200 卷，从第一卷开始便谈运气，自甲子岁的土运太过，至癸亥岁的火运不及，凡 60 周甲子的气变如何，应患何种疾病，如何治疗等，无不备列。还强调说：

"六气司岁，五运统岁，五六相合，三十年一周，六十年再周，凡千四百四十气，而天地之气数备焉。终而复始，时立气布，如环无端，守其数，稽其化，若合符节，可谓悉矣。"（《圣济总录·卷二下·运气》）

所谓"五运"，是以本年的天干分配五行而来。如《素问·天元纪大论》中说：

"甲己之岁，土运统之；乙庚之岁，金运统之；丙辛之岁，水运统之；丁壬之岁，木运统之；戊癸之岁，火运统之。"

甲与己合而化土，乙与庚合而化金，丙与辛合而化水，丁与壬合而化木，戊与癸合而化火。甲、庚、丙、壬、戊为阳，主太过；乙、辛、丁、癸、己为阴，主不及；因此，甲岁便是土运太过，己岁就是土气不及，以下类推。

所谓"六气"，是以地支分配于寒、暑、燥、湿、风、火而来。《素问·天元纪大论》中说：

"寒、暑、燥、湿、风、火，天之阴阳也，三阴三阳上奉之。……子午之岁，上见少阴；丑未之岁，上见太阴；寅申之岁，上见少阳；卯酉之岁，上见阳明；辰戌之岁，上见太阳；巳亥之岁，上见厥阴……厥阴之上，风气主之；少阴之上，热气主之；太阴之上，湿气主之；少阳之上，相火主之；阳明之上，燥气主之；太阳之上，寒气主之。"

即是说：子午少阴君火，丑未太阴湿土，寅申少阳相火，卯酉阳明燥金，辰戌太阳寒水，已亥厥阴风木。五运本来配不上六气，所以不得不有君火相火之分来凑足其数，可见其说是非常牵强的。

所谓"司天""在泉"，是根据《素问·六微旨大论》来的，它说：

"上下有位，左右有纪。故少阳之右，阳明治之；阳明之右，太阳治之；太阳之右，厥阴治之；厥阴之右，少阴治之；少阴之右，太阴治之；太阴之右，少阳治之。此所谓气之标，盖南面而待之也。"

"六气"在天空的位置，其位如图1。地是包括在浑天之中的，因此人便住在图的圆心，面对少阳时则阳明在右，面对阳明时则太阳在右，以此类推，即所谓"南面而待之"。也和解剖学首先要定位是一样的道理。某岁某气"司天"，与司天相距三位（如图里相互对照着的），即为某岁的"在泉"之气，其余左右四气，便是"间气"。例如：子年、午年，少阴君火司天，便是阳明燥金在泉，而太阳、厥阴、太阴、少阳都是间气。又如：卯年、酉年，阳明燥金司天，便是少阴君火在泉，而太阴、少阳、太阳、厥阴都是间气，其余类推。司天主上半年的气化，在泉主下半年的气化，而间气又分主四时。"气之标"，标者末也，阴阳太少为气之标，风寒暑湿燥火为之本，中医学里所谓的"标本中气"，也就是这样的来源。

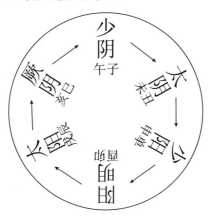

图1　六气主岁图

以上的"五运""六气"，都是一岁一迁，逐年轮值，只有"间气"是主步的，仅60日左右便一迁。还有"六气主时"和"客主加临"的说法。所谓"六气主时"，还是每气主一步，其不同于"间气"者，间气值时每岁不同，六岁而一周复；而"六气主时"，便每岁恒定，居而不动；同时主时的六气是系于地的，所以叫作"主"，间气的值时是系于天的，所以叫作

"客"，主时的气和间气相加，就叫作"客主加临"。《素问·六微旨大论》中说：

"愿闻地理之应六节气位何如？岐伯曰：显明之右，君火之位也；君火之右，退行一步，相火治之；复行一步，土气治之；复行一步，金气治之，复行一步，水气治之，复行一步，木气治之；复行一步，君火治之。"

所谓"地理"，即指地面的方位，"六节气"，却是三阴三阳之标与风热湿火燥寒之本。"显明"即指日出的平方位，日出常在正东方卯位，以二十四节气匹配四方，则"春分"适在正东方，"冬至"正北，"夏至"正南，"秋分"正西。显明即在正东，人向正东而立，则"显明之右"，是从正东点而略南迤。言山向，则适从"卯"至"巳"；言节气，则从"春分"至"小满"，这一步计 60 日 87 刻半，为少阴君火之位。"君火之右，退行一步"，是从"巳"至"未"，从"小满"至"大暑"，这一步是少阳相火之位。所以要叫作"退行"，是因为古代天文学家，以日月五星各于其本天缓缓东行，因而东行为"进"，西行为"退"。据此类推：从未至酉，从大暑至秋分，是太阴湿土之位；从酉至亥，从秋分至小雪，是阳明燥金之位；从亥至丑，从小雪至大寒，是太阳寒水之位；从丑至卯，从大寒至春分，是厥阴风木之位。一岁一周遍如图 2。

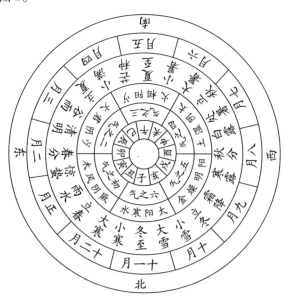

图 2　六气主时图

运气中还有所谓"天符岁会"，如《素问·天元纪大论》中云：

"应天为天符，承岁为岁直，三合为治。"

《素问·六微旨大论》中云：

"帝曰：其贵贱何如？岐伯曰：天符为执法，岁位为行令，太一天符为贵人。帝曰：邪之中也奈何？岐伯曰：中执法者，其病速而危；中行令者，其病徐而持；中贵人者，其病暴而死。"

应天成岁，都是据年干的五运为说，"天"即司天之气，"岁"为当位的年支。例如：甲己年土运，若值太阴湿土司天，便为"天符"；若值辰戌丑未土年，便为岁值。又如：乙庚金运，若值阳明燥金司天，便为天符；若值酉金年，便为岁值。天符岁位中，又分执法、行令、贵人种种，与阴阳家的吉凶星煞，尤无二致。假如岁位为甲戌属土，患脾胃病者是否便会"徐而迟"，颇难获得临床的病例报告。

以上运气之说，只有在宋代最是昌明时期，除《圣济总录》把六十年运气所主的疾病详为推算外，陈无择的《三因极一病证方论》（1173－1189）更根据六十年运气主病的病证和司天、在泉主病的病证，分别处制方药如下：

"凡遇六壬年，发生之纪，岁木太过，风气流行，脾土受邪。民病飧泄、食减、体重、烦冤、肠鸣、胁支满，甚则忽忽善怒、眩冒、颠疾。为金所复，则反胁痛而吐，甚则冲阳绝者死。苓术汤……"（《三因极一病证方论·五运时气民病证治》）

"凡遇六戊年，赫曦之纪，岁火太过，炎暑流行，肺金受邪。民病疟，少气、咳嗽、血溢、泄泻、嗌燥、耳聋、中热、肩背热甚、胸中痛、胁支满、背髀并两臂痛、身热、骨痛而为浸淫。为水所复，则反谵妄狂越、咳喘息鸣、血溢、泄泻不已，甚则大渊绝者死。麦门冬汤……"（《三因极一病证方论·五运时气民病证治》）

"凡遇六甲年，敦阜之纪，岁土太过，雨湿流行，肾水受邪。民病腹痛、清厥、意不乐、体重、烦冤，甚则肌肉痿、足痿不收、胕善瘈、脚下痛，中满、食减、四肢不举。为风所复，则反腹胀、溏泄、肠鸣，甚则太溪绝者死。附子山茱萸汤……"（《三因极一病证方论·五运时气民病证治》）

"凡遇六庚年，坚成之纪，岁金太过，燥气流行，肝木受邪。民病胁、小腹痛，目赤、眦疡、耳无闻、体重、烦冤、胸痛引背、胁满引小腹，甚而喘咳逆气，背、肩、尻、阴、股、膝、髀、腨、胻、足痛。为火所复，则暴

痛，胁不可反侧，咳逆，甚而血溢，太冲绝者死。牛膝木瓜汤……"（《三因极一病证方论·五运时气民病证治》）

"凡遇六丙年，流衍之纪，岁水太过，寒气流行，邪害心火。民病身热、烦心、躁悸、阴厥，上下中寒，谵妄、心痛，甚则腹大、胫肿、喘咳、寝汗、憎风。为土所复，则反腹满、肠鸣、溏泄、食不化、渴而妄冒，甚则神门绝者死。川连茯苓汤……"（《三因极一病证方论·五运时气民病证治》）

"凡遇六丁年，委和之纪，岁木不及，燥乃盛行。民病中清，胠胁小腹痛、肠鸣、溏泄。为火所复，则反寒热、疮疡、痤痱、痈肿、咳而鼽。苁蓉牛膝汤……"（《三因极一病证方论·五运时气民病证治》）

"遇六癸年，伏明之纪，岁火不及，寒乃盛行。民病胸痛、胁支满，膺、背、肩、两臂内痛、郁冒曚昧、心痛、暴瘖，甚则屈不能伸、髋髀如别。为土所复，则反鹜溏、食饮不下，寒中肠鸣、泄注、腹痛、暴挛、痿痹、足不能任身。黄芪茯苓汤……"（《三因极一病证方论·五运时气民病证治》）

"过六己年，卑监之纪，岁土不及，风气盛行。民病飧泄、霍乱、体重、腹痛、筋骨繇并、肌肉瞤酸、善怒。为金所复，则反胸胁暴痛，下引小腹，善太息，气客于脾，食少、失味。白术厚朴汤……"（《三因极一病证方论·五运时气民病证治》）

"遇六乙年，从革之纪，岁金不及，炎火盛行。民病肩背瞀重、鼽嚏、血便注下。为水所复，则反头脑户痛，延及囟顶，发热、口疮、心痛。紫菀汤……"（《三因极一病证方论》）

"遇六辛年，涸流之纪，岁水不及，湿乃盛行。民病瘅满、身重、濡泻、寒疡、腰䯋腨股膝痛、不便、烦冤、足痿清厥、脚下痛，甚则胕肿，肾气不行。为木所复，则反面色时变，筋骨并辟、肉瞤瘛、目视䀮䀮、肌肉胗发，气并膈中，痛于心腹。五味子汤……"（《三因极一病证方论·五运时气民病证治》）

又：

"静顺汤：治辰戌岁太阳司天，太阴在泉；病身热，头痛，呕吐，气郁，中满鹜闷，少气，足痿，注下赤白，肌腠疮疡，发为痈疽。"（《三因极一病证方论·六气时行民病证治》）

2204

"审平汤：治卯酉之岁，阳明司天，少阴在泉；病者中热，面浮、鼻衄、小便黄赤，甚则淋，或疠气行，善暴仆，振栗谵妄，寒疟痈肿便血。"（《三因极一病证方论·六气时行民病证治》）

"升明汤：治寅申之岁，少阳相火司天，厥阴风木在泉；病者气郁热，血溢、目赤、咳逆、目痛、胁满、呕吐、胸臆不利、聋瞑渴、身重、心痛，阳气不藏、疮疡、烦躁。"（《三因极一病证方论·六气时行民病证治》）

"备化汤：治丑未之岁，太阴湿土司天，太阳寒水在泉；病者关节不利，筋脉拘急，身重痿弱，或温疠盛行，远近咸若，或胸腹满闷，甚则浮肿、寒疟、血溢、腰椎痛。"（《三因极一病证方论·六气时行民病证治》）

"正阳汤：治子午之岁，少阴君火司天，阳明燥金在泉；病者关节禁固、腰痛，气郁热，小便淋、目赤、心痛、寒热更作、咳喘，或衄衊、嗌咽吐饮、发黄疸、喘，甚则连小腹而作寒中，悉主之。"（《三因极一病证方论·六气时行民病证治》）

"敷和汤：治巳亥之岁，厥阴风木司天，少阳相火在泉；病者中热，而反右胁下寒，耳鸣、泪出、掉眩，燥湿相搏，民病黄疸浮肿，时作温疠。"（《三因极一病证方论·六气时行民病证治》）

自宋提倡运气学说后，中国医学形而上的发展日益严重，而影响所及，不仅是有宋一代，金、元、明、清，都为之继，试观缪希雍所说，其影响之大可想而知。他说：

"予见今之医师，学无原本，不明所治，侈口而谈，莫不动云五运六气，将以施之治病，譬之指算法之精微，为事物之实，岂有不误哉！殊不知，五运六气者，虚位也，岁有是气至则算，无是气至则不算，既无气，焉得有其药乎！一言可竟已。……昔人谓'不明五运六气，检偏方书何济'者，正指后人愚蒙，不明五运六气之所以，而误于方册之载，依而用之，动辄成过，则虽检偏方书，亦何益哉。予少见《素问》中载有是说，既长，游于四方，见天下医师与学士大夫，在在谈说，于其时窃疑之，又见性理所载元儒草卢吴氏，于天之运气之中，亦备载之，予益自信其为天运气数之法，而非医家治病之书也。后从歙邑赵少宰家藏宋版仲景《伤寒论》，皆北宋善版，始终详检，并未尝载有是说，六经治法之中，并无一字及之，予乃谛信予之见之不谬。"（《本草经疏》）

后来张倬也极反对运气学说，他说：

"谚曰：'不读五运六气，检遍方书何济。'所以稍涉医理者，动以司运为务，曷知天元纪等篇，本非《素问》原文，王氏取阴阳大论，补入经中，后世以为古圣格言，孰敢非之，其实无关于医道也。况论中明言'时有常位，而气无必然'，犹谆谆详论者，不过穷究其理而已，纵使胜复有常，而政分南北，四方有高下之殊，四序有非时之化，百步之内，晴雨不同，千里之外，寒暄各异，岂可以一定之法而测非常之变耶。"（《伤寒论兼证析义》）

以上说明宋代运气之说，对中国医学的影响是很大的，但有识之士均是予以否定的。宋代医家其所以要讲求运气空说，是由于宋儒理学的影响而来。近人谢观氏对宋代医学的批评，我认为是恰当的。他说：

"宋学末流之弊，在于过尊空想，遂致凭意见以进退。古人所谓六经皆我注脚，实其致误之原也。……宋学之始，虽或偏重空想，然其所执之理，固犹从推求事物而得，虽有差谬，不至甚大也。及其后来，乃不复推求事物，而惟执宋儒所说之理以为理，即就此理推衍之，以得其所谓理者。更执此推衍所得之理，以为推衍之资，而其差谬，有不可胜穷者也。宋学末流之横决，弊实由此。我国古代专门授受之医学，魏晋而后，统绪久亡，自宋以后之医学，实由医家以意推阐得之，其人本多治儒学，即非儒家，亦不能无囿于风气，遂移儒者治经谈道之说，以施之于医，而其纷纭不可究诘矣。"（《中国医学源流论》）

第三节　医学书籍的编辑和医学教育的开展

唐代以前的医药书籍流行，主要还是仰赖抄写。如在713年，诸州置助教，写本草、百一集验方。以后渐有板报，如746年，令郡县长吏选广济方之要者，录于大板，以示坊村，如同今日的黑板报一般。五代以后，就用刻石的方法，如926年，陈立刊北京要术于石，置于太原府衙之左。到了宋代雕版印刷术普遍利用之后，才有印行的医书，如974年的《开宝本草》和992年的《太平圣惠方》编成，都经雕板印行了。正由于有这样的条件，宋代便大量从事古医书的编辑和印行，从仁宗（赵祯）朝到英宗（赵曙）朝

（1023－1067），如高保衡、孙奇、林亿、赵概、范镇、欧阳修、曾公亮、韩琦、孙准、何宗元、丰稷、盛侨、邹穆、胡宗愈、王存、刘挚、孙固、范纯仁、吕大防等，都参加了这一工作，因而唐以前的古医书，都经过了高保衡、林亿等的编辑和校正，才刻版印行，辗转流传到现在。这确是中国医学史上的一件大事。他们的编辑和校正的工作还是相当慎重的。如《黄帝内经》的林亿序中说：

"顷在嘉中，仁宗念圣祖之遗事，将坠于地，乃诏通知其学者，俾之是正，臣等承乏典校，伏念旬岁，遂乃搜访中外，裒集众本，寝寻其义，正其讹舛，十得其三四，余不能具，窃谓未足以称明、诏副圣意，而又采汉唐书录，古医经之存于世者，得数十家，叙而考正焉，贯穿错综，磅礴会通，或端本以寻支，或流而讨源，定其可知，次以旧目，正缪误者，六千余字，增注义者，二千余条，一言去取，必有稽考，舛文疑义，于是详明。"

尤其是他们校正出"天元纪大论"等七篇文献，不是《素问》本文，而为《阴阳大论》的渗入（见本章第二节），都是极有见地的。《伤寒论》经王叔和撰次后，到宋代又历数百年，散乱已甚，在开宝（赵匡胤）中（968－978），高继冲等虽曾采辑，但缺乏雠校，错落很大，还是通过林亿等的校正工作，才有现在的比较完整本。王叔和的《脉经》传到宋代，已经没有完本，现在我们读到的《脉经》也是林亿等所编辑的。皇甫士安的《甲乙经》在宋代简篇的脱落已很厉害，林亿等参考了《素问》《九墟》《灵枢》《太素》《千金要方》《千金翼方》《外台秘要》等书，才校对玉成而为今本。这些都是宋代对中国医药经典文献的巨大贡献。

本草到了宋代，新增的药物更多了，在 973 年（开宝）赵匡胤令马志、刘翰、翟煦、张华、吴复珪、王光祐、陈照遇等 9 人。据唐本草从新修订，经历两年的时间，完成了这一工作，共增加新药 132 种，此即《开宝本草》。到了 1057 年（嘉祐），宋仁宗又令掌禹锡、林亿、苏颂、张洞等从事增修，共增药 82 种，就是《嘉祐补注本草》。过了四年，即 1061 年又令各地将所产药物绘图呈上，由苏颂编辑成为《图经本草》，通过这次朴实的绘图，对生药的品种鉴定起了很大的作用。到了 1108 年（徽宗大观），唐慎微将历代本草的正文与《图经本草》合而为一，每药之后，又把《雷公炮炙论》的制药法，和古今许多验方，均一一分别附入，而为《证类本草》。中国药物学具有现代化的分类方法，实从这部书开始，也叫作《大观（经史证类）本草》。1116 年（政和），经曹孝忠等重修，又名《政和（经史证类）本草》，这部书流传了近 500 年，的是杰作。

整理和编辑方书，宋代亦有相当的成就，如高保衡、林亿等在《千金要方》的序文里说：

"请内府之秘书，探道藏之别录，公私众本，搜访几遍，得以正其讹谬，补其遗佚，文之重复者削之，事之不伦者缉之，编次类聚，期月功至，纲领虽有所立，文义犹或疑阻，是用端本以正末，如素问、九墟、灵枢、甲乙、太素、巢源，诸家本草，前古脉书，玉函金匮，肘后备急，谢士秦册繁书，刘涓子鬼遗论之类，事关所出，无不研核，尚有所阙，而又沂流以讨源，如五鉴经、千金翼、崔氏纂要、延年秘录、王元广利、外台秘要、兵部手集、梦得传信之类，凡所派别，无不考理，互相质正，反覆稽考，然后遗文疑义，焕然悉明，书虽是旧，用之维新。"

孙兆在整理《外台秘要》的序文里说：

"自唐历五代，传写其本，讹舛尤甚，虽鸿都秘府，亦无善本，国家诏儒臣校正医书，臣承命以其书方证之重者删去，以从其简，经书之异者，注解以著其详，鲁鱼豕亥，焕然明白。"

这些整理校正工夫，给后人阅读以极大的方便。

编辑医方，则从宋太宗时（赵光义）开始，首先是在公元 982－992 年（淳化至咸平），令王怀隐、王祐、邹彦、陈昭遇等人搜集唐以前的方书，从事编辑，并仿照《外台秘要》分做 1670 门，载 16834 方，命名《圣惠方》。北宋末年，徽宗（1101－1125）又令医官根据《圣惠方》，重新增列古今验方 4000 余首，合为 20000 余方，列 70 病门，1156 病证，名曰《圣济总录》。大约这书还没有刊行，便被金人掳去了，所以此书只流行于金朝，南宋人反而没有见到。这书 200 卷，把宋以前的药方基本上作了总结。由于宋代在 1076 年曾设立太平医局熟药所，为了便利熟药所的制造，在 1080 年（元丰）便印行《和剂局方》5 卷，这是中国第一部配方手册，刊行以后，药师和医师都称便利。大观年间（1107－1110），更由陈师文、裴宗元、陈承等加以修正为 10 卷，更名《太平惠民和剂局方》，共分 14 门，包括 788 方。其中许多方剂，都由各地民间收集而来，所以还有一定的可靠经验。

在针灸方面，北宋初年由于彼此传抄的医书中，经络、腧穴的部位非常紊乱，很不一致。在整理古医书的风气下，天圣五年（1027），尚药奉御王惟一设计用铜铸成人体模型，刻划经穴，并题名其上，更编辑《铜人俞穴针灸图经》一书，以后考针科学生，便用铜人作模型试验。这针灸铜人的铸成，对针灸学有很大的促进作用，甚至1128年金人指名索取铜人作为议和条件之一，它的价值可以想见。

宋代政府整理和编辑这许多医书，在世界上也是创举，其他民族在这时仅有个人写的书，还不懂得集体创作，当然就不可能有包罗当代所有知识的医学全书出现。此外和整理编辑医学书籍分不开的另一工作，就是医学教育的开展。中国的医学教育，自然远在刘宋时业已开始了。正如丹波元简说：

"晋以上无医学之设。及刘宋元嘉二十年，太医令秦承祖奏置医学，以广教授。后魏及隋，有太医博士助教。唐贞观三年九月，诸州置医学；开元元年，诸州置助教；十一年，诸州置医学博士。"（《医媵·卷上·医学》）

又如《旧唐书》中说：

"太医令掌医疗之法，丞为之二，其属有四，曰医师、针师、按摩师、咒禁师、皆有博士以教之，其考试登用如国子监法，凡医师、医正、医工医疾病，以其瘥多少而书之，以为考课。"（《旧唐书·职官志》）。

刘宋至隋唐，医学教育仅具雏形，还没有设置独立的教学机构。惟到宋代1076年，在王安石变法的风潮下，医学校才开始成为独立机构，称为"太医局"。太医局设有"提举一，判局二"，也就是正副校长，下设若干教授，招收学生300人，分方脉、外科、针科三部门，方脉即是内科，都在每年春季招考，考试科目要考大小经书。如《素问》《难经》《脉经》三种，叫作"大经"；《巢氏病源》《龙树论》《千金翼方》三种叫作"小经"。针科和外科学生所考的科目与内科略同，只是不考《脉经》，而考三部针灸经。宋神宗朝（1068－1085），太医局的学生分做九科专业学习，据《元丰备对》所载，300名学生选修科目的情况如下：

科别	大方脉	风科	小方脉	产科	疮肿兼折伤	眼科	口齿兼咽喉	针灸	金镞兼书禁
学生数	120	80	20	10	20	20	10	10	10

哲宗（赵煦）时（1079），王安石创行三舍法于太学，1102年以后，将

原归太常寺领导的医学改归国子监，于是医学也实行三舍法，定为上舍 40 人，内舍 60 人，外舍 200 人，每斋置斋长、斋谕各一人，置博士和正录各 4 员，分科教导。校内每年举行考试一次，考试科目有三经大义、方脉、临证、运气、假令治病法等，内科、外科、针灸科的考试科目微有不同，考试及格便可任尚药局的医师，其次可充任博士、正录及外州医学教授等职。

第四节　临床医学的发达

两宋医学最可称述的，当推临床医学的发达。首先是出现了记载病历的医方，如苏轼和沈括的《苏沈良方》、钱乙的《小儿药证直诀》两书，报告病历都相当详细。如《苏沈良方》中记"小建中汤"治腹中切痛病例说：

"常有人患心腹痛不可忍，累用良医治之皆不效，灸十余处亦不差，士人陈承善医，投一药遂定，问之，乃小建中汤也。此药偏治腹中虚寒，补血，尤主腹痛。常人见其药性温平，未必信之，古人补虚，只用此体面药，不须附子硫黄。承用此药治腹痛如神，然腹痛按之便痛，重按却不甚痛，此只是气痛；重按愈痛而坚者，当自有积也。气痛不可下，下之愈痛，此虚寒证也，此药尤相当。"（《苏沈良方》）

又钱氏《小儿药证直诀》记杜氏子病嗽死证说：

"东都药铺杜氏有子五岁，自十一月病嗽，至三月未止，始得嗽而吐痰，乃外风寒蓄入肺经。今肺病嗽而吐痰，风在肺中故也，宜以麻黄辈散发，后用凉药压之即愈。时医以铁粉圆、半夏圆、褊银圆诸法下之，其肺即虚而嗽甚，至春三月间尚未愈。召钱氏视之，其候面青而光，嗽而喘促哽气，又时长出气。钱曰：疾困十已八九，所以然者，面青而光，肝气旺也，春三月者，肝之位也，肺衰之时也，嗽者肺之病，肝之病自十一月至三月，久即虚痿，又曾下之，脾肺子母也，复为肝所胜，此为逆也，故嗽而喘促哽气长出气也。钱急与泻青圆，泻后与阿胶散实肺，次日面青而不光。钱又补肺，而嗽如前。钱又泻肝，泻肝未已，又加肺虚，唇白如练。钱曰，此病必死，不可治也。何者，肝大旺而肺虚热，肺病不得其时，而肝胜之，今三泻肝而肝病不退，三补肺而肺证犹虚，此不久生，故言死也；此病病于秋者，十救三四，春夏

2210

者十难救一。果大喘死。"(《小儿药证直诀·卷中》第五条)

这样真人真事地叙述病历，医生得从全部病程中认识疾病的特性，并且习知处治的方法，这是医学的一大进步。

（一）内科的发展

北宋时对于传染病的鉴别诊断已有极大的成就，首先天花与麻疹鉴别诊断，后来且能鉴别水痘。如《圣惠方》说："腑热生痘疮。"而《小儿药证直诀》说：

"肝为水疱，似泪出水，其色青小；肺为脓疱，似涕稠浊，色白而大；心为斑，心主血，色赤而小，次于水疱；脾为疹，小次斑疮，其主里血，故赤色黄浅也。"

所说的"水疱"，可能是水痘，而"脓疱"可能是天花，脾疹斑疮可能是麻疹。《圣济总录》亦具体指出麸疮（麻疹）和痘疮的区别，他们的病原说虽不免有些抽象，而于临床上的鉴别是很明确的。南宋郭雍在淳熙时（1181）著的《伤寒补亡论》中说：

"雍谓斑与疮疱及瘾疹实是三种，伤寒热病发斑，谓之斑，其形如丹砂小点，终不成疮，退即消尽，不复有疮（一般皮疹）；温毒斑即成疮，古人谓热毒疮也，舍是又安得别有热毒一疮，后人谓豌豆疮，以其形似之也。温毒疮数种，豌豆疮则其毒之最者（天花）。其谓水疮麻子（水痘）是也。又其次麸疮子是也，如麸片，不成疮，但退皮耳，以其不成疮，故俗谓之麸疮（麻疹）。又与瘾疹不同，瘾疹者皮肤发痒，搔之则瘾疹垒起，相连而出，终不成疮，不结脓水，亦不退皮，忽尔而生，复忽尔而消，风尸（风疹）也。世人呼麸疮或曰麸疹即是。"(《伤寒补亡论·卷二十·斑疮瘾疹》)

可见中国在 12 世纪的时候，已确能区别天花、麻疹、水痘、风疹，以及一般热性病皮疹了。对于痢疾这一传染病，南宋时尤为明悉。如陈自明在嘉熙元年（1237）著的《妇人大全良方》中说：

"有一方一郡之内，上下传染，疾相似，或只一家，长幼皆然，或上下邻里间相传染，或有病同而证异，亦有证异而治同，或用温剂而安，或用凉剂而愈，有如此者，是毒疫痢也。"

"结核病"在宋代统叫作"虚劳",而且是当时医家所最留意的。《圣惠方》中载有44证,《圣济总录》载有56候,足证其重视。

神经系统的疾病也是宋代研究的课题,所以这时医学教育专设有"风科",而《圣济总录》列有85种风病,凡包括脑溢血、偏头痛、痛风、脑膜炎、末梢神经麻痹、风湿性关节炎等。南宋时对内科贡献最大的当推张锐和许叔微两氏。

张锐,字子刚,北宋末年曾任太医院教授,南宋初逃亡四川,1134年著成《鸡峰普济方》,所录3000多药,都是富有临床经验的,而其辨证尤为精细。如他对"水肿"的鉴别认识较之前大为进步,已能区别肾病水肿、心脏性水肿和肝性水肿。从面目起者为肾病水肿,治以大戟、芫花;从四肢起者为心脏性水肿,治以泽泻、藁本、连翘;从腹部起者为肝性水肿,治以甘遂等。

许叔微,字知可,生于元丰三年(1080),著有《伤寒百证歌》《伤寒发微论》《仲景三十六种脉法图》《类证普济本事方》等书。书中载有许多真实的病例,凡年月姓名、治疗经过等,都极详尽,选方亦甚精,所以风行一时。

(二) 儿科的发展

隋以前有部著名的儿科专书《颅囟经》,在北宋时出现了,这大约和宋代大量整理古医书的工作是分不开的。其中记载"丹毒"特别详细,治法简要易行,所以流行颇广。

到了11世纪末年,钱乙专门治疗儿科病证40余年,对于儿科病有锐敏的观察,在他的书内仅提出可以实际应用的六种脉,所报告的亦皆集中几种儿科常见而且重要的病,如惊搐、发热病(麻疹)、肠胃病(吐泻)、咳嗽等。1119年经他的学生阎孝忠编辑出版《小儿药证直诀》以后,使儿科医生治病有所遵循,因之这部书是中国儿科学的一部重要著作。

其次《圣济总录》中的儿科亦比较精详,他列述了小儿114种病证,对于小儿的消化不良病,颇注重营养疗法,而且都用实际经验举例说明。

此时儿科用药方面亦有极大进步,除驱虫外,对促进食欲的芳香、辛辣等健胃药，皆善于使用，使小儿的胃肠病不似以前为害之甚。

到了南宋，儿科学仍然继续向前发展，有的人曾将当时儿科知识广加搜集与汇编，有的人敏于观察，准确记录，将儿科学引向科学之门。因此 12 至 13 世纪之间，中国儿科学仍有辉煌的成就。

首先是刘昉、王历、王湜等在绍兴二十年（1150）编辑的《幼幼新书》，汇集了前代方书和当时民间的小儿方。其中首次记载婴儿保育方法，如初生儿护理法、择乳母法、哺儿法、断脐法、剃头发等。所叙述的疾病中，以"惊风"为详尽，对于急慢惊风的治疗，开始试用有效的麻醉药曼陀罗，与其他镇痉药天南星、朱砂等配合，叫作"睡红散"。特别对于消化系统的讨论最为仔细，约占全书的四分之一。

稍后于这《幼幼新书》，更有《小儿卫生总微论方》（不著撰人名氏），其中记载了先天性畸形，如骈指、缺唇、侏儒、肢废等，并认识到"小儿脐风"和"成人破伤风"是一种病——在病原菌未发现以前，能有这样判断实可惊人。这时治疗天花、麻疹，有用寒凉药和温热药两派，而《小儿卫生总微论方》都不主张，而提倡用和平药，这是较妥当的。尤其是对于患传染病的小儿，主张勤加喂奶的营养疗法；对于营养不良病（无辜），反对用鬼神来解释，直指为消化病；还首先记载了营养缺乏病的"癞皮病"（鳞体）。这些记载和观察均极正确。

大概自北宋以后，小儿科医生治疗痘疹皆遵钱乙，用苦味健胃剂和泻下药（宣利解散）。至南宋末年，陈文中受了热药派医生的影响，于淳祐一年（1241）著"小儿痘疹方论"，反对前人的治法，主张用人参、木香、白术、茯苓一类的药，此后小儿科也分做两派了。

（三）妇产科的发展

妇产科在北宋时无所叙述，到了南宋逐渐发展成为专科，因而这时以妇产科闻名的医人很多，如张锐、李师圣、郭稽中、杨子建、陈自明等，都是以妇产科闻名的。关于妇产科专书也不断出版，先有《产育宝庆方》，继有《卫生家宝产科备要》，后有《妇人大全良方》出版，这些书全是综合当时妇产科知识编辑而成。

尤以《妇人大全良方》最为完备，这书共分八门，前三门是妇科，后五门是产科，每门分数十证，总260余论。著者陈自明是当时的医学教授，他"行偏东南，所至必索方书以观"，这样旁搜博采，参考了许多医书汇集而成此作。《妇人大全良方》成为13世纪妇产科的杰出著作，足足风行了400年，直到17世纪"王肯堂"作《女科准绳》仍以它作蓝本。

对于产科贡献最大的，首推元符间（1078）杨子建所著的《注解胎产大通论》。书中已记载有肩产（横产，手或肩先露）、足产（倒产）、额产（偏产，左额角或右额角先露）、脐带产（碍产，脐带攀肩）等等不同的产式，更记载了使胎位转正的各种手法。如述肩产式的转胎法云：

"凡推儿之法，先推儿身令直上，渐渐通以中指摩其肩，推其上而正，渐渐引指攀其耳而正之，须是产母仰卧，然后推儿直上，徐徐正之，候其身正，门路皆顺，煎催生药一盏，令产母吃了，方可使产母用力，令儿下生，此名横产。"

陈自明更记载了"子宫脱出"的病症，当时称之为"盘肠产"，治法用醋或冷水喷产妇面，使发生肌肉收缩，自行缩回。产前产后所用的方药，主要是以镇静和止血药为主，并稍伍以强心或改善血循环药。如"乌金散"的芍药、延胡索是镇静药，发灰、京墨、百草霜、麒麟竭、鱼麟是止血药，当归、肉桂是改善血循环药，并略有强心作用。这个药方据《产科备要》的经验，可以治产前、产后十八种病症，最是典型例子。

（四）外科的发展

这时的外科，一般叫作疮疡科，对痈、疽、疖的认识基本上已有分辨，如说1~2寸为疖，2~5寸为痈，5~10寸为疽，无论患痈、疽或疖，他们认为都和机体整体有不可分割的关系，而且坚决反对迷信学说。如《圣济总录》中云：

"痈疽内热，甚于焚溺之患，治之不可缓，是以喜怒忧乐之不时，饮食居处之不节，芳草石药之发动，内使阴阳不平而蕴结，外使荣卫凝涩而腐化。……昔人论痈疽病者，惑于人神所在，不可妄行针刺见血，不知内经谓痈疽不得顷时回，恐内烂筋骨，穿通脏腑，岂有人神之忌耶。"（《圣济总录·痈疽总论》）

对于外科疾患的处理，亦有很大进步。即如初起用汤水、熠药、灸炳等温罨法；已化脓时便可用针刺破；所有器械于用时均经烧灼消毒，术后加以封闭；止痛则用延胡索、川椒、天南星等；止血常用蟾酥；刺戟则用斑蝥；消毒则用密陀僧（硫酸铜）、硇砂等。

于淋巴结核（瘰疬），常用碘剂（海藻、昆布）和砒剂，《圣济总录》载淋巴结核的治疗方剂，达120方之多，可见当时很重视这病的。

疮疡用内治法尤为这时的重心，最主要是托里法和内消法，所谓"托里"就是有畅旺血行、促进化脓的作用，所谓"内消"确有增进抗力、排除毒素的作用。这种治疗法，一直到现在临床上仍是不可缺少的。

这时在观察病症方面亦有很大进步，假使患炎症的人饮食和大小便均正常，传染仅限制在局部（肌肉好恶分明），而服药见效者，便可确定预后良好，这叫作"五善"。反之，如有发热、气喘、昏迷、脉濡、皮肤发青、皮肉坏死、呕吐等脓毒败血症的现象，这预后便不良，当时称为"七恶"。这"五善""七恶"的征象，为12世纪外科医生所必具的知识。

现存南宋时代的第一部外科专书，是东轩居士所著的《卫济宝书》，于乾道间（1171）出版。其中也是首先讨论痈疽，曾按形状区别为五种，并绘图说明，但是现在看起来大都是深部化脓症。最后特别记载了乳房炎（乳痈），并提到40岁以上妇人患之，十愈四五，又称在乳房而不善治腐漏者，三年而死，可见他已能认识乳癌与寻常乳炎为两种病了。书里还备载当时外科所用的器械，如针（阴针、阳针、雷锋针）、刀（取脓刀、炼刀）、钩、镊子、敷药用的鸡羽等。到了1263年，陈自明曾将当时的痈疽方书总集起来，编为《外科精要》，前后共55条，其中摘李迅《集验背疽方》（庆元二年，1196）和伍起予的《外科新书》最多。这本书简单扼要，便于实用，所以在1548年名医薛己曾加注解，可见是流行300年以上的书了。

南宋时对于骨折治疗亦有成就。凡遇四肢骨折，先用杉板夹缚定，或用柳条帘加以固定后，再行敷药。如淳熙五年（1178）杨倓著的《杨氏家藏方》中说：

"取嫩细柳条，量所用长短截数十条，以线穿成帘，裹于损折处，缠一遭就线头系定。又用好皮纸一条，量柳帘高下裁剪，即于纸上摊熔黄蜡，匀掺肉桂末在蜡上，厚半寸许，即于帘子上缠药纸三四重，上用帛子软物缠缚扎定，其痛渐止，骨渐相接。"（《杨氏家藏方·卷十四·接骨膏》）。

其次对于整形术，如缝缺唇、切断骈指，在刘昉的《幼幼新书》中已有记载。四肢骨折痊愈后，肌肉挛缩者，已知用物理疗法，如张杲《医说》第七卷中，载一军士下肢受伤，脚筋挛缩，令病人腰间系尺长大竹管一支，每坐则置竹管于地，举足搓衮。

对于结核性漏疮，已知使用探子探其根源，然后处治。如严用和《济生方》（1253）中说：

"渠在北地时，有一人害漏疮于胁间。稽（医名）以榆皮细枝，刮去皮，取线，以绵裹其尖，以线牢系之，以榆皮探疮中。疮之穴乃自胁而达于腰，在皮肤之间。稽遂于病者腰间，以针决破，用追毒丹三粒纳于疮中。三日即溃，而胁间之漏遂止。其脓悉自腰间针孔中出，脓尽生肌遂愈。即服狗宝丸，敷乌龙膏、乳香膏、生肌散，并如前法。"（《严氏济生方·卷八·瘘论治》）

同书还记载稽大夫治溃疡性齿龈炎（内痔疮）一例，用勾刀决断其根，并用烧灼法止血，尤为巧妙。

对于痔核的治疗，《太平圣惠方》中已知用"砒"，到了南宋，遂成外科的通用治法。但用"砒"治疗仍有很多缺点，如疼痛等，患者往往不欲接受。经过百余年的实验，卒得出有效而且副作用少的方法，如魏岘的《魏氏家藏方》（1227），便先将痔核周围的健康皮肤涂以保护药，然后在痔核上涂布砒剂（白矾4两，生砒2钱半，朱砂1钱）。因此药有腐蚀作用，当时便叫作"枯药"。每日敷药三次，俟皮肤焦黑、核破，仍照旧涂药，直到痔核坏死干落为止，并预备有止血药和止痛药随时应用。另外还有洗疮口药，缓下药等，随症应用。这一枯痔方法经现在的医院临床实验证明，有效率在95%以上，既简便且无痛苦，确是中国医学外科治疗方面的宝贵遗产之一。

第五节　医院的设置和法医学的诞生

中国类似医院的设置约开始于汉代。《汉书·平帝纪》中说：

"（元始）二年……郡国大旱，蝗，青州尤甚，民流亡。……民疾疫者，舍空邸第，为置医药。"

其性质正属于公立的临建时疫医院。唐代便开始有"病坊"出现，《资治通鉴》中载："开元二十二年（733）……禁京城丐者，置病坊以禀之。"

（《资治通鉴·二百一十四卷》）据《资治通鉴（胡三省注）》说"时病坊分置于诸寺"，是知当时的医院大半都是设置在庙子里的，但是组织还不够好，到了宋代便日渐发展了。

宋初仍因唐制，病坊在京师的仍由寺僧主持。嘉祐八年（1063）有诏："京师老疾弧穷丐者，虽有东西福田院，给钱米者，才二十四人。可即宝胜、寿圣禅院，置南北福田院，并东西各盖屋五十间，所养各以三百人为额。"（李攸《宋朝事实》）可见这时的病坊确比唐代的规模大得多。熙宁九年（1076）春季，越州大疫，赵抃即"为病坊，处疾病之无归者，募僧二人，属以视医药饮食"（《曾南丰集》）。这说明病坊已经是纯为调护病人的机构。后来，苏文忠公知杭州（元祐四年，1089），"以私帑金五十两助官缗，于城中置病坊一所，名安乐，以僧主之。三年，医愈千人。"（周辉《清波杂志》）此则俨然为永久性的公私合办的医院。崇宁、大观间（1100－1110），政府推行"安济法"，令各州县都设置"安济坊"，藉以收容"不幸而有病，家贫不能拯疗"的，并且"差医付药，责以十全之效"（洪迈《夷坚志·乙》）。其在道路"若有病者，则里正当任责"（《夷坚志·乙》）。这俨然是责任制的管理办法。病坊里面差官卒、充使令、置火头、具饮膳，并"给衣被器用，专顾乳母及女使之类"（周辉《清波杂志》）。苏东坡所创设的病坊，亦经"两浙漕臣申请，乞自今管干病坊僧，三年满所医之数，赐紫衣及祠部牒一道，从之，仍改为安济坊"（周辉《清波杂志》）。

南渡以后，通叫作"安养院"。如程洵任衡阳簿的时候，有"次韵刘主簿暇出郊，按视贡学、安养院、漏泽园、南教场"的记载。诗云："孰生病我疗，孰死骨我收。"（《尊德性斋小集》）这时的安养院的设置极普遍，几乎各县都有。如淳安县和建德县的，并见于淳熙间（1173－1189）编辑的《严州图经》；南京的系嘉定五年（1212）制置使黄度建（《江宁府志》）；华亭县的建于绍定六年（1233）（《华亭县志》）；建德府的系淳祐壬子（1252），知州赵汝历即神泉监旧址为之（《严州景定续志》）；至广东保昌县和福建安溪县的，按其县志，都有"安养院"的记载。于上，安养院在南宋时普遍设置的情况可见一般。

同时宋代的药局，还不仅是卖药，也还医病。他的办法是："委官监督，依方修制丸散吹咀，来者诊视，详其病源，给药医治。朝家拨钱十万贯下局，令师府多方措置，行以赏罚，课督医员，月以其数上于州，备申朝省，或民以病状投局，则界之药，必奏更生之效。"（吴自枚《梦粱录》）

其情形颇类似今日的医院门诊部，这种门诊性质的卖药所，一直为元、明两代采用推行，通称作"惠民药局"。

中国的法医知识，早在第 3 世纪就出现了，如吴普已利用医学知识到审判案件上。其后随着医学进步，法官裁判需要医学解释的地方一天一天多起来，以后这类知识逐渐有所积累，辑而成书。如第 6 世纪名医徐之才曾著《明冤实录》，这是中国最早的一部法医学书籍，可惜佚失已久，现在无传。后来这类书不断问世，到了南宋，讼师业逐渐发达，江西的著名讼师多设立讼学。浙江的业嘴社也就是讼师的养成所，显然他们是需要有些医学知识才行，因此这时法医学的著作也特别多。

最有名的一部法医书，当推淳祐七年（1247）宋慈所著的《洗冤录》。这部书是根据前人的法医学知识，增以宋慈自己的见解汇集而成。第一卷，检验总论，验伤和保外就医（保辜）；其次为验尸，分为初验、复验，更详细规定各种验尸程式和方法；更有"合血法"，是将两人的血放在一起，看能合不能合；"滴骨法"是将活人的血滴在死人的骨上，看能滴入不能滴入；这些方法与现在用血型来鉴定亲子关系，颇有暗合之点；更利用了当时的骨学知识，附有检骨图，记载人体骨骼，以备检验时对证。第二卷，为各种外伤死，如殴死、踢伤致死、杀死等；其次对于缢死、溺死、刀伤死、烧死、冻死、病死等，均一一加以辨别和说明。第三卷，更记载了当时人所能利用的一些有毒的动植矿物。第四卷，为急救法和救治服毒所用的方药。总之这部书自 13 世纪起至 19 世纪末叶，中国曾沿用了 600 多年，所有中国法官和检验吏（仵作）都奉为经典，后来虽不断有法医书籍著作问世，但大都是以此作基本，略为增益罢了。

第六节　简短的结论

宋代理学盛行，而理学的本质是儒、佛、道的混合物，阴阳动静、水火升降、五气朝元、五行各一、阴阳交媾万物化生等学说充斥了当时的社会，因而影响于医学。在这时期最突出的是"运气"理论，大谈其司天在泉、左右间气、六气主时、客主加临、天符岁会等，其发展的高度，甚至可凭运气而议病立方，一直影响中国医学数百年之久。

这时于印刷术特别发达，政府和私人都有条件大力从事整理和印行医药书籍的工作，尤其是政府对古代医籍的整理校正，加之广泛地搜集民间的有效方药，编辑成书，普遍刊行，其结果不仅汉唐的经典著作都得以流传下来，而且从此医学知识得以普及到更多的人，成为以后医学进步的原动力。

这时医学进步的特点，首为临证医学的分科。在北宋末年便已走向分科专门的道路，因之内科、小儿科、妇产科、外科等都有很大的进展。其中尤以妇产科的成就最著，而陈自明在这方面的贡献最多，其次许叔微对于内科，李迅对于外科，刘昉、钱乙对于小儿科，也各有不同程度的杰出贡献。正由于分科专门化的显著，因而当时的医学教育也是分科教授。同时为适应这时社会的需要，法医学亦有一定的成就，如《洗冤录》的出版，比之欧洲人应用医学知识到司法上要早 400 年左右。

总之宋代的医学理论是玄空的，而临证医学的分科发展是进步的；不管是医学理论还是临证医学都不能否定在这个时期是有一定成就的。

复习题

1. 五运六气为什么会在两宋流行？它在医学上的价值怎样？

2. 宋朝为什么能大量编辑和印行医书？它有什么贡献？

3. 医学教育为什么会在这时期发展起来？

4. 宋代的临床医学有哪些成就？

第十章　元朝时期的医学（1279 — 1368）

第一节　社会动荡给医学的影响

蒙古人是生活在黑龙江西部克鲁伦河流域的游牧部落，各部落都由可汗率领。13 世纪初期，蒙古族中出了个有名的首领，名叫铁木真（1152 — 1227），他在各部落中扩张势力，并且降服了它们，被推为成吉思汗（"成吉思"是"大"的意思），建立了统一的蒙古大帝国。在成吉思汗和他以后几代可汗的统治期间，彪悍的蒙古骑兵像暴风一样横扫中亚细亚、亚洲西部、俄罗斯和东欧的许多国家，同时征服了新疆各族，侵入到印度，灭了西夏，推翻了金人在北中国的统治。蒙古成为震动世界的力量，成为南宋政府的更可怕、更危险的敌人。南宋的腐朽无能的统治者，这时想重复采用北宋"以夷制夷"的政策，联合蒙古把金灭掉。金灭亡以后，南宋政府和蒙古人争夺河南领地，反被蒙古人攻下了四川、湖北，蒙哥大汗便三面包围南宋。就在南宋灭亡的前夕，蒙哥在四川战死，他的弟弟忽必烈，在 1271 年改国号为"元"，便做了元朝的皇帝，称为元世祖。1279 年，元世祖彻底平定了江南，做了全中国的统治者。

　　蒙古统治者对汉族人民的压迫是极残酷的。如汉人不能统军和作高级行政官；蒙古人打了汉人，汉人不能还手；不许民间私藏武器；苛捐杂税多到 30 多种，人民买历书也要上税；贵族大商人（西域胡商）放高利贷，人民使用高利贷要付给"羊羔儿息"，也就是利上加利；强迫人民驿站应差，贵族官吏经过驿站，当地人民除负担车马、船轿、酒食招待外，还要献纳财物。这样的苛政逼得许多人倾家荡产，四处逃亡。其结果，从南宋灭亡起，汉族人民对蒙古统治者的反抗始终没有停止过，起义的事件几乎每年都有若干次，一次人数有多到几十万的。由于战乱频仍，人民更免不了疾病的威胁。如李东垣说："壬辰（1232）改元，京师解围之后，天行大头瘟，都人之不受病者，万无一二。"疾病自然不只是威胁着人民，同时亦威胁着统治者，因而蒙古兵每攻一城后，虽然屠杀极惨，但他们既不杀工匠，也不杀医生。当大汗窝阔台攻宋时，命杨维中、姚枢从军到南方，求儒、道、释、医、卜等人。这当然不是他们重视医学，而是统治者为了保护自己的生命不得不要医生，因此中国医学才得一线生机保留下来。

　　同时蒙古人占领了欧亚两洲的大部，建都北京，便有很多阿拉伯和欧洲人寄居，由于他们习惯用阿拉伯的医药，统治者特在北京设立"回回药物院"，即由阿拉伯人主持的太医院。这时北京便存在着两种不同的医学系统，两种医学不断地接触，并曾翻译了阿拉伯医书"回回医方"，阿拉伯医学是主张体液病理学说[①]，而中国这时仍是主张六气致病，两说接触的结果，四

---

　　① 体液病理说：是希腊阿尔克梅安（Alcmaeon）氏倡导的，他认为身体里干而寒的为黑胆汁，湿而寒的为黄胆汁，暖而湿的是血液，寒而湿的是黏液。黑胆汁是脾制造的，黄胆汁是肝制造的，血液是心制造的，黏液是脑制造的。这四种液体混合得宜，就可以保持健康，否则便要生病，其中黏液和黄胆汁的多和少，尤为生病的主要原因。如感冒、卡他、胸膜炎、肺炎等，是由于黏液的过盛。黑胆汁积聚，便要害癌瘤。总之，任何疾病都是以体液的混合不匀为根源。

液说仍为六气说所融洽，并径以风、寒、暑、湿代理四液说，如《严氏济生方》等，而张从正、孙允贤、危亦林等，是其代表人物。

复由于元代社会生产的倒退，无论哲学、医学，均少新的成就。在哲学方面，几个献身仕元的理学家，如窦默、赵复、许衡之流，无非是因袭了宋儒朱陆理学的一点糟粕，连周张仅有的观念论哲学的辩证观点都放弃了，实是卑卑不足道的。在医学方面，总的说来仍逃不出宋代"运气说"的窠臼。以四大名家而言，刘完素的《素问病机气宜保命集》说："治病必明六化分治，五味五色所主，五脏所宜，五行之运行数，六气之临御化，然后明阴阳三才之数。"张从正提出"九气感疾更相为治衍"（《儒门事亲》）的主张；李杲提出"南政北政"和"气运旺衰"说（《脾胃论》）；朱震亨说："疾病之生，不胜其众，要其所属，不出乎五运六气而已。"（《丹溪心法》）元人的医学中心思想，于此可见一斑。

第二节 四大学派的医学主张

中国医学在宋以前没有什么派别，据《汉书·艺文志》载，虽有医经、经方、房中、神仙、方技之说①，但也不是什么学术派别。到了十二世纪以后，便开始有门户派别之争论，所以《四库全书总目提要》中说：

"儒之门户分于宋，医之门户分于金元。观元好问伤寒会要序，知河间之学与易水之学争，观戴良作朱震亨传，知丹溪之学与宣和局方之学争也。然儒有定理，而医无定法，病情万变，难守一宗。"（《四库全书总目提要·子部医家类一》）

的确，这时中国医学有一种变革的趋向，他们都有一个总的观念，即认为"古方不能治今病"，都想别出心裁，别用一种方式方法试于病人。所以张元素治病不用古方；李杲监济源税的时候疫疠流行，古方不能治，他便"几废寝食，循流计源，察标求本，制一方与服，遂获大效"；朱震亨也说

---

① 《汉书·艺文志》："医经者，原人血脉经落骨髓阴阳表里，以起百病之本，死生之分，而用度箴石汤火所施……经方者，本草石之寒温，量疾病之深浅，假药味之滋，因气感之宜，辨五苦六辛，致水火之齐，以通闭解结，反之于平，及失其宜者……房中者，情性之极，至道之际，是以圣王制外药以禁内情，而为之节文……神仙者，所以保性命之真，而游求于其外者也。……方技者，皆生生之具，王官之一守也，太古有岐伯俞拊，中世有扁鹊秦和，盖论病以及国，原诊以知政。"

"操古方以治今病，其势必不能尽合"。虽然大家都怀疑了古方，但彼此的信仰不同，主张各异，为维持自己的学说，难免不是己非人，于是便演成各种不同宗派。宗派间争论之尖锐，甚至性命都可以牺牲，而己见却不可以放弃。如刘河间（完素）害了伤寒病七八天，脉紧、头痛、呕逆不食，张元素（洁古）跑去看他，他却"面壁不顾"。张元素委婉的劝他说："吾子待我，何若是之卑耶，尊体不适，吾当为子疗之。"刘河间才勉强撑出手来让张元素诊脉，张元素说："子误矣，某药性寒下降，太阴亡阳，汗不能出，宜用某方则效矣。"（见《金史本传》）从这可以看出宗派间的门户意见的激烈。而张元素和刘河间确是这时的两大宗派，所谓"金元四大家"，是这两派的分支，其系统略如下：

两派 { 张元素→李杲→ { 王好古 / 罗天益
刘完素→ { 张从正→麻九畴 / 荆山浮屠→罗知悌 ↓ 朱震亨→ { 王履 / 戴思恭 }

（一） 刘完素 （1110 — 1200）

刘完素，字守真，自号通玄处士。生于金朝的河间县，因此一般人称他为河间先生，或叫刘河间。他25岁就开始研究《内经·素问》，一直研究到60岁，"日夜不辍，几废寝食"，所以他于《素问》是有一定修养的。如他著的《黄帝素问宣明论方》，便是把《素问·生气通天论》等20篇里所载的61种疾病分别提出，并结合临床把每种疾病的证候都具体化，并予以适当的主方。如《素问·阴阳别论》中说："一阳发病，少气、善欬、善泄；其传为心掣，其传为隔。"他便把这段记载列为"心掣证"，并补出具体的症状是"心掣不定，胸中刺，气痞壅，上苦咳嗽，下苦泄利。"主以"调中散"：白术、干姜（炮）、当归、人参、五味子、赤茯苓（去皮）、甘草（炙），各一两，官桂一两半；上为末，每服三钱，水一盏，煎至八分，温服，去滓，稍热，日二服，临卧。

这样把《素问》里所载的许多疾病都实际化了，而充实了临床的知识。

其次是他把各种不同的疾病，都按"五运六气"来分类，强调《素问》"亢则害，承乃制"的理论。他说：

"由未知阴阳变化之道，所谓木极似金，金极似火，火极似水，水极似土，土极似木者也。故《经》曰：亢则害，承乃制。谓己亢过极，则反似胜己之化。俗未知之，认似作是，以阳为阴，失其意也。……易教体乎五行八卦，儒教存乎三纲五常，医家要乎五运六气。其门三，其道一。"（《素问玄机原病式·序》）

因而他又将《素问》里所述的病理，分别归类于"五运""六气"两大门，颇如下列。

五运主病：诸风掉眩，皆属肝木；诸痛痒疮疡，皆属心火；诸湿肿满，皆属脾土；诸气膹郁病痿，皆属肺金；诸寒收引，皆属肾水。

六气为病：诸暴强直，支痛缓戾，里急筋缩，皆属于风；诸病喘呕吐酸，暴注下迫转筋，小便浑浊，腰胀大，鼓之如鼓，痈疽疡疹，瘤气结核，吐下霍乱，瞀郁肿胀，鼻塞鼽衄，血溢血淋，泄闷身热，恶寒战栗，惊恐悲笑，谵妄衄蔑，血汗，皆属于热；诸痉强直，积饮痞膈中满，霍乱吐下，体重胕肿，肉如泥，按之不起，皆属于湿；诸热瞀瘈，暴喑冒昧，躁扰狂越，骂詈惊骇，胕肿疼酸，气逆，冲上禁栗如丧神守，嚏呕，疮疡喉痹，耳鸣及聋呕涌，溢食不下，目昧不明，暴注䐃瘛，暴病暴死，皆属于火；诸涩枯涸，干劲皴揭，皆属于燥；诸病上下，所出水液，澄澈清冷，癥瘕癫疝，坚痞腹满急痛，下利清白，食已不饥，吐利腥秽，屈伸不便，厥逆禁锢，皆属于寒。

这样《素问玄机原病式》将许多疾病予以系统地分类说明，比之前的医书罗列多数孤立的证候，散乱没有系统，却是一大改革。当时论"痢疾"，都固执"赤为热，白为寒"之说，而刘完素独倡"白痢"中亦有热证，多年成见，一语道破。同时他又创制了"防风通圣散""六一散"这类的有效方剂，因而有人称他为"寒凉派"医生，其实这是不正确的。如他辨别喘证有寒有热，异常精辟，而在各个疾病当中，亦无不随证候的寒热而选用方剂。如中风既用"白虎续命汤"（石膏、知母、甘草），也用"附子续命汤"（附子、干姜、甘草）；破伤风既用"大芎黄汤"（川芎、羌活、黄芩、大黄），也用"发表雄黄散"（雄黄、防风、草乌）；疟疾既用"白芷汤"（白芷、知母、石膏），也用"苍术汤"（苍术、草乌、杏仁）。这类例子颇多，不必细举，即此可以了解刘完素并不是个寒凉派医生了。

（二）张从正（1156—1228）

张从正的医学主张，基本上是和刘完素相同的，《金史·列传第六十九·方伎》载："张从正子和，睢州考城人。精于医，贯穿难、素之学，其法宗刘守真。"因之，刘守真以五运六气议病，他亦以六气分门，其不同者，张从正在治疗方面系以张仲景的汗、吐、下三法为主要，灵活地施用于临床。如他在《儒门事亲》中说：

"所谓三法可以兼众法者：如引涎、漉涎、嚏气、追泪，凡上行者皆吐法也；灸、蒸、薰、渫、洗、熨、烙、针刺、砭射、导引、按摩，凡解表者皆汗法也；催生、下乳、磨积、逐水、破经、泄气，凡下行者皆下法也。以余之法，所以该众法也。"（《儒门事亲·汗下吐三法该尽治病诠十三》）

他这具有广泛意义的治疗三法，还不是孤立的应用，必因时、因地、因人等种种关系的不同而变异。他主张：

"解利伤寒湿温热病，治法有二；天下少事之时，人多静逸，乐而不劳，诸静属阴，虽用温剂解表发汗，亦可获愈；及天下多故之时，荧惑失常，师旅数兴，饥馑相继，赋役既多，火化大扰，属阳。内火又侵，医者不达时变，犹用辛温，兹不近于人情也。……凡解利伤寒时气疫疾，当先推天地寒暑之理，以人参之。南陲之地多热，宜辛冷之剂解之；朔方之地多寒，宜辛温之剂解之；午未之月多暑，宜辛凉解之；子丑之月多冻，宜辛温解之；少壮气实之人，宜辛凉解之；耆老气衰之人，宜辛温解之。病人因冒寒湿冷而得者，宜辛温解之；因劳役冒暑而得者，宜辛凉解之。病人禀性怒急者，可辛凉解之；病人禀性和缓者，可辛温解之。病人两手脉浮大者，可辛凉解之，两手脉迟缓者，可辛温解之。如是之病，不可一概而用，偏热寒凉及与辛温，皆不知变通者。夫地有南北，时有寒暑，人有衰旺，脉有浮沉，剂有温凉，服有多少，不可差互。"（《儒门事亲·立诸时气解利禁忌式三》）

中国医学的治疗法则，张从正是完全掌握了的，因此他主张，有病治病，不能盲目用补法。如《儒门事亲》中说：

"汗下吐，以若草木治病者也。补者宜谷肉菜果，养口体者也。夫谷肉果菜之属，犹君之德教也，汗下吐之属，犹君之刑罚也，故曰德教兴平之粱肉，刑罚治乱之药石，若人无病，粱肉而已，及其有病，当先诛伐有过，病之去矣，粱肉补之，如世已治矣，刑措而不用，岂可以药石为补哉。"（《儒门事亲·汗下吐三法该尽治病诠十三》）

因而便有人附会他是"攻下派"的代表者，甚至于说他"治病方法，易于使人中毒，发生危险，害多利少"。（《中华医史杂志》1954 年第 2 号 88 页）这不仅是不了解张从正的学术思想，抑且不了解中国医学的主要内容。在金泰和六年丙寅（1195），疟疾大流行，一般都以为是"脾寒"，更有的认为是鬼神在作怪，张从正认为这是"瘴疬之气"，坚决反对"谬说鬼疾，妄求符箓，祈祷辟匿"的办法，"以致病人迁延危殆"，这些都是张氏极卓越的见解。同时他所著的《儒门亲事》一书，有 200 多个病例报告，这些现实材料的记载，对于治疗疾病方面是有极大贡献的。

（三）李杲（1180 — 1251）

李杲，又称东垣先生，生于金朝，他是张元素的学生。金章宗泰和到哀宗开兴（1200 — 1231）这段时期，连年战乱，遍地饥馑，疫疠流行。李杲鉴于社会动荡，生活不安，一般人都生计维艰，缺乏营养，无力抵抗疾病，当时医生运用"发表攻里"的办法都不能解决问题，他便从增进胃肠机能方面着手，拟制方药，果然收到很好的效果。他在《内外伤辨惑论》中说：

"向者壬辰改元，京师戒严，迨三月下旬，受敌者凡半月，解围之后，都人之不受病者，万无一二，既病而死者，继踵而不绝，都门十有二所，每日各门所送，多者二千，少者不下一千，似此者几三月，此数百万人，岂俱感风寒外伤者耶！大抵人在围城中，饮食不节，及劳役所伤，不待言而知。尤其朝饥暮饱，起居不时，寒温失所，动经三两月，胃气亏之久矣，一旦饱食太过，感而伤人，而又调治失宜，其死也无疑矣。非为大梁为然，远在真祐兴定间，如东平，如太原，如凤翔，解围之后，病伤而死，无不然者。余在大梁凡所亲见，有以表发者，有以巴豆推之者，有以承气汤下之者，俄而变结胸发黄，又以陷胸汤丸及茵陈汤下之，无不死者。"（《内外伤辨惑论·辨阴证阳证》）

正因为他目睹到由于饥饿而引起的流行性肠胃病的严重性，所以他便针对着消化系统的病变而予以仔细的分析和处理。他说：

"既脾胃有伤，则中气不足，中气不足，则六腑阳气皆绝于外，故经言五脏之气已绝于外者，是六腑之元气病也。气伤，脏乃病，脏病则形乃应，是五脏六腑，真气皆不足也。……概其外伤风寒，六淫客邪皆有余之病，应泻不当补；饮食失节，其气不足之病，当补不当泻。"（《内外伤辨惑论·辨阴证阳证》）

据此，他便创制了补中益气汤："黄芪（劳役病热甚者一钱）、甘草（炙），以上各五分，人参（去芦）、升麻、柴胡、橘皮、当归身（酒洗）、白术，以上各三分。"因而一般人便认为李东垣是专主脾胃的医生，其实他重脾胃，仅是对他目击到的那些胃肠病而言。此外，他还有"百病在气在血"的主张，而且他亦极尊重张仲景的六经辨证法。如他在《医学发明》里说：

"假令治病无问伤寒、畜血、结胸、发黄等诸证，并一切杂病等，各当于六经中求责之。谓如黄证，或头痛、腰脊强、恶寒，即有太阳证也；或身热、目痛、鼻干、不得卧，即有阳明证也。余皆仿此。"（《医学发明·治病必须求责》）

又如李杲著的《伤寒会要》《五经活法机要》《疮疡论》《保婴集》等书，均不侧重于脾胃。许鲁斋说："东垣之医，医之王道也，有志于医者，必尽读东垣之书，而后可以言医。"这的是知东垣之言。

（四）朱震亨（1281—1358）

朱震亨，字彦修，一般人称他做丹溪翁。他是罗知悌的学生，也是刘完素的再传弟子。朱震亨在未学医前，曾致力于宋儒的理学，因此理学家"无欲而静，寂然不动"的这种清心寡欲的主张大大影响了他治医学的思想。最能代表丹溪翁学术思想的，为《格致余论》《局方发挥》《脉因证治》《活法机要》这几部书。其中《格致余论》开首就是节欲食、戒色欲。他说：

"饮食男女，人之大欲存焉。予每思之，男女之欲，所关甚大，饮食之欲，于身尤切，世之沦胥陷溺于其中者，盖不少矣。苟志于道，必先于此究

心焉。因作饮食色欲二箴，以示弟侄，并告诸同志云。"（《格致余论·饮食色欲箴序》）

正由于他有这样的认识，便大为提倡"阳有余阴不足论"。这一学术思想即是说，人体血液和精液是最宝贵的东西，总是常常感到不够（阴不足），相反人类的情欲是最容易发动的（阳有余），所以每个人要想做到"保全天和"，非从清心寡欲做起不可，也就是要经常保持"阳不余"而"阴常足"的状态。他说：

"夫以阴气之成，止供给得三十年之视听言动，已先亏矣；人之情欲无涯，此难成易亏之阴气，若之何而可供给也。经曰：阳者，天气也，主外；阴者，地气也，主内，故阳道实，阴道虚。"（《格致余论·阳有余阴不足论》）

丹溪翁"阳有余阴不足"的主张，只是讲一般的摄身之道，而后人附会他惯用补药，认为他是单纯的"滋阴派"主张者，这是不正确的看法，这是不了解丹溪翁的全部医学思想。如他的"治病必求本论"里载医治 70 高龄的叔祖泄利病，探得他有三年无一日缺食鲤鱼的习惯，竟用吐法而愈；假如他是单纯滋阴主张者，70 岁的老人应是阴虚了，那里还能用"吐"的攻法呢？他又论涩脉说：

"涩脉之见，固多虚寒，亦有痼热为病者，医于指下见有不足之气象，便以为虚，或以为寒，孟浪与药，无非热补，轻病为重，重病为死者多矣。"（《格致余论·涩脉论》）

"涩脉"，依仲景《伤寒论》说："涩则无血。"《脉经》说："涩脉，细而迟，往来难且散，或一止复来。"是涩脉明是阴不足的脉搏，而丹溪翁反认为"痼热病"也可见到这种脉搏，都足以说明他"阳有余阴不足"的主张并不是无原则施用于一般临床的。

同时《和剂局方》在金元时代颇盛行，由其有"可以据证检方，即方用药，不必求医"的方便，于时"医门传之以为业，病者恃之以立命"，既产生了不少的"仿单先生"，病家亦凭着仿单自病自医，这样可能引发了许多医疗事故。丹溪翁为了重视人民健康，便不惜起而反对，他说：

"古人神圣工巧言医，又曰，医者意也，以其传受虽的，造诣虽深，临机应变，如对敌之将，操舟之工，自非尽君子随时反中之妙，宁无愧于医乎。

今乃集前人已效之方，应今人无限之病，何异刻舟求剑，按图索骥，冀其偶然中难矣……医之视病，问证已得病之情矣，然病者一身血气有浅深，体段有上下，腑脏有内外，时月有久近，形志有苦乐，肌肤有厚薄，能毒有可否，标本有先后，年有老弱，治有五方，令有四时，某药治某病，某经用某药，孰为正治反治，孰为君臣佐使，合是数者，计较分毫，议方治疗，贵乎适中。今观局方，别无病源议论，止于各方条述证候，继以药石之分两，修治药饵之法度，而又勉其多服常服久服，殊不知一方通治诸病，似乎立法简便，广络原野，冀获一兔，宁免许学士之诮乎。"（《局方发挥》）

医生不临床，问病发药，最容易发生事故，丹溪翁的意见是完全正确的，所以他治病是脉、因、证、治四者紧密联系，不可偏废的。丹溪对刘、张、李的学说作了批判的吸收，如他天才创制的"左金丸"，既有张元素的行气法，亦有刘完素的清火法，药简意赅，效验确切，不愧是一代名家。

第三节 临床医学的重点发展

由于金元"四大家"对医学的钻研，各自发挥其独特的优点，因而大大地丰富了中国医学的内容；各类不同性质的处方方法，也越来越多，确是这时临床医学的很大进步。一般的情况，已述如上，而发展得比较突出的约为下列两方面。

（一）内科的突出成就

在内科方面的突出成就，主要是对两种急慢性传染病的认识和治疗。如斑疹伤寒，虽在 12 世纪下半叶郭雍已能辨识，但没有像这时的认识具体。张从正说：

"俗呼曰斑疹伤寒，此言却有理。为此证时，与伤寒相兼而行，必先发热恶寒，头项痛，腰脊强，从太阳传至四五日，燥疹始发，先从两胁下有之，出于胁肋，次及身表，渐及四肢。"（《儒门事亲·小儿疮丹瘾疹旧蔽记五》）

又王好古说：

"阳证发斑有四，有伤寒发斑，有时气发斑，有热病发斑，有温毒发斑。

斑如锦文，或发之面部，或发之胸背，或发之四末，色赤者胃热也，紫黑为胃烂也，一则下早，一则下之晚，乃外感热病而发斑也，当服玄参升麻白虎等药。"（《阴证略例》）

郭雍和张从正都是河南考城人，王好古是河北赵州人，中国北部是斑疹伤寒流行地区，所以他们都能详细认识这个急性传染病。

至于慢性传染的肺结核病，虽早于若干年前已有记载，并已确认为有传染性的疾病，但还没有进一步指出病原体来，而元时危亦林的《世医得效方》里却录有"上清紫庭追痨仙方"的六代虫学说并绘有图。其说如次：

"传尸痨瘵，皆心气受病，气血凝结，故有成虫者。盖由饮食酒色，忧思丧真，遂至于此……悉由不正其心，忧思业缘所致。三尸九虫之为害，治者不可不知其详。九虫之内而六虫传于六代，三虫不传者，蛲、蛔、寸白也。其六虫或脏种毒而生，或亲属习染而传。疾之初觉，精神恍惚，气候不调，切在戒忌酒色，调节饮食，如或不然，五心烦热，寝汗怔悸，如此十日，顿成骨瘦，面黄光润，此其证也。妄言邪师，祈禳求福，庸医用药，延蔓岁时，方知病重，苟非警戒，祸福反掌。此人死后，兄弟子孙，骨肉亲属，绵绵相传，以至灭族。"

危亦林所说九虫之内有三虫与传尸无关，大约古人因见蛔虫、寸白虫（即绦虫）等为常有的消化道寄生虫，所以有这种理解，又从这方面连想及"亲属习染而传"的关系，便悟出所谓"六代痨虫"的存在。而于痨病的治疗，这时亦开始有了比较完善的方法。元至正年间（1345－1348）"葛可久"创制了治痨的十大方剂，他说：

"予得先师之教，万病无如痨症之难。……呕血吐痰，骨蒸烦热，肾虚精竭，体弱形羸，颊红面白，口干咽燥，小便白浊，遗精盗汗，饮食难进，气力全无。斯因火乘金位，重则半年而毙，轻则一载而倾……予师用药治痨，如羿之射，无不中的……吴中治痨，何止千万人哉。"（《十药神书·序》）

十大方剂为：甲字十灰散、乙字花蕊石散、丙字独参汤、丁字保和汤、戊字保真汤、己字太平丸、庚字沉香消化丸、辛字润肺膏、壬字白凤膏、癸字补髓丹。"甲""乙"两方为止血剂，"丁""己"两方为止咳剂，"戊"方为解热剂，"庚"方为排痰剂，"丙""辛""壬""癸"四方为营养剂，这十大剂在现时临床上疗效亦较确切。

（二）外科和正骨的突出成就

宋以前的外科，概称为"疮疡"，从刘涓子的《鬼遗方》起，一直到这一时期窦汉卿的《疮疡经验全书》，都侧重方药和手术的运用，尤其是外科的手术，他们是非常留意地。如《疮疡经验全书》中说：

"凡疮疡之起，疼痛固属于心火，久而阳气升上，蒸肉化为脓，若不原其脓之有无，遽尔开刀，则鲜血突出，脓何从来，致患者煎寒发热，日夜疼痛，无法可止。必先将指头按患上，随手而起，四畔悉软，观其头聚，（编者按：窦氏原文，此处有"择尻神不犯吉日"）将刀头向上开之，方不致伤新肉。取出刀，再捻绵纸条润油度之，使脓水齐会，半日扯出，则脓水易干，外贴呼脓膏，四围再用搜脓散敷之。"

但手术的方法有一缺点，即很少从整体证治着手，惟陈自明的《外科精要》颇知从整体辨析证候。到了元至顺间（1335）齐德之著的《外科精义》，便能运用内科的理论来观察外科的病变，全书虽仅有两卷，而病变分析便占了全书的一半，所以他开首便说：

"夫医者，人之司命也，脉者，医之大业也，盖医家苟不明脉，则如冥行索途，动致颠覆矣。夫大方脉、妇人、小儿、风科，先诊脉，后对证处药；独疮科之流，多有不诊其脉候，专攻外治，或有证候疑难，别召方脉诊察。于疮科之辈，甘当浅陋之名，噫，其小哉如是。原夫疮肿之生，皆由阴阳不和，气血凝滞，若不诊候，何以知阴阳勇怯、血气聚散耶？由是观之，则须信疗疮肿，于诊候之道，不可阙也。历观古今治疗疮肿，方书甚多，其间诊候之法，略而未详，比夫诸科，甚有灭裂。愚虽不才，辄取黄帝素问、难经、灵枢、甲乙，及叔和、仲景、扁鹊、华佗、千金、外台、圣惠、总录，古今名医诸家方论之中诊候疮肿之说，简编类次，贯成篇帙；首载诊候入式之法，次论血气色脉参应之源，后明脉之名状所主证候，及疮肿逆从之方。庶使为疮肿科者览此，则判然可晓，了无凝滞于胸次，一朝临疾诊候，至此则察逆从决成败，若黑白之易分耳。"（《外科精义·论疮肿诊候入式法》）

外科疾病施用整体诊断治疗方法，这是一很大的进步，齐德之所以有此进步，和金元的内科医生对外科的重视是分不开的。如四大家的刘完素、李杲、朱震亨等，于外科均有很好的研究，齐德之甚至还采用了他们的理论，尤其是刘完素的"疮论"，齐德之是极赞赏的。齐德之在述症方面，计有传染性化脓症、结核性溃疡（附骨疽）、肺脓疡（肺痈）、血管瘤、阴疽、丹毒（时毒）、痔瘘、丁疮、外伤、火伤等，症虽不多而辨析均极简要。治法里记有乱切法（砭镰法）、贴药法、温罨法（湿溃疮肿法）、开创口法（针烙法）、腐蚀法（追蚀疮痕法）、止痛法等。并载有146个方剂，外科常用药物60种，每种药都记有炮制法和单独使用法，的是具有代表性的一部外科学书。

由于阿拉伯医生来到中国，同时北京亦设有阿拉伯式医院（回回药物院），他们又以骨伤科最见长，因此中国正骨科颇吸收了不少阿拉伯医学的知识。如危亦林著的《世医得效方》（1337）中的"正骨"，与回回药方的折伤门内容有许多相同，最是明证。书中记有四肢骨折、脱臼、脊柱骨折等，医疗工具有剪、刀、铁钳、凿、麻线、桑白线。当时习用的麻醉药和止痛药，如乌头、曼陀罗、坐拏等常用于麻药方面，乳香、没药、川椒等常用以止痛。由于打扑伤和箭伤是当时战争上的主要创伤，所以书里记载的手术法颇详细，许多处理方法亦很妥当。如说：

"诸骨碎骨折出臼者，每付麻药二钱，红酒调下，麻倒不识痛处或用刀割开，或用剪去骨锋者，以手整顿骨节归元端正，用夹夹定，然后医治。或箭镞入骨不出，亦可用此麻之，或用铁钳取出，或用凿凿开，取出后用盐汤或盐水与服立醒。"

而张元素、朱震亨等，对于跌仆损伤还采用许多内服药的方法，亦多可取。

第四节　营养学雏形的建立

营养问题，在金元以前当然早已有人注意到，但都偏重在病人的饮食疗法方面，且散见各种著作中，并没有系统地叙述过。到了元天历二年（1329），忽思慧著《饮膳正要》，这才有了中国专谈营养的书籍，也可以说从这时开始建立营养学了。著者认为，病后服药，不如在未病前搞好营养，保持身体的健康。如他说：

"夫安乐之道，在乎保养……故善养性者，先饥而食，食勿令饱；先渴而饮，饮勿令过。食欲数而少，不欲顿而多，盖饱中饥，饥中饱，饱则伤脾，饥则伤气，若食饱便卧，即生百病。"（《饮膳正要·卷一·养生避忌》）

可见，他开始在一般卫生法则中即首先注意饮食问题。如说："凡热食有汗，勿当风。""夜不可多食。""凡食讫，温水漱口，令人无齿疾口臭。""晦勿大醉。""食饱勿洗头。""食勿言，寝勿语，恐伤气。""烂煮面，软煮肉；少饮酒，独自宿。""凡清旦刷牙，不如夜刷牙，齿疾不生。""凡清旦盐刷牙，平日无齿疾。"这些都是很好的卫生方法。他认为：

"若子有病无病，亦在乳母之慎口，如饮食不知避忌，倘不慎行，贪爽口而忘身适性，致疾，使子受患，是母令子生病矣。"

因而他列出许多条乳母食忌。同时他亦编制了食谱"聚珍异馔"，计汤类 16 种，粉类 6 种，面类 8 种，羹类 5 种，粥类 4 种；其他还有馒头、包子、烧饼、粉蒸、果酱、各色点心，以及蒸、炒、炖、烧、冷食热食菜类、茶饭等；诸般汤煎 56 种，包括各种不同甜、咸、酸味的饮料。不管怎样调和，他总认为：

"饮食口嗜，皆不可多也，多者生疾，少者为益，百味珍馔，日有慎节，是为上矣。"

忽思慧还创制许多食疗方，用动物的 36 种，用植物的 25 种。如"黑牛髓煎"，用黑牛髓半斤、生地黄汁半斤、白沙蜜半斤，和匀熬成膏，主治肾虚弱，骨败伤，瘦弱无力。这个方剂不惟经济，而且确有很大滋养作用。

在《饮膳正要》最后，对食物的相反、食物中毒的解救法，米谷、禽、兽、鱼、果、菜料各品的性味选择和营养或治疗作用，都一一有记载。由于他充任皇帝的庖师十多年，所以他对饮食的知识是最充分的，《饮膳正要》就是根据他的经验，参照当时卫生知识而编写成的，其中许多知识确有参考应用的价值。

这时还有吴瑞著的《日用本草》，内容分米、谷、菜、果、禽、兽、鱼、虫八门，将各种食物对于人体的影响和作用详为注明，就从这些日常食物中讲求防治疾病的方法，也是中国营养学中的名著了。

第五节　简短的结论

蒙古奴主贵族对中国中原的清野空城式的大屠杀，及其奴隶制、半奴隶制的统治，给中国社会的生产与文化以空前严重的摧残和破坏，因而推翻统治的全国大起义不断，年年战乱，处处饥寒，疾病丛生，疫疠流行。这样，医药便为各阶层的人所必需，而医生不仅为百姓所依赖，也独能获得统治阶级的好感，因此医药文化并没有受到若何的摧残，仍然循着社会的发展不断进步；突出地表现于刘完素、张从正、李杲、朱震亨四大家不同的成就方面。刘完素将疾病予以系统地分类，张从正对张仲景汗、吐、下三法的发扬推广，李东垣对消化系统疾病的突出贡献，朱震亨的讲究摄身以及脉因证治体系的提倡，都在临床医学方面起到很大的推动作用。正因为这时战乱饥荒严重地存在，所以外科和正骨科，以及营养治疗等都有空前的成就，前者为战争所需要，后者为一般营养不良的迫切需求。

复习题

1. 蒙古奴主贵族曾给中国社会的生产与文化以空前的严重摧残和破坏，为什么这时期的医药文化还有一定的发展呢？

2. 试述金元四大家在医学上各自不同的成就。

第十一章　明朝的医学（1369－1644）

第一节　当时的社会形态和理学对医学的影响

1351年，反元的农民大起义爆发了。朱元璋参加郭子兴的起义军队，逐渐扩充了势力，占据集庆路（南京），自称吴国公，建立起反对蒙古贵族统治的根据地，做好统一中国的准备工作。1363年，朱元璋把陈友谅在鄱阳湖的主力部队消灭了，占领江西、湖南、湖北的广大地区；接着东打张士诚，占有苏州；又打方国珍，占有浙东；于1368年便做了皇帝，定都南京，建立明朝，称为明太祖。1382年，平定云南以后，统一中国的事业完成了，元末的农民战争结束了，五代以来的混乱局面也结束了，中国历史上又出现了盛强的统一的大帝国，进入到封建经济复兴的时代。

农民战争颠覆了蒙古贵族的统治，为了巩固政权，新的统治者不得不对农民做些让步。于是明太祖实行了恢复农村经济的改良政策①，以缓和阶级矛盾。土地兼并的现象获得暂时缓和，农民的生活获得暂时的安定。同时，由于农民从蒙古贵族统治下解放出来，提高了生产积极性，战争的创伤不久就平复了。以后的几代皇帝继续实行明太祖的政策，所以在明初的70年里，社会呈现出繁荣的景象。

由于农村经济的恢复，明朝的手工业比以前任何朝代的成就都大。商业在城市也欣欣向荣，尤其是海外交通有很大的发展。从1405年到1433年期间，明成祖的太监郑和在这28年里，一共率领武装舰队出航七次，在南太平洋和印度洋上来来往往，到过亚洲南部的30多个国家，并曾远航到非洲东海岸。从此不仅"番舶不绝于海澨，蛮人杂遝于州城"，而且西洋人的东来日益不绝，尤其通过利玛窦②诸人到中国来传教，举凡西洋的历法、数学、物理学、地理学、哲学、医学等，纷纷传入中国。医学的译著亦日益增加，不过其内容均为欧洲上古时代的医药知识，无多可取处，对于中国医学并无很大的影响。

对中医学影响最大的，当是明太祖极尊崇的程朱之学。代表地主阶级的朱熹学派在当时很为流行。朱熹主张气、理二元论，这一观念认为精神与物质是互相依存的。在1472－1528年间的王守仁也是研究朱学的，后来他认为人类的"心"即精神，赋有一种先天的良知，即人生来就知道什么是好什么是不好，人修养的方法就是发扬这个认识，并实地去做，这在当时也是有相当的积极意义的。不过王守仁所说的"知"，不是由研究客观事物来的，是由体意自己的内心来的，所以是极端的唯心论。对当时和后来的思想界，这一学说有相当大的影响，医学也当然不能例外而受到影响。如这时的著名

---

　　① 明太祖奖励人民开垦荒地，并且免除垦荒者三年的赋税和徭役。荒地多的地方，他下令让流民耕种，让别处没有土地或缺少土地的农民迁来耕种，资助他们耕牛、种子、车辆和粮食。又由于屯田的不断推行，在相当长的一段时期里，不但解决了军队的给养问题，减少了军费的支出，并且相对地减轻了一些人民的负担，又修筑了大小塘堰四万多处。全国田亩调查，检查出被豪富隐匿的大量土地。地脊民贫的地方有时可以减免赋税，遇到荒年，除了免征赋税以外，还可以发放一些赈济。

　　② 利玛窦：是意大利人，精天算、地理、医药，约在1580年来中国。

医家孙一奎说：

"天地间非气不运，非理不宰，理气相合，而不相离者也，何也？阴阳气也，一气屈伸而为阴阳之动静理也，理者，太极也，本自然之妙也，所以纪纲造化，根柢人物，流行古今，不言之蕴也。是故在造化则有消息盈虚，在人身则有虚实顺逆，有消息盈虚，则有范围之道，有虚实顺逆，则有调剂之宜，斯理也，难言也，庖牺氏画之，文王象之，姬公爻之，尼父赞而翼之，黄帝问而岐伯陈之，越人难而诂释之一也。"（《医旨绪余·上卷·不知易者不足以言太医论》）

孙氏之说，就是导源于朱熹"理不在气先，气亦不在理后""若无气，则理亦无挂搭处"的理论在医学方面的发扬。又如张介宾说：

"万事不能外乎理，而医之于理为尤切。散之则理为万象，会之则理归一心。夫医者一心也，病者万象也，举万病之多，则医道诚难，而为万病之病，不过各得一病耳，譬之北极者，医之一心也，万星者，病之万象也，欲以北极而对万星，则不胜其对，以北极而对一星，则自有一线之直，彼此相照，何得有差。故医之临证，必期以我之一心，洞病者之一本，以我之一对彼之一，既得一真，万疑俱释，岂不甚易。一也者，理而已矣。故吾心之理明，则阴者自阴，阳者自阳，焉能相混。"（《传忠录·上·明理》）

这和王阳明说的，一切外界的自然之理（天理），也都包含在"我们内心的良知"之内，外界的事事物物都是依赖于"我们内心的良知"而存在，由此便达到"心明便是天理"的主观观念论毫无二致。因此我们说，明代的医学基本逃不出承继宋人理学的范畴。

第二节　西洋医学之传入

1405 年，郑和率领二万七千多军队，分乘 62 艘船（大船长 44 丈宽 18 丈），从刘字港（江苏太仓刘河口）往福建沿海而南航到占城（越南南部）等地，最近一次到达南非东部，这比"哥伦布"发现美洲早 60 年，比伽马绕海望角达印度早 65 年，规模比他们都更宏大。

正由于明代海上交通的发达，西洋医学便不断地传入中国。如万历八年（1580），意大利人利玛窦来中国所著的《西国记法》；万历四十一年

（1613），艾儒略来中国著的《性学觕述》；同年，来中国的意大利人毕方济著的《灵言蠡勺》；天启二年（1622），来中国的日尔曼人汤若望著的《主制群徵》；万历二十五年（1597），来中国的意大利人龙华民著的《灵魂道体说》；万历三十四年（1606），来中国的意大利人熊三拔著的《泰西水法》；天启元年（1621），来中国的日尔曼人邓玉函著的《人身说概》等。已足以窥其流入中国的医学的全貌，而其说大都陈腐不合适用，因而对中国医学的影响甚微。兹略例举如下。

解剖方面：

《主制群徵》中说：

"人之直立而不偃者，特骨为之干也，一身之骨，计三百有三十，其相凑合甚巧，缺一不可，凡骨皆有切用，与其用之大小从脉络间取精液以资养……有膜焉包之俾固，有筋焉以联之俾属，左右匀停，无偏多寡。"（汤若望《主制群徵·卷上·以人类证》）

又

"论肉共数六百有奇，其形长短宽狭，厚薄圆扁角浑异其势，各上下相并。"（汤若望《主制群徵·卷上·以人身向证》）

生理方面：

《泰西水法》中说：

"凡人饮食，盖有三化：一曰火化，烹煮熟烂；二曰口化，细嚼缓咽；三曰胃化，蒸变传送。二化得力，不劳于胃，故食生食冷，大嚼急咽，则胃受伤也。胃化既毕，乃传于脾，传脾之物，悉成乳糜，次乃分散，达于周身，其上妙者，化气归精，其次妙者，化血归脉。"（徐光启、熊三拔《泰西水法·卷四·药露》）

《性学觕述》中说：

"心有二孔，血先入右孔炼之，次入左孔，又细炼之，以成生活之气，此气性热，而亦分之为二，一偕血偏流，使血不凝，一至脑中，又炼知觉之气。"（艾儒略《性学觕述·卷三·约编生长》）又"膈者，一层细胞隔心肺与肝肠，有如墙垣之互也，其具如此，膈肺开则外气自气管吸进，以凉其心，其所入气，旋为心所蒸热，则旋闭而出之，如海潮之涨落然。"（艾儒略《性学觕述·卷八·论嘘吸》）

2236

病理方面：

《医学原始》中说：

"红液应气主于春，春之情，湿与热兼，故气在中，不使甚热甚湿而时令温……若黄液过热过多，则易致重病如伤寒、肋旁痛诸症是也。……病者黑液散于周身，故形貌皆黑甚至不欲食也。……黑液燥冷，其为病多危。……白液为病者，多头眩发喘，鼓胀诸症也。"（《医学原始·卷二》）

又

"人含生命，其寿夭之故，归在二端，元热元湿是也，肉躯备火气水土之德，即具燥热寒湿之情，而燥与寒不过辅热辅湿而已，热与湿为君，其相得则为寿根，其不相得则为夭根。"（《医学原始·卷八·论寿夭》）

穆尼阁著的《天步真原》中说：

"十二象论人身，白羊主头，金牛主顶，阴阳主两肩背，巨蟹主人胸、胃、脾、肺、腕，狮子主人两腋及心至脐，双子主人大小肠，天枰主人下焦膀胱并两边，天蝎主人阴阳，人马主人左右大腿，磨羯主人两膝，宝瓶主人两小腿，双鱼主人两足。"原注云：譬如有太阴在白羊，宜将养头上，若有病，难医，或何宫有恶星，何经受病。（《天步真原·卷上·太阴十二象之能》）

治疗方面：

《性学觕述》载治健忘症说：

"其有裨于记含之三者，一为药物，二为饮食之节，三为涉记之法。药物外助，亦裨内灵，是故有用鹬鸪诸鸟之胆，按两额边太阳穴道，一月一次，使之内透；有频服膏剂之类，或用玛细则灵香之类，空心同姜口嚼，以能除脑中之湿痰，而清助涉记者；西国医学，尽有奇方。至于饮食，淡泊中节，甚有益于涉记，人所共晓，更在不疑。"（《性学觕述·卷七·记心法》）

《人身图说》载治妇人月经闭云：

"若女人月经闭塞，用小圈如杯口大按穴上，以带扎缚可使时至。"（《人身图说·卷下·正面全身图说水道下注》）

药物方面：

据赵学敏《本草纲目拾遗》引泰西石振铎《本草补》一书的记载有：避惊石、奇功石、强水、日精油、锻树皮、加芞弄、蒌油、香草、臭草、保心石、吸毒石、洋虫等。

《空际格致》载有，硫黄；《职方外记》载有，椰树实、的里亚加（鸦片）、阿力满、山狸；艾儒略的《三山论学》载有，未刺白蝎。

以上所举传入这些西洋医学知识，与中国当时的医学相较，还是很落后的。以一般认为生理解剖是中国医学最弱的知识为例，这时如赵献可的《形景图说》便要比《主制群徵》《泰西水法》等说高明些。如：

"脏腑内景，各有区别。咽喉二窍，同出一脘，异途施化，喉在前主出，咽在后主吞，喉系坚空，连接肺本，为气之路，呼吸出入，下通心肝之窍，以激诸脉之行，气之要道也；咽系柔空，下接胃本，为饮食之路，水谷同下，并归胃中，乃粮运之关津也，二道并行，各不相犯，盖饮食必历气口而下，气口有一会厌，当饮食方咽，会厌即垂，厥口乃闭，故水谷下咽，了不犯喉，言语呼吸则会厌张开，当食言语，则水谷乘气，逆入喉脘，遂呛而咳矣。喉下为肺，两叶白莹；谓之华盖，以覆诸藏，虚如蜂窠，下无透窍，故吸之则满，呼之则虚，一吸一呼，本之有源，无有穷也，乃清浊之交运，人身之橐钥。"（《医贯·卷一》）

所说的呼吸与消化两系统，与今日学理所能了解的毫无二致，至于病理、治疗、药物的知识，当然比西洋更要丰富得多。所以，毋庸多赘，这时不管西洋人来中国的如何多，翻译的有关医药书籍如何多，而于中国医学却没有什么裨益。

第三节　治疗医学在理学被覆下的发展

已如第一节所说，明代是极讲究性理之学的，因而这时的医学思想随处都可见到性理学的痕迹。性理学的思想基础，就是唐末道士陈抟所制的"无极图"，参见图3。

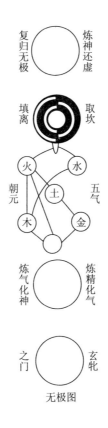

图 3　无极图

注：第一圈，为最下一圈，叫"玄牝之门"，指人身命门（生殖器），在两肾中间空隙的地方，气从这里发生，称为"主气"，凡人身五官百骸的运动、知觉，根本就在这里；第二圈，把主气提升上去，名为"炼精化气，炼气化神"，目的在炼有形的精（睾丸中精液）化为微妙的气，又炼通过鼻子呼吸的气为出有入无（变化莫测）的神；第三圈，神气贯彻五脏六腑成中层一圈，名为"五气朝元"，修炼得法，自然水火交媾成孕；第四圈，叫作"取坎（水）填离（火）"，阴（水）阳（火）交媾的结果，结成圣胎（成仙）；第五圈，为最上一圈，名"炼神还虚，复归无极"，修炼功夫到这里，圣胎归到"无始"，也就无终（长生不死）。

到了宋代，所谓正统派的宋学周敦颐，便把陈抟的无极图改造为太极图。即由上而下：改第五圈为第一圈，叫"无极而太极"；改第四圈为第二圈，叫"阳动阴静"；改第三圈称为"五行各一性"；改第二圈为第四圈，称"乾道成男，坤道成女"；改第一圈为第五圈，称"万物化生"。这样主静的理学

（"无极"原来是静的），是宋代统治者想要稳定五代以来纷乱争夺的迫切要求。朱熹继承周敦颐的太极图说，仍讲修身养性功夫（参见范文澜《中国通史简编》734页）。明代白沙学派的创始人陈献章，虽是反朱说的，但他仍说："理会得这个'理'，那末，天地由我立，万化由我出，宇宙全在我了。"王守仁发挥陆九渊"心即理"的学说，主张"心明便是天理"。这两种不同主张的性理学，在明代都渗入了医学思想中。

明初，张景岳谓"医之临证，必期以我之一心，洞病者之一本，……一也者，理而已矣。"（《景岳全书·明理》）这显然是白沙学派的话头，他又说：

"盖自太极初分两仪，以判一动一静，阴阳见矣。阴阳之体为乾坤，阴阳之用为水火。乾坤定对待之交易，故一在上而一在下；水火荡流行之变易，故一主降而一主升。夫如是，斯得循环无已。"（《景岳全书·逆数论》）

这种说法就是太极图说的流衍，而生生子（孙一奎）的"命门图说"（1590）说：

"天人一致之理，不外乎阴阳五行，盖人以气化而成形者，即阴阳而言之。夫二五之精，妙合而凝，男女未判，而先生此二肾，如豆子果实出土时，两瓣分开，而中间所生之根蒂内含一点真气，以为生生不息之机，命曰动气，又曰原气。禀于有生之初，从无而有，此原气者，即太极之本体也，名动气者，盖动则生，亦阳之动也，此太极之用所以行也；两肾静物也，静则化，亦阴之静也，此太极之体所以立也；动静无间，阳变阴合，而生水火木金土也，其斯命门之谓欤。"（《医旨绪余·卷上》）

这与程颐的太极图说毫无二致。万历乙亥间（1575），李梴著《医学入门》，他认为学医先要懂得"先天""后天"的道理。他说：

"学易而后可以言医，非学乎画也，学乎爻也，试观之心，果有画乎，果有爻乎，元理元气浑合无间而已，生天生地，生人生物，皆由此造化以为之主也，颐生者知此，则自然惩忿欲，而水火交泰，济人者知此，则自然辨物居方，而沉疴顿复。……人之百病，皆由水火不交，故以后天坎离继之，血属水，气属火，血阴而气阳也，离中虚，真阴存焉，坎中满，真阳寓焉，阴阳虚实之机，思过半矣。"（《医学入门·卷首·先天图》）

所谓"元理元气浑合无间"，也就是无极生太极；所谓"造化"也就是

"阴阳动静"的变化，也就是周敦颐的"万物化生"。医巫闾子赵养葵以善《易》而精于医，他著的《医贯》开篇便阐述两极阴阳之道。他说：

"无极者，未分之太极也，太极者，已分之阴阳也，一中分太极，中字之象形，正太极之形也。一即伏羲之奇，一而圆之，即是无极，既曰先天太极，天尚未生，盖属无形，何为伏羲画一奇，周子画一圈，又涉行迹矣，曰，此不得已而开示后学之意也。人受天地之中以生，亦具有太极之形，在人身之中余按古铜人图画一形象，而人身太极之妙，宛然可见。"（《医贯·卷一·形景图说》）

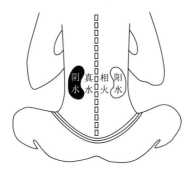

图4 形景图说

他如韩懋（飞霞道人）谓"医之理，可比周易"，（《韩氏医通·卷上》）李中梓（1638）的"肾为先天本脾为后天本论""水火阴阳论"（《医宗必读·卷一》）等学说，无一不由性理之学而来。其医学理论虽空乏如此，而临证处方却无宋人"司天在泉"的恶习，仍以辨证论治为指归，这又是他们大过宋人之处。如张景岳说：

"凡治病之道，必确知为寒，则竟散其寒；确知为热，则竟清其热，一拔其本，诸证悉除矣……若见有未的，宁为少待，再加详察，既得要，但用一味二味，便可拔之，即或深固，则五六味七八味亦已多矣，然虽用七八味，亦不过帮助之导引之，而其意则一也，方为高手。"（《景岳全书·论治》）

又云：

"治病之则，当知邪正，当权重轻。凡治实者，譬如耘禾，禾中生稗，禾之贼也，有一去一，有二去二，耘之善者也，若有一去二，伤一禾矣，有二去四，伤二禾矣，若识禾不的，俱认为稗，而计图尽之，则无禾矣，此用攻之法，贵乎察得其真，不可过也。凡治虚者，譬之给饷，一人一升，十人一斗，日饷足矣，若百人一斗，千人一斛，而三军之众，又岂担石之粮所能

活哉，一饷不继，将并前饷而弃之，而况于从中克减乎，此用补之法，贵乎轻重有度，难从简也。"（《景岳全书·论治》）

总之，张介宾临床议治是极周详的。他主张：第一，药贵精专，尤宜勇敢；第二，知邪正，权轻重；第三，辨虚实；第四，议补泻；第五，论逆从；第六，活法探病；第七，不治之治。因而他选的新、古方八阵，已备列补、和、攻、散、寒、热、固、因各类1728方外，又选妇人、小儿痘疹、外科等用的922方。其中多半都是切合实用的。生生子的《赤水玄珠》全书分72门，100余证，1000余方；又三吴医案149病例，新都医案201例，宜兴医案41例等；对证议治，绝少涉及性理之说。《医学入门》开首便讲先后天虚无之道，而列证百余，列方2000余，不惟不复谈及坎离盈虚之理，甚而大肆反对一般方士对体育医疗法（导引）的歪曲误解。他说：

"导引法，保养中一事也，盖人之精神极，欲静，气血极，欲动，但后方士，亦以此惑人为仙术，所以王褒颂曰，何必偃仰屈伸如彭祖，吹嘘呼吸如乔松，然绝俗离世哉！认真只是舞蹈以养血脉，意其法虽粗，有益闭关守病之士，盖终日屹屹端坐，最是生病，人徒知久立久行之伤人，而不知久卧久坐之尤伤人也，故录一二最要者，以备养生者择焉。"（《医学入门·卷首·保养说》）

李梃对导引的看法是正确的，常作导引，可以畅旺血行，运动肌肉。赵养葵大谈其人身太极的大道理，而于治疗极其朴实允当。如他说：

"有偏阴阳者，此气禀也。太阳之人，虽冬月身不须绵，口常饮水，色欲无度，大便数日一行，芩、连、栀、柏、大黄、芒硝，恬不知怪；阴症之人，虽暑月不离复衣，饮食稍凉，便觉腹痛泄泻，参术姜桂，时不绝口，一有欲事，呻吟不已。此两等人者，各禀阴阳之一偏者也……今之为医者，鉴其偏之弊，而制为不寒不热之方，举世宗之，以为医中王道，岂知人之受病，以偏得之，感于寒则偏于寒，感于热则偏于热，以不寒不热之剂投之，何以补其偏而救其弊哉，故以寒治热，以热治寒，此方士之绳墨也。"（《医贯·卷一·阴阳论》）

李士材虽偶一涉及有谈性理之事，而治疗则主张"病不辨则无以治，治不辨则无以痊，辨之之法，阴阳、寒热、脏腑、气血、表里、标本先后、虚实缓急七者而已。"（《医宗必读·辨治大法论》）这是极平正不阿的主张。

至于薛立斋三科贯之一理，外感遵仲景，内伤宗东垣，热病用河间，杂病主丹溪，奄有各大家的优点，丰富其治疗内容，弥足珍贵。

万历甲辰间（1604），王肯堂著的《六科准绳》，录方以万计，不仅详备，抑且适用。可见明代的医学理论和具体的治疗方法是没有很大的联系的，即是说他们采用性理之说以说医理，只是迫于当时的社会风气使然。

尤其是韩懋所拟的六法医案式，不仅已具现在病历的雏形，并可以看出他实事求是、对病人认真负责的态度。其案式如下（《韩氏医通·卷上·六法兼施章第二》）。

望形色：

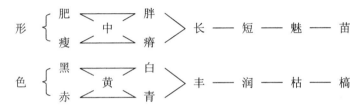

图 5　望形色

闻声音：

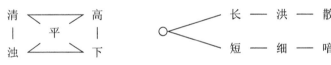

图 6　闻声音

问情状：

何处苦处？

何因而致？

何日为始？

昼夜孰甚？

寒热孰多？

喜恶何物？

曾服何药？

曾经何地？

切脉理：

左部：

寸：浮本位　　　中取　　　沉候

关：浮取　　　　中候　　　　沉本位

尺：浮候　　　　中取　　　　沉本位

右部：

寸：浮本位　　　中候　　　　沉取

关：浮取　　　　中本位　　　沉候

尺：浮应上焦　　中应右关　　沉取肝肾

论病原：

其人素禀孰甚？

其病今在何类？

标本孰居？

毕竟何如？

服药宜如何将息？

疾病沉疴痼今在何际？

治方术：

主治用何法？

先后用何方？

第四节　对梅毒、天花的认识与防治

由于明代交通发达，人与人的接触频繁，传染病的流行亦日益增多，如《万病回春》中说："万历丙戌，梁属瘟疫大作，甚至灭门，其证憎寒壮热，头面躯项赤，喉头肿痛昏瞆。"这可能是急性传染的鼠疫。《疫证集说》中亦称："思宗崇祯十六年京城内外病疙瘩。"因而明代对传染病的认识亦很丰富，尤其是"梅毒"和"天花"，从认识到防治都有一定的成就。

最初记载梅毒的是汪机的《石山医案》，他在记述正德十五年（1521）行医时所见到的患梅毒病人时说：

"近有好淫之人，多患杨梅疮，药用轻粉，愈而复发，久则肢体拘挛，变为痈漏。"

又：

"浊痰瘀血，流注茎头，乃发奸疮，热毒不解，复经两腿厥阴之径分，于是生恶疮、，其状似杨梅，故俗名杨梅疮，亦如豌豆，其毒微甚。"

《余约斋续医说》中记载："弘治末年，民间患恶疮，自广东人始，吴人不识，呼为广疮，又以其形似，呼之杨梅疮。"

此后记载的更多了，如《古方庵心法附余》（1537），薛立斋《外科发挥》（1528），李时珍《本草纲目》（1578），龚子才《万病回春》（1587），王念西《外科准绳》（1602），张介宾《景岳全书》（1624），龚信《古今医鉴》（1576），陈九韶《黴疮秘录》（1632）等，都记载有梅毒。这些记载都说梅毒是由广东传来的，所以都叫它作"广疮"。广东是中国和南洋、印度交通的入口，如葡萄牙人、西班牙人来中国，最先便寄足在广东，因此它亦成为梅毒的进口地方。据说梅毒是在 15 世纪南美洲土人经哥伦布探险队的奸淫行为，始传播于全世界，而明代的弘治以至正德（1488－1521）恰是这个时候。所以李时珍说：

"近时弘治正德年间，因杨梅疮甚行，率用轻粉。""杨梅疮古方不载亦无病者，近时起于岭表，传及四方，自南而北，遍列海宇。"

陈九韶的《黴疮秘录》，可以说是记载梅毒的专书。他亦说：

"霉疮一症，往往外治无法，细观经书，古未言及，究其根源，始于舞会之末，起于岭南之地，至使蔓延通国，流祸甚广。"

至于害梅毒的原因，陈九韶说得最恳切。他说：

"人禀浸薄，天厉时行，交媾斗精，气相传染，一感其毒，入髓沦肌，流经走络，心肝脾肺肾，均能中其毒。"

汪石山也指出"近有好淫之人，多患杨梅疮"，他又称之作"奸疮"，这无异说明他们都认为是由不正常的男女性关系的接触传染。薛立斋认为梅毒还可以遗传。他说：

"一小儿十五岁患前症（下疳疮），杂用消毒之药，虚症悉具，二年余矣。询之乃禀所致。"（《外科枢要·卷三·下疳疮》）

这时对梅毒的治疗，自汪石山起，一般都习用轻粉、雄黄、水银、朱砂、土茯苓一类药。如王念西的"水银膏"，便是由无名异、水银、银朱、黄丹、百草霜五味药组成，而汞剂（水银）确有杀灭螺旋体的功能，适当掌握应用，它的疗效是很好的。

至于天花，从五胡乱华时代传进中国后，一直危害着广大人民的健康，而没有找到适当的防治方法。用接种方法来控制天花的发生，这是明代最伟大的贡献。清俞天池《痘科金镜赋集解》中说：

"闻种痘法起于明朝隆庆年间（1567—1572），宁国府太平县，姓氏失考，得之异人，丹传之家，由此蔓延天下，至今种花者，宁国人居多。"（《痘科金镜赋集解·卷二·种痘说》）

而周晖的《琐事剩录》（1621）也说："陈平事生一子，颇钟爱……其受用过分，未几种荳（痘）夭。"程从周《程茂先医案》（1644）亦有"一儿布痘，痂中生蛆"的记载。郑仲夔的《冷赏》说：

"吉州永宁人种疹，初不服药，当其种时，则群于土神庙，日向祈请，其疹自愈。或痕重者，取香灰调服之，亦渐次就安。"

据范行准氏的意见，按明末张自烈《正字通·午集·病部·痘字》云："又俗呼痘疮曰疹。"则明人固以"疹"为"痘"的俗称，盖痘之初发似疹也。且详《冷赏》中有"痕重者"的话，因疹子一般愈后是无余痕的，所谓"种疹"，亦即"种痘"之异称。可见明代确已发明了"种痘"的方法，而且还有近于种牛痘的方法。李时珍《本草纲目》中载：

"谭野翁方，用白水牛虱，一岁一枚，和米粉作饼，与儿空服食之，取下恶粪，终身可免痘疮之患。一方用白牛虱四十九粒，焙绿豆四十九粒，朱砂四分九厘，研末蜜丸小豆大，以绿豆汤下。"（《本草纲目·卷四十·牛虱条附》）

同时，谈伦的《试验方》，郭子章的《博集稀痘方论》，冯时可的《众妙仙方》，都有牛虱防治天花的记载。而叶真的《坦斋笔衡》中记有牛患痘疮的事，其说：

"东坡在黄，即坡之下，种稻为田五十亩，自牧一牛，一日牛忽病，几死，呼牛医疗之，云不识证状。王夫人多智，多经涉，语坡曰：'此牛发痘斑，疗法当以清蒿作粥啖之'，如言而效。"（《坦斋笔衡·说郛》卷18引）

假使"牛虱"是取自曾患天花的牛，牛血中存有抗体，牛虱吸了牛的血液，便得到免疫力，李时珍所引谭野翁方是可能有效力的，可惜没有从此予以科学的观察和研究，终不能发展到像琴那发明接种的那一阶段。

第五节　牙医学的成长

中国医学从唐代起已有口齿专科，据《新唐书》便有邵英俊的《口齿论》《排玉集》，《宋志》还载有"张仲景口齿论"一卷，但均已佚失。惟明代薛己的《口齿类要》一卷（1528）迄今犹存，为口齿科仅有的专书。同时王肯堂的《证治准绳》（1602）对齿病的记载亦特详，他说：

"足阳明之支者，入于上齿，手阳明之支者，入于下齿，若骨髓不足，阳明脉虚，则齿之诸病生矣。何以言之？阳明金也，齿属肾水也。阳明之支入齿，此乃母气荣卫其子也，故阳明实，则齿坚牢，阳明虚则齿浮动。所以齿痛者，乃阳明经有风冷湿热之邪乘虚而入，聚而为液为涎，与齿间之气血，相搏而痛也。若热涎壅盛，则肿而痛也。热不盛则齿龈微肿而根浮也。有虫牙痛者，由湿热生虫，食其根而作痛也。有齿间血出者，由阳明之支，有风热之邪入齿龂，搏于血，故血出也。有齿龋者，亦以阳明入风热之邪搏齿根，血气腐化为脓、出臭汁，谓之齿龋，亦曰风龋。有齿蠿者，是虫蚀齿至根，脓烂汁臭也。有齿挺者，由气热传入脉，至龂间，液沫为脓，气血竭，肉龈消，故齿根露而挺出也。有齿动摇者，阳明脉虚，血气不荣，故齿动摇也。有齿历蠹者，由骨髓气血，不能荣盛，故令牙齿黯黑，谓之历齿，其齿黄黑者亦然。以此而言，岂非诸齿痛皆由阳明之所致哉。"（《证治准绳·卷八·七窍门下》）

统观王氏所述，若"阳明脉"为血管的动脉，则所说颇为近理。历代医家谈齿病的，亦只有王氏较有根据，因为疾病是生理病变中所显现的反应，"阳明"之说是王氏提出的生理根据，虽不免仍有些隔靴搔痒，但以前究没有这样的有系统地解释过。这时对牙病认识得最清楚的有下列数种。

牙疳，以徐春甫《古今医统大全》及陈实功《外科正宗》所述最为中肯。《外科正宗》（1617）中说："走马疳，言患迅速不可迟延故也，其患多在痧痘余毒所中，又有杂病热其而成者。其患牙根作烂，随变黑腐作臭，甚者牙龈脱落，根柯黑朽，不数日间，以致穿腮破唇，诚为不治，初起时宜用芦荟消疳饮，外用人中白散，或冰硼散二药搽之，取去黑腐，内是红肉血流者为吉，如取时顽肉不脱，腐烂渐开，嫩肿外散，臭味不止，更兼身热不退者，俱为不治。"又《古今医统大全》说牙疳有五不治："口臭涎秽者一不治；黑腐不脱者二不治；牙落无血者三不治；穿腮破唇者四不治；用药不效者五不治。"这样确切的认识，即律以现代的知识，亦无愧色，这是由他们多年丰富的经验得来，并非率尔操觚所能办到的。所欠缺的，只是未将营养和牙疳的关系具体指出来。

牙痈，《外科准绳》中说："或问牙根生痈何如？曰：此名附牙痈，属足阳明胃经热毒所致，宜清胃散，黄连消毒饮，或刺出恶血则愈。"这可能是牙根脓肿，未必是痈，痈出血后未必便愈。

骨槽风，《外科准绳》中说："或问牙龈肿痛，寒热大作，腐烂不已，作疳，治之无益，何如？曰：此骨槽风也。一名穿腮，毒由忧愁思虑惊恐悲伤所致，初起生于耳下及颈项间，隐隐皮肤之内，略有小核，渐大如胡桃，日增红肿，或上或下，或左或右，牙关紧急不能食"。这颇似牙床骨髓脓炎，开始便有发寒热的情况，终至酿成脓汁，骨质坏死，然后溃穿皮肤，坏死骨质亦随之露出，溃处成漏，久不愈合，这就叫作"穿腮"。"忧愁思虑惊恐悲"等不可能是本病的原因，这种人可能是营养不良、体力衰弱，一患本病很难愈合。所以李梴在《医学入门》云"齿病变成骨槽风"，因为牙床患骨髓脓炎的，大都是由齿病而引起。

牙宣，李梴的《医学入门》中说："风热挟攻龈间，宣露动摇，令血出。"亦为牙龈炎一类的疾病。

由于这时对牙病的认识比较进步，因而治疗方法亦有发明，除一般药物治疗外，主要是表现在种齿方面。郎瑛《七修类稿》中说：

"嘉靖初有邓云翁者，福建闽县人，少遇异人，授以种牙之方。其法：欲治者先令寻活鼠一枚，然后至其家。俾患者饱食而吞丸药七粒，复以末药入汤漱口，片时牙皆动软可下矣。下时洗净而记其序焉，复洗牙龈，乃用生鼠去皮肠和药捣烂成膏，依牙之序，逐枚蘸鼠以种原孔。三日不可食，亦不饥，由前丸药之功也。凡延治者，通种过则至死如少壮之齿；有惧而只使医其病者，则他日老而不种者皆落，而种者坚固也。往往士大夫多受其益，真仙方也。"

又谈迁所著的《枣林杂俎》亦有类似的记载："嘉靖间，闽县邓云翁，遇异人，得种牙方。患者饱食后，吞药七丸，复漱药汤，诸牙立下。以生鼠去皮，和药捣烂，依牙之序，逐枚蘸鼠种于原孔，至死坚如少壮。或老人牙脱，以他牙种之亦如生成。”

据以上郎、谈二氏所记的种牙方法，无论有病无病，都可以敷药使其脱落，再将脱去的牙蘸药还种原处，同时说“以他牙种之亦如生成”，这和现在的补牙，是无二致的。惜其法未得流传下来。

第六节　药物学的成就和李时珍

明代药物学的成就是较医学还大的，据李涛意见，原因可能有以下几项。一是海内外交通发达，国外的药物以及治疗经验不断地传入中国，如顾玠《海槎余录》，巩珍《西洋番国志》都直接增加了中国本草的知识；二是受到金元李朱学派的影响，多从饮食物中发现其防病和治病的作用，于是《救荒本草》《野菜博录》等食物本草都在这时出现；三是明人笃信“格物致知”的理学，也就是穷究事物之理以达到真知，因此明代士人多好研究本草，即如李时珍所说：“虽曰医家药品，其释性理，实吾儒格物之学，可补尔雅诗疏之缺”；四是政治安定，经济繁荣，出于对国外药物知识、医学理论的追求，因之引起医家注意本草的研究。

有上述四种因素的存在，所以这时本草学的成就很可观。如周定王（姬瑜）《救荒本草》（4卷），王磐《野菜谱》，鲍山《野菜博录》（3卷），徐彦纯《本草发挥》（4卷），倪纯宇《本草汇言》（20卷），朱权《庚辛玉册》（2卷），李中梓《雷公炮制药性赋解》（6卷）《本草通玄》（2卷）《本草图解》，张存惠《重修政和经史证类备用本草》（30卷），刘文泰等《本草品汇精要》（42卷），王纶《本草集要》（8卷），薛己《本草约言》（4卷），汪颖《食物本草》（7卷），宁源《食鉴本草》（2卷），汪机《本草会编》（20卷），卢之颐《本草乘雅半偈》（11卷），陈嘉谟《本草蒙筌》（12卷），皇甫嵩《本草发明》（6卷），李中立《本草原始》（12卷），李时珍《本草纲目》（52卷），缪希雍《本草经疏》（12卷），刘若金《本草述》（32卷）等，都是一时之选。

这些著作构建了中国的药物学，约有三种不同的性质如下。

（1）以叙述药理为主要：如王纶于1492年著的《本草集要》，把药物分为气血、寒热、痰湿、风燥、疮毒、妇儿等若干类，这是按药物对人体所起的药理作用来分类的，这和现代的药理学分类基本是一致的。

（2）以鉴定生药为主要：如1525年陈嘉谟的《本草蒙筌》，特别注意药物的"道地"问题，如"白术"，分浙术、歙术，"芎䓖"分京芎（关中）、抚芎（抚郡）、台芎（台州）；更按性质分别，如"黄芩"的体质疏松者叫"宿芩"，坚实的叫"子芩"；甚至一药又分"身""梢"等的不同；此外于各药的制法也叙述得较详细。

（3）偏重于食物的研究：如1521年卢和的《食物本草》，即按照吴瑞的《日用本草》（1367），按米、谷、菜、果、禽、兽、鱼、虫等来分类。每类之后，都有总结性的跋语。例如在"谷类"后，主张多种植有营养的"黄谷"；在"菜类"后，主张多食蔬菜以疏通胃肠；对于肉类则主张节食。

从明朝研究本草的学派来谈，则有新派、旧派之分。如缪仲淳的《续神农本草经疏》，卢之颐的《本草乘雅半偈》，都主张复古，唾弃宋以后诸家的学说，这是新派；如刘若金的《本草述》，倪纯宇的《本草汇言》，都宗金元张洁古、王海藏、李东垣、朱丹溪等的学说，这是旧派。

到了1518—1593年这段时间，亦即明世宗嘉靖到神宗万历年间，湖北蕲州突起一位大药物学家李时珍。我国在此之前的本草记载，《神农本草经》中所载只有365种，到了梁代陶弘景增添了一倍，到唐朝苏敬增加114种，宋刘翰又增加了120种，后来掌禹锡、唐慎微先后增补，合为1558种；且品类既繁名称庞杂，有的同物异名，也有的同名异物，复杂零乱难于作学术准绳。李时珍鉴于上述这些情况，便下定彻底整理中国药物的决心。他先后参考800余家的有关书籍，进行这一伟大的工作，经过30多年的时间，终于写成了学术上的辉煌巨著《本草纲目》。全书52卷，内分16门，62类；其中记载整理诸家所得的药物1479种，金元各家的39种，他自己博采旁搜所得374种，共为1892种。李时珍学问渊博，辨识能力很强，不但每种药名都有解释，并把过去本草书中归类不妥当的药物改列到适当的部类里去。又根据了唐慎微的《大观本草》，增加部门，更分类别，细为归纳。在当时的条件之下，这种明晰的分类方法是很杰出的。

由于《本草纲目》是历史上最杰出的本草巨作，所以在明朝末年便已翻刻了四五次，清代以后翻刻的次数更多，此后的本草学家一直都以它为根据。

在近 200 年来的国际药物学上，也占有重要的地位。如法人都哈尔德氏的《中国史地年事政治纪录》一书，1735 年在巴黎刊行，内有译成法文的《本草纲目》数卷。又从这本书译成英文本两种：一为卜罗氏所译，一为克扶氏刊行。1871 年，美人斯密斯氏的《中国药料品物略释》，大部都是译自《本草纲目》。俄人毕乃达氏著《中国植物学》，仍然以《本草纲目》为主要参考材料。德人许窦氏著《中国生药学》，亦以《本草纲目》做蓝本。英人伊博恩氏曾以 20 余年的精力，把《本草纲目》全部译成英文。日本译《本草纲目》最早，约在万历末年，即日本庆长十二年（1619）由林道春献于幕府；康熙十一年即宽文十二年（1672），有贝原益轩的《校正本草纲目》39 卷；康熙四十八年，即宝永六年（1709）有《太和本草》16 卷；嘉庆八年，即亨和三年（1803）小野兰山著《本草纲目启蒙》48 卷。可见这部杰作，在国际学术上的贡献和影响是很大的。

总之，《本草纲目》在医药上的贡献，也是李时珍的学术成就。李时珍三十岁时曾患肺痨，之后不久就开始做编辑《本草纲目》的准备工作，七十岁才完成。在编写的过程中，不仅"上自坟典，下及传奇，凡有相关，靡不备采"（王世贞《本草纲目序》），还遇到许多困难，他几十年不畏劳苦，不避险阻，艰苦奋斗，终于攀登到光辉的顶点，他的这种精神是最值得我们学习的。

李时珍以实事求是的实践精神来编写《本草纲目》，鉴于本草书的混乱局面，如他所指出的"以兰花为兰草，卷丹为百合，此寇氏《衍义》之舛谬；谓黄精即钩吻，旋花即山姜，乃陶氏《别录》之差讹"（李建元《进本草纲目疏》）。为了解决这种混乱现象，便采取实地调查的办法，亲到各地访视，检查每种药的形态和特点，如叶、茎、花、实等，互相比较，然后确定。遇到自己不能解决的问题，便随处请教，再不能解决，便直接写出留待以后询问等字样，决不做主观的判断，这种理论本于实践的治学精神，是他获得成功的重要因素之一。

李时珍在编写《本草纲目》的过程中，大力批评唯心的学说，对本草书籍中一些没有根据的长生不老、久服轻身延年等的说法，他无不一一的给以严正的批评。如他在"水银"条中说：

"水银乃至阴之精，禀沉着之性，得凡火煅炼则飞腾灵变，得人气熏蒸则入骨钻筋，绝阳蚀脑，阴毒之物，无似之者。而大明言其无毒，本经言其久服神仙，甄权言其还丹元母，抱朴子以为长生之药，六朝以下贪生者服食，致成废笃而丧厥躯，不知若干人矣，方士固不足道，本草其可妄言哉！水银但不可服食尔，而其治病之功，不可掩也。"（《本草纲目·卷九·石上》）

此外如"黄连""芫花""泽泻"等，当时也有久服长生的说法，他都一一批评，并细致地分析其不能久服的道理所在。如他辨"锁阳"说：

"锁阳出肃州，按陶九成《辍耕录》云：锁阳生鞑靼田地，野马或与蛟龙遗精入地，久之发起如笋，上丰下俭，鳞甲栉比，筋脉连络，绝类男阳，即由苁蓉之类，或谓里之淫妇就而合之，一得阴气，勃然怒长……时珍疑此自有种类，如肉苁蓉，列当亦未必尽是遗精所生也。"（《本草纲目·卷十二·草之一》）

像这样从实际观察去研究生物，一扫唯心的臆说，最是可贵。

李时珍的《本草纲目》，基本总结了明代以前的药物治疗经验。举凡药物的发明，最初无一不是劳动人民与疾病做斗争中不断的经验积累，李时珍所整理的1892种药物，在每种药之下，都附有前人治验例和他自己的经验，或搜载许多有根据的药方，来证实该药物的疗效。所以在《本草纲目》中，他竟收载了11000多个药方，这样基本上就把明代以前用药物治疗的经验作了一次总结。

第七节　简短的结论

朱元璋建立大明帝国后，经过100多年的恢复和巩固，逐渐走向了政治安定、社会繁荣的道路，尤其以嘉靖一代（1567－1572）号称盛世。又因郑和七下南洋，其中有的船一直到了罗马，不仅中外交通贸易因而频繁，且懂得医药的传教士亦纷纷来到中国，举凡西洋的解剖、生理、病理、治疗、药物等医学知识也就随之传入中国。只是这时的西洋医学知识并不比中国医学高明，所以对中国医学的影响并不大。

明代从明太祖起，便极重视宋儒程朱的理学。而理学的本质，是儒、佛、道的混合物，理学的思想基础，是由唐道士陈抟的无极图、先天图，兼采佛家的"有物先天地，无形本寂寥，能为万象主，不逐四时雕"偈语等的复制和推广，经常所谈的是精、气、神、性、命、阴、阳、动、静等道理。由于这样理学的刺激，明代医家几无一不受到影响，所以这时的医学理论，实逃不出理学思想的束缚，与宋人殊无二致。但医学究竟是实用科学，而不是徒托空谈所能解决问题的，明代医家虽然一面喜谈空洞的理论，而于临床治疗则无一不以辨证论治的方法为指归，因而明代的方剂和药物仍有很大的进步。如周定王（朱橚）的《普济方》，凡 168 卷，1960 论，2175 类，778 法，61739 方，239 图，真是洋洋大观的空前巨制。就是王念西的《六科证治准绳》，亦于理、法、方、药无不兼赅，对证临床功效凿凿。至于李时珍的《本草纲目》，共收集了动物药（包括虫、鳞、介、禽、兽、人等六部）444种、植物药（包括草、谷、菜、果、木等五部）1094 种、矿物药 275 种、日常服食（服器）79 种，共计 1892 种，这是带有总结性的一部药物巨著。

同时亦由于明代的中外交通频繁，梅毒、天花、鼠疫等的流行时有所闻，因而用"汞剂"治疗梅毒，用"人工接种"防治天花等方法，都在这时出现了。

要之，明代医学理论无甚可说，而于治疗医学确有长足的进展。

复习题

1. 西洋医学从明代起已大量传入中国，为什么对中国医学没有什么影响？

2. 明代医学的理论和治疗是一致的吗？

3. 这时期治疗医学的成就怎么样？

4. 李时珍有哪些成就？

第十二章　清朝的医学（1644—1840）

第一节　社会情况和医学变迁

　　女真部落①散居在长白山、黑龙江一带，明朝时将这个地区分做建州、海西、野人三大部，使其互相残杀而势力消散，不能侵扰边境。在明朝中期以后，女真诸部正由渔猎生活渐向农业定居生活转变，农具、衣料、盐米、用器全赖中国输入，明朝自恃经济和武力的优势，对女真侮辱残虐。永乐三年（1405）在辽东开原城南40里设马市，专与女真交易。宁古塔附近的女真以产乌拉草、人参、貂皮最著名，称作三宝，尤其是人参，是明朝贵族们必需的补品，明官每年派军民强入太子河上流的苏子河流域采办人参，一部分充贡品，一部分饱私囊。女真为保护利源，时常与之发生战斗。明官贪利自大，不顾女真人怨愤，依旧恃强夺取，造成无数次的边祸。万历三十七年（1610），熊廷弼停女真互市，两年间人参坏烂十余万斤，参价每两约值银九两，想见平时每年人参交易额多至银数十万或数百万两。女真从中国换得大量铁器，因此农业与武力发展到成立国家的地步。

　　女真中有个叫努儿哈赤的，他经常从山上采人参、松子等运到抚顺市场去出卖。他爱读《三国志》《三国演义》和《水浒传》，接受了汉族的先进文化，做了建州女真首领，然后这一支力量渐渐强大。由于其祖觉昌安、其父塔克世被明

---

　　①　女真族：女真在吉林宁古塔西南三百余里干筑长城，有三姓人争酋长位，忽来一男子，自称天女佛古伦吞朱果所生，姓"爱新觉罗"，名"布库里雍顺"，受天命来做酋长。三姓人惊异，推雍顺为贝勒（部落长）。满洲语称金为"爱新"，族为"觉罗"，大概雍顺夸自己是金朝的后裔，天女的儿子，欺骗土人取得酋长地位。雍顺死后，部众内乱，杀雍顺子孙，幼子范察逃匿荒野，下传数世，明初传至猛哥贴木儿，居赫图阿拉（兴京·辽宁新宾县），受明朱棣官职，称建州左卫指挥。朱瞻基时，猛哥贴木儿被野人女真攻杀，弟凡察携卫印逃入朝鲜，猛哥贴木儿之子充善继承左卫指挥官职，与凡察争卫印，朱祁镇封凡察为右卫指挥，令二人分管本部户口。凡察约有三百余户，充善也许多些。后来充善势盛，兼领建州及右卫，屡寇明边，成东北一强酋。朱见深成化三年，充善入朝，骄慢不恭，归至广宁（辽宁北镇县）驿舍，明杀充善，令充善之子妥罗袭职。妥罗死，侄福满袭职。福满传子觉昌安，觉昌安生子塔克世。朱翊钧万历十一年，明将李成梁攻建州右卫指挥"王杲"（凡察后裔），命觉昌安、塔克世充向导，成梁杀王杲，恐觉昌安父子强盛，并杀二人。塔克世长子努儿哈赤收拾余众，立誓报仇，其子皇太极建立金国（后金），清朝称他为开国创业的太祖。（范文编《中国通史简编》）

将李成梁冤杀了，他立志要报祖仇，发动了对明朝的战争。1621 年，努儿哈赤攻破辽阳和沈阳，占据辽东平原，进逼山海关。1626 年努儿哈赤死了，他的第八子皇太极继承可汗地位，在辽河平原奖励农业生产，军粮的供给有了保证，力量就更加强大，严重地威胁了明朝。1636 年，皇太极建立金朝（后金）的政权，自称皇帝，后来为着怕刺激汉人的回忆和民族感情，防害其对明朝的侵略，才改国号为"清"。1641 年，清军进攻山海关，明朝派洪承畴、吴三桂应战，被清军打败。第二年，洪承畴投降了，做了清朝屠杀抗清人民的刽子手，在清朝统一中国的事业上，起了不小的作用。这时候明朝统治者一方面要抵抗清军的侵入，一方面要镇压全国范围内爆发的农民起义，崩溃的危险已经迫在眉睫。

1643 年，以李自成为首的农民军拥有步兵 40 万，打进潼关，攻破西安；1644 年，渡过黄河向北京进军，终于 4 月 23 日（阴历 3 月 17 日）顺利地打到北京郊外，不到三天工夫北京城就被攻破了。明崇祯皇帝在景山自杀，维持专制统治 276 年的明帝国就从此结束了。李自成进京后，被胜利冲昏了头脑，对于逼近山海关的强大清军进攻的危险缺乏起码的警惕和必要的应战准备。同时镇守山海关的吴三桂听到北京被农民军占领，自己的身家利益受到损害，便扔开国家民族的利益，向自己负责防御的清军屈膝投降，并且引导清军入关攻打农民军。满清统治者得到这个机会，就由摄政王多尔衮与吴三桂联合，向正在举行登基大典的李自成进攻。6 月 4 日（阴历 4 月 30 日）才做 40 天皇帝的李自成就被赶出了北京。

清军占领北京以后，顺治皇帝从沈阳跑来做了全中国的皇帝，定都在北京。以满洲贵族为首的各族封建统治阶级的联合政权就逐渐形成了，中国进入到一个闭关封建经济停滞的时期。

因为满族本身没有文化，满清入主中国后极端重视文化政策的制定和运用，这一点在康熙、雍正、乾隆三朝是超越历史上任何时代的。对拥有高度文化的被征服民族，企图用八旗①武力来镇压，事实证明成效很有限；企图

---

① 八旗：依据满洲旧俗，凡出兵或狩猎，不论人数多寡，各按家族村寨组成队伍，每人出箭一支，十人中择一人为首领，号"牛彔章京"。天命元前二年（万历二十四年）努儿哈赤创立八旗军制，即正黄、正白、正红、正蓝、镶黄、镶白、镶红、镶蓝。每 300 人编一佐领（牛彔章京）；五佐领设一参领（甲喇章京），领 1500 人；五参领设一都统（固山章京），领 4500 人；每一都统下设左右附都统（梅勒章京）。努儿哈赤时代，有满洲佐领 308，蒙古佐领 76，汉军佐领 16，共 400 佐领，凡60000 人——每一佐领编壮丁 150 人。天聪九年，另立蒙古八旗，兵数 16840 人。崇德七年，又立汉军八旗，兵数 24500 人。

用程朱道学昏塞民心，事实也证明收效甚微。要补救八旗武力的逐步腐朽，不得不逐步加强对汉族文化的摧残；要代替程朱道学的虚伪寡用，不得不出力奖励考据学派的发展。

中国的古书是很难读的。一是因为流传下来的古书，都经过千百年的辗转抄录和刻印，遗漏和错误的地方当然很多；二是因为时有伪造古书之人，日子久了就弄得真假难辨；三是因为历代的学者常常根据自己的主观看法为古书作注，甲这样说，乙那样说，使读书的人不知道究竟怎样理解才对。考据学者想解决这些难题，需要比较客观地运用各种材料进行补充和修正，需要分辨真伪斟酌去取，需要用渊博的学识为古书做出比较正确的注解。考据学者们，工作很勤勉、很谨慎，对整理我国古代的文献做出重要的贡献。而考据学在乾隆、嘉庆年间最为盛行，而于医学的影响也很大。如"孙星衍"就是乾嘉间著名的考据学家之一，他很早就写成一篇"释人"的文章，就是解释人体各部分的名称；又于乾隆四十八年（1783）初次考订《神农本草经》，嘉庆四年（1799）又和他的侄儿"孙冯翼"再次校定《神农本草经》。他认为：

"郡县乃后汉时制，疑仲景元化等所记，按薛综注张衡赋引本草经太一禹余粮，一名石脑，生山谷，是古本无郡县名，太平御览引经上云生山谷，或川泽，下云生某山某郡，明生山谷，本经文也，其下郡县，名医所益。……至其经文，或以痒为瘍，创为疮，淡为痰，注为蛀，沙为砂，兔为菟之类，皆由传写之误，据古订正，勿嫌惊俗也。其辨物类，引据诸书，本之毛诗、尔雅、说文、方言、广雅、诸子杂家。"（《神农本草经·序》）

《本草经》经过这位考据家的校订后，一直为医学界所重视。孙氏还校定了《华氏中藏经》，他认为这书是六朝人所伪托。他又从《外台秘要》第十七卷中辑出《素女方》，从《千金翼方》《肘后备急方》辑出"服盐药法"，还校刊了《洗冤录》《千金宝要》等书。因为当时一些儒者认为，读书人固然不必要懂医，而懂得医学道理的当然以读书人最强，所以清代的考据家们多半对医学都有一定的研究。

同时由于西洋医学随着天主教传入中国，并不亚于明代。如从明代来中国的龙华民、艾儒略、毕方济、汤若望、穆尼阁等，都曾在顺治朝一面传教一面传布医学。因而这时有高慨节行的刘继庄、皈依天主教的王宏翰，都能汲取西说，成一家言。继后王清任（1768－1831）受明末金正希、方密之等人接受西说的影响，撰写了《医林改错》，颇负改革解剖生理的众望。后来陈定泰又受到王清任的影响，力访洋医的生理解剖图，而著《医谈传真》。这些都是清代医学受到西洋医学影响的显明例子。

清政府一贯实行闭关政策，严禁外人传教和通商，当时西洋传入的一切科学仍在禁止之例。康熙初年，钦天监学西法的官员曾遭斩首或充军，明史外国传，甚至斥利马窦的《万国全图》为荒渺莫考；士大夫怕得祸，许多都不敢与西洋人往来，甚至不敢看这些书。《人身图说》出版以后，虽然得到一部分人的拥护，但是流行不广，还有一些顽固派从中反对，堵塞了医学发展的道路。可是，中国人民具有高度的认识真理的智能，任凭清政府如何的严厉闭关，禁止西学传入，而许多头脑清晰的知识分子，仍然勇于接受真理，如刘继庄、王宏翰、王清任等，都是一时之选。

以上考据学和西洋医学传入影响中国医学的变迁，是清代医学唯一的特点。

第二节　考据学影响下的医学演变

考据学最基本的方法，是要寻找和提供证据，反对空谈和主观臆断，因此证据不充实或并无实证的空谈和主观臆断，即使是所谓大圣、大贤的著作，都为可疑而加以攻击。但在乾、嘉两朝，学者为考据而考据，其学术完全脱离实际了。

清朝的医学完全与考据学派分不开，其表现得最朴实的，当推喻嘉言（1579－1653）先议“病”后议“药”的主张。当时有些医生只注重方药的讲求，而忽略对病人的观察和对疾病的分析，所以朱丹溪的学说在这时虽然盛行，但一般都注重群方杂聚的《心法》一书，而不注重丹溪的《脉因证治》。有鉴于此，喻嘉言认为：

“欲破此惑，无如议病精详。病经议明，则有是病即有是药。病千变，药亦千变，且勿论造化生心之妙，即某病之以某药为良，某药为劫者，至是始有定名，若不论病，则药之良毒善恶，何从定之哉？可见药性所谓良毒善恶，与病体所谓良毒善恶不同也。而不知者，必欲执药性为去取，何其陋

耶。"(《寓意草》)

并且他据此定出议病式如下：

"某年，某月，某地，某人，年纪若干，形之肥瘦长短若何？色之黑白枯润若何？声之清浊长短若何？人之形志苦乐若何？病始何日？初服何药？次后再服何药？某药稍效？某药不效？时下昼夜孰重？寒热孰多？饮食喜恶多寡？二便滑涩无有？脉之三部九候，何候独异？二十四脉中，何脉独见？何脉兼见？其症或内伤，或外感，或兼内外，或不内外，依经断为何病？其标本先后何在？汗吐下和寒温补泻何施？其药宜用七方中何方？十剂中何剂？五气中何气？五味中何味？以何汤名为加减和合？其效验定于何时？一一详明，务令纤毫不爽，起众信从，允为医门矜式，不必演文可也。"（《寓意草》）

喻嘉言的议病主张，基本是和皖派考据学家（以戴震为代表）"实事求是""无征不信"的精神是一致的。

考据学家（尤其是以戴震为首的皖派）最注重"理"解，也就是条理；条理以据人情作标准，凡不合人情的理，止是些个人意见，一定不是公理。而柯韵伯主张："胸中有万卷书，笔底无半点尘者，始可著书；胸中无半点尘，目中无半点尘者，才许作古书注疏。"柯氏所谓"万卷书"，就是人情的标准，"尘"就是个人的意见，所以他在著《伤寒论注》时说：

"伤寒论一书，经叔和编次，已非仲景之书，仲景之文遗失者多，叔和之文，附会者亦多矣。读是书者，必凝神定志，慧眼静观，逐条细勘，逐句研审；何者为仲景言？何者是叔和笔？其间若脱落，若倒句，与讹字衍文，须一一指破，顿令作者真面目见于语言文字间。且其笔法之纵横，详略不同，或互文以见意，或比类以相形，可因此而悟彼，见微而知著者，须一一提醒，更令作者精神，见于语言文字之外，始可羽翼仲景，注疏伤寒。"（《伤寒论注·自序》）

因而柯氏注《伤寒论》，一反过去随文敷衍、黑白不辨的恶习，而以"证候"为主，把六经诸论各以类从。即某症是某经的主要证候，便分别列属于某经。如桂枝汤证、麻黄汤证都列在"太阳经"；栀子汤证、承气汤证都列在"阳明经"；其有变症化方，如是从桂枝汤证更变加减的，便附在桂枝汤证后面，从麻黄汤证更变加减的，便附在麻黄汤证后面。这样对"证"

论"治"来认识《伤寒论》，没有考据家的实事求是精神，是不会这样做的。后来徐大椿亦同意柯韵伯的意见，认为张仲景作《伤寒论》，基本是"随证立方"，而"病变错杂"，亦"必无循经现症之理""于是不类经而类方"，著成《伤寒类方》一卷。的确，"方"之治病有定，而"病"之变迁无定，知其一定之治，随其病之千变万化而应用不爽。

考据之经学派（汉学），战胜了宋学以后，注重搜集汉儒旧说。凡汉学，不论是非与否都非常珍重，毫无批评一概接受。这一派的学风是好古、信古、博学，徐大椿便是受到这一派学影响较著的代表。徐大椿既承认《难经》是"以灵素之微言奥旨，引端未发者，设为问答之语，俾畅厥义"的好书，但他认为《难经》里有即以经文为释者，有悖经文而为释者，有颠倒经文以为释者，便大为不满而予以反对，于是便用"以经释经"的办法，著成《难经经释》二卷。他说：

"盖经学之不讲久矣，惟知溯流以寻源，源不得则中道而止，未尝从源以及流也。故以难经视难经，则难经自无可议，以内经之义疏视难经，则难经正多疵也。余始也盖尝崇信而佩习之，习之久而渐疑其或非，更习之久而信己之必是，非信己也，信乎难经之必不可违乎内经也。于是本其发难之情，先为申述内经本意，索其条理，随文诠释，既乃别其异同，辨其是否，其间有殊法异议，其说不本于内经，而与内经相发明者，此则别有师承，又不得执内经而议其可否。惟夫遵内经之训而诠解未洽者，则摘而证之于经，非以难经为可訾也，正所以彰难经于天下后世，使知难经之为内经羽翼，其渊源如是也，因名之为经释。难经所以释经，今复以经释难，以难释经而经明，以经释难而难明，此则所谓医之道也，而非术也。其曰秦越人著者，始见于新唐书艺文志，盖不可定，然实两汉以前书云。"（《难经经释·自叙》）

于此可以窥测徐大椿的治学工夫，其与考据经学派是毫无二致的。

考据学的浙东学派，亦即是史学派，是以余姚黄宗羲为代表，学者称为"梨洲先生"。他主张："学者必先穷经，但拘执经术，不切实用，想避做迂儒，必先读史。"受到这一学派影响较著的，当是徐忠可。他认为：

"不习经义，不可以论史，不读史，不可以衡论百家之书。盖治理之变，莫备于史，而其源必出于经，此古今之通义也。张仲景者，医家之周孔也，仲景之《伤寒论》《金匮要略》，医家之六经也。……余著《金匮要略论注》，

正如六经既明，则古今诸史，不期明而自明，谓源流既正，即复泛涉方书，自有朝宗之妙耳。"（《金匮要略论注·序》）

徐氏将仲景《伤寒论》《金匮要略》比做儒家六经，以后方书犹如诸史，史必得要先读经才能应用，要泛涉方书亦必得先学好《伤寒论》《金匮要略》，这样才能触类引申。这与黄梨洲一派话头并无不同处。

喻嘉言、柯韵伯、徐大椿、徐忠可，是乾隆朝以前的代表人物。喻嘉言的重证据反空谈，柯韵伯的据人情辨条理，都犹之于考据皖派；徐大椿的以经释经，很接近以惠栋为首的吴派；徐忠可的穷经究史，与黄梨洲的浙东学派如出一辙。要之，清代医学不能越出考据学派的雷池一步，其结果是以尊经崇古的成分为最多。

第三节　西洋医学影响下的医学动态

明朝末年，新传入的西洋科学使中国文化受到不少的影响。如第一节所述，由于龙华民诸人来中国传教，西方医学继明朝之后仍然不断地流入中国。尤其在康熙朝时，有法教士"巴多明"用满文据《阿尼斯解剖学》，经五年的工夫将全书译成，分写三部。第一部藏北京文渊阁，第二部藏畅春园，第三部藏热河避暑山庄。传说还用汉文译成两部，秘藏未刊。但这时邓玉函的《人身说概》①，经毕拱辰（1572－1644）润色后，却已为一般接受科学知识的人士所欢迎。《人身说概》的内容，已初具运动、肌肉、循环、神经、感觉五个系统，其影响所及，乃成王升（韺沧）的"中西汇通学说"。王升说：

"上古圣人，以不忍人之心，行不忍人之政，著书疗病，意在仁民，不过以天纵之明，推测其理而已，见其生不忍见其死，庖厨尚远，岂忍剖割同类，而为屠剑作俑哉。新莽杜杞忍为此事，而太医之书，画人之图，皆不传于世。后之谈内景者，又不屑询于屠剑之流。若非泰西之书，入于中国，则

---

① 人身说概：据范行准《明季西洋传入之医学》24 页载："毕拱辰……谒汤若望于京毂，言次以西士未译人身一事为憾。若望乃出西洋人身图一帧示之，以其形模精详，剖劂工绝，叹为中土未有。其后若望又以亡友邓玉函人身说概译稿交之。拱辰嫌其笔俚，因润色之，十六年（1643）拱辰驰书蓟门，索若望译人身全书云：未就绪，先梓其概，即玉函人身说概也，遂授梓人，书乃传世。"

脏腑真形，虽饮上池水者，亦未曾洞见也。"（《重庆堂随笔·卷下》）

王升指出古人所说脏腑形象，总是出于意测的成分占多数，因而不很可靠，惟有泰西医书所记的脏腑是从剖割得来，比较逼真，实大有助于医学的研究。不由他佩服得说出"虽饮上池水者，亦未曾洞见"的话来。后来王清任（1768－1831）认为"治病不明脏腑，何异于盲子夜行"！这时他虽然可能看到《人身说概》，但他还不能完全相信单纯的文字记载，便历42年之久，屡次亲自到野冢或刑场去观察尸体的脏器，根据这些实验，并参证了兽畜的脏器，又经过殷勤访问，终于在1830年著成《医林改错》一书。

《医林改错》的内容约有下列的改正和发现：①肺下无透窍，亦无行气的二十四孔；②隔膜以上仅止心肺，其余皆隔膜以下物，而膈膜为上下界物；③肝四叶，胆附于肝右边第二叶；④肝大面向上，后连于脊；⑤总提俗名胰子，其体长于贲门之右，幽门之左；⑥胰管及胆管的发现，他说"幽门之左寸许，另有一门，名曰津门，上有一管，名曰津管"，但是颇嫌其与肠系膜的动脉相混；⑦视神经的发现，他说"两目系如线，长于脑，所见之物归于脑"；⑧胃在腹是平铺卧长（横于腹），上口向脊，下口向右，底向腹。又王清任说：

"卫总管，体厚形粗，长在脊骨之前，与脊骨相连，散布头面四肢，近筋骨长；荣总管体薄形细，长于卫总管之前，与卫总管相连，散布头面四肢，近皮肉长。又图解云：卫总管，即气管，俗名腰管，有十一管，通脊骨，其下两管通肾，再下有左右两管，通两腿。"

这说明人体动静脉的位置和分布颇为清晰。所歉然的是以卫总管为气管，而没有发现它和心脏的关系。或者是由犬食或刑杀以后，静脉壁薄而少弹力，还贮有血液，易于辨识，而动脉壁厚，富于弹力性，人死后贮血量便大为减少，不易辨识的缘故。

王氏虽未能尽改古人之错，但他敢于疑古，而有创造的精神。同时观察的能力亦极精审，倘能给以刑犯尸体当场割剖胸腹，其发现正未可限量，可惜只限于脏腑不全的弃儿，以致不能尽正前人之非，至为可惜。

王清任之所以有此成就，是和传入的西洋医学分不开的。据范行准氏说：

"余尝疑，清任之奋兴访验脏腑真相，由金声知识记忆在脑一语所引起，故改错记述脑髓说尤称卓拔。王清任因考验脏腑生理，自少壮逮于黄发，栖迟秽地刑场，与夫访问秋官，终成不朽之业，虽云受西学影响而得之何害。"

（《明季西洋传入医学·卷一》）

王清任的《医林改错》问世以后，医界大为影响，而新会陈定泰尤竭力拥护，据范氏撰陈定泰传说：

"陈定泰……获见王清任医林改错，乃慨然有访真经络之志，友人胡琴川云：非求西洋医不可，属访琴川之友梁璘山，以璘山会见洋医剖割也。璘山又偕定泰访洋医，洋医出其图本相示，见其书厚约二寸，图有数百，自皮肉之毛，以至筋骨之体，自脏腑之大，以及经络之细，层层绘图，精工异常，饱玩十余遍，始知经络脏腑之真也。乃以洋图之绘，考证清任之说，及古传脏腑经络图，而真伪判然，遂成'医谈传真'二卷……然则中医接受第二次传入之西洋医学，当权舆于定泰之书，惟其说实多据清任也。"（《明季西洋传入医学·卷一》）

在康熙朝时，华亭王宏翰尤为笃性西学，他于 1722 年著的《医学原始》一书，侈谈元神、元质等说，就是根据西洋教士艾儒略的《性学觕述》[①] 而来的。

论理，西洋医学传入中国以后，又有毕拱辰、王升、王宏翰、王清任、陈定泰等不断地吸收，中国医学于此应该大大向前推进一步。无如这时又有陆懋修、俞正燮等人见义不移的顽固分子，从中阻挠。如陆懋修反对王清任说：

"是教人于嶙骼堆中，杀人场上学医道矣。试思人之已死，瘫者瘫也，倒者倒矣，气已断，何由知是气门？水已走，何由知是水道？犬食之尸，刑余之人，何由知其件数之多寡？心肝肺一把抓在手中，何由知其部位之高低？彼纵能就死尸之身首一一检之，势不能再剥活人之皮肉一一比之。"（《世补斋医书·前集·卷十》）

嘉庆间的俞正燮强调中西人的脏腑不同，来反对西洋的解剖生理学说。他说：

"今求其指归，则中土人肺六叶，彼土四叶；中土人肝七叶，彼土三叶；中土人心七窍，彼土四窍；中土人丸二，彼土丸四；中土人肠二，彼土肠六；中土人肝生左，肺生右，肝系在心系左，彼土心系在肝系左；中土人心带五系，彼土心有大耳二，小耳十一，则所谓四窍者，又有二大孔，十一小孔。"

---

① 性学觕述：见十一章第二节。

（《癸巳类稿》）

像俞正燮这样牛头不对马嘴的妄诞，真是阻碍学术进步的魁首，所以王士雄便义正词严地起来反驳。他说：

"俞理初熟于内经，因未见改错，过信古书，遂谓中外禀质不同，生源亦异，噫！此何异俗吏做案，以合例哉？且云因脏腑不同，故立教不同，夫泰西之教虽不同于中国，而彰善瘅恶，未尝不同，盖立教不同者，何必脏腑不同邪？孔孟杨墨并生中国，而立教不同者，非有形之脏腑不同，乃无形之性道不同也。推之舜象惠跖生于一本，而圣狂迥别者，岂脏腑之不同乎？世斥谬妄者曰，此人别有肺肠，非言其肺肠之形不同也，亦言其无形之心术不端，以致气质偏庞，而志向乖僻也，想俞氏误解此言，故有此论。"（《重庆堂随笔·卷下》）

使清代医人都如王士雄这样明达，中国医学的解剖生理等知识，必不致如今日之落后了。

第四节　温热家争论的评价

金元以前，别无温热病专书，只言"伤寒"。而伤寒包括中风、伤寒、湿温、热病、温病几种热性病的内容，所以《素问·热论》中说："夫热病皆伤寒之类。"《难经》中说："伤寒有五，有中风、有伤寒、有湿温、有热病、有温病，其所苦各不同。"《伤寒论》中说："太阳病发热而渴，不恶寒者，为温病。"这说明，在中医学的概念中，温热病原是隶属于伤寒的。从元代王安道提出仲景但论伤寒，河间始知温热；秦皇士说"仲景冬月北方之麻黄、桂枝汤，妄治春夏秋三时南方之人，以致热病误用温热，变症百出"（《伤寒大白》）以后，于是"南人无伤寒"的说法，便成了普通医人的口头禅。而杨栗山亦提出"不可用伤寒方治温病"的主张（《伤寒瘟疫条辨眉批》）时（乾隆四十七年甲辰，1784年），所谓叶天士的"温热论"出现了。温热与伤寒的对立，"温热"要跳出"伤寒"圈子的呼声，亦从此甚嚣尘上，而成为中国医学史上不可协调的两个派别。

温热家内部的派别亦很多，而最流行的有两派。一派主张"伏气"说，即以《内经》"冬伤于寒，春必温病""冬不藏精，春必病温"为根据，谓前者是寒毒藏于肌肤，感春月之温气而发；后者是邪入阴脏，及至春月，地气上升，吸引肾邪而发，这一派以喻嘉言为代表。另一派主张"新感"说，提出"温邪上受，首先犯肺，逆传心包"的纲领，认为寒热温凉四时之气不同，冬有即时发病之伤寒，春有即时发病的伤温，夏有即时发病的伤暑，这一派以叶天士、吴鞠通为代表。伏气派，惯用"麻""附""细辛"等峻药，一般人拿不稳，望而生畏，不很流行；而新感派惯用"桑叶""银花""豆卷""连翘"等淡薄之剂，一般认为平稳，因而和之者众，风行一时。

其实，《素问》中既有"热病者，皆伤寒之类也"的说法，又认为"人之伤于寒也，则为病热"，又说"人伤于寒……寒甚则生热也"，还说"凡病伤寒而成温者，先夏至日为病温，后夏至日为病暑"。可见《内经》认为"温病"无非是"伤寒"的内容之一，从张仲景的《伤寒论》中便可以得到明白的解释。他说："太阳病发热汗出、恶风、脉缓者，名为中风。""太阳病，或已发热，或未发热，必恶寒，体痛呕逆，脉阴阳俱紧者，名曰伤寒。""太阳病，发热而渴，不恶寒者，为温病。""太阳中热者，暍是也。"可见《伤寒论》也认为，"伤寒"是包括了多种多样热性病的总称，温病亦占其中之一。所以柯韵伯说：阳明为成温之薮。程郊倩说：温病虽异伤寒，然热虽甚不死，以其病为伤寒中所传之病。陆九芝说：病之始自阳明者为温，即始自太阳而传入阳明者亦为温，是故太阳病发热而渴不恶寒者为温病。以此说明，伤寒、温病，只是病同而症不同的区别，同为流行性发热病，一个是发热、恶寒，一个是发热、不恶寒而渴，前者是伤寒，后者是温病，只此而已。近人陆渊雷说：

"晋唐以前，凡流行发热之病，皆谓之伤寒，其范围至广。故《内经》言热病皆伤寒之类；《难经》言伤寒有五，有中风、伤寒、湿温、热病、温病；仲景自序，称《伤寒卒病论集》。卒病者，卒然而病，犹西医所谓急性病矣。故伤寒论所集，不限于脉紧无汗之麻黄症，亦不限于杆菌为厉之肠窒扶斯。论中阳明病即赅括温热；少阳病亦赅括疟疾；他若小青龙证，赅括大叶肺炎及其类似之病；理中汤证，赅括慢性及结核性肠炎；而急性传染病之前驱症，亦即伤寒太阳病也。由是言之，凡哆口谈温热，欲与伤寒对峙者，皆谬妄弗可从。"（《清代名医医案精华·序》）

陆氏之论颇平允，可以息清代伤寒、温病之争，不仅理论如此，即治疗

亦不例外。如近人谢利恒氏说:

"至朴庄外孙陆九芝乃大畅其谈,谓温热伤寒方论,实皆在伤寒论中。病之中于太阳者,为伤寒,治用辛温;入于阳明为温热,治用辛凉;太阳病之失于温散,内传而成温热者治同。仲景书中,本以麻桂治风寒,葛根芩连治温热也。至疫则有寒有热,各当随症施治,又不当与温热混。《世补斋医书》反覆此旨,不啻至再至三,又以阳明为温热之薮,特著伤寒论阳明病释一卷,以发挥之。"(《中国医学源流论》)

的确,陆九芝在接受西洋科学方面,是顽固的、保守的,独于伤寒、温病之争,他是比较客观而公正的。中国医学的主要精神并不是在伤寒和温热名义上的争执,而是在审证用药的精当,能如此,伤寒家固能治温热病,温热家又何尝不能治伤寒,若长久地斤斤于字义的争执,不仅缴绕无理,亦为医学进步的一大障碍。

第五节　修纂医书的巨大工程

清政府的文化政策,也就是怀柔政策,尤其是康熙(玄烨)亲政以后,知道残杀的效果不如诱导来得大,因此他创立了不少文化上的怀柔政策。如优礼文士、提倡理学、编修书籍、禁毁淫书等等。康熙自身求学亦非常勤勉,从五岁读书,到老不休,上自天文、地理、历算、诗文、音乐、法律、战术,下至骑射、书法、医药,甚至蒙古、西域、拉丁文书字母也无不精熟,确是自古少见的博学者,终于博得群臣的敬服。1723 年至 1734 年间,康熙敕陈梦雷等编的《古今图书集成》一万卷,其中医药书便有 250 卷,共分 140 门,把中国 18 世纪以前的医药文献搜罗无遗。到了乾隆朝,1740 年至 1742 年间,敕吴谦等纂修《医宗金鉴》90 卷,卷帙虽不大,在当时却是初学入门的一部好书,所以一直沿用 200 年不衰。

在乾隆时代,考据学派已达全盛的境界,朝廷从来崇尚的理学渐次失去收复人心的效用。所谓考据学派,虽然在学术上做出了贡献,但脱离现实社会极远,专力论证上古三代的训诂名物,在文字狱盛行时代,确是士大夫明哲保身避嫌免祸的良法。乾隆皇帝(弘历)利用这种学术界的新潮流,索性设立四库(经、史、子、集)全书馆,收罗海内著名考据专家,如纪昀、陆锡熊、朱筠、翁方纲、王念孙等参与校纂，终于在 1772 年至 1790 年之间修成《四库全书》。这一空前庞大的历史文献丛书，包括：著录书（审查合格正式入库的著作）3457 部，790170 卷；存目书（审查不合格的著作，仅附见书名和内容概略）6766 部，93556 卷。其中医药书籍有 191 部（著录书 97 部，存目书 94 部），共 2529 卷（著录书 1815 卷，存目书 714 卷），又有附录存目书 6 部，25 卷。全书（包括著存）时代比例：晋代的 2 部，南齐 1 部，隋 1 部，唐代 5 部，宋金 46 部，元代 19 部，明代 71 部，清初 46 部。从册数、页数看著录书的确量：计 1312 册，81963 页。兹将其著录书及存目书的总目表列如次：

时代	书名	卷数	选本	著存	著者
晋	针灸甲乙经	8 卷	两淮盐政采进本	著录	皇甫谧
	肘后备急方	8 卷	浙江范懋柱家天一阁藏本	著录	葛洪
南齐	褚氏遗书	1 卷	浙江范懋柱家天一阁藏本	著录	褚澄
隋	巢氏诸病源候论	50 卷	浙江巡抚采进本	著录	巢元方
唐	黄帝内经素问	24 卷	内府藏本	著录	王冰（注）
	备急千金要方	93 卷	两淮马裕家藏本	著录	孙思邈
	银海精微	2 卷	内府藏本	著录	孙思邈
	外台秘要	40 卷	通行本	著录	王焘
	杜天师了证歌	1 卷	浙江巡抚采进本	存目	杜光庭
宋	灵枢经	12 卷	大理寺卿陆锡熊家藏本	著录	不详
	颅囟经	2 卷	永乐大典（明）本	著录	不详
	铜人针灸经	7 卷	浙江范懋柱家天一阁藏本	著录	不详
	西方子明堂灸经	8 卷	浙江范懋柱家天一阁藏本	著录	西方子
	博济方	5 卷	永乐大典本	著录	王衮
	苏沈良方拾遗	8 卷	永乐大典本	著录	沈括
	寿亲养老新书	4 卷	浙江汪启淑家藏本	著录	陈直
	脚气治法总要	1 卷	永乐大典本	著录	董汲
	旅舍备要方	2 卷	永乐大典本	著录	董汲
	素问入式运气论奥 附黄帝内经素问遗篇	1 卷 附 1 卷	两江总督采进本	著录	刘温舒
	伤寒微旨论	2 卷	永乐大典本	著录	韩祗和
	伤寒总病论 附音讯修治药法	6 卷 附 2 卷	大学士于敏中家藏本	著录	庞安时
	经史证类大观本草	30 卷	两淮江广达家藏本	著录	唐慎微
	济世全生指迷方	4 卷	永乐大典本	著录	王贶

时代	书名	卷数	选本	著存	著者
宋	小儿卫生总微论方	20卷	大学士英廉家藏本	著录	不详
	类证普济本事方	10卷	浙江巡抚采进本	著录	许叔微
	太平惠民和剂局方 附指南总论	10卷 附3卷	两淮盐政采进本	著录	陈师文
	卫生十全方 附夏子益奇疾方	3卷 附1卷	永乐大典本	著录	夏德
	传信适用方	2卷	两淮盐政采进本	著录	吴彦夔
	卫济宝书	2卷	永乐大典本	著录	东轩居士
	医说	10卷	浙江巡抚采进本	著录	张杲
	针灸资生经	7卷	两淮盐政采进本	著录	王执中
	妇人大全良方	24卷	大学士英廉家藏本	著录	陈自明
	太医局诸科程文	9卷	永乐大典本	著录	太医局
	三因极一病证方论	18卷	大学士英廉家藏本	著录	陈言
	产育宝庆方	2卷	永乐大典本	著录	李师圣
	集验背疽方	1卷	永乐大典本	著录	李迅
	严氏济生方	8卷	永乐大典本	著录	严用和
	产宝诸方	1卷	永乐大典本	著录	不详
	仁斋直指医书四种 附伤寒类书活人总括	26卷 附7卷	浙江巡抚采进本	著录	杨士瀛
	急救仙方	6卷	永乐大典本	著录	不详
	疮疡经验全书	13卷	浙江巡抚采进本	存目	窦汉卿
	大本琼瑶发明神书	12卷	浙江郑大节家藏本	存目	刘真人
	崔真人脉诀	1卷	浙江巡抚采进本	存目	紫虚真人
金	素问元机原病式	1卷	通行本	著录	刘完素
	宣明方论	15卷	通行本	著录	刘完素
	伤寒直格 伤寒标本心法类萃	3卷 2卷	通行本	著录	刘完素
	素问病机气宜保命集	3卷	两淮盐政采进本	著录	刘完素
	儒门事亲	15卷	大学士英廉家藏本	著录	张从正
	内外伤辨惑论	3卷	江苏巡抚采进本	著录	李杲
	脾胃论	3卷	江苏巡抚采进本	著录	李杲
	兰室秘藏	3卷	江苏巡抚采进本	著录	李杲
	注解伤寒论 附伤寒明理论、方论	10卷 附4卷	内府藏本	著录	成无己

时代	书名	卷数	选本	著存	著者
金	珍珠囊指掌补遗药性赋	4 卷	侍郎金简购进本	存目	李杲
	伤寒心镜	1 卷	通行本	存目	常德
	伤寒心要	1 卷	通行本	存目	镏洪
元	医垒元戎	12 卷	兵部侍郎纪昀家藏本	著录	王好古
	此事难知	2 卷	江苏巡抚采进本	著录	王好古
	汤液本草	3 卷	江苏巡抚采进本	著录	王好古
	瑞竹堂经验方	5 卷	永乐大典本	著录	沙图穆苏
	世医得效方	20 卷	两淮盐政采进本	著录	危亦林
	格致余论	1 卷	江苏巡抚采进本	著录	朱震亨
	局方发挥	1 卷	江苏巡抚采进本	著录	朱震亨
	金匮钩玄	3 卷	江苏巡抚采进本	著录	朱震亨
	扁鹊神应针灸玉龙经	1 卷	浙江范懋柱家天一阁藏本	著录	王国瑞
	外科精义	2 卷	江苏巡抚采进本	著录	齐德之
	脉诀刊误集解 附录	2 卷 附2 卷	两淮盐政采进本	著录	戴起宗
	难经本义	2 卷	两淮盐政采进本	著录	滑伯仁
	医经溯洄集	2 卷	浙江汪启淑家藏本	著录	王履
	东垣十书	20 卷	江苏巡抚采进本	存目	李杲
	子午流注针经	1 卷	永乐大典本	存目	何若愚
	如宜方	2 卷	浙江巡抚采进本	存目	艾元英
	泰定养生主论	16 卷	两淮盐政采进本	存目	王中阳
	南北经验医方大成钞	10 卷	两淮盐政采进本	存目	孙允贤
	刘河间伤寒医鉴	1 卷	通行本	存目	马宗素
明	普济方	426 卷	浙江范懋柱家天一阁藏本	著录	王棣
	推求师意	2 卷	浙江巡抚采进本	著录	戴原礼
	玉机微义	50 卷	两淮盐政采进本	著录	徐用诚
	仁端录	16 卷	浙江巡抚采进本	著录	徐谦
	薛氏医案二十四种	78 卷	通行本	著录	薛己
	针灸问对	3 卷	两淮盐政采进本	著录	汪机
	外科理例 附方	7 卷 附1 卷	两淮盐政采进本	著录	汪机
	石山医案 附案	2 卷 附1 卷	两淮盐政采进本	著录	汪机
	名医类案	12 卷	通行本	著录	江瓘
	赤水玄珠	30 卷	浙江巡抚采进本	著录	孙一奎

时代	书名	卷数	选本	著存	著者
明	医旨绪余	2卷	浙江巡抚采进本	著录	孙一奎
	六科证治准绳	120卷	通行本	著录	王肯堂
	本草纲目	52卷	大学士于敏中家藏本	著录	李时珍
	奇经八脉考	1卷	大学士于敏中家藏本	著录	李时珍
	濒湖脉学	1卷	大学士于敏中家藏本	著录	李时珍
	伤寒论条辨附本草钞或问痉书	8卷附3卷	内府藏书	著录	方有执
	先醒斋医学广笔记	4卷	户部尚书王际华家藏本	著录	缪希雍
	本草经疏	30卷	浙江巡抚采进本	著录	缪希雍
	类经	32卷	内府藏本	著录	张介宾
	景岳全书	64卷	通行本	著录	张介宾
	春生妙术瘟疫论附补遗	2卷附1卷	通行本	著录	吴有性
	痎疟论疏	1卷	浙江巡抚采进本	著录	卢之颐
	本草乘雅半偈	10卷	浙江巡抚采进本	著录	卢之颐
	杂病治例	1卷	浙江范懋柱家天一阁藏本	存目	刘纯
	伤寒治例	1卷	通行本	存目	刘纯
	医方选要	10卷	两淮盐政采进本	存目	周文采
	袖珍小儿方	10卷	浙江范懋柱家天一阁藏本	存目	徐用宣
	安老怀幼书	4卷	浙江朱彝尊家曝书亭藏本	存目	刘宇
	医学管见	1卷	通行本	存目	何瑭
	保婴撮要	8卷	浙江巡抚采进本	存目	薛铠
	神应经	1卷	浙江朱彝尊家曝书亭藏本	存目	陈会
	医开	7卷	浙江范懋柱家天一阁藏本	存目	王世相
	医史	10卷	浙江范懋柱家天一阁藏本	存目	李濂
	药镜	4卷	浙江巡抚采进本	存目	蒋仪
	医学正传	8卷	浙江范懋柱家天一阁藏本	存目	虞抟
	卫生集	4卷	两淮盐政采进本	存目	周宏
	万氏家抄济世良方	6卷	浙江巡抚采进本	存目	万表
	摄生众妙方	11卷	两淮盐政采进本	存目	张时彻
	急救良方	2卷	两淮盐政采进本	存目	张时彻
	加减灵秘十八方	1卷	浙江巡抚采进本	存目	胡嗣廉
	心印绀珠经	2卷	两淮盐政采进本	存目	李汤卿
	运气易览	3卷	两淮盐政采进本	存目	汪机

时代	书名	卷数	选本	著存	著者
明	痘治理辨 附方	1卷 附1卷	两淮盐政采进本	存目	汪机
	养生类要	2卷	两淮盐政采进本	存目	吴正伦
	志斋医论	2卷	浙江范懋柱家天一阁藏本	存目	高士
	经验济世良方	11卷	通行本	存目	陈仕贤
	丹溪心法附余	24卷	内府藏本	存目	方广
	避水集验要方	4卷	浙江巡抚采进本	存目	董炳
	上池杂说	1卷	编修程晋芳家藏本	存目	冯时可
	伤寒指掌	14卷	浙江巡抚采进本	存目	皇甫中
	针灸大成	10卷	内府藏书	存目	杨继洲
	医学六要	19卷	浙江巡抚采进本	存目	张三锡
	颐生微论	4卷	浙江巡抚采进本	存目	李中梓
	雷公炮制药性赋解	6卷	通行本	存目	李中梓
	鲁府禁方	4卷	两淮盐政采进本	存目	龚廷贤
	普门医品　附补遗	48卷 附4卷	浙江巡抚采进本	存目	王化贞
	孙氏医案	5卷	浙江巡抚采进本	存目	孙泰来
	刘河间医学六书	27卷	通行本	存目	刘完素
	折肱漫录	6卷	两淮盐政采进本	存目	黄承昊
	运气定论	1卷	浙江巡抚采进本	存目	董说
	针灸聚英	4卷	两淮盐政采进本	存目	高武
	针灸节要	3卷	两淮盐政采进本	存目	高武
	简明医彀	8卷	内府藏本	存目	孙志宏
	金镳秘论	12卷	两淮盐政采进本	存目	李药师
	扁鹊指归图	1卷	两淮盐政采进本	存目	不详
	素问运气图括定局立成	1卷	两淮盐政采进本	存目	熊宗立
	素问补抄	12卷	浙江巡抚采进本	存目	丁瓒
	续素问抄	9卷	两淮盐政采进本	存目	汪机
	黄帝内经素问注证发微	9卷	浙江巡抚采进本	存目	马莳
	图注难经	8卷	浙江巡抚采进本	存目	张世贤
	图注脉诀辨真 附方	4卷 附1卷	浙江巡抚采进本	存目	张世贤
清	御纂医宗金鉴	90卷		著录	吴谦等
	尚论篇	8卷	通行本	著录	喻昌

任启林 医学全集

时代	书名	卷数	选本	著存	著者
清	医门法律 附寓意草	12 卷 附 4 卷	江西巡抚采进本	著录	喻昌
	伤寒舌鉴	1 卷	浙江巡抚采进本	著录	张登
	伤寒兼证析义	1 卷	浙江巡抚采进本	著录	张倬
	金匮要略论注	24 卷	通行本	著录	徐彬
	绛雪园古方选注 附得宜本草	3 卷 附 1 卷	浙江巡抚采进本	著录	王子接
	续名医类案	60 卷	编修邵晋涵家藏本	著录	魏之琇
	神农本草经百种录	1 卷	江苏巡抚采进本	著录	徐大椿
	兰台轨范	8 卷	江苏巡抚采进本	著录	徐大椿
	伤寒类方	1 卷	江苏巡抚采进本	著录	徐大椿
	医学源流论	2 卷	江苏巡抚采进本	著录	徐大椿
	圣济总录纂要	2 卷	浙江巡抚采进本	著录	程林
	证治大还	43 卷	浙江巡抚采进本	存目	陈治
	马师津梁	8 卷	浙江巡抚采进本	存目	马元仪
	张氏医通	16 卷	浙江巡抚采进本	存目	张璐
	伤寒缵论 伤寒绪论	2 卷 2 卷	浙江巡抚采进本	存目	张璐
	本经逢原	4 卷	浙江巡抚采进本	存目	张璐
	石顽老人诊宗三昧	1 卷	浙江巡抚采进本	存目	张璐
	石室秘录	6 卷	大学士英廉购进本	存目	陈士铎
	李氏医鉴续补	10 卷 附 2 卷	内府藏本	存目	李文来
	医学会纂	8 卷	安徽巡抚采进本	存目	晚香氏
	济阴纲目	14 卷	大学士英廉家藏本	存目	武之望
	保生碎事	1 卷	大学士英廉家藏本	存目	汪淇
	释骨	1 卷	浙江巡抚采进本	存目	沈彤
	医学求真录总论	5 卷	江西巡抚采进本	存目	黄宫绣
	成方切用	14 卷	浙江巡抚采进本	存目	吴仪洛
	伤寒分经	10 卷	浙江巡抚采进本	存目	吴仪洛
	医贯砭	2 卷	江苏巡抚采进本	存目	徐大椿
	临证指南医案	10 卷	浙江巡抚采进本	存目	叶桂
	伤寒得心录	1 卷	兵部侍郎纪昀家藏本	存目	李文渊
	伤寒论条辨续注	10 卷	大学士英廉购进本	存目	郑重光

时代	书名	卷数	选本	著存	著者
清	医津一筏	1 卷	通行本	存目	江之兰
	四圣心源	10 卷	编修周永年家藏本	存目	黄元御
	四圣悬枢	4 卷	编修周永年家藏本	存目	黄元御
	素灵微蕴	4 卷	编修周永年家藏本	存目	黄元御
	玉楸药解	4 卷	编修周永年家藏本	存目	黄元御
	脉因证治	8 卷	浙江巡抚采进本	存目	不详
	素问悬解	13 卷	编修周永年家藏本	存目	黄元御
	灵枢悬解	9 卷	编修周永年家藏本	存目	黄元御
	难经悬解	2 卷	编修周永年家藏本	存目	黄元御
	伤寒悬解	15 卷	编修周永年家藏本	存目	黄元御
	金匮悬解	22 卷	编修周永年家藏本	存目	黄元御
	伤寒说意	11 卷	编修周永年家藏本	存目	黄元御
	长沙药解	4 卷	编修周永年家藏本	存目	黄元御
	难经经释	2 卷	江苏巡抚采进本	存目	徐大椿

附录

唐	水牛经	3 卷	永乐大典本	存目	造父
宋	安骥集	3 卷	永乐大典本	存目	不详
明	类方马经	6 卷	两江总督采进本	存目	不详
明	司牧马经痊骥通元论	6 卷	浙江范懋柱家天一阁藏本	存目	卞管勾
明	疗马集 附录	4 卷附 1 卷	内府藏本	存目	喻仁、喻杰
明	痊骥集	2 卷		存目	不详

第六节 简短的结论

清朝政府统治文化的手段非常毒辣，办法非常严密，在康熙、雍正、乾隆年间的"文字狱"①，使清初盛行的民族思想和民主思想受到很大的摧残，一般学者就走上整理古书的道路，而成就了"考据学"。所以乾隆、嘉庆年间考据学最盛。

考据学盛行，给满族在民族斗争中一个喘息的机会。弘历知道这只是暂时的机会，防范仍不敢宽纵。四库书馆总纂官纪昀曾说：江南财力困疲，应该想些救济的办法。弘历大怒叱骂道：朕看你文学还好，叫你管四库书馆，不过养一个戏子罢了，你怎敢大胆妄谈国事。这迫使读书人不谈国事，这是清朝文化政策的一贯精神。

清政府既利用"考据"的文化政策来统治汉人，医学当然不能例外，其影响所及有两方面。素朴的方面，以喻嘉言、柯韵伯、徐大椿、徐忠可等为代表，主张精详议病，还要详细记载病历，再审慎处方；而读古人的书，尤贵逐条细勘，逐句研审，务必指出其讹字衍文、脱落倒句，才能获得作者的真面目，一反随文敷衍、黑白不辨的恶习，与其以意释经吾宁以经释经，与其循经论症吾宁随证立方。拘泥的方面，以杨栗山、叶天士、吴鞠通等为代表，斤斤于伤寒、温病字义之争执，说理论症多凭主观的穿凿曲解，割裂张仲景《伤寒论》辨证论治精神，而侈谈跳出伤寒圈子外另树一帜，徒滋缴绕。

至清政府采用的闭关政策，其目的并不是防止资本主义势力侵入中国，

---

① 文字狱：清朝的怀柔政策，并不能掩盖它的残酷性。如归安（浙江吴兴县）富人庄廷鑨撰明史，中多指斥清人语；革职归安知县吴之荣谋起复官职，康熙二年，之荣到刑部告发，其时廷鑨已死，清廷令剖棺戮尸，廷鑨弟廷钺及作序人、参校人、买书人、卖书人、刻字人、地方官（止有将军松魁一人免死）一律处斩，家属男子十六岁以上同死，妻女发极边作奴，先后凡杀 70 余人。康熙五十年，发觉翰林院编修戴名世《南山集》，记载明末桂王由榔事。刑部奏上判决文：戴名世凌迟处死，方孝标（著《滇黔纪闻》，戴名世采入《南山集》）开棺剉尸；戴方两族男女及作序刻印人，处死刑、流刑凡数百人。玄烨假意宽大，改判戴名世从宽处斩免凌迟，方氏族人发黑龙江充军。又如雍正时代的汪景祺狱、钱名世狱、查嗣庭狱、谢济世狱、陆生枏狱、徐骏狱、吕留良曾静狱等，都是清代有名的文字狱。

卷四 中国医学史研究

中国医学史略

危害国计民生，而是防止南洋华侨强烈的反满思想传到国内①，以及明朝遗民得到外援，动摇其统治。因而西洋传入的医学等科学知识，清政府亦毫不例外地一例禁止。但禁止愈严，而具有认识真理的知识分子更勇于接受，如王升、王宏翰、王清任、陈定泰等，都吸收不少的西洋解剖生理知识，且有其一定的成就。

医书的编修工作，清代是做出了巨大的成绩的。但这个成绩的获得，并不等于清政府重视中国医药文化，而仅是他们的文化统治政策的一种副产品罢了。

复习题

1. 清代的考据学为什么盛行，它对中国医学有什么影响？

2. 清代的闭关政策是防止帝国主义的侵略吗？西洋医学流入中国后，中国医学反映出来的情况怎么样？

3. 温热家与伤寒派的争论有必要吗？

4. 清政府编修不少的医药书籍，这是因为重视中国医药文化吗？

第十三章　鸦片战争以后的医学大变革（1840—1949）

第一节　社会诸矛盾及其意识形态

社会发展到清代道光以后，旧社会的生产方式已在崩溃的过程中，而新的生产力却未曾长成，这不仅反映社会生产的中落，而且反映了社会内部矛盾的深化。加以世界资本主义不断地向中国袭击，愈陷中国于穷困的深渊和矛盾的境地。中国手工业和家庭副业立见解体，引起大量的农民和手工业者

---

① 1646年唐王被杀以后，郑成功用厦门、金门两岛做根据地，起兵继续坚持抗清。和推戴唐王同时，浙江方面推戴鲁王做领袖，称为"监国"。1646年清军占领浙江以后，张名振、张煌言用鲁王的名义号召人民，和郑成功互相呼应。郑成功从江南退到厦门以后，清政府勒令住在东南沿海的人民一律移到离海30里的界限以内，界限以外的房屋全部烧毁，城堡全部拆除，商船民船不准下海，违反禁令的处死。清朝政府企图用这样横暴残酷的海禁来隔绝大陆上的人民和海外坚持抗清的联系。

之失业，呈现着中国封建性农村之悲惨的画图。

世界资本主义的袭击，以英国为先锋队，而英国对华商品的输入，又以鸦片烟为大宗①。由于大量鸦片的输入，必然换得大量货币的输出②，加深了中国社会的危机。满清政府为着挽救这个危机而不得不下鸦片烟输入的禁令，这便招引了英国资本家深深的不满，他们于1839年遂以武装炮舰的轰击来破坏中国的禁烟措施。

另一方面，中国的农民和手工业者，在受着资本主义经济的袭来而促其加速生产之解体的过程中，还不断地从旧的生产的基础支持其顽强地抵抗。农民的抵抗情绪，从太平天国的"反鬼子"这一点上充分表现出来。手工业者的反抗情绪，从道光时代居住在广州的"伯特·阿鲍"的口中充分流露出来③。在这种背景下便构成中国农民和手工业者之强烈的反英运动，尤其是广东，自然会产生第一次丧失满清政府威信的鸦片战争。鸦片战争的结果，落后的封建主义的中国，便不能不屈服于英国资本主义之前，而缔结出卖民族利益的"南京条约"④。

经过此次事变后，中国的地主阶级便完全在资本主义面前屈服，开始排演中国之半殖民地⑤的日程。而原来的中国市民阶级商业资本，从而便走上了买办资本的前途，而作为资本主义国家的附庸，充任其宰割中国的

---

① 清朝初年，每年输入中国的鸦片不过200箱左右（每箱100斤）；从1730年到1816年，增加到平均每年4000多箱；1820年，英国偷运来华的鸦片已达5000箱以上。1821年到1827年是所谓"零丁洋偷贩时期"，平均每年输入的鸦片有9000箱以上；以后逐年增加，1835年到1839年，平均每年输入超过35000箱。这些数字还不包括美国商人和葡萄牙商人的私贩鸦片在内。

② 到了鸦片大量输入的时候，中国每年出口茶丝等土产不够抵偿鸦片价，还得补上几千万两白银，于是白银大量流出国外。1838年，鸿胪寺卿黄爵滋在他那有名的主张吸鸦片处死刑的奏章里说：外洋来烟渐多……故自道光三年至十一年（1823—1831），岁漏银一千七八百万两；自十一年至十四年（1831—1834），岁漏银二千四余万两；自十四年（1834）至今，渐漏至三千余万两之多；此外福建、浙江、山东、天津各海口，合之亦数千万两。

③ 沙宜诺夫的《中国社会发展史》引文云：道光十四年，居住在广州的伯特·阿鲍说："广东的职工举行了真正的威胁，要求停止棉纱的输入。他们……说棉纱输入的增加，把他们妻子们的续棉纺纱所得的利益剥夺了。他们为给予其所提出的要求以力量，便声明如在其织机上遇着英国的棉纱，立即把它焚毁。"

④ 南京条约：1842年8月29日，清政府在英国兵临城下的威胁下，很快地接受了英方所提的条件，双方全权代表在英国兵舰上签订了和约，这就是"南京条约"，也叫"中英江宁条约"。这是外国资本主义侵略中国的第一个不平等条约，条约共十三款，主要内容如下：①赔款2100万元；②永远割让香港；③开放广州、厦门、福州、宁波、上海五处为通商口岸；④英国货物在某港口纳税后，即准由中国商人遍运内地，不得加重课税。

⑤ 半殖民地：帝国主义国家对于产业落后的国家，在政治上、经济上操有种种支配权和特权，不过在形式上还给这个国家保留着一个独立政府，并不直接地统治，这就叫作半殖民地的

工具。可是"闭关主义"，在英国资本主义这一响巨炮粉碎之后，其他资本主义国家便都因缘而至，于是有了所谓"中美条约""中法条约"的缔结。此后由于农民所发动的"排外主义"而至的"八国联军之役"的结果，又缔结了所谓"天津条约"。他如"北京条约""爱珲条约"都在这个影响下面先后缔结。这些卖国的条约给中国人民带来的损害是非常大的，通过这些卖国条约，世界资本主义把中国半殖民地化的工作已基本完成，原来还时思反抗的中国封建统治者，不但妥妥帖帖地屈服，且反而成为他们的代理人了。已准备排演其历史日程的中国资产阶级，却转化为买办资本①的资格而出现。

在这内外矛盾交错的形势下，官僚地主以其政治强制剥削的所得而投入商品市场，转化为官僚资本而出现，所以在清末国家所经营的军事工业，如兵工厂、造船厂，以及附属的制铁采矿事业等，在官僚资本的概念下尤获得一个重要的意义。由于其各种因素的成长与存在，便不能要求其解脱封建势力和资本主义的束缚。加以日本明治维新②运动成功的刺激，更促进中国进行改革的勇气，戊戌变法③在这样的历史条件下而有声有色地排演着。此时的中国与日本，由于各自的内在的和外在的条件差异，日本的明治维新完成了日本的革命事业，而中国革命运动的戊戌变法却流产了。同时，孙中山所领导的兴中会，黄兴所领导的兴华会，"章炳麟"所领导的光复会，俱莫不以排满为目标，企图在排满的目标下面树立革命的维新的民主政权。由于三团体的目标一致，而合组成革命同盟会，在"驱逐鞑虏，还我中华，建设民国，平均地权"的口号下，英勇地进行了国民革命，也就是旧民主主义

① 买办资本：即买办阶级的资本。买办资本家是外国资本家的附庸，其资本的来源是直接为外国帝国主义的资本家服务。帝国主义通过他们来压榨人民，而他们却从中获利逐渐养肥了自己。民国统治时期四大家族的资本就是最大的买办资本。

② 明治维新：日本在19世纪的中叶，尚在开国的封建幕府政治时代，农民和城市中贫农民反抗商人和地主的暴动泛滥全境，而这时欧美资本主义又用武力压迫通商，日本的封建制度既由内部开始崩溃，加上西洋资本主义从外部进逼，于是引起了全国"尊王，攘夷，讨幕"的呼声。1867年，天皇睦仁依靠反幕府的群众运动，宣布废除幕府，亲执政权，称号"明治维新"。

③ 戊戌变法：1895年，康有为、梁启超等的政学会提倡维新，主张改革官制、废八股、立学校，以"公车上书"为起点，要求"拒和，迁都，变法"，获得了光绪皇帝德宗的接受。1898年（光绪戊戌），光绪颁变法诏，企图推行渐进的改良政策。但封建反动势力连改良主义也不愿接受，慈禧太后与亲贵大臣们便发动大反攻，变法百日的"维新"，就被那拉氏（慈禧）为代表的反动势力所镇压而平服。主持维新的光绪帝被囚瀛台，主动诸人中，张荫梧、徐致敬二人，一戍边，一永禁；谭嗣同等六人被杀；康、梁等亡命日本。

革命。

在这样的经济形态和政治形态下，在意识形态上，一方面从维新改革的立场出发，学习欧洲革新的意识形态及其政治制度，树立了中国的新兴的革命的中心理论，指示其斗争的方式与前途；因而在这时代的意识形态虽然仍夹杂着残余的封建意识，但与此前完全两样，其代表者当推康有为、谭嗣同、梁启超、章炳麟、严复等。在相反的一方面，中国的封建地主也鉴于自己政权的危机，正在策划挽救其垂危命运的方略，积极地企图恢复中国的封建文化，以作为延续或巩固其封建政权的护命符，与此同时又企图吸收西洋物质文化的一部，注入到中国精神文化的血液中，以健康中国的封建文化，更进而作为健康中国封建政治的补品，代表者当推曾国藩和张之洞。在这一时期，还有一个代表中国全民利益的思想家，就是中华民国的缔造者孙中山先生，活跃在外国资本主义势力开始侵入中国的时期。

第二节　资本主义医学输入及其本质的认识

从 1779 年起，英国的东印度公司①向中国大量输入鸦片烟。同贩运鸦片烟队伍来中国的便有医生，如皮尔逊就是这样来中国的。嘉庆十年（1805），皮氏著的《种痘奇法》在中国盛行，当时还设立了"牛痘公局"，推行布种牛痘，30 年间种牛痘的达 100 万人。他如李温斯敦、郭雷枢等都是通过东印度公司来到中国的。郭氏著《任用医师在中国传教商榷书》一文，颇引起了美国人的注意。1834 年，美国医师派克来中国，并在广州设立能容 200 余人的大医院。1845 年，狄曼氏来中国广东，著《中英文医学辞汇》一书，包括解剖、疾病等医学名词，对西医学名辞之认识这书颇起到一定的作用。1848年，合信氏在广州设立足容百余人的医院，译著《全体新论》《博物新编》《西医略论》《妇婴新说》《内科新说》等书，这些书籍流传很广，不仅影响中国医学甚大，更远传到日本去了。截至 19 世纪上半世纪，西洋医学输入中国主要是凭藉眼科和外科手术，颇博得一部分人的信仰。

---

①　东印度公司：17 世纪初叶，英国和荷兰先后在印度设立独占性的贸易公司"东印度公司"。到了 17 世纪中叶，英国的东印度公司战胜了荷兰的东印度公司以及其他的竞争者。1664 年，法国的东印度公司也成立了，但它竞争不过英国，结果让英国东印度公司取得了独霸的地位。

这时期中国人学习西医的，以关韬（1818－1874）为最早，他曾在广州向裨治文学习，之后关氏曾被清政府任为军医，赏五品顶戴，因而他是中国第一个军医。中国人到外国留学学习西医的，当以香山黄宽（1828－1878）为最早，他在1846年曾入美国曼松学校，后来又到英国爱丁堡大学医科学习，7年后才回国。中国女子到外国学习西医的，又以宁波金韵梅为最早，她曾于1886年在美国女子医学校毕业，1888年回厦门行医。后来新阳赵静涵又译述《儒门医学》《内科理法》《西药大成》等书。于是资本主义国家的医学在中国的传播，颇有一日千里的趋势，而医院和医学校亦日益增多。从1866年起，在广州的博济医局内便开始成立一正式的医学校，中国学习西方医学知识的医院和学校等组织，便从此继续下去并不断地扩展。

这些资本主义国家的医学的本质究竟怎样呢？由于西洋自然科学的迅速发展，大大受到资产阶级的鼓励，如牛顿、爱迪生等，对于自然科学都有很大的贡献，因为他们的发明正适合资产阶级的需要。资本主义国家的医学就在自然科学发展的基础上，有了辉煌的成就。到了资本主义达到帝国主义阶段，金融寡头①为了维持其自身的利益，阻碍生产力的发展，也阻碍了自然科学的进步。如很多有价值的发明都弃而不用，甚至于有些大资本家，用金钱收买发明权，压制起来不许制造。同样在医学上的进步，也受了限制。

研究医学真理的部分人，他们关在实验室里研究，其研究的结果常是脱离实际的、空洞的，与人们的需要不能配合。有一个时期有一件可笑的事，英国产生"灵魂学"，把有科学根据的精神变态，硬说是灵魂的存在，几乎把人类退回到上古时代里去。这也难怪，这些关在实验室里的科学家，差不多与社会隔绝，在他们研究范围以外的大事小事都不管不问，再加上旧传统意识的复活，造成他们对事物缺乏判断的能力。这说明资本主义到了没落阶段，自然科学不可能有应有的发展。美国的资产阶级，为了维持资本主义制度，对于提倡进化论的生物学家施行疯狂地迫害；相对论、量子论等自然科学的发现，本来可以充实自然科学的、哲学的内容，而资产阶级要掩盖真理而加以恶意地曲解。自然科学在帝国主义国家里，不可能有更大的进步，而且随着资本主义的衰竭，而逐渐地暴露出在认识和方法上的局限性。即就病理学而论，英美资本主义的病理学，仍然不能跳出费尔和（1821－1902）的

---

① 少数独占性的金融资本家，便叫作金融寡头。

唯心的细胞病理学的窠臼。翻开英美国家的病理教科书，讨论某种病的病理时，似乎天经地义的就是谈它的病理形态学、病理解剖学、病理组织学，似乎这些就是病理学的全部了。事实上，疾病是人这种有机体所表显的现象之一，并且是在发展着的、变动着的现象，决不能把它从整个有机体中孤立出来加以片断地了解和解释。如有些肾脏的疾病，在病理的形态学上说在肾小管、肾小球方面没有病理的改变，但是病人有蛋白尿，于是称这一类情形为"官能性"改变，但是究竟这些官能性改变的本质是什么，从费尔和的细胞病理学上便找不到答案。

时至今日，用传统的切片、染色等方法来研究疾病的形态学，几乎达到登峰造极的地步，相关的文献亦极多，但是一方面虽然显示了量的丰富，而另一方面却也表现出了质的贫乏。于是不得不转移注意力到许多罕见的或例外的情形，愈是不常见的病案，愈觉得宝贵，亦愈是有兴趣，再进一步的便走入脱离现实的唯心的"牛角尖"里去了。甚至有人觉得病理学已无可研究，逐渐的所谓"正统派病理学"的许多优良的传统亦随日月以俱逝。非常明显，传统的病理形态学的方法，已经严重地限制了病理学的发展，限制了我们对于疾病本质的了解。应用新的方法和技术从形态学上的研究，如利用紫外光、X 光、周期显微镜、组织化学和电子显微镜等，但是这些技术现在还在幼稚的阶段，与在病理形态学的应用的距离还远得很。即使是应用了新的技术，站在已经面临绝路的细胞病理学的立场来研究问题，也是不会再有任何前途的，这是资本主义国家病理学的最大危机。

这时期中国的医学，无论在思想方法上，或在业务实践上，都严重地反映着和英美资本主义的医学相同的错误，一切都抄袭与墨守英美的成规，实验室亦尽量模仿英美资本主义国家的实验室，甚至教材的内容和编排也是亦步亦趋，而不能以中国常见的疾病来做教材的中心，这就是中国病理学中的教条主义和经验主义的例证。医学的其他学科，亦存在着相同或相似的情形，我们要是还不看清今天资本主义国家医学所表现的逐渐衰竭的历史趋势，而不接受科学的辩证唯物主义的观点与方法，那末，中国的医学研究便不能迈开大步向前发展了。

第三节 "中体西用" 与 "中西汇通"

历道、咸、同、光几朝的张之洞，见于封建政权的万分危急，他竭力主张变法施行新政，他认为非变法不足以挽救封建地主政权的运命，非接受西洋的物质文化不足以启发封建文化的生机，因而他把中国与西洋的文化思想对立起来，认为西洋文化是"艺"，中国文化是"道"，既要承继中国的"道"以正人心，同时还要接受西洋的"艺"以开风气。如他说：

"四书五经，中国史事、政书、地图为旧学；西政、西艺、西史为新学，旧学为体，新学为用。"（《劝学篇》）

他又解释旧体新用的具体内容时说：

"中学为内学，西学为外学，中学治身心，西学应世事，不必尽索之于经文，而必无悖于经义，如其心圣人之心，行圣人之行，以孝悌忠信为德，以尊主庇民为政，虽朝运汽机，夕驰铁路，无害为圣人之徒也。……今日学者，必先通经，以明吾中国先圣先师立言之旨；考史以识吾中国历史之治乱，九州之风俗；涉猎子集，以通我中国之学术文章；然后择西学之可补吾缺者用之，西政之可起吾疾者取之。斯有其益，而无其害。如养生者，先有谷气而后可饫庶羞；疗病者，先审脏腑而后可施药石。西学必先由中学，亦犹是也。"（《劝学篇》）

我们从这里即可以看出，张之洞当日是完全以孝、悌、忠、信为中国思想文化的中心，而以机械、技术为西方思想文化的基本，二者要做到不可偏废，否则"知外不知中，谓之失心，知中不知外，谓之聋瞽"，这一"中学为体，西学为用"的政策，支配了清末的文化界。中国医界尤其热烈地响应他这一号召，天彭"唐宗海"可称代表。如他说：

"同是人也，同是心也，西医亦有所长，中医岂无所短？盖西医初出，未尽周详，中医沿讹，率多差谬，因集灵素诸经，兼中西之义解之，不存疆域异同之见，但求折衷归于一是。"（《中西汇通医经精义·叙》）

唐宗海是受到"中体西用"学说的影响而倡导中西汇通的最有力者，因而他的《中西汇通医经精义》颇盛行一时。但唐氏指"三焦"为"板油"，附会之说往往如此，亦实陋而未通。这时提倡种族革命论的章炳麟（1867 —

1936）亦主张以西方科学的理论来说明中医学说，基本上仍与唐宗海的"中西汇通"没有很大差别。如他在叙陆渊雷的《伤寒论今释》中说：

"今远西论热病者，辄以细菌为本因。按《素问》言，人清静则腠理闭拒，虽有大风苛毒，勿能害。依《说文》，苛为小草，毒为害人之草，小草害人者，非细菌云何。宋玉《风赋》，以为庶人之雌风，动沙堁，吹死灰，骇混浊，扬腐余。故其风中人，欧温致湿，生病造热，中唇为胗，得目为蔑。是则风非能病人，由风之所挟者以病人。混浊腐余，是即细菌，沙堁死灰，即细菌所依，风是为传播之，以达人体，义至明白矣。"

自从章氏以细菌说解释大风苛毒，颇引起当时中医的注意，并争相引据，以为中医西医确是处处可以汇通。但平心而论，唐氏、章氏都不免有穿凿附会处，于中国医学本身实无补益。这时比唐章两氏作进一步汇通工作的有无锡丁仲祜。如他说：

"自咸同以来，海外之医学家来吾国者，踵相接不绝，而国人之习其术者，或留学东西洋，或肆业教会医院，每岁毕业者，颇不乏人，及至为人治病，每与中医相遇，彼此互相非难，若水火，若冰炭，若凿枘之不相入，甚矣。夫中西会通之难言也，虽然余力求中西之会通，历有年所，略知一二，有可述者焉。惟株守旧学之儒，每谓一切西学，皆出中土，谓电学出于周易，化学出于洪范，代数出于四元①，微积出于招差堆垛②，窃取墨子之临鉴即景而为光学，窃取冉求之艺而为几何之学，窃取管子之奥而为商务之学，此种穿凿附会，得毋为通人所笑，而吾之所谓中外医学会通者，则异于此。"（《中外医通·绪言》）

可见丁氏他主张"会通"，而不主张"附会"，较唐张两氏要进步些。相反，唐宗海便确有这种弊病。他说：

"以为西法千古所无，不知西人算学出于周髀③，机器流传，出于般巧墨子，医用剖割，亦华元化之流派，不必西人。果宗数子，而其法要不外是，中国人未深考，乃转震而惊之，可叹也。"（《中西汇通医经精义·七方十剂》）

————————————————

① 天地人物为四元，是古法之一，它的主要作用，在便于解程式的烦复。叫作四元法。
② 招差是古代九算法之一。堆垛，是把物件堆积成锥体，自底层起，以上各层顺次减少，到第一层为一而止，正方形的，叫正方垛，正三角形的，叫三角垛，长方形的，叫长方垛。
③ 周髀术，以为天似覆盆，中高而四边低下，是古算术之一。

如此汇通，适足阻碍医学的进步，反不如不汇通之为妙。丁仲祜的会通，是罗列各种病症，选用十之九的中国药方和十之一的西药处方，这样比较着进行治疗。所以他说：

"每一病名，群列中西经验各方，使阅者知某病用中国方，则为某药；用外国方则为某药。将上下数千年，东西数万里，扦格不通之处，融会而贯通之，集众腋以为裘，宵明珠而作串，共微辞奥旨，多述旧闻，阅者往往如入山得径，榛芜豁然，又如掘井逢源，溢然自出。盖以吾国古方居全书十之九，外国方仅居十分之一，学者易于触类而旁通也。"（《中外医通·绪言》）

这样从治疗着手来汇通，比单从理论方面附会，虽较切合适用些，但完全把理论丢掉了，也是很大的缺憾。这时上海恽铁樵也作如此主张。如他说：

"余则因食品而有悟于医术。西医以科学原病之理，调药之剂，自谓精审，而以中医不合科学相诟病。然病为西医所不疗，而中医能疗之者多矣，此犹中国庖人不解科学，而和羹调食，亦自有法。夫和羹调食者，能适口卫生则止，治病者，能起病能视死别生则止，此皆试验而得之，岂西方科学所万能者耶？若谓西方科学已尽生理之精微，则亦窥管之类也。"（《恽铁樵演讲录》）

这时川沙陆彭年氏亦有同样主张。如他说：

"因为病的真际只有一个，决没有两种理论可以同时存在；有了两种不同的理论，一定有一种是对的，那一种是不对的，或是两种皆不对的。如今西医的理论根据科学，一步步从实验得来，虽不能完全对，大部分总不会不对；中医的理论即与西医截然不同，西医既对了，中医自然是不对。理论即不对，治疗怎么会对呢？就再把走路来比方，从上海到南京，西医说南京的方位在上海之西，应当向西走；中医却说南京者南方之京也，欲到南京，须向南走，嘴里虽说向南走，实际上依旧是向西，所以理论虽杂，治疗却不错，有了这种阴差阳错的事实。西医因为驳中医的理论，索性把中医的治疗一概抹煞；中医因为自信治疗有效，连带要保守那虚无缥缈的理论。现在中西医之争，闹得不可开交，这其间的征结，就只这一点。"（《陆氏论医集·卷三》）

陆氏的主张是：医学理论不妨采科学来说明，而治疗仍然以中国医学旧有经验方剂,随证应用。陆氏之说,在当时颇起了相当作用,因而中西汇通的趋势,亦日益扩大,甚至于部分西医亦极赞同这一工作。如《陆氏论医集·卷三》记载:

"丁福保,是留学日本的前辈,他的学问很渊博,奴隶派的西医,没有一个比得上他,他对于中医学也有相当的了解,也常用中国药方来治病。其次就像牛惠霖,是个美国派医生,他的开刀手术可称一时无两,但是遇到不是割得好的病,也常常劝病家找中医医治。还有习性德是个德国派医生,他的内科很得社会上应用,他自己不懂得中医学,从来不会批驳过中医,还有阮其煜是广济医学院的前辈毕业生,他也很爱研究中医,他办的广济医刊,中西并载,而且虚心下问,可知真有学识的西医,并不曾轻视中医学。"

可见沟通中西医学,已成为这一时期的巨大运动,在这运动中,如恽铁樵著的《生理新语》,陆渊雷著的《伤寒论今释》等书,颇博得青年中医的支持。

第四节　太平天国的医药卫生概况

鸦片战争后不到十年,以洪秀全(1814－1864)为首的太平天国革命运动(1851－1864),在新的历史条件下,除了担负起反对封建势力的任务以外,还担负起抗击外国资本主义侵略势力的任务。太平天国的英雄们为了完成历史所赋予他们的革命任务,曾经做了英勇的斗争,这场革命的规模是中国历史上任何一次农民战争都比不上的,他们的战绩是辉煌的。同时太平天国对医药卫生工作也是很重视的,并做出了一定的成绩,换言之,祖国医药文化对于太平天国革命运动仍有一定的贡献。

(一) 一般的医药卫生组织及其工作

据《贼情汇纂·卷三·伪官制》中记载:

"伪殿前国医1人,封忠真报国补天侯,属官甚多;伪天朝内医4人,专治外科,亦职同指挥;又内医4人,职同将军;内医7人,职同总制;又内医7人,职同监军。"(凡称"伪""贼"等字,都是满清对太平天国的污蔑,以下同)

他们把医生分作侯、指挥、将军、总制、监军各级，可见是非常重视的，医生在太平天国的地位是极崇高的，比之清朝太医院奴隶式的院使院判医员，不可同日而语。同时他们对医生的选拔亦是极认真的，据干王（洪秀全弟）《资政新编》载：

"立医师必考取数场，然后聘用，不受谢金，公义者司其事。"

通过这样严格的选择，医生的质量当然相当高了。当时的医生不仅质量高，而且是有计划有组织分布在群众中的。《贼情汇纂》中记载：

"分设各街道医生至60人，并职同军师。"

《金陵癸甲记事略》中记载：

"伪督内医黄惟悦……凡在城医生，每朔望必令至其馆点名。"

是医生在群众中做的工作，每半月都要被检查一次。这是对人民健康事业认真负责的具体表现。这时的群众卫生工作，除以禁烟、禁娼为首要外，并严禁溺子女，办育婴堂，办医院。《资政新编》中载：

"禁溺子女，不得已难养者，准无子之人抱为己子，不得作奴视之，或交育婴堂，溺者罪之。"

育婴堂里还设有有文化的人做育婴官，专搞幼儿教育，如《金陵杂记》中云：

"伪育才官前伪封为育婴官，有正副，将真贼之子侄辈，并掳得各省之孩童，名为娃崽，令其自行送之此馆，令通文理者教习。"

又《资政新编》记载：

"倘民有美举，如医院、礼拜堂、学馆、四民院、四疾院等，上（天王）则视临以隆其事，以奖其成。……兴医院以济疾苦，系富贵好善，仰天王天兄圣心者，题缘而成其举。"

他们大力提倡办医院，以适应人民的需要。在农村中的医药卫生组织亦是严密的，如《资政新编》记载：

"兴乡民，大村多设，小村少设，日间管各户洒扫街渠，以免秽毒伤人……被伤者生则医，死则瘗，有妻子者议恤。"

这样由村民选出数人，来负责督促清洁卫生，和现在地段乡村的卫生委员会组织没有两样。在《盾鼻随闻录》中还载：

"每夜间向女馆出令，或交活鼠一个，或交蟹虫（臭虫）一对。"

《金陵癸甲记事略》亦说：

"又传伪令，要每女馆送老鼠数对，臭虫数对于伪府。"

这和我们在 1953 年爱国卫生运动中热轰轰撑起的"五灭一捕"运动，不仅是一样的意义，同时他们还是经常化的。复由于大革命进行中经济非常困难，常有药材奇缺的时候，不得不及时拿出统一调配的办法，以免"政出多门"互相抢购。如《盾鼻随闻录·卷五》中说："贼于药材亦必掳掠，故城中大小药店，均为贼封闭，令伪内医专管，并有伪总药库。"

为了人人都能获得医药治疗，这是最合理的措施。一面还保护私商的药材经营，如天王颁布的行军规矩中便有"军民男妇不得搜操药材铺户"的规定。同时还大量发挥针灸疗法，以济药物之穷。如《贼情汇纂》中云："有疾病不得如常医药，必其教中人来施针灸，妇女亦裸体受治。"《贼情汇纂》中特别提出"妇女亦裸体受治"一语，意欲污蔑太平天国，其实这正是他们实事求是的科学态度，万不是满清那些奴才所能料想得到的。

（二）军队卫生工作

《贼情汇纂》中记载：

"各军内医 4 人，职同总制；各军内医 14 人，职同军师；恩赏检点督医将军 1 人，掌医 25 人，职同总制；各军拯危急职同监军，属官无数，则曾治外科，主疗受伤之人。"

这样的军医设置是相当坚强的，尤其是外科医生配置特强，除 25 人之外，还有急救员和"属官无数"，以 25 个外科医生计算，每师营可分到 5 个，每旅营 1 个，即 530 人即有 1 外科医生，各军中还有马医 1 人专疗牲畜。正因为组织很强，工作就搞得好。如《贼情汇纂·卷八》中载：

"凡营盘之内，俱要干净打扫，不得任意运化作践，有污马路，以及在无羞耻处润泉（大小便）。……凡我们兄弟俱要练得正正真真，不得脱衣露天，睡觉不准脱裳。"

天王颁的行营规矩以及体惜号令中还有："不得焚烧民房及出恭在路并民房。"

凡巡更把卡兵士，若遇天寒雨雪之夜，尤当加以体恤，若见其衣裳单少，或被褥不敷，即当传令各官，如有多余，即当报出分散兵士；倘各官亦无多袍裳，即令各官夜间将皮袍裳给把卡兵士穿，日间令其交还。环境清洁既搞得很好，对兵士又这样体恤，于防止冻伤、战壕脚、伤风感冒等，是一定能收到效果的。作战时候对于伤病员的护理尤其无微不至，《贼情汇纂·卷三》中载："将士病者，医疗甚勤，药饵无缺，左右常有服侍之人。"

而规定最具体最详细的是天王所颁的"体惜号令"，略称：

"凡为佐将者，当知爱惜士兵。譬如行营，沿途遇有被伤以及老幼人等，遇有越岭过河不能行走者，必须谕令各官，无论何人有所马匹，俱率与能人（伤病员）骑坐。如马匹不敷，总要令兵士抬负而行，庶无遗弃。至于扎定营盘之时，必论令拯危官员将所有能人，每逢礼拜之期，务要查实伤愈者几名，一一报名；令宰夫官三日两日按名给肉，以资调养；又令掌医内医格外小心医治，拣选新鲜药饵，不可因其脓血之腥臭而生厌心。其为佐将者当公事稍暇，亦必须亲到功臣衙看视。其有亲属者，本营兄弟总要小心提理，念同魂父所生，视为骨肉一样。"

其护理之周至，与中国人民解放军对伤病员的态度完全相像。至于他们对伤病死亡的统计，亦很细致。天王的"点名号令"中规定：其名牌令其分别注明，升天者用朱笔一点，三更者（开小差）用朱笔拷叉，身体有恙者用朱笔画圈，被伤者用朱笔钩三角，使点名之人，一见名牌，便知人数。在战场上受伤的，他们急救得很及时，如"凡有打仗伤者，则有拯危急一人先以草药敷之，然后送于能人馆养之"。如能人馆住满了，便使"病者自赁民间舍，养得痊愈始销假"。这充分表现出他们对伤病员的关心和优待。

总之，太平天国运动的辉煌成就，是和这些医药卫生的组织与措施是分不开的。

第五节　半封建半殖民地社会对中国医药文化的窒息

毛泽东在 1940 年说：

"自外国资本主义侵略中国，中国社会又逐渐地生长了资本主义因素来，中国已逐渐地变成了一个殖民地、半殖民地、半封建的社会。现在的中国，在日本占领区，是殖民地社会；在国民党统治区，基本上也还是一个半殖民地社会；而不论在日本占领区和国民党统治区，都是封建半封建制度占优势的社会。这就是现时中国社会的性质，这就是现时中国的国情。作为统治的东西来说，这种社会的政治是殖民地、半殖民地、半封建的政治，其经济是殖民地、半殖民地、半封建的经济，而为这种政治和经济之反映的占统治地位的文化，则是殖民地、半殖民地、半封建的文化。"（《毛泽东选集·新民主主义论·中国的历史特点》）

　　一点也不错，近百年来，尤其是从辛亥革命到 1949 年，中国广大地区都是这样性质的社会。正因为这样，这时中国的统治者，只忙乱于资产阶级代表们所需要的自然科学和资产阶级的社会政治学说，也就是他们所称的"新学""西学"。把祖国所遗留下来的悠久而丰富的文化，全盘都予以否定。这种忘本的奴隶化思想，尤其突出地表现在医学方面。如 1911 年，奉天设立的南满医学堂，用日语教授医学，教员大部都是留日学生；1907 年，德人宝隆氏在上海办的同济医学校，和 1911 年德人在青岛办的医学校，一切都照德国医学办理，教员多半是德国人；1914 年，法政府在广东设立的中法医学校，一切都照法国医学办理。于是德、法、英、美、日等医学派系，布满了全中国。帝国主义对中国的医药文化侵略亦从此日益嚣张，如交通卫生、防疫工作、医院治疗、卫生行政等部门，无一不仰承帝国主义派来中国的西医的鼻息。1914 年，北平教育部总长汪伯唐便宣言决意废止中医中药；1929 年，第一次中央卫生委员会议居然通过了余岩等所提出的"废止旧医以扫除医事卫生之障碍案"，内容包括两条九款，并狂妄地说：眼红耳热，动曰肝火，烦躁易怒，辄称肝气，严格言之，都属反动。（该提案第二条）于是不准"旧医"开业，禁止旧医办学，令全国的中医院改称医室。这项决议才宣告，便引起国内国外人民的反对，全国 17 行省，132 团体，272 位中医代表向南京政府抗议，同时南洋方面也发出 800 万代表的抗议通电，甚至当时的国民党内部亦起而反对。在这样大的群众压力下，这项荒谬决议，不得不宣告无效。1934 年 6 月，"中政会议"提议制定国医条例（内容仍有许多不合理的限制），而日本买办代表者汪精卫又大肆叫嚣说：

　　"国医言阴阳五行，不重解剖，在科学上无根据，不但国医应一律不许执业，全国中药店，亦应限令歇业。同时在每县须设一西医院，以增进人民的健康，间接促成自治。例如本人患病经验，深受国医国药之误，故纯粹主张采用西医。……国医形诸武器，中国过去用刀用剑，现在知道了刀箭之不能制胜，仍然采用了泰西的大炮和坦克车。以现在而提倡国医，便等于用刀箭去挡坦克车。"

当时的统治者，虽然甘心为帝国主义做奴隶，对祖国医学一再地无情打击，但终究由于群众的力量太大，没有达到其目的，并不得不于1931年成立中央国医馆，1937年又公布"中医条例"，来企图缓和民众的愤怒。但是从1931年以后，以中央国医馆为领导的中国医学又怎样呢？无可讳言，又被封建主义的复古思想取而代之了。认为：

"中国医学发源于阴阳五行，推翻阴阳五行，不啻推翻中医。中医治疗的成绩，就在阴阳五行，旧理旧法，既有效验，便不必改弦更张了。要整理它，亦应就中医旧的范围内来整理，才能保存国粹。"

尤其是这时的蒋介石说："中医精神所贯注，心灵所觉澈，必非一般科学所能说明。"此话深博得这般"国粹"分子的喝彩，以致中国医学终于没有随着五四运动完全崭新的文化生力军前进。以蒋介石为代表的旧中国的反动统治者，对祖国医药文化和人民健康都是漠不关心的，在他统治中国期间，历年卫生经费的数目少得可怜——他们最高的一年，就其购买力来核算，还不及人民政府1950年度卫生经费的十分之一；仅有的一些医疗卫生机关，也只起到为政府点缀门面、粉饰升平的作用。广大的工农劳动群众，除自发的由一些中医为之治疗外，根本不能得到国家医疗卫生事业的照顾，即使如北京、南京等大城市，死亡人口几乎有四分之一在生前是没有得到任何医疗的。

这时期的中国人民在内外反动势力的严重摧残之下，在民国政权的漠视之下，其卫生情况的恶化和健康水平的低落乃是必然的。所以急性传染病的流行长年不断，慢性传染病更遍地皆是。天花、霍乱，历年都有或大或小的流行（尤其是1929年），鼠疫流行在好几个省区始终没有肃清过。对这些严重威胁人民生命健康的烈性传染病，自恃有帝国主义医学作保障的政府从来没有进行过认真地防治。有人估计新中国成立前全国疟疾患者超过了5000万人，黑热病和麻风病的患者都在数十万以上，血吸虫病和钩虫病患者都有数百万。这些数字就当时的情况讲，是一点也不算夸大的。结核病的危害也足惊人，各地每年死亡人口中，死于结核病的一般在 5% ~ 10% 之间。花柳病的蔓延更是这时期的严重灾难，它曾使某些少数民族地区的人口逐年减少，使这些民族的生存受到了威胁。由于传染病的流行，就不能不造成死亡率惊人的高涨，新中国成立前的中国，平均每 1000 人每年要死去 30 多人；每 1000 个一岁以下的婴儿，每年要死去 300 多人，个别地方甚至要死去 500 多人；每 1000 个产妇要死去 15 个以上，在旧中国人口的平均寿命只有 30 多岁，和世界各国比较几乎是最短的。

在半封建、半殖民地的社会里，由于帝国主义、封建势力和官僚资产阶级的压迫，不但窒息了中国医药文化的发展，还给中国人民造成了严重的疾病和死亡，其简单的图景就是这样的。

第六节　简短的结论

整整 100 年来，帝国主义者把中国的人民和土地践踏在它的脚下。从 1842 年英国侵略者迫使满清和他签订了"南京条约"之日起，中国即开始陷入悲惨的奴隶境地，而逐渐成了所有帝国主义者共同宰割的半殖民地。这种屈辱的日子，迄中华人民共和国成立（1949），恰好是一个世纪的光景。这百年来的创痛，是使我们痛定思痛的。

这时期帝国主义对中国医药文化的侵略，亦日益加剧不稍放松，其侵略的结果，终于使一切医药卫生工作，都走向了帝国主义奴隶化思想的一条死路，给人民带来了灾害，发病率和死亡率都不断地增高。而中国医学本身的"沟通中西"工作，虽有不少的进步人士从中摸索苦干，希望随着五四运动的巨流而作一番大的变革，但仍然被帝国主义的奴化思想和封建主义的复古思想的反动势力所压制着，仅给批判吸收祖国医药文化和科学医学打下一定的良好基础，而没有做出很大的成就来。

惟这时期太平天国这支农民革命力量，在反帝反封建的坚苦斗争中，运用祖国医药知识，对人民的健康事业，还尽了他们最大的努力。

复习题

1. 资本主义国家医学的本质是什么？

2. 半封建半殖民地时期的反动统治者怎样扼杀祖国医学文化？并给人民

带来了哪些灾害？

3. 据你的意见究应如何结合中西医学进行研究？

第十四章　目前中医工作的主要任务

本书写到这里为止，已将前后共约四千年的中国医学史作了概括的介绍。通过这一介绍，我们对祖国医药文化在悠久的历史过程中的演变及其伟大的成就有了一定的认识。相信生在伟大的毛泽东时代的医务工作者，必能继承祖先优良传统，更发挥而光大之，向人类幸福之门前进。但在前进中的一些具体工作是必须要明确的，这里特录北京健康报社论"目前中医工作的主要任务"一篇，藉供在工作中的参考。

团结中西医是党和人民政府的一项重要政策。坚决贯彻党的政策，积极发挥中医力量，整理和提高我国医学文化遗产，藉以丰富现代医学科学，保障人民健康，是卫生部门一项极为重要的艰巨的任务。

最近一年来，各地卫生部门在党的领导与督促下，为了加强和改进中医工作，深入传达了党的指示，召开了中医代表会、座谈会。各级卫生行政领导机关干部批判了过去对中医工作所采取的不正确态度。西医对祖国医学遗产的认识也有一些转变，表示愿意向中医学习；而中医的积极性也普遍提高，热诚地提出了关于改善中医工作的许多宝贵意见，逐渐踊跃地愿意把中医的医疗经验和秘方贡献出来。有的地方已成立了中医医院和中医门诊部，开始筹办中医研究机构；各大医院也都注意吸收中医参加医疗工作；医药院校建立中医中药的研究组织，开办针灸疗法训练班，组织西医向中医学习等等。这些无疑的是人民保健事业上新的气象，会给人民保健事业带来新的力量，而且已经有了初步的收获。这证明了党的中医政策的正确性。

为使党的中医政策正确实现，必须加强中西医的政治思想领导，这是加强和改进中医工作的基本关键，使中西医互相团结，互相尊重，互相学习，共同负起发扬祖国医学遗产、发扬我国保健事业的责任。在此基础之上，应有领导、有计划、有步骤地进行以下各项工作。

第一，建立中医研究机构，进行中医药的研究工作，是发掘祖国医学宝藏，整理和推广中医经验的一项必要的措施。目前中央正在筹备建立中医研究院。中医研究院的任务，必须负担起对中医中药知识和中医临床经验进行系统的整理和研究，同时负责搜集和整理中医中药的书籍，并为医学院校培养讲授中医课程的师资和编纂教材的工作。中医药的研究工作，中医固然应当负起重大的责任，但是仅仅依靠中医的力量是十分不够的，必须学习新的科学的知识，才能更好地整理中医的经验。同时，吸收有现代科学知识的研究人员来研究中医更为重要。不仅要吸收有临床经验的西医，而且也要有关于生理、病理、生物化学、解剖、药理的科学专门人材来工作。研究工作中，不可避免地一定会遇到许多具体困难，要克服这些困难，唯有经过中西医间的认真讨论研究。最有现实意义的，是从中医的临床经验入手，进而结合文献的整理，反复对证，做出总结，提取精华，去其糟粕，加以推广应用。目前研究工作应先以中医的内科、外科（包括正骨）、妇科、针灸、中药和中医史为重点，每一部门中又应以有通常疗效的为中心，这样才符合于客观的要求。

第二，吸收中医参加医院治疗工作。中医和西医合作，互相学习，是提高医院的医疗效能的重要条件。要达到这个目的，首先要经常教育西医克服轻视和鄙视中医的思想，启发他们的爱国主义思想和认真钻研科学的精神，尤其应该抓住具体的中医疗效的事例，作为研究和学习的材料。对中医也要经常教育他们打消思想顾虑，克服个人荣誉和主观自负的想法，发挥特长和技能，积极从事工作。中医参加医院治疗工作后，在西医和病人面前当然会现出许多中国古代医理的说法，但是对于这一点，我们只能抱以小学生的态度来学习，强调其积极意义的部分批判地接受。表示轻视与讥笑冷嘲的态度是不对的。对于医疗技术事故，西医、中医都是可能有的，必须同等看待，防止偏向，藉故而责难中医是极端错误的。中医、西医都有技术专长，也都有一般之处，必须适当使用。中医参加医院工作，在政治待遇和经济待遇上应一视同仁，平等待遇。分配中医医疗任务，应以发挥中医的特长为原则，而不应该是专门解决疑难病症。医院领导干部要随时检查，防止某些不良现象的发生。务求中西医之间的亲密合作，互相取长补短，提高医疗效能，更好地为病人服务。因此，就必须经常注意总结经验，随时请示报告，各级卫生行政领导机关，要经常对医院进行具体指导和及时解决问题。吸收中医参加医院工作，应先由大医院开始，取得经验，再行推广。

第三，扩大和改进中医的业务。参加大医院工作的中医，毕竟还是少数，绝大多数的中医，还是要适应广大人民的需要，广泛地散布在广大的农村和城市。根据人民的生产生活条件以及各种因素，还是要鼓励他们自己开业行医。因此，保障中医的社会地位，关心他们的生活和学习，扶持他们开展业务，是各级卫生行政部门的责任。应把他们当作卫生医药队伍中的成员看待，列入日常工作中。

有条件的城市，可采取自愿原则，组织中医成立中医院和中医门诊部，以及中医联合诊所和中西医联合门诊部，卫生行政机关应经常注意领导和具体的帮助，给以医疗技术上的指导，便利中医进行医疗和研究工作。尤其是对于私人个体开业和坐堂行医的，也要注意他们的工作情况，给以必要的帮助和教育。

在农村中，一般地不应该强调过于集中的联合组织，农村中医集中组织起来，既和农村大多数的半农半医状况不相适应，同时亦不便于农民看病。但对现有的组织，必须加强领导，修订制度，改进管理方法。农业生产合作社发展之后，各地中医参加合作社进行医疗预防工作，已有了初步经验。如有的请中医看病算作劳股，有的与合作社订了医疗保健合同，给以一定的待遇，这样做既保障了社员的健康，也同时照顾到个体生产的农民的看病。这些好的经验应大力加以推广，以便更好地为农业互助合作运动服务。

为了发展中医业务，发挥中医力量，也要分配一部分公费医疗任务给中医。公费医疗预防制度中的吃中药问题，现在各地正在适当地研究解决办法，应该依照执行。此外许多工厂企业、机关也聘请中医作特约保健医师，有的医师也与之订了保健合同，已经分担了国家医疗机关的任务，这都是可行的办法。为了发展中医业务，各级卫生行政机关，应主动地协同有关部门，把有效的廉价的中药供应农村，满足中医治疗上的需要。

今后仍应继续发动中医积极参加爱国卫生运动，组织巡回医疗工作。过去广大地区卫生面貌的改善，发病率死亡率的减少，是与中医的积极努力分不开的。他们在广大乡村卫生工作中有很大的影响，在卫生防疫、卫生宣传、医疗预防、妇幼卫生、疫情报告等工作中有着巨大的作用。在这些工作中，必须给中医以生活上的照顾，给以一定的报酬，保障其生活，才能发挥他们的积极性。

第四，必须改善中医进修工作。中医进修是教育中医、提高中医的正确方针，必须加强领导。中医进修学校的任务，应该是：传授中医的医疗技术，在继承我国民族医学传统的基础上，吸收先进的科学知识，提高中医业务水平。以为"科学化"就是"西医化"因而完全讲授西医科程，造成了学与用脱节的现象，使进修的中医产生了不正常的心理，中医改行西医，乱用西药的现象，是必须纠正的。本此方针，中医进修学校应该有它的分别的培养各级的目标。为使中医都能得到学习的机会，采取函授办法，也是值得推广的。中医进修课程，则应以中医各科课程为主，再加以必要的生理卫生、传染病、流行病和基础科学知识，此外，还应有必要的政治课程，提高其政治水平，以便更好地为人民服务。

第五，加强对中药的管理工作。几年来，许多中药货劣价大，许多药品经常发生脱销和顶替的现象，严重地影响了中医的疗效，增加了人民的负担。为着发扬祖国医学遗产，中药与中医问题有同等重要的理由，急需解决，因为中药不仅关系处方的准确性，关系病人健康，而且对国民经济也有其很大的意义。中药问题固然关系国家农业、商业、制造等部门的工作，但我们卫生部门必须负主要责任。必须和各部门加强联系，协同工作，才能把目前中药混乱情况逐步地加以改善。

为了提高中药的作用，必须重视中药的研究和应用。各地卫生部门应加强对药物研究机关的指导，给以临床实验的机会，使中西医密切配合起来，共同进行观察，得到科学的分析和证明，以确定其疗效。一经实验肯定有特效的，如"鸦胆子"治痢疾，"苦楝皮"驱蛔虫，"常山"抗疟等等，即应建议有计划地生产制造。提倡使用中药。

第六，整理出版中医书籍。我们提倡西医学习中医，提高中医的业务水平，有计划地供应学习材料是一项重要的工作。中医书籍中像《内经》《脉经》《伤寒论》《金匮要略》《本草纲目》等，都是中医学说的经典著作，还有朝鲜的和日本的关于"皇汉医学"及我国名医的重要著作，人民卫生出版机关应该把这些有研究价值和浅简易懂的文献迅速出版。并应组织发动对中医药有研究的人进行写作，以供学习的需要。要出版中医刊物，专门进行中医药的经验交流，指导和提高中医的业务水平，达到团结、教育、提高的目的，把现在刊行的"北京中医"改为全国性的"中医杂志"，卫生机关必须给以指导与支持。

第七，加强中西医群众性团体的指导与联络工作，中华医学会、中医学会、卫生工作者协会是有历史性、普遍性的群众组织和学术团体，是卫生机关联系广大中西医，从而进行团结、教育和提高中西医的最好组织形式。经过这些群众团体，把政府的政策深入传达到中西医中去，经过它把中西医的情况经常反映给政府。过去这些团体对于协助卫生工作，团结与发动中西医参加政治学习，进行学术讨论，提高中西医的政治和业务水平方面，起了很大的作用。今后仍应抓紧对它的领导，使它们继续促进中西医团结，组织西医向中医学习，共同负起发扬祖国医学遗产的责任。为此，中华医学会应该在促进中西医合作事业上起更大的作用，吸收中医参加，充实和扩大这个组织，使之成为真正的全体医务工作者的全国性的群众性的学术团体。为了更好地组织中医的学习，中医学会应该扩大它的组织，吸收更多的中医参加，经常组织中医药的研究会，交流临床学术经验，学习现代科学知识，成为一种群众性的中医进修学校。

为了加强对中医工作的领导，各地卫生行政领导机关，应选拔一批能掌握政策，工作能力强的干部充实中医工作的领导部门，也应吸收中医参加行政领导工作，明确职责，划清工作范围，有计划地把中医工作开展起来。

中医工作是复杂的、艰巨的，同时我们还缺乏经验，如此，就更需要我们认真研究党的政策，掌握工作情况，积极努力，克服一切困难，与有关部门取得密切联系，依靠党的领导，为发扬祖国遗产，为保障人民健康，在贯彻执行党的"团结中西医"政策方面，做出更大的贡献。

复习题

1. 目前中医工作的主要任务是什么？
2. 你对党中央加强中医工作的指示有哪些体会？

附表一：历代医事制度简表

公元前 1766 年以前	《素问》有"上古使僦贷季理色脉而通神明"的记载（《素问·移精变气论》）；《路史》亦说："神农命僦贷季理色脉，对察和齐摩踵，诊告以利天下，而人得以缮其生。"这可能是我国最雏形的医疗方式，对群众医药开始重视的记载，这种传说可能是在殷周以前的氏族社会
周（前 1122—前 222）	周官：医师掌医的政令，聚毒药以供医事；食医掌天子的饮膳，疾医掌民众的内科，疡医掌外科，兽医疗牲畜；岁终并稽其医事以制其食，十全为上，十失一次之，十失二次之，十失三次之，十失四为下
秦（前 221—前 207）	由太医令掌全国的医药，侍医掌皇帝的医药
汉（前 206—公元 264）	前汉：属奉常的太医，管理国家医事；属少府的太医，管理贵族的医药；侍医专理帝王的医药。 后汉：又把少府的太医丞分做医药两职，一个管理医方，一个管理药物
晋隋（264—618）	合后汉两太医为一，设尚药局，掌理君主的医药，从此的医药制度，只是供奉帝王之事多，管理人民的医事便太少了
唐（618—907）	唐承隋制，开始进行医学教育，分做体疗、疮肿、少小、耳目口齿、角法、针灸、按摩各科进行传授，一般都要学本草、甲乙、脉经。针博士掌教针生经脉孔穴，按摩博士掌教导引，损伤折跌者正之。咒禁博士掌教咒禁。又设药园一所，计占地亩三顷，取庶子 16 岁以上 20 岁以下的，充当药园生，研究药物的栽培法，药凡 850 种，业成补药园师。又设药藏局，局里建药库储药，设有局丞、监等职来管理
宋（960—1279）	太医院设九科，收学生 300 人，内计大小方脉 120 人，风科 80 人，小方脉 20 人，眼科 20 人，疮疡正骨 20 人，产科 10 人，口齿咽喉 10 人，针灸科 10 人，金镞兼书禁 10 人。大方脉以《素问》《难经》《伤寒论》《金匮要略》《巢氏病源》为必修学科；小方脉以《难经》《巢氏病源》《太平圣惠方》为必修学科；考试命题，分墨义、脉义、大义、论方、假令、运气六类。又于诸州县设官医及教授。 太医院掌医学教育，翰林医官院掌政令，御药院掌皇室医药，岁终会其全失而定赏罚，成绩优良的得转升为普通官职

金元（1115—1369）	御药院掌皇室医事，太医院掌普通医事，各省设医学提举司，统辖各路的医学提举及各种考验。分大方脉、小方脉、杂医、风科、产科、眼科、口齿科、咽喉科、正骨、疮肿、针灸、祝由、禁科等；以《素问》《难经》《圣济总录》《本草》《千金方》为合试经书；三年一试，各州县定期八月，大都应试在春二月
明（1369—1644）	国家医事并属太医院，分大方脉、小方脉、妇人、疮疡、针灸、眼科、口齿、接骨、伤寒、咽喉、按摩、金镞、祝由十三科，一般都教授以《素问》《难经》《脉经》《本草》等。首先择医家子弟学习补官，有时亦选各省名医，授以官职，一体转升
清（1644—1911）	医之政令掌于太医院，分大方脉、小方脉、伤寒、妇科、疮疡、眼科、口齿咽喉、针灸、正骨等科，全院官士，都分科习业。各省的有职衔人员通医理的，亦得由当地长官保入太医院考试，授以官士之职。余仍沿明制
民国（1912—1949）	民国元年内务部设卫生司，总理全国卫生行政。奠都南京后，内政部设卫生司，民国十八年成立卫生部，置中央卫生委员会、中央卫生试验所、卫生行政人员训练所，部里分总务、医政、保健、防疫、统计五司。各省于民政厅下设卫生处，市设卫生局，国际交通处所设海陆检疫所。民国二十年改卫生部为卫生署，隶内政部，下设医政、总务、保健三科。民国二十五年，署改隶行政院。 全国经济委员会成立中央卫生设施实验处，为全国最高卫生技术机关，内分防疫检验、化学药物、寄生虫学、环境卫生、社会医事、妇婴卫生、工业卫生、生命统计、卫生教育九个系。 教育部设医学教育委员会、助产教育委员会、护士教育委员会、卫生教育设计委员会等。但多半是巧立名目，有名无实，完全是由资本主义国家照搬来的一套，是为资产阶级服务的，对祖国医药文化，大肆摧残

附表二：历代卫生行政人员编制简表

历代卫生行政人员编制简表			
朝代	编制	主管	下设
殷商之前	神农命僦贷季理色脉（最早的医事人员编制）		
周	天官之属医师	府2人 下士2人	

历代卫生行政人员编制简表			
朝代	编制	主管	下设
周	天官之属医师	上士 2 人 史 2 人 徒 20 人 疾医—中士 8 人 食医—中士 2 人 疡医—下世 8 人 兽医—下士 4 人	
秦		太医令承—掌全国医药 侍医—掌君主医药	
汉	奉常属官	太医令承—医工长	员医 293 人 员吏 19 人
	少府属官	太医令承—太医监	方丞 2 人 药丞 2 人
晋	沿袭汉魏制		
宋	属领军	太医令 太医丞	
齐		御师	
梁		太医令 太医正 药藏丞	
陈	同梁制		
魏	太常官属门下省—尚药局	太医令 太医博士 太医助教 侍御师	
北齐	门下省—尚药局	侍御师 4 人 典御 2 人 尚药监 2 人	

历代卫生行政人员编制简表			
朝代	编制	主管	下设
后齐	太常属官	太医令丞 尚药典御丞2人 尚药典御2人 尚药局丞2人	
后周	正四命天官	太医 小医	
	三四正命天官小	疡医正 医医正 疡正	
北周		主药6人	
隋	门下省一尚药局	典御2人 侍御医4人 直长4人 医师40人	
	太常统属	太医署令2人、太医丞1人	药园师2人 主药2人 药监5人 侍医4人 医正10人 按摩博士2人 医学博士2人 祝禁博士2人 药藏局监2人 助教2人 医师200人 典医丞2人
	殿内省一尚药局	司医 尚药直长4人	

历代卫生行政人员编制简表			
朝代	编制	主管	下设
隋	殿内省—尚药局	食医员 4 人 正五品奉御 2 人 七品直长 2 人 侍御医 医佐	
唐		太医署令 2 人	药童 24 人 主药 8 人 府 2 人 医生 40 人 医工 100 人 典药 2 人 医监 4 人 从八品医正 8 人 从七品下丞 3 人 从九品医师 20 人 按摩生 15 人 按摩工 56 人 掌固 4 人 计生 20 人 针工 20 人 禁咒生 10 人 禁咒工 8 人 药园生 8 人 史 4 人
	殿中省—尚药局	奉御 2 人	司园师 2 人 药童 30 人 从六品下主药 12 人 侍御医 4 人

历代卫生行政人员编制简表			
朝代	编制	主管	下设
唐	殿中省—尚药局	奉御 2 人	正五品下直长 4 人 正七品下书吏 4 人 正八品上医佐 8 人 正八品下按摩师 4 人 咒禁师 4 人
五代	翰林医官使		
宋	太常寺—太医局	太医局生 300 人 医学教授 从七品太医令 正九品太医丞	
	殿中省—掌药局	奉御 典御 医师	
	御药院—掌药奉御		
	翰林医官院	从七品医正 从七品医助 直院 4 人 医官使 2 人 医官副使 2 人 从七品医痊 从七品医愈 从九品翰林医学 正七品翰林医官 从六品成安大夫 从六品和安大夫 从六品成和大夫 从七品保安大夫 从七品和平大夫	

朝代	编制	主管	下设
宋	翰林医官院	从七品成全大夫 从七品成和郎 从七品成安郎 从七品保安郎 从七品太医局令 从七品保和郎 从七品和安郎 从七品成全郎	
辽	太医局	南面官	
	翰林医院	翰林医官	
金		从六品太医院提点副使 从五品长行太医 从五品太医院提点使 正五品太医院提点 从五品御药院提点 从五品正奉上太医 从五品副奉上太医 从九品管勾 从八品判官 从八品直长 从八品都监 从九品同监	
元	太医院	正三品金院2员 正二品院使12员 从三品同金2员 同知3员 正四品院判2员 正五品经历2员	

历代卫生行政人员编制简表

历代卫生行政人员编制简表			
朝代	编制	主管	下设
元	太医院	正七品都事 2 员 宣使 7 人 通事 2 人 正八品令史 8 人 译史 2 人 知印 12 人	
	从五品医学提举司—领各处	医学提举 1 员 副使提举 1 员	
	从六品官医提举司—各省设 太医散馆十分五阶	正七品成全郎 正六品保和郎 正六品成安郎 从五品保全郎 从四品保训大夫 正五品保冲大夫 从三品保康大夫 从三品保宜大夫 正四品保安大夫 正四品保和大夫 从七品医政郎 正八品医侯郎 从八品医效 从八品医痊 从八品医愈郎	
	典医监		
	御药院		
明	太医院	御医 18 人 正五品院使 1 人 正五品院判 2 人	

历代卫生行政人员编制简表			
朝代	编制	主管	下设
明	太医院	吏目 10 人	
	生药库	太使 1 人 副使 1 人	
	惠民医局	太使 1 人 副使 1 人	
清	太医院	院使 1 人、左院判 1 人、右院判 1 人	医员 30 人 医士 40 人 御医 15 人 医生 26 人 使目 3 人

通俗中国医学史讲话

讲 话

1956年

序

　　由于祖国医学在悠久的历史过程中不断地发展着,不断地获得伟大的成就,也就是对人民的生命健康不断地做出了许多贡献。然而这样丰富多彩的祖国医学,究竟是怎样成长起来的呢? 在旧社会里根本是模糊的,甚至资产阶级的代言人们,仍然说是某些圣君贤相所发明的,完全蔑视了广大劳动人民在劳动生产中由发明而创造而累积经验的丰功伟绩,这是极其错误的。

　　中国共产党和人民政府重视自己祖国的医药文化遗产,尤其是党中央再度提出贯彻对待中医的正确政策以后,无论中医、西医都掀起了学习祖国医学的高潮,同时各地运用祖国医药的治疗方法治好了许多疑难疾病,不仅中医、西医越发热爱祖国医学遗产,迫切要求更多地掌握关于祖国医学遗产的知识,甚至一般群众、苏联朋友、其他民主国家的友人们,也极想要知道一些祖国医学在历史过程中不断发展壮大的情况。因此,系统地、简要地、通俗地把祖国医学在几千年中的发展过程和它在各科方面的成就介绍出来,确有这一客观的实际需要。

　　祖国医学的发展史,从来就很少有人系统地研究过,又系统、又简要、又通俗地写出来便于大众阅读,一直都没有这样的一种册子。我今天这样来写,是为了适应目前大家的需要,也就"滥竽充数"吧,在缺乏这样一种资料的当前,仍可起到一定的作用。但我最希望的是"抛砖引玉",希望对祖国医史有很好修养的先进们,积极地担起这项任务,能更好地满足大家需要,这对于发扬祖国医学遗产是有积极意义的。

任应秋

1956 年 6 月 1 日

1. 劳动创造医学

人类的祖先在几百万年以前，由于不断地劳动，使"手"专门化以后，对于征服自然日有进步，眼界亦逐渐扩大。正如恩格斯所说："劳动是一切财富的源泉，自然界贡献出资源，劳动则变资源为财富。"[1] 于是人类在制造工具和采食植物过程中，不断发现某些工具（如砭石、石针等）和某些草根、树皮对疾病有治疗作用。

更由于环境所迫，人类意识到解决客观现实的生老病死诸问题，便很自然地把生活经验中治病的工具和药物等，互相传达应用，以后有了文字就记录起来。在中国，传说有"伏羲制九针，拯夭枉"[2] "炎帝味草木，以疗民疾而医道立"[3]；在古希腊，传说有"一个半人半马，手执巨蛇的神，为救众生的医神，名叫阿斯克勒琶"。从这一类神话中可以看出医学的萌芽，是和人类劳动生产分不开的。

历史上以"伏羲氏"为上期旧石器时代，据山顶洞文化[4]的发现，这时已有"有孔骨针"的出现，这与《帝王世纪》所说"伏羲……乃尝百药而制九针，以拯夭枉"的记载是符合的。"神农氏"是下期新石器时代，《搜神记》中说："神农以赭鞭鞭百草，尽知其平毒寒温之性，臭味所主。""赭鞭"是以赭石来做的采药工具，这也是很相称的。

同时社会发展史告诉我们，原始人类由于猎兽的需要，陆续地发明了弓箭和其他复杂的武器，他们之间常常发生战争性的劫夺、打猎和斗争，都不免创伤，这也是引起医药发生的客观条件之一。所以"医"字原写作"殹"[5]，有防范弓矢的意义。

又由于人类思维的日益发达，对自然现象之不理解，或对自然克服无能为力时，便产生了"鬼神恶魔"的观念，因而有一个时期，亦附会到疾病是由鬼神在作祟。据殷墟[6]出土的甲骨文字，有"武丁疾身，唯妣己它" "武丁病齿，上帝赐可愈"等记载[7]，于是便出现了"巫祝"的治疗方法，而"殹"字亦变成"毉"字了。劳动人民长期的劳动实践中，尤其农奴们在储藏、磨碎、煮熟粮食的实践过程中，发现了"酒"（史书载仪狄造酒）。酒有兴奋和麻醉的性能，《汉书·食货志》中说："酒者，天之美禄，帝王所以颐

2308

养天下，享祀祈福，扶衰养疾。"酒不但很快地成为人类嗜好品之一，而且是一种有力的溶解剂，许多药物经过酒的溶解浸出后，能够更好地发挥医疗作用，所以"医"字又一变而写作"醫"，"酉"古通"酒"。这些都说明劳动人民才是医学史的主人，正如劳动人民是历史的主人一样。而历史上所传说的"燧人氏""伏羲氏""神农氏""轩辕氏"等，都是指各个氏族的劳动大众，并不是一个什么了不起的"圣人"。范文澜氏说："古书凡记载大发明，都称为圣人，所谓某氏某人，实际上是说某些发明，正表示人类进化的某些阶段。"这个说法是完全正确的[8]。

2. 殷周时代的医学
（公元前 1766—公元前 770）

殷代（商）是奴隶制社会，之前史书上相传的神农、黄帝、尧、舜、禹等，都是氏族制社会[9]。氏族社会到了"夏桀王"的时候，已经走到了没落的阶段，便由居住在山东平原一带以"商丘"（河南的属县）为中心的商族起而代之，这就是史书上有名的新的奴隶所有者集团对氏族制度革命的"成汤革命"。到了公元前 1122 年，以武王、周公、太公为首的周族，又起来向"殷代"革命，暂时解放了奴隶，宣布土地为"王"所有，而逐渐转向封建制社会。

殷代、周朝这一时期，在文化发展史上是有其伟大贡献的。在这一长久时期中，生产工具已能使用铜，农业生产不断地发展，在劳动生产中，殷人从对"太阳""太阴"（月球）的观察，创造了纪日、纪旬、纪月、纪年的方法，以后更进而明确地辨识了春、夏、秋、冬四个季节。同时也发现了构造世界的五种物质元素，史书上相传有这样一个故事：

"周武王去打商纣王，刚到商朝郊邑的一天晚上，士兵们都欢喜若狂，不曾睡觉，一面舞蹈，一面还唱出下面的歌词：努力呀！努力呀！水和火是咱们老百姓饮食所最需要的，金和木是咱们老百姓所赖以生活的，土地更是咱们最主要的生产资料，今后这些都归我们掌握使用了。"[10]

这说明殷周时代的劳动人民，很清楚地认识到组成世界的是水、火、金、木、土五种物质元素，并不是什么"上帝"和"王"所给予的。由此可知，阴阳五行（太阴、太阳、水、火、金、木、土）是殷周时代广大劳动人民由于生活所必需而提出来的，是极朴素的唯物观认识。

正因为对自然界的客观存在有这样素朴的认识，所以周人便把最初认为疾病是由祖先或其他鬼神作祟的观念，一变而为与气候、季节有关系。如《周礼》说："四时皆有疠疾[11]，春时有痟首疾[12]，夏时有痒疥疾，秋时有疟寒疾，冬时有漱上气疾。"（《周礼·天官冢宰》）这是说，春季容易感冒头痛，夏季容易感染皮肤病，秋季流行疟疾，冬季常发咳嗽。这种观察，一直到今天还是非常正确的。当然，这时的疾病知识，并不局限于这一点，他如胃病、心脏病、肺病、消化不良、腹胀（睬）、耳疾、目疾、喉疾（哑疾）、齿疾、皮肤病、淋巴腺结核（鼠瘘）、痛、疽、肿、疣、痕、痴、神经病、精神病、神经衰弱、疟疾、气逆、中热、蛊等疾病，在《山海经》[13]里都有了记载。

正因为周代对疾病有了较细致的认识，治疗疾病的药物也有了很大的发展，都明白地记载在《山海经》里。在《山海经》所记载的药物中，动物药已有61种，植物药52种，矿物药3种，不详品类的3种。对疾病的认识和药物的应用，既有了这样丰富的内容，因而医学的分科亦在这时开始了，主要分成食医、疾医、疡医、兽医[14]四科。"食医"是专搞营养卫生的，"疾医"即内科，"疡医"即外科，因为当时很注意农业生产，所以也特别提出了"兽医"。

相反，这时欧洲以"巴比伦"为中心的医学，还在普遍地求神问卜、画符念咒，处在医死上等人要行断手罪，医死奴隶要赔偿一个奴隶的野蛮时代。

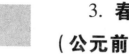

3. 春秋战国的医学
（公元前 770—公元前 222）

周朝传到幽王的时候，由于他的政治腐败，西方的戎部落"西夷""犬戎"便乘机打进来，周幽王被杀死在骊山（今陕西临潼）脚下。周幽王的儿子平王（宜臼）把首都东迁到洛邑（今河南洛阳），依靠郑伯、虢公两大诸侯过活，"王"的威信一落千丈，便先后出现了春秋诸侯（主要是齐、晋、秦、楚、吴、越）争霸和战国七强（秦、楚、齐、燕、韩、赵、魏）混战的局面。

春秋战国时的生产工具开始大量使用铁[15]，生产力空前提高，使封建经济发展了一大步。封建国家之间的斗争日益尖锐，而且斗争形势变化很快，在这个基础上，各种思想的代表人物和许多伟大著作都出现了，造成祖国文化学术非常光辉灿烂的局面，祖国医药文化在这时当然亦有很大的成就。

在医学理论方面，这时开始建立了以季节气候变化为依据的"六淫"病理说。如当时有位名医诊断晋侯的病说道：宇宙间有阴、阳、风、雨、晦、明六种不同的气候变化，如果这些气候变化得不正常，人体又不能适应它，便会发生疾病，阴气盛了会害寒病，阳气盛了便会害热病，风气太重了手足四肢便会生病，雨气多了便会害肚子，晦气（湿气）太过会害湿热病，明气（燥气）太过害燥热病。[16]

这一六淫病理说，是和当时农业的高度发达，对自然界气候变化的亲切体会分不开的。以后扁鹊论病着重谈"阴阳藏气"，矫氏论病着重谈"寒温不节虚实失度"，甚至于《素问》中提出的寒、风、热、湿、燥、火六气，都是从这"六淫"说递变发挥出来的。

这时期具有代表性的医生，当推扁鹊（秦越人）。扁鹊不仅擅长于老人、小儿、妇人各科，而且灵活而精细地掌握了望、闻、问、切四诊，在临床上解决了很多疑难大病，并能很好地运用针、灸、按摩、导引、汤药、手术等各种治疗方法，尤其是他对病人提出的"六不治"主张很有价值。他说："骄恣不论理一也，轻身重财二也，衣食不能适三也，阴阳并藏气不足四也，形羸不能服药五也，信巫不信医六也。"[17]

春秋时候的预防医学思想是较浓厚的，如在《易经》里便首先提出"君子思患而豫防之"的话来了。当时的预防措施亦有多种，而且都是大规模地进行着。如"改火"，《周礼》中说："司爟，掌行火之政令，四时变国火，以救时疾。"[18]认为四时的气候不同，家家户户所燃烧的柴火就要改换，来适应气候，免得感染不正之气而害病。又如"易水"，《管子》书里说"杼井易水，所以去兹毒也""墐灶泄井，所以寿民也"[19]。水对传染病的关系是十分密切的，把井淘干净，换上清洁的水，这比"改火"的意义还要实际得多。又如"傩"，据《吕氏春秋》高诱注说："周礼方相氏[20]，掌蒙熊皮，黄金四目，玄衣朱裳，执戈杨楯，率百隶而时傩，以索室驱疫鬼。"身上披着熊皮，还戴上黄金色有四个眼睛的假面具，这种可怕的形状来挨门挨户的驱疫鬼，虽是一种宗教形式，但他们一年要这样举行三次，便无形中进行三次清洁大检查，对改善环境卫生是有益的。又如"逐瘈狗"，《左传》中说："十一月甲午，国人逐瘈狗，瘈狗入于华臣氏，国人从之。"[21]这种捕杀狂犬的运动，在预防医学上尤其有它的积极意义。

4. 秦汉时期的医学
（公元前 221—公元 219）

秦始皇继承商鞅[22]以来的传统方针，依靠封建地主，次第灭亡"六国"，从公元前 221 年把"齐"灭亡后，基本上结束了封建领主的分立局面，开创了专制主义封建的大一统。但由于徭役赋税等对人民的繁苛压榨，便于公元前 209 年激起了陈涉、吴广的农民大起义，终于把秦朝的专制主义封建打垮了。起义部队中的刘邦和项羽，后来分化了，他两个打了 5 年仗（公元前 206—201），刘邦得到地主阶级的支持打败了项羽，又统一了中国，定都在长安，建立了历史上有名的汉朝（西汉）。

秦始皇用严刑峻法镇压人民，焚书坑儒，摧残文化，但他为了要长生不老，不仅医药等书籍不曾烧，在他设置的博士人员中，还有懂医药的方士参加，因此祖国医药文化仍得以延续下来。汉朝的儒家学说在思想方面得到了独尊的地位，这时儒家学说的内容，又大大地吸收了"阴阳五行"学说，如这时反映地主哲学最有代表性的董仲舒，反映农民哲学具有代表性的王充，都是通过"阴阳五行"的道理而表达思想的[23]，甚至这时的史学家班固所写的《汉书》名著，亦专列有《五行志》5 卷[24]。因而这时祖国医学文献里亦充满了"阴阳五行"等术语，尤其是充分地表现在经典著作《素问》这部书里面。

《素问》里的阴阳五行说，仍是极素朴的辩证观，如《素问·阴阳离合论》中说："天为阳，地为阴，日为阳，月为阴……阴阳者，数之可十，推之可百，数之可千，推之可万，万之大不可胜数，然其要一也。"即是说，任凭你把阴阳推衍得怎样繁复，归根结底，不过是代表事物对立和矛盾双方面的一个意义。所以祖国医学里"阴阳"这个名词，都可以用"矛盾"的含义来理解。《素问·生气通天论》中说："阴平阳秘，精神乃治；阴阳离决，精气乃绝。"前者是矛盾的统一，后者是统一的破坏，阴阳的矛盾统一是生理的正常现象，矛盾统一的破坏是机体的病理变化，所以祖国医学的治疗原则，总是在"调和阴阳"，也就是使既破坏的矛盾归于统一。

既然宇宙间的事物现象不是静止的，而是在不断地运动着，不断地运动过程中，就要发生质和量的变化；这个道理，《素问》是通过"五行"的关系来说明的。如《素问·五常政大论》中说："平气何如而名？……木曰敷和，火曰升明，土曰备化，金曰审平，水曰静顺；其不及奈何？……木曰委和，火曰伏明，土曰卑监，金曰从革，水曰涸流；太过何谓？……木曰发生，火曰赫曦，土曰敦阜，金曰坚成，水曰流衍。"此篇文献指出："委和之纪，是谓胜生；伏明之纪，是谓胜长；卑监之纪，是谓减化；从革之纪，是谓折收；涸流之纪，是谓反阳。发生之纪，是谓启陈；赫曦之纪，是谓蕃茂；敦阜之纪，是谓广化；坚成之纪，是谓收引；流衍之纪，是谓封藏。"这些叙述，用表列出来就更明白了。

表1　五行变化表解

五行	和平气象	变化不及	变化太过	与四时相逆	与四时适应
木	敷和	委和	发生	胜生	启陈
火	升明	伏明	赫曦	胜长	蕃茂
土	备化	卑监	敦阜	减化	广化
金	审平	从革	坚成	折收	收引
水	静顺	涸流	流衍	反阳	封藏

从表1可知，这不是完全在说明事物在矛盾运动中的变化现象吗？所以说，"五行"在祖国医学里是用以说明机体内在和外在关系各种变化情况的方法。从这个时期开始，祖国医学的理论体系，便以阴阳五行素朴的辩证观而建立起来了。

关于解剖生理知识，秦汉时期亦有较明确的记载。在《灵枢》和《难经》这两部书里，对各个脏器的大小、轻重、长短、厚薄，以及骨数多寡，都记载得很清楚，当然其中也不免有一些是错误的，这是限于时代环境和科学条件的问题，不能以现代的要求来苛求古人。最可宝贵的是，祖国医学在这时已经发现了血循环。《素问·举痛论》中说："经脉流行不止，环周不休。"《灵枢·邪气藏府病形》中说："经脉之相贯，如环无端。"指出人体的脉管构造是相互连接的，而能使血液作"环周不休"的流行。血液循环流行的原动力是从哪里发生的呢？《素问》中明确指出是由心脏发出的。《素问·痿论》中说："心主身之血脉。"《素问·平人气象论》中说："出于左乳下，其动应衣脉，宗气也。"左乳下正是心尖的部位，其动应衣，便是心脏唧血的跳动，由于心脏唧血的跳动，而产生脉搏，所以称它作"宗气"。这比"哈维氏"发现心脏和静脉的关系，最少要早1200年。为什么有这样伟大的发现呢？还是从解剖研究得来的。不仅《灵枢·经水》中有"八尺之士，皮肉在此，外可度量切循而得之，其死可解剖而视之"的记载，《汉书》叙述，王莽诛杀翟义党徒的时候，他曾叫医生和巧屠来共同进行尸体解剖，仔细查看体内的各个脏器，并用细小的竹篾丝来贯通脉管，了解血管构造的起迄[25]。这些都足以说明古人确在解剖研究方面是下了一定功夫的，而且是有很大成就的。

大约在公元150－219年这段时期内，一位杰出的医学家张仲景，他在精通了《素问》全部理论的基础上，结合着临床经验著成《伤寒杂病论》一书。张仲景基本采用了《素问》的阴阳理论，另以表里、寒热、虚实错综复合的观察，来说明机体阴阳矛盾统一和破坏的关系，把疾病分做三阴三阳两大类型，归纳为太阳、阳明、少阳、太阴、少阴、厥阴六个系统。略如表2所述。

表2　伤寒病辨析表解

伤寒	三阳	太阳	主要证候：发热恶寒	表	热证 实证	辨证
			论治：发汗			
		阳明	主要证候：胃家实	里		
			论治：攻里（泻下）			
		少阳	主要证候：往来寒热	半表半里		
			论治：和解			
	三阴	少阴	主要证候：无热恶寒	表	寒证 虚证	
			论治：温经（不可发汗）			
		太阴	主要证候：自利	里		
			论治：温中（不可下）			
		厥阴	主要证候：厥热进退	半表半里		
			论治：温里回阳（不可和解）			

阴、阳、表、里、寒、热、虚、实的道理，虽然在《素问》里谈了许多，却不曾像这样结合临床以"阴阳"为纲，以"表里寒热虚实"为目，构成一个临床时完整、细致、具有指导性的体系，一直为今天广大中医所普遍

运用而不能否定。这是张仲景对中医临床医学的伟大贡献和成就。

外科学方面，在公元 145－208 年左右的华佗，已能很好地施用全身麻醉，并能做"湔洗胃肠"的大手术；同时针灸、热疗、冷疗等物理学疗法，以及医疗体育等，他都大量应用了。华佗还不慕名利，不苟富贵，不肯为统治阶级服务，具有独特崇高的气节，完全具备了人民科学家的优良品质；曹操一再要他出山为己所用，他都不接受，已经"传付许狱"，还是不委屈，临死时他毫无保留地把他富有经验的一卷书交给狱吏，使其能传于后世，不断地服务于人民；可惜当时狱吏畏法，竟付之一炬，真是祖国医学莫大的损失。

这时有疗效药物的累积亦越来越丰富了，所以《神农本草经》亦在这时出现了，载有 365 种药物，张仲景处方里还另有几十种是《本草经》所未载的，合起来这时最少有 400 多种药物。其中以通过张仲景临床经验的最为宝贵，如桂枝、麻黄、杏仁、石膏、附子、黄芩、黄连、知母、柴胡、大黄、栀子等，在临床上的卓越疗效，是谁也不能否定的。这些药物的来源，除自己国土的野生植物、农业生产品和手工业产品外，还有部分是从国外输入的。从张骞在公元前 138 年出使西域起，波斯及西域等地都有药材输入中国。如张仲景用的"红蓝花"就是从西域来的；《本草经》里的"葡萄"，是从大宛输入的；他如羌活、独活、胡麻、葱实、硫黄、水银等，都是在这时期由外国输入的。而这些药物却在很早的时候，已经逐渐变成国产药物了，这说明祖国劳动人民是非常优秀而伟大的。

5. 魏晋南北朝的医学 （220－588）

魏晋南北朝是一个长时期而民族斗争剧烈的时代。由于两晋[26]统治阶级腐化内战的结果，引起外来民族的内侵，从匈奴族刘渊建国起，到鲜卑族北周的灭亡，华北人民遭受浩劫有近 300 年之久。从晋武帝咸宁以降，水旱虫蝗遍于郡国，饥馑疫疠因亦随之，而雍梁（河南禹县）关中（陕西）一带，"天花"和"鼠疫"都发生过大流行。尤其"永嘉南渡"[27]（307－313）以后，民间由于营养不良而患"脚气病"的，安南、广东各地都多，甚而蔓延到扬子江东南一带。到了梁朝末年（公元 557 年以前），南京城里的人多有患"冲心脚气病"死的，以此大大刺激了医药方面的需要和发展。如王叔和、皇甫谧、葛洪、许逊、雷斅、深公、褚澄、徐熙、徐道度、徐嗣伯、陶弘景、姚僧垣、徐之才等硕学之士，都来钻研医学，就是为了要解决当时广大劳动人民健康事业的迫切需要，而他们钻研的成就，主要表现在下列几方面。

（1）药物学的辉煌成就

这时的药物，在《神农本草经》的基础上，最常用的已发展到730种。这时陶弘景（452－536）的《名医别录》，已开始留意药物品种的鉴定问题。雷斅更精心研究药物的炮制，来提高疗效。徐之才更分析和归纳药物的疗效，按其效能，系统地分作宣、通、补、泄、轻、重、滑、涩、燥、湿十剂，这样系统地以疗效来分类，在医学上确是创作，而于临床上的指导作用更大，后世医家都乐于采用他的这一新方法。

（2）脉学的阐扬

药物的疗效提高了，假如诊断不精确，还是不能解决问题的，因而王叔和（210－285）便把张仲景以前所有的切脉方法进行整理和总结，以掌握脉搏波动的复杂性类从而认识疾病，著作脉学专书《脉经》。其中虽不免有一定的缺点，但它在10世纪左右，曾通过翻译传到外国去了，阿拉伯医学诊脉的内容，几乎全部都采用了它，如阿拉伯阿维森纳著的《医典》里的脉学，其中约有35种脉象都采自《脉经》。

（3）针灸学的发展

这时有个医生叫皇甫谧（215－282），他看到社会动荡不安，人民生活越来越穷困，疾病的流行也越来越厉害，他认为"赤子涂地，无以救之"，是没有尽到一个医者应尽的责任，经过数十年的钻研，终于掌握了针灸绝技，他把《灵枢经》的针灸理论，结合他的临床经验，著成了《黄帝针灸甲乙经》。这部针灸专书，影响了唐代的孙思邈，同时还传到日本、朝鲜等国家去，其价值可以想见。

（4）对传染病的认识

由于这时医学技术的不断提高，对许多疾病的辨识也越来越清楚。如葛洪（278－339），已认识到"天花"是由南洋传入中国的传染病，因而他是世界上记载天花的第一人，这一发现要比欧洲早224年。同时他亦认识到

"沙虱病"（洪水热）、"马鼻疽"的病原微生物，并指出都是由于人体皮肤先有损伤才被感染的。他还认识到"肺痨病"有严重的传染性，他说："累年积月，渐就顿滞，以至于死，死复传之旁人，乃至灭门。"[28]他对这些急慢性传染病的认识，都是极正确而有价值的。

6. 隋唐时期的医学（589 — 907）

南北朝的分裂严重妨碍了经济的发展，人民迫切要求南北统一，隋文帝先夺得北周政权以后[29]，又征服了南方陈朝，便结束了东晋以来270多年南北分裂的局面，统一了全中国。但到了隋炀帝（杨广）的时候，他又无休止地压迫人民，给人民以致命的威胁，终于逼起了大规模的农民起义[30]。李世民在农民大暴动和遍地烽火中，领导了人民群众，消灭隋朝，平定了群雄[31]，建立了唐朝统治，开创了空前庞大和繁盛的封建帝国。

在隋文帝统治的20多年中，办理均田，减轻徭役，农业生产步步上升，工商业也发达起来，人口大量增加了。唐朝的交通事业尤其发达，在陆路方面，国内干线有四条[32]，对外干线有五条[33]。水路方面，对外海运有南北两路，南路通南洋群岛、印度、波斯、阿拉伯，主要进口是广州；北路通日本、朝鲜，进口是登州（山东蓬莱）和明州（浙江宁波）。这样四通八达的交通，唐朝便不断地吸收并融合了外来的文化，同时中国的文化也大量地传布到国外去，医学也毫不例外地这样在国际间交流起来。

外来医学对中国影响最大的首推"印度医学"。印度医学向来流行一种地、水、风、火的"四大不调"学说，它认为：地大增令身沉重，水大积涕唾乖常，火大盛头胸壮热，风大动气息激冲，四大各有101病，合成404病。因而隋代的巢元方著《诸病源候论》（610），也说风病有404种（《诸病源候论·风病诸候》）；唐代孙思邈（581 — 682）著《千金方》更广泛的引据了这"四大"学说[34]；王焘在752年著的《外台秘要》，大量采用了《天竺经》眼论的学说[35]。至于印度和尚龙树菩萨著的《龙树眼论》，更是盛行一时，连人民诗人白居易也买一部来学习，所以他的诗集里有"案上谩铺龙树论，盒中虚燃决明丸"的诗句。

西欧鲁氏著的《世界医学史》中说："阿拉伯医家知用一种吸入之麻醉

剂，恐从中国人学来，称为中国希托克莱特斯之华佗，颇精此技术，其方法为用曼陀罗花等调合而成者。"[36]唐三僧义净法师在印度住了20年，曾屡次介绍中国药物的"蠲疾王神"，针灸治病的"州中无加"[37]，义净法师当时在国外的声望很高，经他这样宣扬，肯定是有很大影响的。

这时的日本，受到中国医学影响最大。最初由吴人知聪于公元562年把"明堂图"传到日本后，623年推古天皇便遣派惠日、福音等人到唐朝来留学，他们回国的时候便把《诸病源候论》《千金方》两书带回去了。日本从此才逐渐脱离了神祇时代的医术。到了755年唐僧鉴真从扬州去到日本，鉴真是精通本草学的，日人韩广足等向他学习，尊他为"日本之神农"。日本在平安朝以前（784），习医的都是学习中国的《甲乙经》《脉经》《本草经》《素问》等书，到了平城天皇时代，才征集全国医方，公元808年编成《大同类聚方》，日本才有第一部医书出现。以后天元五年（982）丹波康赖以巢氏《诸病源候论》为蓝本，兼采隋唐医书80多种，又著成《医心方》问世。此后一千多年，日本仍不断地追随我国医学前进，尊称为"皇汉医学"（皇医为日本之国医，汉医指中医），所以日本在19世纪以前，完全受中国医学的影响，没有什么独立的医学可言。

隋唐时对许多疾病的辨识都较以前明确而彻底。如《诸病源候论》首先鉴别了"天花"和"麻疹"，称天花为"登豆疮"，称麻疹为"时气发斑"，这是世界医学最早的鉴别文献。《诸病源候论》和《外台秘要》还认识了杀人凶恶的"腺鼠疫"，称作"恶核"或"毒肿瘰疬"。隋唐以前对"痢疾"的鉴别不太明确，而《诸病源候论》里，提出了急性和慢性两种，急性的叫"热痢"，慢性的叫"冷痢"。"麻风病"在《诸病源候论》里，叫"癞病"，把全病的过程描写得非常细致。《外台秘要》引"苏游论"所叙述的肺痨病，尤极精确。陈藏器找到了脚气病的根本原因，他说："稻米……久食之，令人身软。黍米及糯，饲小猫、犬，令脚屈不能行，缓筋故也。"（《本草拾遗》）而孙思邈竟用谷白皮（米糠）五升，水一斗，煮取七升水后，即用水煮米粥来常食，预防和治疗脚气病，这完全具增加维生素乙的作用。同时《千金方》还用富含维生素甲的"羊肝"来治疗夜盲病，这些都是在临床医学上极有价值的成就。产妇儿科学，隋唐时已发展为专科研究的科学了。在《隋书·经籍志》里，便载有徐文伯的《疗妇人瘕方》《妇人产后杂方》两书，《诸病源候论》亦专述有妇人杂病 192 候，小儿病 253 候，孙思邈著《千金方》把妇人小儿病都列为首要，在大中初年（852－858）还出了一部产科专书，就是昝殷作的《经效产宝》。

自梁迄于初唐，医家所用的药物都以陶弘景的《本草经集注》为主要，惟到了唐显庆四年（658），当时王朝召集了李绩、苏敬、许孝崇等 22 人修订本草新本完成，定名为《新修本草》；据《唐六典》载，这次修订，采用《本草经》361 种，《名医别录》182 种，有名未用的 194 种，新修增入的 114 种，合共 851 种药物而成。这不仅是我国的第一部由官家来主持修订的药典，亦是世界上第一部由国家订制的药典。这些药物的新增，可能是和外国药物的输入分不开的，如这时郑虔的《胡本草》，李珣的《海药本草》，陈藏器的《本草拾遗》等，都是研究外来药物的专著。另有的将道士服食的结果和荒年时人民觅取食物的经验等，记录下来，如孟诜的《食疗本草》，昝殷的《食医心鉴》都是。

隋唐时候的几部重要医籍都富有总结性，这是最值得称道的。如证候学的总结，巢氏《诸病源候论》是代表作；临床治疗学的总结，《千金方》是代表作；方剂学的总结，《外台秘要》是代表作；药物学的总结，《新修本草》是代表作。这几部总结性的典籍，确显示着隋唐医学的结晶。

7. 五代两宋的医学（907 － 1279）

朱全忠在公元 907 年夺取唐朝政权，建立后梁以后[38]，接连出现后唐、后晋、后汉、后周，都占据黄河流域，称为"五代"。同时其他各地还先后存在过 10 个较大封建割据政权，为吴越、南汉、北汉、荆南、闽、吴、楚、南唐、前蜀、后蜀等，叫作"十国"。五代十国的情况非常分裂和混乱，到了公元 960 年，后周大将"赵匡胤"篡周自立[39]，短短时期内结束了五代十国的分裂局面，统一了中国的大部，称为"北宋"。公元 1127 年，金人掳走了徽钦二宗，占据黄河流域，赵构迁都临安（杭州），是为"南宋"。

两宋时期，农业、商业、手工业都较发达，尤其是活版印刷术，在北朝宋时就盛行了，这对于中国文化起了很大的推动作用。如从仁宗到英宗（1029－1067）召集了高保衡、林亿等人，从事古医书的校正编辑，如《内经》（《素问》《灵枢》）《伤寒论》，以及隋唐医书，都从此刊版印行，现在我们能看到许多古代医籍，都是和宋朝的编辑与印刷分不开的。

公元1076年，在王安石变法的影响下，医学校开始为独立机构，并仍照一般的教育制度，实行"三舍法"[40]，召学生300名入舍，分科教授，约分做大方脉、风科、小方脉、产科、疮疡兼折疡科、眼科、口齿兼咽喉科、针灸科、金镞兼书禁等九科，每年举行考试一次，成绩好的可派到"尚药局"任医师，或者充任博士及外州的医学教授。这时教学针灸，已采用铜人模型作形象教学，这"针灸铜人"是天圣五年（1027）医官王惟一设计铸造的。针灸铜人制作得非常精细，公元1128年金人还向宋朝索取这个铜人，作为议和条件之一，其价值可以想见。

正因为宋朝校正编辑和印行了许多古典医籍，又开展了正式医学教育，所以临床医学在这时相当发达。如内科方面，水痘、天花、麻疹的鉴别已非常清楚[41]，确认了痢疾和肺痨病的传染性[42]，把神经系统的疾病列为"风科"[43]，肾脏性、肝脏性、心脏性等不同的水肿，已能作鉴别诊断和治疗了[44]。在小儿科方面，两宋都很重视，并出现了钱乙（1035－1117）这个小儿科专家，《小儿药证直诀》是他的代表作；这时还流行一部儿科专书，叫作《小儿卫生总微论方》，强调增加小儿营养来预防疾病，反对鬼神邪说，尤为难能可贵。妇产科方面，陈自明著的《妇人大全良方》，最有代表性，此书风行了400年以上；杨子建的《注解胎产大通论》，记载了肩产、额产、足产、脐带产等接生的种种手法，以后的胎产科书籍，都欢喜引用它的理论，便可以想见其价值。外科方面，这时最大的进步就是认为，虽是局部的外科病，却是和整体分不开的，如《圣济总录》和窦汉卿的《疮疡全书》都贯通了这一精神，所以这时对外科疾病，盛行"托里"和"内消"的治疗法，同时还采用了"五善""七恶"[45]等全面观察的方法；对骨折处理，已有了适当的固定手术，如"取嫩柳细条，量所用长短，截数十条，以线穿成帘，裹于损折处，缠一遭就线头系定"[46]，比以前对折伤的处理进步得多了；用砒剂治疗痔核，已从南宋时开始，如《太平圣惠方》里便记载有由生砒、白矾、朱砂三药组成的枯痔药方；至补缺唇、切骈指、装伪足等技术，在《幼幼新书》和《医说》中，都分别有记载。

临床医学的丰富内容，颇刺激了这时公立、私立医疗机构的设置和发展。

如官办的"药局"，由官方"委官监督，依方修治丸、散、哎咀，来者诊视，详其病源，给药医治"[47]，这就是官办的门诊部；苏东坡知杭州时（1089），"以私帑金50两助官缗，于城中置病坊一所，名安乐，以僧主之，三年医愈千人"[48]，这是历史上第一个公私合办的医院。此后各州县郡，都普遍设立有医院，并多半都叫作"安济坊"或"赡养院"。

在淳七年（1247）还出版了宋慈著的《洗冤录集证》，这是中国最有权威的一部法医学书，一直流行了一千多年。

总之，临床医学的分科发展，这是两宋医学进步的特点。

8. 元朝的医学 （1279－1368）

蒙古奴主贵族蒙哥大汗[49]，趁着南宋的腐朽无能，先和宋灭了金，后来夺取了宋的河南领地，以及四川、湖北，把宋灭掉，公元1271年，便定国号为"元"，忽必烈做了皇帝，称元世祖，1279年彻底平定了江南，他便成了全中国的统治者。

元朝蒙古奴主贵族，对中国的"清野空城"大屠杀，及其奴隶制半奴隶制的统治，给中国社会的生产与文化以空前严重的摧残和破坏，因而激起推翻其统治的全国大起义，尤其是以"白莲会"为中心组织的起义军，声势极其浩大[50]。由于年年战乱，处处荒寒，疾病丛生，疫疠流行，惟其这样，医药便为统治阶级和被统治阶级所必需，甚至一般人民都受到统治阶级的残酷压榨，而医生还能得到统治阶级的好感，医药文化也没有受到若何的摧残。

这时医药学的成就，杰出地表现在刘、张、李、朱四大家的学说中。刘河间（1110－1200）把疾病予以系统地分类[51]，比以前医书罗列多数孤立的症状，散漫没有系统，却是一大改革；他辨证亦很精确，如他认为白痢中亦有热证，一反过去"赤为热，白为寒"的机械论调，他创制的"防风通圣散""六一散"在临床上都极有价值。张从正（1156－1228）扩大张仲景"汗、吐、下"三法的运用[52]，把许多有效的物理学疗法亦包括在内，他的医学理论极素朴，认为无病时重保养，有病便治疗，不要盲目迷信补药；他认为疟疾是由于"瘴疠之气"的感染，反对"谬说鬼神，妄求符箓，祈祷辟匿"的恶习，这是他极卓越的见解。李杲（1180－1251）鉴于当时战乱频仍，一般百姓朝饥暮馑，起居不时，寒温失所，流行着严重的胃肠疾病，创制"补中益气汤""升阳益胃汤"等，解决了当时流行病的问题[53]，所以他对消化系统的疾病是有专长的。朱震亨（1281－1358）认为许多疾病都是由于摄生不良所致；他认为人体"阳常有余，阴常不足"，应特别注重身体机能的调护；他认为医生诊病，一定要从多方面进行观察[54]，了解病情，认清证候，然后议药，反对问病发药的仿单先生；他著的《格致余论》《脉因证治》《活法机要》《局方发挥》等都是代表作品。正因为当时有这些杰出的医学家，他们已能明确地认识到斑疹伤寒，并指出它的传染性[55]，同时还强调肺痨病的"痨虫"传染作用，并指出肺痨是由"亲属习染而传"的。在至正年间（1345－1348）葛可久还著了一部《十药神书》推广治痨病的十大方剂，一直流传到现在，能够很好地掌握使用，效果是相当好的。

这时的外科，以齐德之（1335）著的《外科精义》为代表，他主张和内科一样，要讲究望、闻、问、切辨证论治，不能"甘当浅陋"[56]。正骨方面，这时吸收了许多阿拉伯医生所传的"回回药方"，如1337年危亦林著的《世医得效方》便是明证。在天历二年（1329）忽思慧著《饮膳正要》，这是中国第一部关于饮食营养卫生的专书，也可以说中国在这时已开始建立营养学科了。

9. 明朝的医学（1368－1643）

公元1351年，反元的农民大起义爆发了，朱元璋参加了郭子兴的起义军队，逐渐扩张势力[57]，打垮陈友谅，消灭张士诚，占领江西、湖南、湖北、苏州、浙东一带，建立明朝，自称太祖，定都南京，于1382年便完成了统一中国的大业，历史上又出现了强盛的统一大帝国。

明朝的手工业比以前任何朝代的成就都大，尤其是造船工业发达，使明朝的海外交通有很大的发展。从1405年起，到1433年，明成祖的太监郑和曾率领武装舰队出航7次，在南太平洋和印度洋上来来往往，到过亚洲南部的30多个国家，更远到过非洲东海岸。从此西洋人的东来，亦日益不绝。如万历八年（1580），意大利人利玛窦来中国，著《西国记法》；万历四十一年来中国的艾儒略，著《性学觕述》；同年意大利人毕方济来中国，著《灵言蠹勺》；天启二年（1622）日耳曼人汤若望来中国，著《主制群徵》；万历二十五年（1597）意大利人龙华民来中国，著《灵魂道体说》；万历三十四年（1606），意大利人熊三拔来中国，著《泰西水法》；天启一年（1621）日耳曼人"邓玉函"来中国，著《人身说概》。这些著作在医学方面，主要是谈解剖、生理、病理、治疗、药物等，只是他们所谈的理论和知识并不十分高明[58]，所以对中国医学没有起到什么影响。

明代的治疗医学是相当精审的，如张景岳（1561－1639）、孙一奎、赵养葵、李士林、韩懋等，都是这时的杰出人物，他们都讲究详细记载病历、精确地辨识疾病，从而治疗，是最主要的[59]。这时治疗"梅毒"，已经习用轻粉、水银等汞剂，并确认梅毒是从国外传进来的[60]。"天花"从汉代传进中国，一直危害着广大人民的健康，而没有得到适当的防治方法，惟在隆庆年间（1567－1572）宁国府太平县（安徽芜湖）有人传"种花"术，中国的种痘术，最可靠是从这时开始的[61]。这时牙科医学亦异常发达，"王肯堂"（1552－1639）认为牙病多半都是由感染而来，对于牙龈脓炎（牙宣）、牙床骨髓脓炎（骨槽风）、牙疳等都有很深刻的认识[62]。同时这时已有了拔牙和补牙的技术[63]，而且技术是非常精致的。

明代的药物学发展亦极为可观。如王纶的《本草集要》，是以叙述药理为主要的代表作；陈嘉谟的《本草蒙筌》，主要在鉴定生药；卢和的《食物本草》，是以研究食物治疗为主的。至于缪仲淳的《本草经疏》，对于学习《神农本草经》《名医别录》有很大的帮助，他是代表研究药理学的新派；刘若金的《本草述》、倪纯宇的《本草汇言》等，是偏重当时临床治疗的旧派。在嘉靖、万历年间（1522－1596），蕲州李时珍鉴于过去的药书记载品类既繁、名称庞杂，有的同物异名，有的同名异物，复杂零乱，难做准绳，他便下定彻底整理中国药物的决心，先后参考800多家的有关书籍，经历30多年的时间，终于写成一部空前的辉煌的药物巨著《本草纲目》；全书52卷，分16部门，62类，载动物药444种，植物药1094种，矿物药275种，日常服用类79种，共1892种，每药都分做"释名""修治""集解""气味""主治""发明""附方"各项，分别记录；总结了明朝以前历代的药物学和植物学的知识与经验，成为全世界研究药物、生物的重要参考文献。所以这书曾经过俄、法、德、英、日等文字的翻译[64]，流行到全世界；因此《本草纲目》不但是我国医学史上的一个伟大成就，就是在世界科学领域里，也占有极其重要的地位。

10. 清朝的医学（1644 — 1840）

公元 1618 年建州女真族的首领努尔哈赤[65]发动了对明朝的战争，先后占领抚顺，攻破辽阳、沈阳，占据辽东平原，威胁着山海关。在 1926 年进攻宁远（辽西兴城）时努尔哈赤战死，由他的第四个儿子皇太极继承可汗，并于 1636 年建立清朝，自称皇帝。1641 年进攻山海关，明将洪承畴投降了，这时以李自成为首领的农民军[66]，在人民拥护下打进潼关，攻破西安，一帆风顺地于 1644 年打进北京，维持专治统治 276 年的明帝国便从此结束。李自成正在忙着做皇帝的时候，清军和吴三桂的军队联合，向农民军进攻。李自成被赶出北京，清军便从农民军手里夺去地方的统治权，顺治便从沈阳到北京做了全中国的皇帝，以满洲贵族为首的各族封建统治阶级的联合政权就形成了。

清朝利用文化怀柔政策，提倡考据学[67]来统治一般知识分子的思想，于是许多医学家仍只是向故纸堆中去钻。正由于考据学风气的盛行，校订医学和搜集医书的工作，这时颇有成就。如考据学者孙星衍，对《神农本草经》《中藏经》《素女方》《服盐药法》《宋提刑洗冤录》《千金宝要》等书都下了很深的考据工夫，校订刊行。公元 1723 — 1734 的康熙时代，所编的《古今图书集成》，便整理有祖国医药文献 250 卷，把中国 18 世纪以前的医药文献搜罗无遗。公元 1772 — 1790 的乾隆朝，修成的《四库全书》，其中包括医药书籍 191 部，2529 卷，这确是一部空前的巨大医学丛书，尤其是乾隆朝（1740 — 1742）敕吴谦筹编纂的《御纂医宗金鉴》90 卷，卷帙虽不大，却是近 200 年来一般中医最喜爱诵习的典籍。

不仅此，清代的医学思想，一直是被考据学的思想指导的，即以喻嘉言、柯韵伯、徐大椿、徐忠可这几个有代表性的人物来谈谈。喻嘉言主张"先议病，后议药"，并提出"议病式"的方案[68]；柯韵伯主张读仲景书要"逐条细勘，逐句研审"，要把其中的"脱落倒句，论文衍字，一一指破"[69]，这和以戴震为首的皖派考据学家们要证据、反空谈、重理解、据人情的说法是一致的；徐大椿主张以经释经[70]，这和经学派考据学家的"好古""信古"，并无二致；徐忠可推张仲景为医家的周公、孔子，尊《伤寒论》《金匮要略》是医家的"六经"，其他方书好比儒家的史论，学医必先学好经书，再来研史[71]，这和以黄羲宗为代表的史学派考据学家的"穷经读史"主张，也并没有两样。

同时，清政府为了防止南洋华侨强烈的反满思想传到国内，以及明朝遗民得到外援而动摇其统治，便采取严格的"闭关锁国"政策，将西洋传入的各种科学（包括医学）知识一例禁止。但禁而难止，一般意愿认识真理的知识分子更勇于接受。如邓玉函的《人身说概》，经毕拱辰（1572－1644）润色后，对医学界的影响很大。如王升[72]的"中西汇通"的主张便是受到这个影响而来的，他说："后之谈内景（即指解剖生理）者，又不屑于询屠刽之流，若非泰西之书入于中国，则脏腑真形，虽饮上池水者，亦未曾洞见也。"后来王清任（1768－1831）亦大受到西洋解剖生理知识传入的影响[73]，经历42年，不断地到野冢或刑场去观察尸体脏器，终于1830年著成《医林改错》一书，虽不免仍然有些错误，但他确是纠正了古人许多不正确的认识，尤其是对脑神经的作用，他有很好的发现，是很有价值的。他如王宏翰、陈定泰[74]等，都曾吸收不少西洋的医学知识，用来充实了祖国医学的内容。

清朝临床医学最大的成就当推对于温病的治疗方法，叶天士、吴鞠通在这方面最有代表性。如用吴鞠通的《温病条辨》治疗"暑温"的方法，来治疗流行性乙型脑炎，各地报导有90%以上的成效，便是明证。至于陈修园的《医书十六种》（《南雅堂医书全集》）在大众化、普及化方面，亦是起到很大的作用的。

11. 近百年的医学（1840－1949）

中国社会发展到清代道光以后，以英国为先锋的帝国主义者，借鸦片烟作商品，向中国大量渗透。从1842年英国侵略者迫使满清签订"南京条约"之日起，中国即开始陷入悲惨的半殖民地境地，而逐渐成了所有帝国主义者共同宰割的奴隶。这种屈辱的日子，迄中华人民共和国成立（1949），恰好是一个世纪的光景，这百年来的创痛，是我们永远不能忘记的。

帝国主义对中国医药文化的侵略，亦不曾稍为放松，结果是使中国的医药卫生工作走向了以帝国主义奴化思想为主导的一条死路。

从1779年起，通过帝国主义贩运鸦片的组织"东印度公司"[75]，来中国的医生日益增多，如皮尔逊、李温斯敦、郭雷枢等，都是利用医生的职务和传教作掩护，来进行文化侵略活动的。尤其是郭雷枢发表了"任用医师在中国传教商榷书"一文后，颇引起世界帝国主义国家的注意，更引起美国的注意。如1834年，美国医师帕克来中国，在广州设立能容200余人的大医院；1848年，合信氏来广州，亦设立了足容百余人的医院；1866年以后，医院里还增设学校，于是帝国主义医学在中国的流播，颇有一日千里之势。

帝国主义不断地侵入中国以后，尤其是清政府统治者被推翻以后，中国广大地区都处在半封建半殖民地性质的社会。这时中国新的统治者，只忙乱于资产阶级代表们所需要的自然科学和社会政治学说，他们称之为"新学"或"西学"，而把祖国所遗留下来悠久而丰富的文化全盘予以否定，这种忘本的奴化思想，很突出地反映在医学方面。如1911年，奉天设立的南满医学堂，用日语、日文教授医学，教员大部是留日学生；1907年，德人宝隆氏在上海办的同济医学校，及1911年德人在青岛办的医学校，一切都照德国医学制办理，教员多半是德国人；1914年，法政府在广州设立的中法医学校，一切都照法国医学制办理。于是德、法、英、美、日之医学机构，遍布全中国，帝国主义对中国医药文化的侵略，亦从此日益嚣张。如交通卫生、防疫工作、医院治疗、卫生行政等部门，无一不仰承帝国主义派来中国的西医的鼻息。到了1914年，北平教育部总长汪伯唐竟宣言决意废止中医中药；1930年政府的"中央卫生委员会"，居然通过了西医余岩等所提出的"废止旧医以扫除医事卫生之障碍案"[76]；1934年的"伪中政会议"，日本买办代表者汪精卫大肆叫嚣废止中医中药[77]。在这样的情况下，祖国医学遭到空前地扼杀，广大劳动人民的生命受到严重地威胁。据统计，新中国成立前全国的疟疾患者，超过50 000 000人；黑热病和麻风病患者，也在50万以上；血吸虫病和钩虫病患者，有数百万人；天花、霍乱、鼠疫，年年都有或大或小的流行（尤其是1929年）；每年死亡人口中，死于结核病的在5% ~10%之间；花柳病的蔓延，曾使某些少数民族地区人口逐年减少；全国人口死亡率处在平均每年1000人中要死去30多人；每1000个一岁以下的婴儿，每年要死去200

多人，个别地区甚至死去 500 多人；每 1000 个产妇，要死去 15 个以上；人口平均寿命仅有 30 多岁，与世界各国比较，几乎是最短的。这就是最近 30 多年中，自恃有帝国主义医学作保障，摧毁祖国医药文化的反动政府，给人民造成无可估量的严重灾难。

近百年的后半世纪，尽管统治者对祖国医药文化的摧毁不遗余力，但还是遭到广大人民力量的坚锐反对。如 1930 年，中央卫生委员会通过"废止中医药案"时，全国 17 行省，133 个团体，800 万华侨代表群起抗议。祖国医药文化在人民群众的支持下，不仅统治者没有达到废止的目的，许多进步的中医师在发扬祖国医学方面的工作，仍然有很大的贡献。如唐容川的《中西汇通医书五种》，主张"不存疆域之见，但求折衷归于一是"，博得数十年中医的拥护，他著的"医书五种"盛行一时。吸收西洋医学具有科学内容的东西，发皇祖国医学丰富的治疗经验，并运用科学知识来理解祖国医学的理论体系，这一工作，当以陆彭年做得最好，所以陆氏的作品在近 30 年的中医科学化运动中，是起到很大的指导作用的。

12. 结　语

毛主席说："中国的长期封建社会中，创造了灿烂的古代文化。"[78] 的确，单是从祖国医药文化这一方面来看，也是极其光辉灿烂的，这些光辉灿烂的成就，无疑的是和长久历史中广大劳动人民从事生产斗争过程中的艰苦奋斗分不开的。

劳动者智慧而且勇敢，企求掌握物质力量来消灭疾病的侵害，同时还勇于吸收外来的新知识，在实践中结合实际的需要，予以变革来充实自己劳动所获的内容。这一工作，从晋至唐这一时期是最有成绩的。由于他们不断地创造，不断地经验，不断地探索，不断地累积，抵抗疾病的医药知识越来越丰富了，从汉代张仲景起，便不断从事整理和总结，把许多宝贵的经验继承巩固下来。如《伤寒论》《金匮要略》是辨证论治学理论体系的总结；《诸病源候论》是对证候学的总结；《千金方》《外台秘要》《太平圣惠方》《普济方》等，是对方剂学的总结；《大观本草》《本草纲目》是药物学的总结。这些整理和总结的工作，对丰富的祖国医药文化遗产的继承和发扬起了决定性的作用。

但是，由于过去封建社会反动统治的束缚，以及外来帝国主义的侵略，导致丰富多彩的祖国医药文化遗产不仅没有很好地继承下来，予以发扬光大，相反地还呈现着停滞不前、湮没不彰的现象，如果持续下去，无论对祖国文化遗产，还是对人类保健事业，都是不可弥补的损失。

中国共产党和人民政府，重视自己祖国的文化遗产，尤其是1954年毛主席提出贯彻党对待中医的政策以后，已基本上扭转了对中医中药轻视、歧视的情况。又是在三大敌人早经消灭，全面展开社会主义经济建设的蓬蓬勃勃的新中国环境中，正是我们中西医团结合作，共同学习和研究祖国医药文化遗产，使之不断地发扬光大，做出更大贡献的时机。我们根据祖国医学史上所有伟大成就的事实，有理由完全相信，以祖国医学原有的丰富内容为基础，与苏联的先进医学理论相结合起来，将来必然会产生历史上所未曾有的新中国医学，这样的新中国医学，不仅将是世界医学主要内容之一，抑且是整个人类生命健康强有力的保障者。

注 解

[1] 见杜畏之译《恩格斯自然辩证法》415页。

[2] 见皇甫谧《帝王世纪》。

[3] 见刘恕《通鉴外纪》。

[4] 河北省房山县西南八里，有个镇叫"周口店"，从周口店的山顶洞里，发现了中国猿人（俗名"北京人"）的头骨，及其他有关人类进化史的骨片、石片等，一般称作"山顶洞文化"。

[5] "殹"，音仍读如"医"，从医、从殳。"医"读如"亦"，是古代避矢伤的工具。"殳"读如"殊"，是古人战斗所用武器之一。

[6] "殷墟"即殷代故都废墟的意思，在河南安阳县西北五里的一个小屯子，相传殷王"河亶甲"从嚣迁到相，就是这个地方。清朝光绪年间，洹曲崖岸被水冲击后，当地群众拾得许多刻有古代文字的龟甲、牛骨等，多系殷代的"卜辞"，多是求神问卜的文字。

[7] 见复印件《甲骨文字》和《殷墟书契前编》442页，"武丁"是殷高宗的名字，"妣己"即是他的祖先，"疾身"就是害肚子的意思。

[8] 见《中国通史简编》6页。

[9] 原始社会中以母系为中心的同一血统人的集团，就是"氏族制"，是当时社会的基础组织。由若干个氏族结合为"宗族"，再由宗族结合为"种族"或"种族联盟"。一个氏族每以一个"图腾"作为标识，氏族的关系是建筑在农业与牧畜的生产的经济基础之

上的。

[10]《尚书大传》中说："武王伐纣，至于商郊，停止宿夜，士卒皆欢乐以达旦，前歌后舞，假于上下。咸曰：孜孜无怠，水火者，百姓之所饮食也；金木者，百姓之所兴生也；土者，万物之所资生，是为人用。"又据伯懋父敦盖上说："王命伯懋父以殷八自征东夷。"可见当时士兵中，是有一大部分殷人的。

[11]《释名》说："疠，厉也，病气流行，中人，如磨厉伤物也。"可见即是"传染"的意思。

[12]"痛首疾"即是说头痛。

[13]《山海经》是部很古老的书，传说是虞舜的臣子伯益所作，虽不可靠，但最迟也是周代的作品，书名仅开始见于《史记》。

[14]《周礼·天官冢宰》中说："食医，掌王之六食、六饮、六膳、百羞、百酱、八珍之齐。……疾医，掌养万民之疾病。……疡医，掌肿疡、溃疡、金疡、折疡之祝药劀杀之齐。……兽医，掌疗兽病，疗兽疡。"

[15]"铁"始见于《诗经·秦风》中的"驷骥"，说明春秋时才开用铁，战国时便大量熔铸和使用了。

[16]《左传·昭公元年》中说："天有六气，降生五味，发为五色，徵为五声，淫生六疾。六气曰阴、阳、风、雨、晦、明也，分为四时，序为五节。过则为菑：阴淫寒疾，阳淫热疾，风淫末疾，雨淫腹疾，晦淫惑疾，明淫心疾。"

[17]见司马迁《史记·扁鹊仓公列传》。

[18]见《周礼·夏官·司爟》。

[19]见《管子·禁藏》《管子·轻重己》。

[20]"方相氏"是个官名。

[21]见《左传·襄公十七年》。

[22]商鞅是秦孝公时的宰相，他定变法令，废井田、开阡陌、改赋税等，秦国便从此强大起来了。

[23]董仲舒提倡天人相应的学说，他著的《春秋繁露》一书，反复地列论了"五行对""五行义""阴阳尊卑""阴阳位""阴阳终始""阴阳义""人副天数"等等玄说。王充著的《论衡》，自然算是古代较完整的、系统的唯物论哲学，但仍然以"阴阳五行"的道理来阐明他的主张。如他说"阳气自出，物自生长；阴气自起，物自成藏""阴阳不和，灾变发起""阴阳和者，谷之道也""一人之身，含五行之气，故一人之行，有五常之操，五常，五行之道也，五脏在内，五行气俱"。

[24]见《汉书》。

[25]《汉书·王莽传》中说："翟义党王孙庆捕得，使太医、尚方与巧屠共刳剥之，

度量五脏，以竹筳导其脉，知所终始，云可以治病。"

[26] "两晋"指西晋和东晋。公元263年，司马懿的儿子司马昭灭了蜀汉后两年，司马懿的孙子司马炎逼迫魏国皇帝让位，改国号叫"晋"，他就是晋武帝，仍旧定都洛阳，历史上称它为"西晋"。后来匈奴兵攻破长安洛阳，先后捉去晋怀帝、晋愍帝，西晋就在316年灭亡了。西晋灭亡以后，流亡到江南的大地主联合当地的大地主，拥护晋元帝在建康（南京）建立政权，保持晋朝在江南的统治，历史上便称它为"东晋"。

[27] 西晋发生了内乱，晋怀帝、晋愍帝被掳走了，晋元帝在南京组织政权这一年，恰是晋朝永嘉五年，历史上称为"永嘉南渡"或者叫作"永嘉之乱"。

[28] 见《肘后备急方·卷四·治尸注鬼注方》。

[29] 隋文帝就是"杨坚"。大约在534年的时候，北魏分裂成东魏和西魏，东魏占据黄河下游，西魏占据黄河上游，政权都由军阀控制。后来东西魏的傀儡皇帝先后被军阀赶走，东魏改为北齐，西魏改为北周。东魏和北齐的统治者残暴腐化，失去人民的拥护，西魏和北周的统治者注意发展经济，为后来的全中国统一打下基础。公元577年，北周吞并北齐，四年以后，北周的外戚杨坚夺取了北周政权，建立隋朝，他就是隋文帝。

[30] 公元611年冬天，王薄首先在山东起义，他做了一首"无向辽东浪死歌"号召被征发的农民起来反抗，农民参加的很多，第二年河南和江淮一带也出现了起义军队，少的几万人，多的十几万人。

[31] 反隋起义中有李密、窦建德、杜伏威、李渊等几个主力部队，最强大的一支是李渊。李渊是隋朝的大官僚，在617年夏天，他接受他儿子李世民的建议，在太原起事，率兵十万渡过黄河，攻破长安，第二年，隋炀帝在江都被部下绞死，李渊就做了皇帝，国号"唐"，这就是唐高祖，仅统治38年的隋朝就灭亡了。李渊称帝以后的618—624年中，次第消灭了黄河上游各地的地方武装，李密、窦建德、刘黑闼、杜伏威等部队都被完全肃清了。

[32] 一是从长安向西南通成都；二是从长安向东西通长沙，经广西到安南；三是从长安向东通山东；四是从长安向东北通范阳（北京一带）。

[33] 一是营州（热河朝阳）通安东道；二是夏州（陕西横山）通大同云中道；三是中受降城（绥远五原）通回纥道；四是安西（新疆库车）通西域道；五是安南（越南）通天竺（印度）道。

[34]《千金方·卷一·论诊候第四》中说："经说，地、水、风、火和合成人。凡人火气不调，举身蒸热；风气不调，全身僵直，诸毛孔闭塞；水气不调，身体浮肿，气满喘粗；土气不调，四肢不举，言无声音。火去则身冷，风止则气绝，水竭则无血，土散则身裂。然愚医不思脉道，反治其病，使脏中五行，更相克切，如火炽燃，重加其油，不可不慎，凡四气合德，四神安和，一气不调，百一病生，四神动作，四百四病，同时俱发。又

云，一百一病，不治自愈；一百一病，须治而愈；一百一病，难治难愈；一百一病，真死不治。"

[35]《外台秘要·卷二十一》。

[36]《世界医学史·第三章》。

[37]《内法传·三卷》中说："神州药品根茎之类，数乃四百有余，多并色味精奇，芳气芬郁，可以蠲疾，可以王神，针灸之医，诊脉之术，赡部州中无加也。""王神"，就是精神畅旺的意思；"无加"，意思是没有比这再好的了。

[38] 朱全忠，即朱温，他本是当时农民起义军黄巢的将领，后来被唐朝利诱分化了，便叛变投降了唐朝，做了宣武节度使。当宦官专权时，他把宦官们诛杀了，便自封为梁王，继后他又杀害了唐昭宗，立哀帝，自己做相国，907 年他竟把唐朝这最后的一个皇帝哀帝废掉，定都于汴（开封），即是"后梁"。

[39] 赵匡胤是后周的殿前都点检，统率着保卫京城的禁军。960 年元旦，后周政府得到急报，知道北汉和辽（契丹）合兵南下，就派赵匡胤率领禁军去抵抗。大军走到陈桥驿（开封北），赵匡胤发动兵变，率军回到开封，夺取后周的政权，建立了宋朝（北宋），仍旧以开封作国都，称为宋太祖。

[40] 宋朝的大学为"三舍法"，外舍大学生 2000 名，内舍大学生 300 名，上舍大学生 100 名，由外舍升级到内舍，由内舍升级到上舍，在宋神宗时，完全实行三合法，连"科举"都不用了。

[41] 参见钱乙著《小儿药证直诀》和郭雍著《伤寒补亡论·卷二十·斑疮瘾疹》。

[42] 参见陈自明著的《妇人大全良方》《圣剂总录》。

[43] 参见《圣济总录》。

[44] 参见张锐著《鸡峰普济方》。

[45] 五善：精神清爽，声和色润，疮痛不渴，动息自宁，为心善；身体轻便，心静不烦，指甲红活，起坐安宁，为肝善；口唇滋润，粂帏气香，饮食如常，脓黄肥厚，为脾善；声音响亮，肌肤滑泽，大便如常，为肺善；口和不渴，小便清长，为肾善。七恶：神志昏愦，心烦舌干，疮形紫黑，言语呢喃，为一恶；身体强直，目睛斜视，疮流血水，惊悸不宁，为二恶；形容消瘦，脓清臭秽，疮处软陷，不知疼痛，为三恶；皮肤枯槁，鼻动声嘶，痰多喘急，为四恶；形容惨黑，口渴囊缩，为五恶；周身浮肿，肠鸣呕呃，大肠滑泄，为六恶；恶疮倒陷，形如剥鳝，四肢冷逆，血水自流，为七恶。

[46] 参见《杨氏家藏方·卷十四·接骨膏》。

[47] 参见《梦梁录》。

[48] 参见周辉《清波别志》。

[49] 元太宗窝阔台打金人的时候，南宋重复采用北宋"以夷制夷"的政策，联合蒙

古把金减掉。金灭亡以后，南宋政府和蒙古人争夺河南领地，结果蒙古人三面包围南宋，南宋就到了灭亡的前夕。后来蒙哥大汗在四川战死了，他的弟弟忽必烈便回到北方去争夺统治地位，做了元朝皇帝。

［50］白莲会，是当时流行民间的宗教组织，信从的人很多，首领叫韩山童，有十几万人，头裹红巾，所以叫红巾军，战争继续了二十年之久。

［51］参见《素问玄机原病式》。

［52］参见《儒门事亲》。

［53］参见《内外伤辨惑论》。

［54］参见《局方发挥》。

［55］参见张从正《儒门事亲》，王好古《阴证略例》。

［56］参见《外科精义·卷上·论疮疹候入式法》。

［57］朱元璋参加了郭子兴起义军队，郭死后他执掌军队大权，便占据了南京，自称"吴国公"。他又没有受到元军的直接攻击，便在长江下游从容地整顿军队，改革弊政，做好统一中国的准备工作。

［58］《主制群征》中说，人骨有330块，肉有600块，心有二孔炼血，并以白羊、金牛、巨蟹等12象来主宰全身，都是荒诞无稽的。

［59］参见《景岳全书·论治》《医贯·阴阳论》《医宗必读·辨治大法》等。

［60］参见李时珍《本草纲目》，陈九韶《微疮秘录》等。

［61］参见俞天池《痘科金镜赋集解》。

［62］参见《证治准绳》《外科正宗》《外科准绳》《医学入门》等。

［63］参见郎瑛《七修类稿》，谈迁《枣林杂俎》。

［64］法人都哈尔德民的《中国史地年事政治纪录》一书，1935年在巴黎刊行，内有译成法文的《本草纲目》数卷；又从这本书译成英文本的有两种，一为卜罗氏所译，一为克扶氏刊行。1871年，美人斯密斯氏著的《中国药料品物略释》，大部分都是译自《本草纲目》。俄人毕乃达氏著《中国植物学》，仍然是以《本草纲目》做主要材料。德人许窦氏著《中国生药物》，还是以《本草纲目》做蓝本的。英人伊博思氏曾以20多年的精力，把《本草纲目》全部译成英文。至于日文译的《本草纲目》最早，约在万历末年，即日本长度十二年（1619），由林道春献给幕府；康熙十一年，即宽义十二年（1672），还有贝原益轩的《校正本草纲目》39卷；康熙四十八年，即永宝六年（1709），有《太和本草》16卷；嘉庆八年，即亨和三年（1803）小野兰山著的《本草纲目启蒙》48卷，基本都是《本草纲目》的内容。

［65］明朝时候，女真族分成"建州""海西""野人"三大部。建州女真住在长白山一带，努尔哈赤在25岁的时候就做了建州女真的首领，把全体成员分成八个单位，叫作

八旗，每旗有一个旗主，八个旗主共同管理整个女真族的政事和军事。旗下的人，平时耕种畜牧，战时都是兵。1916年，努尔哈赤合并了女真各部，自称"可汗"，用"金"做国号（即"后金"），把明朝时利用海西女真压迫建州女真、祖先被明军杀死等事件，合成所谓"七大恨"，便向明朝开火了。

[66] 李自成本来是受农民军闯王高迎祥指挥的一部分，1636年高迎祥在陕西作战牺牲了，李自成便继承了闯王的名号。到1624年以后，李自成以襄阳一带作根据地，策划进攻陕西。1644年3月下旬，从西安出发，向北京进军，4月23日就顺利地打到北京郊外，不到3天工夫，北京城被攻破了，明思宗在景山自杀，李自成做了皇帝。这时镇守山海关的吴三桂听到北京被农民军占领，自己的身家利益受到损害，便扔开国家民族的利益，向自己负责防御的清军屈膝投降，并且引导清军入关攻打农民军。清军统治者得到这个机会，就由摄政王多尔衮和吴三桂联合向正在举行登基大典的李自成进攻。1644年6月4日，才做了40天皇帝的李自成就被赶出北京。

[67] 清政府统治文化的手段非常毒辣，办法非常严密，在康熙、雍正、乾隆年间的文字狱里，清初盛行的种族思想和民主思想受到很大的摧残，一般学者就走上整理古书的道路，于是考据学蔚然成风。乾隆、嘉庆年间考据学最盛。如当时的惠栋、戴震、钱大昕、王念孙等，都是有名的考据学者；其中"戴震"的成就尤大，他发扬"实事求是，无征（证据）不信"的治学风气，是相当好的科学精神。

[68] 参见《寓意草》。

[69] 参见《伤寒论注》。

[70] 参见《难经经释》。

[71] 参见《金匮要略论注》。

[72] "王升"即"王孟英"的父亲，他的医学主张详《重庆堂医学随笔》。

[73] 《明季西洋传入之医学》中说："余尝疑清任之奋兴访验脏腑真相，由金声'知识记忆在脑'一语所引起，故《改错》记述脑髓说，尤称卓拔，惟清任因考验脏腑生理，自少壮逮于黄发，栖迟秽地刑场，与夫访问秋官，终成不朽之业，虽云受西学影响而得之何害。"

[74] 王宏翰是康熙时人，约死于1697~1700年间，《明季西洋传入之医学》中说他是"中国第一接受西说之医家"。陈定泰为道光时人，他根据西洋医学的解剖生理图，著成《医谈传真》。

[75] 17世纪初叶，英国和荷兰先后在印度设立独占性的贸易公司，分别成立"东印度公司"。到了17世纪中叶，英国的东印度公司战胜了荷兰的东印度公司以及其他的竞争者。后来法国的东印度公司也成立了，但它竞争不过英国，结果让英国东印度公司取得了独霸的地位。

[76]"废止旧医以扫除医事卫生之障碍案"的最后决议为：（甲）旧医登记限至民国十九年底为止；（乙）禁止旧医学校；（丙）其余如取缔新闻杂志等非科学医之宣传品，及登报介绍旧医等事由，卫生部尽力相机进行。

[77]汪精卫说："国医言阴阳五行，不重解剖，在科学上无根据，不但国医应一律不许执业，全国中药店亦应限令歇业。"

[78]《毛泽东选集》第二卷 679 页。

通俗中国医学史话

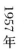

1957 年

劳动人民创造了医药

远古时候，人类过着野蛮的生活。

肚子饿了，生吃些植物的果实、根、茎和兽类的肉；天气冷了，就把树叶、兽皮、羽毛这一类的东西披在身上，当作衣服穿。人们住在山洞里或大树上，这样的生活条件，当然免不了疾病的侵胁，古书中也有关于那时的人类常闹肠胃病的记载。如《韩非子》中记载：上古的时候，人们都是吃些果实、蚌蛤等腥臊恶臭有害肠胃的东西，当时人们总是闹着胃肠病[①]。又有部叫《礼纬》的书中说：到了燧人氏时期，有了钻木取火的技能，人才由生食变成熟食，害肚子的毛病减少了，和一般禽兽的生活也就有了区别。[②]

据古生物学家研究，远在人类还没有出现之前，疾病和生命便成为不可分离的现象了。人类出现以后，他们在劳动中不断地改善生活以减少疾病，发现和创造医药以治疗疾病，这是一件极其自然的事情。

当人类被野兽咬伤或因其他缘故受伤时，很可能用树叶、苔藓、唾液等来敷裹伤口，减轻创痛，慢慢地他们便发现了什么植物疗伤最好。在美洲赤道地区的森林中，生长着一种树木，名叫"吐鲁香胶树"，它的树脂能促进血液循环，且能防止腐烂、抵抗传染病和毒物，是治疗内脏溃伤和毒蛇、疯兽咬伤的有效药物，医药界称它作"秘鲁香膏"。在很早很早以前，住在那个地方的印地安人便知道用这种树脂来治疗各种创伤以及蛇咬的伤口，据说甚至连当地的野兽被毒蛇咬伤后，也知道向吐鲁香胶树奔去，咬穿树皮，让树脂流到伤口里去。人类由于治疗创伤的迫切需要而发现药物是没有什么可以怀疑的了。

石器的应用和创伤出血现象的启示，我们的祖先慢慢地知道用"砭石"放血来治病。在懂得耕作以后，接触的植物愈多，对植物的性能也愈熟悉，便可能发现更多的药用植物，所以民间流传着"神农尝百草医药始兴"的话。《史记》里记载着：神农氏曾用赭鞭来拔取草木，试尝草药性味，逐渐

---

① 参见《韩非子·五蠹》。

② 《礼纬》含文嘉："燧人氏始钻木取火，炮生为熟，令人无腹疾，有异于禽兽。"

丰富了医药知识。"赭鞭"就是用赭石制成的生产工具。在《淮南子》这部书里也记载：神农尝试百草的性味和水泉的甘苦，使人们知道哪些东西可以吃，哪些不能吃，一天曾不下七十次中毒。这说明医药的发现和寻找食物有直接的关系。

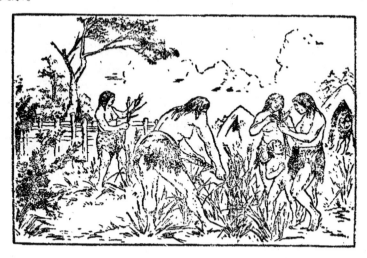

图1　寻取食物是发现药物的先声，也是神农尝百草传说的来源

在医药开始萌芽的时代，人类的命运还主要掌握在大自然手中，人们出于对自然的畏惧和崇拜，逐渐产生了"神"的观念，凡不可理解、无法解决的事都归之于神，遇到了疾病灾难时，便乞怜于神的护佑，以后逐渐产生以"祷祝"为职业的巫人。巫人一面掌握民间的经验药方，一面以能和鬼神相通的姿态给人治病，原始素朴的医药知识因而被蒙上一层迷信的色彩。这是世界各民族在文化发展初期的普遍现象，我国也不例外，我国有相当长的一段时期是巫医并存，甚或巫盛于医。

从我国文字的变化中，也可以看出医药发展的大概。古"殴"字有防矢的意思，在巫祝盛行时，"殴"字下面加了一个"巫"字而写作"毉"了，后来人们在储存粮食时发现了酒，并把酒用到医药上，"酉"古通"酒"，"毉"字才变作了"醫"字。

祖国医学分科的开始

——殷周时代的医药发展情况

　　原始社会中的图腾崇拜及氏族社会后期的祖先崇拜，发展到殷朝（公元前18世纪—公元前12世纪）奴隶制时，便成为具有一种神教本质的巫教。巫教崇拜"天帝"和祖先，并以祈祷和占卜的姿态出现，因而殷代的医学，基本还是脱不了巫医的形式。例如，传说著第一部《汤液》的伊尹[①]，他便是当时很有权势的教主。尽管这时的医学，带着很浓厚的宗教色彩，但对疾病的认识方面是有很大成就的。

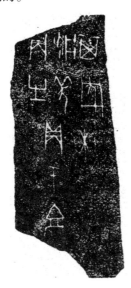

图2　甲骨文"贞有疾年其死"，是疾病流行的意思

　　殷朝的文字主要是用刀刻在铜器（青铜）、龟甲和兽骨上面的。据考古学家目前已经获得的甲骨文字材料，便有头病、眼病、鼻病、耳病、口病、牙病、舌病、喉病、心病、胃肠病、手病、臂病、关节病、足病、趾病、骨病、瘤病、跌伤病、产妇病、小儿病、流行病等21类疾病的记载。从这些记载说明，殷朝时候对疾病的认识不仅已经不是笼统的概念，而且是按照生理的部位来命名了。

[①]　参见皇甫谧著《甲乙经》序。

到了周朝（公元前1122—公元前770），对疾病的认识分析得更加细致，其中最主要的是把一年四个季节中多发性的流行病提出来了。如有部古书《周礼》① 记载着：一年四季都有流行性的疾病发生，春季里流行着感冒头痛病，夏季里流行着疥癣一类的皮肤病，秋季里流行着疟疾，冬季里流行着咳嗽气喘的病。这和现在疾病流行的情况基本上是一致的，这说明周代对疾病发生的规律已有了初步的认识。

由于殷周时期具有了认识疾病的丰富知识，治疗方法亦有较大的进步。在另一部古书《吕氏春秋》里看到伊尹提出治疗疾病的原则说：如果能使人体不断地吸收新鲜的东西，排泄陈腐的东西，肌肤血脉就通畅无阻了，精神正气自然会逐渐增加，把病邪完全驱除掉，这样就可以使患者获得高寿②。这种论据是完全科学的。

据目前可以查考的文献记载，周朝使用的药物最少有一百多种，如现在最常用的车前草、贝母、益母草、青蒿、黄芩、白芍、茅根、花椒、葛根、甘草、艾等，在周朝便已经有了。这些有疗效的药物，统由医师专门负责管理起来。

在如此早的时代，祖国医学为什么便有这样辉煌的成就呢？主要是由于当时有了较好的医学分科和医事制度。

周朝把医学主要分作四科：食医、疾医、疡医、兽医。"食医"是专管饮食卫生的，研究一年四季中不同的饮食口味的烹调方法；"疾医"相当于现在的内科医生，所有内科范围内的疾病都归他治疗；"疡医"治疗肿疡、溃疡、跌打损伤等，包括现在的外科、骨伤科；"兽医"专门治疗兽类的疾病，和现代是一致的。

周朝的医药卫生人员编制也是较完善的。"医师"的职位最高，由他领导四科的医生。医师下面设有两个"上士"，就是一等一级医生；四个"下士"，就是一等三级医生；还有两个保管人员，当时叫作"府"；两个办理文书，当时叫作"史"；还有设有"徒"20个，也就是办事员，这些都是卫生行政人员。四科的编制是：二级食医2个，二级内科医生8个，三级外科医生8个，三级兽医4个。

---

① 参见《周礼·天官冢宰》。
② 参见《吕氏春秋·重己》。

周朝时对医药卫生人员的要求也相当高，每个人员工资的多寡，基本是按照工作效率来评定。大概每年的年底，进行一次成绩检查，以增减薪俸。效率在100%的，拿上等薪；90%的评为二等，80%的评为三等，70%的评为四等，60%的只能给以基础待遇。

同时，人死了不仅要登记，还要由主治医生把治疗经过写出来报给医师备查。不仅对内外科医生要求这样严格，就是兽医的治疗效果也还得照样上报，作为年终检查成绩的主要依据。

以上说明祖国医学在公元前1000多年这样早的时期，便有了相当大的发展，对繁荣民族文化起了很大的作用。相反，我们知道当时以"巴比伦"为中心的医学，还处在普遍地求神赶鬼、画符念咒的时代，医生医死了奴隶主，要被处以断手罪，医死了奴隶，也要赔偿一个奴隶。

反对迷信的杰出医生

——周代名医扁鹊

社会发展到东周以后，也就是春秋战国时期（公元前770－公元前222），由于宗族制度的破坏，土地私有制度已经形成，对农业生产起着推动作用。铁制的工具已开始应用，工商业也跟着发展起来。因此在文化上的创造得到进一步地发扬，使人类的知识得以提高。

在医学方面，首先是鬼神致病的观念发生了动摇，人们已渐懂得生病要请医生看病吃药，而且还要请富有经验的医生。所以当时流行着这样的话：如果医没有行到三辈人的，不要随便吃他的药[1]；外科医生要医好过折断三次手膀的，才算有经验[2]。"扁鹊"就生长在这样的时代，他就是这时最有经验的名医。

扁鹊生长在河北省任邱县，姓秦，名字叫越人。本来他是经营旅馆业的，旅馆里住着位客人，叫长桑君，是很有学问的医生。聪明的扁鹊认识到长桑君不是一个平凡的医生，便很尊敬他，处处给他方便。长桑君亦看中了扁鹊的聪明，非常喜爱。一天，长桑君把扁鹊叫在寝室里去，低声地对扁鹊说：

---

① 参见《礼记·曲礼下第二》。

② 参见《孔丛子》。

我年老了，有很多灵验的方药想传授给你，你愿意吗？扁鹊非常高兴地把长桑君的灵验方药都接受了。扁鹊依照长桑君传授的方法治病，确是效果很好，在不断地实验和不断地研究中，扁鹊终于成了名满天下的名医。

历史书上记载着几个扁鹊医好危重病人的故事①。有次他到山西，当地一位权威很大的官叫赵简子，怀着野心，想要夺取山西晋王的位子，想了很久也没有实现，卒然害病，昏迷了五天，人事不省。扁鹊摸到他的脉搏还在不断地跳动，又了解到他思想上存在的问题，便断定赵简子是由于过度用脑，一时昏晕，并没有死。果然不出三天，赵简子就清醒过来了。

又有一次，扁鹊到了陕西（虢国），这里的王太子害了重病，四肢冰冷，知觉丧失，一般人都以为太子已经死了，只是忙于办丧事。但很奇怪的是，太子死了半天多还不收尸（不僵硬），扁鹊受了好奇心的驱使，先从旁打听清楚了病情，再进行诊断，发现太子还有微弱的呼吸，两股内侧并没有完全冷却，便断定是假死。于是就在太子头顶正中的百会穴刺一针急救，太子一会儿就苏醒过来了；同时在两胁下用温热药包来熨，太子便能坐起；后来吃了二十多天的药，竟完全恢复健康。扁鹊的名声从此愈是大了。

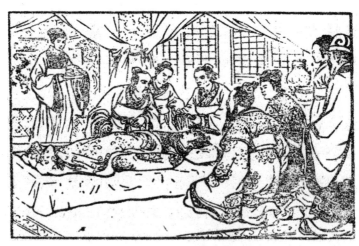

图3　扁鹊给虢国王太子诊病

过一些时间，扁鹊到了山东，山东齐王的太子叫桓公午，他听说扁鹊到了，便殷勤地招待他。扁鹊察言观色，知道桓公午有病，便告诉桓公午说：

① 参见《史记·扁鹊仓公列传》。

你身上已经有了病象，不过还浅在皮肤里，如不及时治疗，可能演变成严重疾病。桓公午不相信，总以为医生都是贪名好利的人，企图医治没有病的人来宣传自己的本领，因此不听扁鹊的劝告，不肯就医。五天后，扁鹊见到桓公午，又说：你的病已经发展了，影响到血脉了，要是还不医治，会越加严重。桓公午听了很不高兴，不理睬他。又隔了五天，再看到桓公午时，扁鹊又郑重地说：你的病已经蔓延到肠胃，再拖延下去，恐怕今后就来不及医治了。这回桓公午更不愉快了，仍然不理睬扁鹊的话。又过去了五天，扁鹊看见桓公午，望望他的脸色，大吃一惊，便溜跑了。桓公午派人去问他为啥要跑？扁鹊说：病在皮肤，并不深入的时候，用点汤药或者熨法，便可医治好；等病影响到血脉时，也可以用扎金针的方法治疗；病既伤了肠胃，都还可以想点方法来配药酒吃；可是现在桓公午的病已经深入到骨髓了，没有办法挽救了，所以才躲开。不久，桓公午就全身发烧、疼痛，急急派人请扁鹊时，扁鹊已经逃到秦国去了。桓公午终于无法医治而死去。

扁鹊既有这样高的本领，因此大家都把他看作活神仙，到处传说扁鹊连死人都医得活。扁鹊却很谦虚地说：我哪里会医活死人呢？只是病人没有真正死的时候，我能仔细地诊断出来，设法医治就是了。

这时一部分人还相信害病是由于鬼神在作怪，如孔夫子害病，他的学生就主张求神。晋国的国王害病，也说是有两个小鬼害了他。所以当时巫医还继续存在并危害人民，扁鹊是坚决反对鬼神迷信的，他号召民众不要受巫医的欺骗。扁鹊说："害病相信巫神，不相信医生，他的病就不能治疗好。"这样教育群众有很大的益处。

扁鹊为人民服务的热忱和钻研学术的毅力都很大。如扁鹊路过邯郸，邯郸的妇女很多害有"带下病"，扁鹊就住下来给她们医治，并不断地研究医治带下病的方法，结果许多带下病都医好了，妇人们非常感激他，说他是妇科专家。后来扁鹊又从洛阳过，洛阳城里高年的人多患五官病，尤其是眼花、耳鸣这类的病很多，扁鹊耐心地给这些老年人医治，多数都恢复了健康，大家又称他是五官科专家。有一次扁鹊到了咸阳，咸阳一带小儿的疾病很多，当地最著名的医生如李醯①（音"西"）等，都医治不了，经扁鹊竭力救治，终于把威胁着这些小孩子的疾病消灭了，咸阳人都称赞扁鹊是小儿科专家。

① 李醯：是秦国的太医令，相当于最高国家医院院长职位，是专给皇帝和贵族治病的。

这件事却引起李醯的忌妒，有一天，李醯派了一个坏家伙，把这位最为人民爱戴的医生刺死了。由于扁鹊在医学活动中给人民留下了极其深刻的印象，因此群众到处为他建庙立碑。现在扁鹊庙还散见于全国各地，他的家乡仍被称为"药王庄"，人民累世相传地纪念着这位伟大的医生。

向着预防为主的方向前进

—— 古代的卫生防疫设施

古代的劳动人民，为了战胜威胁人类健康的疾病，很注重卫生工作，并积累了丰富的经验，成为我国灿烂的古代文化的重要组成部分。早在周代便有一部专讲卫生知识的书，叫《卫生经》，现在这部书虽失传了，但散在于各种文献中的卫生知识还是非常丰富的。举几桩比较大的事例来看。

水的清洁。中国人民很早就知道凿井，凡凿井的地方总是水源好又清洁的地方，所以"井"字的意义基本作清洁的"清"字讲。有部周代的古书叫《易经》，其中说：有泥的井水不能吃，这是由于地势太低洼的关系；已经破旧的井里的水，不仅人不能吃，就是雀鸟也不肯去吃的。为了保持井水的清洁，除选择优质水源而外，在周代就知道烧砖来垒井，当时叫作"井甃"（甃，音"宙"）①。井修好了，还要经常淘洗，保持清洁，相传在原始公社时代，虞舜皇帝曾经亲自淘过井。在春秋时代，每年在冬末春初的时候，或在暮春三月，都要彻底把井清洗一次，重新换上干净的水②。在汉朝，规定每年的"夏至"日淘井换水，这淘井工作，当时叫"改水"或"易水"，在动员民众做这项工作时，便宣传说：井淘得好，水里没有毒气，吃了不会害温病。③

修建下水道。群众居住的地方，若废水、污水排除得不好，对人的健康是影响很大的。有部古书叫《秘奥造宅经》，上面说：暗沟里的秽水排除得好，就没有臭气，房屋既干净，人也不会害瘟疫病。因而人们很注重下水道的建设，最近在河北易县发现了战国时代（公元前 403 —公元前 222）用陶

---

① 《风俗通义》中说：甃，聚砖修井也。
② 参见《管子·禁藏》《管子·轻重己》。
③ 参见《后汉书·仪礼志》。

制的下水道管。此外，在文献里还可以看到古代用石砌、铜铸、砖结的下水道。古书《三辅黄图》记载，汉代的"萧何"给皇帝修未央宫，宫里修了一座石渠阁，这阁下面就用石头修成了较大的下水道，又叫"御沟"。《啸亭杂录》里记载了明代皇宫里的下水道，上面说：其中管粗数尺，皆生铜所铸。在十五世纪的中国就有了金属铸造的沟管，这是世界上少有的。砖砌下水道，在中国城市中很普遍，有部书叫《通雅》，其中记载：用砖砌成的地下沟叫"阴沟"，地面上的叫"阳沟"。1951年10月，苏联专家调查北京的下水道，发现都是用砖砌成的，是明代的建筑物。明代到现在已五六百年了，经苏联专家仔细看察，研究沟砖的侵蚀程度，证明再使用几十年，也没有问题。这说明古代下水道的建筑是极坚固的。同时，古人对下水道保护得很好，在春秋时代，人们每逢雨季之前，就要清涤下水道，使它畅流无阻①。宋代每逢新春，大街小巷的下水道都要检修，把所有污泥全部清扫出来，用船只运到乡村的荒郊去②。这些处理方法，都是适当的。

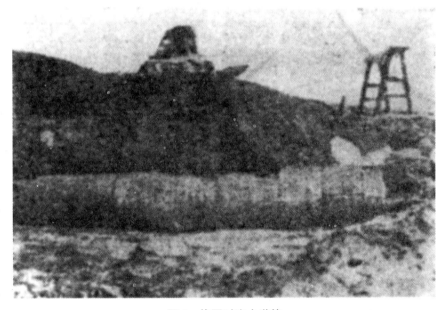

图 4 战国时陶水道管

图4是河北易县燕下都出土，系战国时代（公元前403—公元前222）的遗物。

---

① 参见《吕氏春秋·卷三·季春纪》。
② 参见《梦粱录·卷十三·诸色杂货》。

清除粪便。粪便也是传染疾病的根源之一，因而古代亦很重视这个问题，很早以来就有公共厕所，在周代叫"井匽"，在汉代叫"都厕"，而且是有人管理的。在宋朝的都市里已有清除粪便的行业，据《梦粱录》这本书记载：杭州城里，人口稠密，街巷小户人家，多半没有坑厕，只用马桶，每天自有出粪的人来收去，这行人一般叫作"倾脚头"，各有主顾，不能争夺。这和今天各大都市处理粪便的情形很相同。在太平天国革命时期，太平军所到之处都明令规定"不得在无耻处润泉"①，也就是不准随地大小便的意思。

灰尘的防止和垃圾的扫除。许多传染病，多从尘埃中得来，如结核病、沙眼等。所以如何防御灰尘和清除垃圾，古人早已留心到了。汉代有个叫毕岚的人，曾铸造多具"天禄蛤蟆"，也就是人工喷泉，以减少地面的灰尘②。后来他又制造两种较大的洒水工具，一种叫"翻车"，一种叫"渴乌"。翻车就是利用机车引水，使水喷到较远的地方去；渴乌，是用曲形的筒子打气，能够把水冲激到较远的地方。这些洒水工具，经常设置在"南北郊路"，路上的灰尘便减轻了许多。

清除垃圾。清除垃圾一向是中国人民的良好习惯，所以远在奴隶社会的甲骨文字里，就有了扫帚的"帚"字。有件值得一提的事，南朝时候（420－589），梁遂安县（浙江金华）的县长刘澄，是个有名的医生，做事认真负责，又非常廉洁，他很重视环境卫生工作；在他做县长期间，把城内外的街道打扫得非常清洁，路上经常发现不到一根乱草，附城没有一个秽水坑，蚊虫苍蝇很少③。在今天看来，刘澄实为一个注重环境卫生的好县长，值得向他学习。从史书上还可以看到，南宋（1127－1279）时的临安（杭州），每天都有扫街推垃圾的人，经常在维持街道清洁，他可以定期向各家各户取费用。至于三五天洗一次澡，早晚漱口刷牙，以及注意饮食、穿衣、起居等个人卫生，在各个时代的文献中，都有丰富的资料，就不一一叙述了。

古代的人民为什么这样注重卫生呢？可以说这正是"思患而预防之"的预防医学思想在指挥着他们。汉朝刘安著的《淮南子》中说：预防可以少生病，要想不生病，就要做好预防工作。宋朝邵雍还著一首宣传预防疾病的诗

---

① 参见《贼情汇纂·卷八》。
② 参见《后汉书·张让传》。
③ 参见《南史·卷七十一·何佟之传》。

歌："爽口物多终作疾，快心事过反为殃；与其病后能加药，孰若事先便自防！"

如何具体做好预防工作呢？主要表现在下列几方面：

用药物预防。据《山海经》这部书的记载：防蛊（相当于现在的血吸虫病）药有 8 种，防疫药有 4 种，防五官病的有 8 种，防皮肤、外科等病的有 8 种，防体内脏器病的有 4 种，防兽病的有 1 种。这些药都是在周秦时期留传下来的。唐代名医孙思邈著的《千金方》中载有"避温杀鬼丸""雄黄丸"等，这种丸药，既可以燃烧避秽，又可以佩戴在身边，还可以内服，其中的主要药料为雄黄、雌黄、丹砂、白芷、鬼箭等，都是杀虫灭菌的消毒药；古医书里所称的"鬼邪"，多半都是指肉眼看不见而足以使人害病的病原体而言。

利用节令进行防疫工作。《荆楚岁时记》这部书中记载：正月一日，老少大小依次拜贺以后，每人都得吃点屠苏酒。屠苏酒是由大黄、白术、桂心、桔梗、蜀椒、菝葜、乌头等七味药用白酒浸泡而成的，吃了可以避疫气，不致传染温病和伤寒。《月令广义》这部书中记载：五月五日，用朱砂酒辟邪解毒；还可以涂在额、胸、手足心各处，能避免蛇咬；洒在墙壁门窗上，能避免毒虫。元旦、端午这些节日，是人民大众最不易忘记的，利用节日进行防疫，不但在古代能起到很大的预防作用，即在今日仍有利用的必要。

消灭传染疾病的动物和昆虫。古代人民在扑灭传播疾病的害虫和动物上，也是尽了最大努力的。在周代，政府便设有专门扑灭害虫的人员，属于"秋官"部门，负责驱除屋子里、墙穴、鼠洞中的一切害虫。驱除的方法，有的用热炭火，有的用毒酒。《诗经》中亦有用抹墙、堵洞、烟熏等方法来消灭老鼠的记载。公元前 564 年春秋时，还进行过大规模的捕杀疯狗工作，即使是贵族家里的疯狗亦必须捕杀。汉代武氏祠（在山东嘉祥县，建于汉桓帝建和元年，即公元 147 年）里，刊有"驱虫图"的石刻，是古人消灭有害动物的生动记录。

由于人类在生活过程中，切身体会到疾病的痛苦和对生产的妨碍，因而产生"防患未然"的预防医学思想，并积极行动起来，这都是很自然的事。古老的医书《内经》中说：在疾病没有发作前，就制止住了，才算是上等医生。可以看到祖国医学对于预防工作的重视。

第一次发现血循环

——《内经》在解剖生理学上的贡献

《史记·扁鹊仓公列传》说：古时候有个著名的医生，名叫俞跗，他的本领很好，能够在人体上开刀，做大手术，先把皮肤割破，再解开肌肉，修理血管、结扎筋脉、洗涤肠胃、探视脏器，甚至脑髓亦可以截开来看。古代是否真有俞跗这样一个医生虽不可考，但《史记》的作者司马迁是西汉时人，他能写出这样的事，可见秦汉以前便有了懂得解剖的医生。据说我国还有一部最早的医书《医经》，那上面有许多关于人体生理解剖知识的记载，这本书在汉朝还存在，后来不知怎样失传了。

我国现存的第一部对人体组织有详细记载的古老医书，叫《内经》。相传这部书是黄帝、雷公、岐伯、俞跗等人讨论医药的笔记，实际上是后人总结秦汉以前我国医学的成就而写成的。托"黄帝"的名以图引起读者的重视。从其内容、文气和作者的思想来看，可能不是出于一个人的手笔，而是几个人先后写成，产生的年代大概是秦汉时期而完成于东汉。

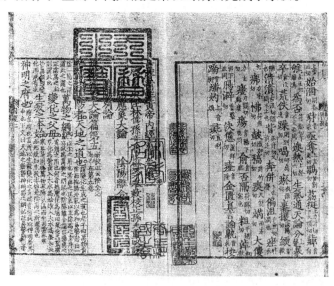

图 5 　《内经》金刻本

《黄帝内经·灵枢经》（下简称《灵枢经》）中说：人体活着的时候，从皮肤外面可按摩到体内各个脏器的位置，死后可以解剖开来看；举凡某些脏器较坚实，某些脏器组织较脆弱，脏器的大小，血管的长短，哪种血液清洁，哪种血液浑浊，胃囊能装多少东西，肠管能容多少东西，这些大概数字，都是可以知道的。如果没有通过实践，当然不可能做出上述的结论。古人解剖衡量的结果怎样呢？肯定说是相当精确的。《灵枢经》中明确地记载：从唇到齿长九分，嘴宽两寸半，从齿到会厌三寸半，有容五合量那样大；舌头重十两，长七寸，宽两寸半；咽头重十两，宽两寸半，从咽到胃长一尺六寸；胃呈纡曲形，伸长来量，有二尺六寸，大一尺五寸，直径五寸，可容三斗五升食物；小肠的后方附着背脊，偏左呈环形状，是纡回叠起的，它接近回肠的部分，外面附着脐部，向上纡回约有十六个小弯，大两寸半，直径八分弱，长三丈二尺；回肠适当脐部，向左纡回着通向下面，大四寸，直径一寸弱，长一丈一尺；广肠在后方，与回肠是衔接的，大八寸，直径两寸强，长二尺八寸；整个肠的回曲，约有三十二个小弯。

古代度量衡和现代有很大不同，但把以上的度量按照王莽时代的尺寸计算，从咽门到胃一尺六寸约为 37 公分，胃长二尺六寸约为 60 公分，小肠长三丈二尺约为 737 公分，大肠长一丈一尺约为 353 公分。现在我们知道，胃大弯长 40 公分左右，小肠 700 公分左右，大肠 200 公分左右。两者相较，与现代确数亦相差无几，所以我们可以肯定地说，古人解剖技术是相当精确的，绝不仅是一个概念。

最值得称道的是，祖国医学最迟在秦汉时期便发现了血循环的现象，这一伟大的发现，仍是被记载在《内经》里的。《黄帝内经·素问》（下简称《素问》）中说：血管是储藏血液的，血液在血管中不断地流行着，没有片刻休止。由于血管在体内是环形的生长着，因此血液的流行路径亦呈环形。血液为什么能流行不息呢？是由于心脏在不断地冲激，在左乳下可以看到有跳动的迹象，甚至有的把衣服都激动了，这就是血液能够流动的原动力所在。血液不停地作环周运行，对人体有什么益处呢？《灵枢经》中说：血液流行，主要的作用是输送养料，凡筋骨关节等部位，只要不缺乏血液的营养，自然就运动自如了。这些关于血液循环的知识，一直到今天，还是非常精确的。不仅如此，《灵枢经》中还明确指出：人体内有两种不同的血液，阴气多的血液滑利而喷射力强，阳气多的血液色暗而浊且喷射力小。我们知道，人体内有动脉血和静脉血两种：较大的动脉，因为血压高，所以喷射力较强；静脉血压低，喷射力便弱；动脉富含氧，色泽鲜洁；静脉富含二氧化碳，色泽便暗浊。按照中医学的认识，含阴气、滑而射的是动脉血，含阳气而暗浊的是静脉血了。

史书里记载有这样一个故事：王莽捕杀了反对他的以翟义为首的党人，叫医生和技术好的屠手共同来解剖尸体，把尸体的脏器都拿来一一衡量，如心脏、肝脏有多重？肠管有多长？都记载下来，各个不同脏器的形象，亦分别描绘清楚，同时用又细又长的竹丝穿在血管中去探视血管究竟是从哪里起到哪里止？有人问他为什么要这样做呢？他说：这样，可以帮助医生了解人体内部的情况，使其能更好地治疗疾病①。

上述这些历史事实说明，祖国医学的解剖生理知识，是经过实际观察研究得来的。我们看看欧洲医学，英国哈维氏在公元 1628 年，即明代崇祯元年，才发现心脏的作用在维持血液在体内的循环。这点认识，他花费了 17 年的工夫，才得到证明的，假使他有机会学习中国医学，岂不是要省却许多精力吗？

首次用麻醉药作大手术的外科医生

——汉代名医华佗

华佗是东汉末年的一位伟大的外科学家，他是沛国谯州（现在的安徽亳县）人，号元化，大约生长在汉顺帝永和年中，死在汉献帝建安十三年以前，约为公元 145－208 年。

华佗青年时曾经游学徐州，学问相当好，当时沛国宰相陈珪曾荐举他做孝廉，太尉官黄琬也曾劝他出来做官，他都没有答应，一心要学好祖国医学，做个人民的医生。事怕有心人，华佗的医术果然精通了，内科、外科、妇产科、小儿科、针灸科等，都有独特的修养，特别对外科，尤其擅长。他在彭城、盐渎、东阳、广陵（即江苏、山东一带）等地行医，治好的人很多。

---

① 参见《汉书·王莽传》。

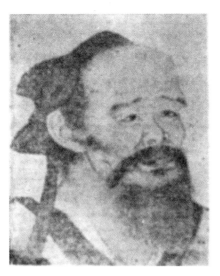

图 6　华佗画像

某一年，镇守襄阳的蜀国关云长，因为在作战时中了毒箭，满臂红肿，疼得厉害，便请华佗到襄阳给他治疗箭毒，华佗用刮骨去毒的疗法，终于挽救了关云长的性命。[①]

华佗的外科手术非常高明，首先是他掌握了安全使用麻醉药的方法。有一次，华佗给一个推车的人看病，他诊察了病人的脉搏，看见病人两脚曲着，肚子疼得厉害，开始还在大叫，后来连叫痛的声息亦低微了，华佗把病人衣服解开，用手按按病人的肚子，便判断是肠子生了痈疮，疮的机势还很凶恶，决定用手术来抢救。华佗先给病人吞下"麻沸散"，不一会儿病人失去了知觉，形成全身麻醉状态，又用些药在开刀处消毒后，才仔细地把腹部割开，发现大肠的一段果然红肿溃脓了，华佗慢慢地割除了溃疡部分，然后用药制的桑皮线把伤口缝合好，涂上消毒药料，再缝好腹部伤口，厚厚地涂敷些解毒生肌药膏。经过七、八天，创口逐渐愈合，不过一个月，病人完全好了。

传说华佗的麻醉药"麻沸散"是：曼陀罗花一斤，生草乌、香白芷、当归、川芎各四钱，天南星一钱，共六味药组成[②]。现在欧洲人著的《世界医学史》，亦承认阿拉伯医生懂得用麻醉药，是向中国华佗学的[③]。

华佗不仅医术好，他对预防疾病和促进健康也有极正确的看法。他常常

①　参见《襄阳府志》。
②　参见日本《华冈青洲经验方》。
③　参见美人西欧鲁氏《世界医学史》。

告诉人说：一个人应该养成爱劳动的习惯，同时也要有适当的休息，经常劳动不仅可以帮助消化、流通血脉，还能防止许多疾病的发生，好比门的臼子，时常被开门、关门摩擦着，所以它断不会被虫蛀，又好比长流水，不断地流动着，万没有腐坏的道理。为此，华佗发明了一种轻便运动，叫"五禽戏"，就是摹仿五种禽兽姿势的体操。第一个姿势是"虎"，做成虎的前肢扑动的样子；第二个姿势是"鹿"，运动头部，像鹿的伸转头颈一般；第三个姿势是"熊"，做成熊的卧形；第四个姿势是"猿"，运动脚部，像猿猴的脚尖纵跳；第五个姿势是"鸟"，两手伸展，像鸟展翅飞翔的姿态。把这五个姿势连接起来，不断地练习，身体得到了全面性的锻炼，当然对身体健康有很大的帮助。距离现在1700多年以前的华佗，就已经把体育和医疗联系起来，作为保护人们身体健康的重要方法之一，它的积极意义在今天仍有其极大的价值。他的学生吴普，不断地练习"五禽戏"，活到九十多岁还耳目聪明、齿牙坚固，像中年人一样。另一个学生叫樊阿，学习了华佗的针灸疗法、饮食疗法等，活到一百多岁，头发仍旧是乌黑的。

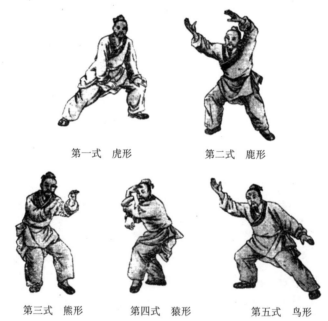

第一式　虎形　　　　　第二式　鹿形

第三式　熊形　　　第四式　猿形　　　第五式　鸟形

图7　华佗五禽戏姿势

但华佗自己却未得长寿，他被魏国的曹操所杀。曹操患偏头痛，经许多医生治疗都不见效，听说华佗的医术很高明，便专人请华佗去给他医治，经华佗一次扎针，头痛马上止住了。曹操怕自己的病再发，就把华佗留在许昌做他的医官。但华佗看不惯曹操的言行，不肯为他服务，便推说回家乡去找药方，一去不回。曹操命令地方官去传华佗，华佗无奈，便推说妻子病得厉害，不能离开。曹操又派人去侦察，发现并没有这回事，就把华佗抓来了。曹操这一恼怒，惹动了偏头痛病，华佗向曹操说，要根本治疗，最好是开刀做手术。曹操听了越发激怒，指着华佗大声地说："头剖开了，还会活人吗？"曹操认为华佗要谋害他，就把华佗关到牢里去。华佗知道自己生命有危险，便想把自己宝贵的医学笔记、方药记录等给送出去，以便流传。遗憾的是没人敢接受，华佗很难过地将它们烧毁了。不久，曹操就杀害了这位为人民所崇拜的医生。

华佗不慕名利，不贪富贵，不肯给封建统治阶级做奴隶的崇高气节，代表了人民科学家的优良品质，他的精良医术和伟大的人格，永远活在人民的心里，为后世医务工作者学习的好模范。

伟大的临床医学家

——张仲景和他的《伤寒论》

东汉末年，还有一位伟大的医学家叫张仲景，名机，大约生于公元150年，死于公元219年左右，活了70多岁。张仲景生长在河南镇平县，青年时候就很有学问，曾经被荐举为孝廉（相当于清朝的举人），在50岁时曾做过湖南长沙的太守。

张仲景在十多岁的时候，已经读了不少的书，尤其是读了许多有关科学技术的书。这时他的族人中有个叫作张伯祖的，是极有声望的医生，他看到张仲景天资高，极聪明，钻研精神又大，便把他所有的学识都传授给张仲景。张仲景把老师的学问全部接受以后，通过自己若干时间的经历，把老师张伯祖的医学又向前发展了一步，张仲景在临床上辨识疾病的功夫比他的老师还要高明。

张仲景行医在洛阳、修武一带的时间最多。洛阳是当时最繁华的都城，仲景在洛阳的群众威望很高，有"经方大师"的称号。什么叫作"经方"呢？就是前辈人遗留下来的经验方药，这些方药是很难掌握的，但一经掌握应用，效验特别好。同时，这些经方的药物组织得很严密，药味极简单，价格便宜，很适合群众的需要。张仲景最善于运用这种经验方药，所以群众称他作"经方大师"，受到民众的欢迎。①

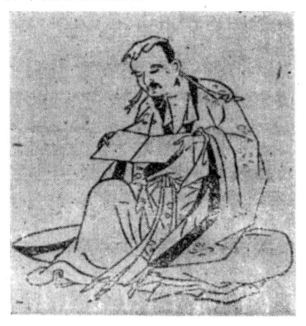

图8　张仲景画像

有一个时期，张仲景在修武县行医，认识了一位青年文学家王仲宣，他观察到王仲宣的神色不好，便告诉王仲宣说：你身体里面已经有病根子了，马上用"五石汤"治疗或许可以把这病根子拔掉，如果不及时医治就会逐渐演变严重，到了四十岁，眉毛便要脱落，眉毛脱落半年后，就会有生命危险。王仲宣这时不过才二十岁出头，听到仲景这番说，心里很不高兴，以为仲景是在夸大自己的本领，便不听他的劝告，更不吃药。事隔三天，仲景又会见王仲宣，问他吃药没有？王仲宣便欺骗他说：已经吃了。仲景看看王仲宣的神色说：你没有吃药，是欺骗我的，你的神色一点也没有好转。为什么把你自己的性命看得这样轻呢？王仲宣始终不信仲景的话，二十年后眉毛果然慢慢地掉下了，眉毛脱落后的第187天，王仲宣竟至死了。②

张仲景在长沙做太守的时候，适逢这年疫病大流行，仲景想出很多治疗方法来和疫病做斗争，终于战胜了疫病，医好了不少人。现在长沙北城还有

①　参见《医林列传》。
②　据《何永别传》。

个"张公祠"，就是当时民众为纪念他修建的祠堂。①

大概在公元195－204年，疫病流行很厉害，其中尤以伤寒病的死亡率最大。这段时期张仲景的族人害伤寒病死的约占十分之七。张仲景眼见到这种情况极为悲痛，除尽量想办法抢救外，还不断钻研经典著作《内经》《神农本草经》等，制定出治疗伤寒病的常规，著书《伤寒论》，使一般医生得以照这个常规治疗伤寒病，不犯错误，提高疗效。这个常规在当时起了很大的作用，所以张仲景的《伤寒论》妇孺皆知。

有部研究"琴"的古书，叫《古琴疏》，里面记载着这样一个故事。张仲景有一天到桐柏山去采药，有一老年人来求他医病，仲景诊察了这位老人的脉搏，很惊奇地说：为什么你这手腕现的是兽脉呢？老人便告诉张仲景说：我并不是人，是这峄山里的老猿猴。仲景便从腰包里取出两颗丸药给它，老猿猴拿去一吃就好了。第二天，这老猿仍然变成老人，抱了很大一根木料来送给张仲景，它说：这是万年以上的古桐树，人间最难得的。仲景便请匠人来把古桐木制造成两张琴，一张琴叫作"古猿"，一张琴叫作"万年"②。尽管这是个神话故事，但从故事中可以了解到人们对张仲景的爱戴。

张仲景有两个学生，一个是河东人卫汛，一个是曹魏人杜度，都能够继承仲景的学问，著了多种书，可惜都失传了③。

张仲景不仅是临床治疗经验丰富的名医，而且学问渊博，著述很多。据史书记载，他著有《黄素药方》二十五卷、《辨伤寒》十卷、《疗伤寒身验方》一卷、《评病要方》一卷、《治妇人方》二卷、《五藏论》一卷、《口齿论》一卷、《脉经》一卷、《五藏营卫论》一卷、《疗黄经》一卷。汉代以前的医生有这样丰富的著作，他是第一人。可惜除《伤寒杂病论》还存在外，其余的都丧失了，这是祖国医学很大的损失。

张仲景距离现在1700多年了，群众还是尊称他做"医中之圣"，他仅存的一部《伤寒杂病论》仍然脍炙人口，是祖国医学遗产中的主要经典著作之一。张仲景的成就在什么地方？《伤寒杂病论》为什么有这样大的价值呢？总的说来，约有以下三点。

---

① 参见《湖南掌故考》。

② 参见《古琴疏》分类字锦音乐门。

③ 参见《千金方》和《古今医统》。

首先，汉代的封建统治者提倡迷信，因而"鬼神能生死祸福人"的观念是相当浓厚的。但是张仲景却肯定地说：千般疾病，总不外三个原因，第一是人体内在的原因，也就是生理发生了病变；第二是外在环境改变的原因，如气候的急剧变化等；第三是社会关系、物理关系，以及意外损伤等原因①。这样明确地指出疾病的病因，这对当时的鬼神观念是一个沉重的打击。他把祖国医学的理论大大地向前发展了一步。

其次，汉代以前的许多医学理论一直没有人整理过，张仲景便细致地、严肃地加以批判性地整理，同时结合他丰富的临床经验逐步地进行总结，哪些理论是正确的，哪些理论是不正确的，都经过他一一分析总结出来了。汉代以前所留存的许多方药，大多数治疗范围不够明确，通过张仲景几十年的临床实验，不断地钻研，终于把那 300 多个经验药方整理出来，每个方药治疗的对象明确了，使一般医生都能运用，这些药方的效率大大地提高了，用的面亦大大推广了，这对临床治疗的贡献是很大的。

再次，《伤寒论》的巨大作用，是摸索出了复杂疾病的共通规律。学习《伤寒论》，理解各种疾病发展的共通性，便能正确地治疗疾病。例如《伤寒论》提出，任何疾病总不外分做三个阳性类型和三个阴性类型，不管哪种类型又都要分辨出在表、在里、属虚、属实、是寒、是热等种种不同性质。如果是阳性类型的病，便要仔细地观察，究竟是在表，在里？是表虚或表实？假使是表实，又要分辨是寒实，热实？假使是里虚，究竟是阳虚，阴虚？这样一层层地分析，就把病变的性质完全认识了。根据分辨的结论再确定治疗方法。分析得正确，治疗方法就准；分析得不正确，治疗方法就有问题。这就是《伤寒论》的主要原则精神，也就是中医治疗疾病、认识疾病的关键所在。《伤寒论》辨识疾病的这种方法，是把疾病看作和人体有机整体不可分割的东西，不能够离开人体来谈疾病，所以它并不机械地谈病灶，而是从整个病人所出现的病状来观察、分析、归纳，最后得出寒热、表里、虚实等总的性质来，这就是治疗的下手处。这种辨识疾病的方法，是完整的，是全面的，通过 1000 多年来，广大中医的临床运用证明，辨证论治是祖国医学的主要特点。

---

① 参见《金匮要略方论》。

切脉和针灸术的进一步发展

——王叔和、皇甫谧的成就

"切脉"一般又叫"把脉"，是祖国医学诊断疾病主要的方法之一。切脉的发明亦以我国为最早，这可能是和血循环发现得早有关。切脉的方法最迟在周代就已发明了，在《周礼》这部古书中就有切脉可以观察内脏病变的记载。最早切脉，是在颈项、手、足三处，这三处肌肉不厚，动脉浅在皮下，容易诊察，一般讲"三部脉法"，就是这样来的。古代医生对切脉有特别研究，又较切合实际应用的，西晋时的王叔和是第一人。

王叔和，姓"王叔"，单名"和"，山西高平县人，生长在西晋时代（265－316），学识很好，做过太医令官职，相当于国家最高医院院长，可见他的威望在当时是很高的。由于王叔和对切脉有专研，在切脉方面的贡献和成就便很大，这些贡献和成就都记载在他的著作《脉经》里面。他通过丰富的临床经验，系统地把脉搏分作 24 种，这是前所未有的。以前关于切脉的记载很零乱，对每一种脉象的解释也不够明确，王叔和为了使人更好地理解和应用切脉方法，便将切脉时指下的感觉，详尽地叙述出来，分为 24 种，即浮、芤、洪、滑、数、促、弦、紧、沉、伏、革、实、微，涩、细、软、弱、虚、散、缓、迟、结、代、动。

这种种脉象，基本包括了今天循环生理上所能出现的脉象。根据生理学的知识，知道血液在心脏收缩时产生的压力波，名叫"脉波"；脉波传到周身各处动脉，在皮肤上摸出脉波的起伏形状，就是"脉搏"。切脉可以诊断出心脏的搏动和血液流过血管的情形，分别来讲，就是可以由手指感觉出脉搏的大小、速率、节律，和血管壁的性状等。其中速率、节律两项完全为心搏动所支配，血管壁的性状是由血管的改变来决定，而大小则是心脏血液的搏出量、浓度和血管本身的紧张度所构成。这些脉象，在患病时候，更为明显，所以切脉在祖国医学的临床应用上，占极重要的位置。

就王叔和所提出的各种脉象来看：搏动次数快就是"数"脉，再加快是"疾"脉，次数稍为变慢是"缓"脉，次数减少是"迟"脉，这是关于速率的脉象；搏动不匀整，甚至还有停息的时候，是"结"脉、"代"脉、"促"

脉，这是关于节律的脉象；摸着像绳索一般，是"紧"脉、"弦"脉，这是关于血管壁状况的脉象；至于浮、洪、芤、滑、实，属于"大"脉一类，微、沉、涩、伏、软，属于"小"脉一类，这是关系心脏搏出量的脉象。

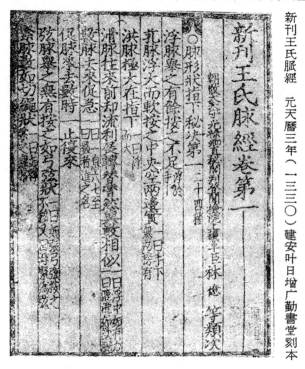

图9　王叔和著《脉经》

远在1600多年前，对于切脉有这样的成就，是值得骄傲的。大约在11世纪初期，中国的切脉方法便传到欧洲，大大影响了阿拉伯医学，阿拉伯名医阿维森纳所著的《医典》中谈切脉部分，基本是接受了王叔和《脉经》的知识而写成的。

针灸疗法是我国古代民间应用的一种物理疗法，实际上应分作针刺法和灸疗法两种。针刺法，是利用金属制的细针，刺入身体一定位置的皮下深部，借这种器械的刺激，以达到治疗效果。灸疗法，是在一定位置的皮肤表面，藉燃点艾柱（用干燥艾叶研细做成金字塔形的小柱子）的温热刺激，以达到治疗的效果。这两种治疗方法的来源，相传比用药物治疗还早，所以史书上记载，伏羲时候便已经用针刺治病了。古代的著明医生，如扁鹊、华佗、张仲景等，都会用针灸刺激方法来治病。祖国医学的经典著作《内经》中的《灵枢经》部分，详述了针灸疗法的理论和方法。这种治疗方法，又经济，又方便，效果也很好，受到广大群众的欢迎。针灸疗法发展到了晋朝，由于一位伟大的针灸学家皇甫谧不断地钻研和发扬，使它大大地推进了一步。

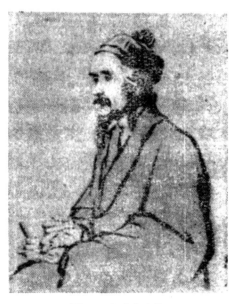

图 10　皇甫士安像

皇甫谧，号士安，又叫玄晏先生，生于公元 215 年，死于公元 282 年，活了 68 岁。皇甫谧是甘肃省灵台县人，小的时候很用功读书，虽然家里很穷，必须自己耕种，但他从不因从事劳动而放弃学习，总是趁着空闲时间研究着各种学问。由于他的勤学不倦，终于精通了各家的学说，并著了不少的书，在当时的文学界里极有声望。皇甫谧生性沉静寡欲，不求功名富贵，情愿过着耕读生涯，他对当时的腐败政治和人民遭受的痛苦，曾有过不少感慨，在他所著的《帝王世纪》里充分地表达了他这种沉痛的心情，所以晋武帝虽然几次三番请他去做官，他始终表示拒绝，并从此隐居起来，专心一志地从事著述。

皇甫谧在中年的时候得了严重的风湿病，由于疾病的痛苦，使他感到做一个医生的伟大，因此发奋研究医学，对所有祖国医学的经典著作，都下了深刻工夫，尤其对针灸疗法的研究，成就最大，《黄帝针灸甲乙经》（以下简称《甲乙经》）是他的代表作。这部书总结了古代针灸疗法的经验，后来研究针灸的，只要读了这部书，就可以了解整个针灸学的全貌。全书共 12 卷，128 篇，列述了关于学习针灸应该了解的生理、病理、诊断、治疗及预防等

卷四　中国医学史研究

通俗中国医学史话

2359

各方面的知识，并详述了针灸经穴的分布，以及适应证和禁忌证等。

皇甫谧针灸学的成就，不仅为后来各个时代学习针灸学的人打下良好基础，还大大地影响了外国医学。尤其是日本针灸学的发达，完全是受到《甲乙经》的启示，朝鲜、法国的针灸学，也是由我国传入的，他们所用的经穴部位，都是导源于《甲乙经》。可以说，皇甫谧最大的贡献，就是他进一步推动了我国针灸疗法的发展，这种继往开来的功绩是伟大的，是不容磨灭的。

传染病学专家

——晋代名医葛稚川

祖国医学谈到疾病有传染性是很早的。汉代有部书叫《论衡》，书中说："温气疫疠，千户灭门。"后汉一位很有名的才子曹植，他形容当时传染病流行的情况，非常动人，他说："建安二十二年（217）疠气病流行，家家户户都死了人，有的全家、全族的人都死光了。尤其是生活不好的穷人，被传染的最多，生活较优裕的，被传染的较少。一般人不懂得疫疠流行的道理，以为鬼神在作怪，画符来避免，真是既可怜又可笑。"这说明古人在很早的时期对传染病便有一定的认识，不过古代没有传染病这个名称，而叫作疫气、疠气、天行、时气、鬼注等等不同的名目就是了。

到了西晋（265－316）时候，出现了一位杰出的医生葛洪，名叫稚川，又号抱朴子，约在太康二年（281）生于江苏句容县，活到61岁，大约是在东晋咸康七年（341）左右死的。他自幼好学，博览群书，尤其喜欢学习神仙导引各种方术。最初在他祖父葛玄的学生郑隐那里学习，后来又向南海太守鲍玄学习，由于他不断地钻研，在30岁左右，便写了几百卷书，最有名的要算《肘后备急方》和《抱朴子》两部。

从《肘后备急方》（以下简称《肘后方》）书里看出他是记载传染病"天花"的第一人。他说：近年来流行着一种天行发斑疮，一经感染，就生遍头面周身，颜色鲜红，像火疮一样，疮顶上出现白浆，这个好了，那个又发作，不及时医疗，很容易死人；就是医好了，疤痕都呈紫黯颜色，经过一年多，才消失得了；这疮大约是在东晋建武年中（301）中国和南洋作战，由虏获的南洋人传到中国来的，所以又叫作"虏疮"。同时《晋书》上也有这样两句话：梁郑一带痘疮流行，人心骚然。可见葛洪记载的完全是事实。

葛洪还发现了"马鼻疽"这种传染病。这病在欧洲，是从第四世纪开始才知道是由动物传于人类的传染病。直到公元 1787～1886 年，用马鼻涕实验，证实能使健马感染后，才逐渐证明了它的病源。但葛洪的《肘后方》却已明白地记载着：人身上先有了创伤，如果去骑马，马汗马毛中的污秽东西，便会侵入创伤里面去，或者被马的浊气熏蒸，都会害这个病；患者发肿、疼痛、高烧，严重的还会致于死亡。他这样叙说"马鼻疽"病的证候和传染途径，和现在对本病的知识完全是一致的。

《肘后方》里还记载有传染性的"沙虱病"。这是东亚所特有的地方性的传染病，欧洲医学没有这病的记载；日本叫作"恙虫病"，多沿着有大溪的丘陵地带流行着，在夏季发洪水后，最是散发性流行的时期，所以又叫作"洪水热"。这是因"沙虱"的螫刺，将寄生于沙虱的微生物，传入人体的一种疾病。在公元 1930 年日本"长与又郎"才证明了这种微生物的存在，而葛洪却天才地说：山水里有种沙虱小虫，小到很难看见，水浴时，这虫便附着在人体上，或者阴雨天气在水草里行走，它也会螫人皮肤，当被螫刺时，皮肤上出现一颗小红点子，疼痛，几天后便发烧，周身疼痛，螫刺皮疹处渐次发肿。这些记载与今天临床上所见到的并无二致。

同时《肘后方》还记载肺痨病的传染情况说：害了肺痨病要经年累月才死亡，死了也能传染旁人，甚至传染家族中任何人，所以有人叫这病为尸注病。远在 1600 年前对传染病便有这样明确的认识，是不可多得的，称葛洪为传染病学专家，这决不过分。

至于葛洪著的《抱朴子》书里，还有许多关于"炼丹"的记载，也就是相当于现在的化学试验。书里指出：丹砂经过长时间的烧炼，可以变成水银，水银积变又可以还原成丹砂。这说明硫化汞制水银的试验，葛洪早已知道了。他已经观察到铁与铜盐的取代作用；他曾经制成外表像黄金或白银的几种合金，可能里面有不同比例的铜、铅、汞等元素。约在公元 330 年左右，他听说交趾（越南）出产炼丹原料，便请求当时的统治者派他去做勾漏县令（在广西）想就近采药炼丹，走到广州被那里的刺史邓岳留住了，葛洪便在广州罗浮山里修炼，过他的神仙丹鼎生活。所以葛洪不仅是医学史上首屈一指的传染病学专家，也是药物化学史上承前启后的重要人物。纵然他当时炼丹的目的在想长生不老，但因炼丹而发明多种化合物，实为研究药物化学的最早形式。现在祖国医学的外科，普遍地应用"升丹"和"降丹"两种药品，也就是葛洪炼丹术的遗留。

重视妇幼保健工作的医生

——孙思邈和《千金方》

祖国医学发展到唐朝（618－907），各方面都在进行总结，其中总结得较全面的，首推孙思邈。在他进行全面总结祖国医学的工作中，特别注意妇幼保健问题，这是他做了前人少有做过的工作，也就是他的伟大处。

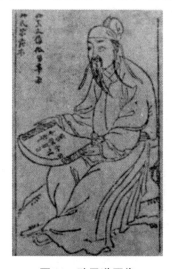

图 11　孙思邈画像

孙思邈是陕西耀县人，大约在公元 581 年时生于耀县东北 15 里的孙家塬，七岁开始读书，每天能背诵一千多字。满了 20 岁，便精通诸子百家的学说。隋文帝曾请他去做官，他不肯去。后来唐朝统一了中国，唐太宗、唐高宗都曾经请他做官，他还是一概谢绝，一心钻研祖国医学。他为什么把医学看得头等重要呢？他认为人类最宝贵的就是生命，生命的价值，千两黄金也不能换得。因而他把自己总结祖国医学中的一些成就整理成卷，叫作《千金方》。他认为继续人类生命的首先是妇人和小孩子。因此，在他的总结中，便把妇幼科放在头等地位。

《千金方》开首的三卷，就是妇人方，他认为妇女既有特殊的生理，也

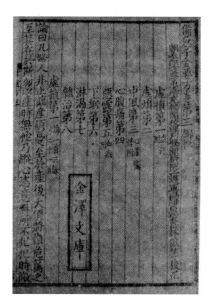

图 12　《千金方》元刻本

就有特殊的疾病，妇女疾病该另有系统。他写成了妇人方 3 卷，还在首页上强调地提出：凡是懂得养生道理的，都得教育子女们学习好这三卷书，通晓其中的道理，没有疾病时，可以保养身体，万一有了疾病，也不会仓皇失措。尤其是已经做了母亲的，更非好好地学习不可，每个做母亲的都能够抄写一本放在身边更好。妇人方从求子到调经，包括整个妇人的特殊疾病，确是一部很好的妇女卫生手册。如他说：妇人怀孕时，住的地方要简洁安静，尤其是调养性情，节制嗜欲，不使受惊恐；临产时不必忙乱恐惧，旁边的人也要安稳谨慎，不要说生得快了、慢了，更不要露出不安的样子，免得使产妇心里紧张，发生难产；小儿初生下时，先用指头裹棉花，擦去小儿口里和舌头上的瘀血，如果不及时擦掉，小儿一哭，咽下肚里，会引起许多疾病；假如小儿落地不出声，可用暖水洗浴，或向小儿呵气，或用葱白当作鞭子，轻轻地打小儿的身体，使小儿哭出声来。这些办法，从现在的角度来衡量它，也是很合乎科学的。

　　孙思邈对下一代的看法是怎样的呢？他说："延续人类的生命，应该以培育幼苗为切要，如果没有小的生命，也就不会有大的生命。由小及大，这是常情，不能颠扑的。所以我研究医学，总是以妇人小儿为首要，以次才研究大人、老年人。也就是生不忘本的意思。"因而孙思邈对一般忽视小儿保健问题的，非常反对。他说："有的医生讨厌婴儿的乳臭气味，不肯亲近它，这是莫大的错误。"孙思邈在小儿卫生和护理方面，都有很合理的见解，他说："小儿幼弱，肌肤还不太健康，衣服不要穿得过多，过多了反而还损害他的皮肤血脉，不能抵抗疾病。在晴明的天候中，最好使小儿多见阳光，乳母和小儿都应该在晴暖无风的阳光下多玩一会儿，使其气血流通，肌肉肥健，能够抵抗风寒，不害疾病。假如少有见阳光，肌肤就脆软，容易生疾病，好比阴湿地方的草木，很少见到阳光，那是不容易生长起来的。"他还认为给小儿喂奶的次数和奶量，都应当有一定的限制，既不能饥，也不要过饱；选择乳母，应要求性格和蔼，身体健康，没有疾病的；并要求乳母在喂奶前，先把乳房里的宿奶挤去，然后喂饲；也不要让奶汁直射小儿口中。如乳母在睡觉时，最好不要让小儿继续吃奶，免得小儿不知节制，吃得过饱了。此外，他还提出要多给小儿洗澡和换衣服，洗澡的水温度要适中，时间不要太久。洗澡后在小儿腋窝或阴部涂上细粉，以防湿疹。这些主张，不仅都有它的实际意义，而且也是观察得很细致的。

从上面他对妇人小儿那些主张看出，《千金方》这部书流传到现在，仍然受到广大群众的欢迎，的确不是偶然的事，它在中国妇幼保健工作中起了不小的作用。孙思邈的书不仅在中国受欢迎，而且还影响到我们的邻国朝鲜和日本的汉医。

前面已经说到孙思邈的《千金方》是他在唐朝对祖国医学的全面性总结。全书分 232 门，包括妇人小儿、脏腑症结、针灸方药、内外诸病、养性练气等，色色齐全，上面列举的只是他书里较突出的一部分。

由于孙思邈对医药卫生事业有伟大的贡献，他在公元 682 年死去以后，千百年来，人民一直纪念着他，特别是他的故里——陕西耀县孙家塬，对他更是尊敬。孙家塬里至今还保留有孙思邈的祠堂，祠堂中有孙思邈的塑像和他父母亲的塑像，在祠堂前面还有他先人的墓地。耀县城东约 3 里，有一座山，原名五台山，因为孙思邈曾在那里隐居过，后来便改名药王山。药王山的风景很幽美，山上现在仍旧保留了许多有关孙思邈的古迹，如药王庙。庙里有拜真台，相传是唐朝的皇帝见到孙思邈在医药上贡献很大，又不肯做官，故封他做"真人"。庙里还有太玄洞，是孙思邈隐居的石洞，现在洞内还有孙思邈的塑像。洞旁一座亭子中，竖立着八座石碑，叫作"千金宝要碑"，是公元 1124 年（宋朝时候）刻的，上面有《千金方》的部分药方。庙里还有洗药池，据记载是孙思邈当年洗药的地方。此外，药王山的南山上还有一座公元1081年刻立的石碑，上面详细地记载了孙思邈的平生事迹。现在一般人民心目中的药王菩萨，也就是孙思邈，可见人民对孙思邈的纪念，是多么深厚！

中外医药学术交流时期

——从汉至唐（公元前206－公元907）

东汉以后，中国和西域的交通，日益频繁，一切文化都借着政治、宗教、贸易等交流着。如中药里的苜蓿、胡桃、胡荽、蒜、胡麻、石榴、指甲花、郁金、没石子、砂糖、无漏子、安息香、胡芦巴、胡黄连、独活、木香等，从汉武帝时候起，就不断地由印度、波斯等地输入中国来了。与释迦牟尼同一时期的印度著名的外科医生耆域，外科手术很高明，他的著作在很早就有翻译到中国来的，最迟在六朝（222－589）以后，耆域著的医学书籍，经过翻译在中国流行的，有七种之多。其次是印度的龙树菩萨，长于眼科，他著的《龙树眼论》，从第三世纪翻译流传到中国，算是外国医书在中国流行最广的一部，普遍到不是医生的，也喜欢买来看看。唐朝诗人白居易著的诗里有这样两句诗："案上谩铺龙树论，盒中虚燃决明丸。"可见《龙树眼论》在当时的流行情况。同时印度的天竺经里，记载着治疗眼病的精细手术。王焘在公元752年著的《外台秘要》书里完全录用了印度流行着的地、水、风、火四大不调的医学理论，他们认为自然界的地气、水气、风气、火气这四大元素，构成人体，假如四大元素不协调，就要发生各种不同的疾病。唐代名医孙思邈在他著的《千金方》里，也有一部分采用了这种学说。

唐朝开元二十五年（737），印度的名医韦讯道来到中国长安行医，声望很好，皇帝亦曾请他进宫去看过病，并封他为药王。这可能是外国医生来中国较早的一个。

由于祖国医学成熟较早，当然对世界医学的影响也是很大的。如麻醉药的应用，最早是扁鹊，华佗更运用得有经验了。阿拉伯医生懂得用麻醉剂，就是采用华佗的方法，关于这一点，鲁氏世界医学史也是承认的。用切脉的方法来诊断疾病，是中国发明的，自从王叔和著成《脉经》专书后，便直接影响了阿拉伯医学家，他们也用切脉的方法来诊断疾病。所以阿拉伯名医阿维森纳的名著《医典》里所记载的脉法名称，如浮、沉、迟、快、长、短、大、小等，基本是和中国一致的。唐朝名医甄权，既精通药物，针灸术也很高明，他画的"明堂图"，也就是针灸用的人体经穴图，很早就传到欧洲去了。唐朝的名僧义净法师，在印度住了20年，带了许多"苦参"到印度去，"苦参"治疗热性病效果很好；同时他亦把中国的针灸术、切脉法等介绍给印度人民，引起印度人的重视。①

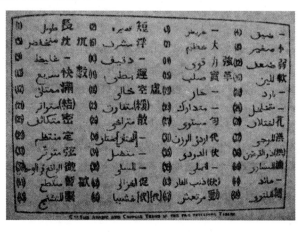

图 13　中国和阿拉伯脉法名称对照表

日本受到中国医学的影响更大。在奈良朝以前（公元前 100—公元 700），中国医学便已经输入日本了，最初是由吴县人叫知聪的，把《明堂图》等医书带到日本去。到了公元 623 年，推古天皇派惠日、福晋等人到中国来留学，隋朝巢元方著的《诸病源候总论》，孙思邈著的《千金方》，这两部书便从此到了日本，奠定了日本医学的基础。公元 755 年，唐僧鉴真和尚从扬州到日本去，在日本传授中国医学，很多日本人向他学习。在平安朝（784）以前，日本医生学习中医的，仅有《素问》《神农本草经》《脉经》《甲乙经》等几部书可看，到了平城天皇（808），才诏集几个著名的医生，根据中国医书编成《大同类聚方》，这算是日本人的第一部医书。到了天元五年（982），日人丹波康赖又根据《诸病源候总论》和隋唐时所存在的 80 多种中国医书，编成《医心方》，是现在日本仅有的一部古医书②。此后日本医学不断地追随

---

① 参见《南海寄归内法传·卷三·二十八 进药方法》。

② 参见李涛著《医学史纲》。

中国医学前进，叫作"皇汉医学"。

由此可见，欧洲医学和日本医学的不断演进，都和中国医学有不可分割的关系。世界医学能有现代的成就，毫无疑问应包括中国人民的智慧在内。

医学教育的发达和形象教学

——从刘宋到赵宋的时期

近百年来，我国医学没有很好的发展，缺乏医学教育的设施是主要原因之一。但在我国历史发展的过程中，却有相当长的一段时期，医学教育曾经发挥了重要的作用。

大概从南朝刘裕夺得晋的江山自立为宋（刘宋）的时期起，我国便开始有医学教育了。刘宋元嘉二十年，也就是公元 443 年，有个太医令叫秦承祖，见到当时年荒兵乱，疾病多而医生少，他呈准了皇帝，创办了医学校，教授医学生[①]，不过学校的规模并不太大就是了。以后北朝、隋朝，都设有太医、博士、助教的官职，来专门管理医学教育的事情。唐朝贞观三年（629）起，各个州都设立了医学，到了开元元年（714）在各个州添设助教，开元十一年各州又添设了医学博士。可见唐朝的医学教育，仍然在不断地发展着。

宋朝初期的医学教育和唐朝差不了许多，也有小规模的发展。到了熙宁九年（1076），王安石倡行改良政策，把当时的太学，分作"外舍""内舍""上舍"三个等级，通过月考，次第升舍；因而在元丰二年（1079），医学校也改为"三舍制"，并且医学教育独立了，叫作"太医局"，正式设置"提举"一人（也就是校长）、"判局"两人（相当于副校长），另外还有若干个教授。这时的医学校，还是由太常寺（相当于近代的典礼局）领导，到了公元 1102 年，便改由国子监领导。国子监是当时主管教育的机关，相当于现在主持高等教育的部门，可见医学教育列入正式教育系统，是从这时开始的。这时招收医学生的名额已扩充到 300 人，上舍 40 人，内舍 60 人，外舍 200人，由外舍升到内舍，由内舍升到上舍，仍以定期的考试来决定。考试时大

---

① 参见日本丹波元简著《医滕·卷上·医学》。

概分作内科、外科、针科，都在每年春季招考。考试科目：内科学生要考《素问》《难经》《脉经》《诸病源候论》《龙树眼论》《千金翼方》六门，前三门当时叫作"大经"，后三门叫"小经"；针科和外科的学生，只是不考《脉经》一门，改考《黄帝三部针灸甲乙经》（即《甲乙经》）。学校里也是分科教授的，共分做大方脉、风科、产科、小方脉、针灸、眼科、口齿兼咽喉科、疮疡兼折疡科、金镞兼书禁九科教授。以《素问》《伤寒论》《难经》《脉经》《龙树眼论》《千金翼方》《诸病源候论》等为基本教材。

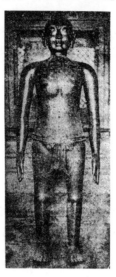

图 14　宋朝太医院针灸铜人像

在校 300 名医学生的分配名额是：大方脉（内科）120 人，风科（神经系统病）80 人，小方脉（儿科）20 人，眼科 20 人，疮疡兼折疡 20 人，产科 10 人、口齿兼咽喉科 10 人，针灸科 10 人，金镞兼书禁 10 人。①

宋朝医学教育的发达，除受王安石改良政策的影响外，雕版印刷和活字印刷术的发明，也是有力的推动因素。因为印刷方便了，整理和出版的医药书籍亦多了，如残缺不全的《内经》《伤寒论》《金匮要略》《脉经》《难经》等经典医籍，这时都得到了整理和发行。书籍比较方便的印刷发行，给医学教育的进一步发展带来了可能。

宋朝不仅医学教育有了正规的发展，教学方法也不断地向形象教学方面改进。约在宋仁宗时候（1023－1063），做尚药奉御官的王惟一，选择了精

---

① 参见《宋史》职官志、选举志、元丰备对等。

熟的铜，铸造成一个大型的用于针灸教学的人体模型。铜人身体里面的脏腑也是用铜来铸成的，身体的表面刻着几百个穴孔，穴孔的外面满涂着黄腊，里面盛满水，试验医学生时，便叫学生们按照平时所讲孔穴的分寸进针，如果正确的，刚进针水便流出来了，如果针得不正确，就进不了针。这个铜人的铸造，对于针灸教学起了很大的促进作用。1128 年，宋朝和金人打仗打败了，金人指定要这个铜人，把它作为议和的条件之一，铜人的价值可以想见。

医院的建立

——病坊

二十多年前，一个美国人写了一篇所谓《中国医学通论》的文章，他说：中国是文明最早的国家，最奇怪的事，是欧美人没来之前，竟没有类似医院的组织。这个论断其实说明了他对中国知道得太少了。

中国类似医院的组织，最迟在汉朝元始二年（2）就已经有了。那年黄河一带发生旱灾，瘟疫流行，皇帝刘衎（音"看"）选了适中的地方，有较大的屋子，设置许多医生和药物，免费给老百姓治病。这可能是中国历史上第一个公立的临时时疫医院①。又到了延熹五年（162），"皇甫规"被提升做中郎将的官，率领大队人马，在甘肃陇坻一带作战，适逢军队里疫病流行，死亡率高达 30% ~40%，皇甫规便租赁大批民房，设置医药，把病员都集中起来一起治疗，他还每天去看士兵们的病，得到全军的热爱。当时军队中的这种医疗组织，叫作"庵庐"，相当于现在的野战医院。②

南齐永明九年（491），吴兴一带发大水，疫病流行，竟陵王萧子良把自己住宅拿出来，设医置药，收养贫病，这可能是中国私立慈善医院的最早形式③。北魏太和二十一年（497），孝文帝（元宏）曾在洛阳设立"别坊"，派遣了四个医生，购备许多药物，凡是贫穷害病无力就医的，都可以在这里来就医。在永平三年（510），南安王（拓跋余）命令他的太常官选择适中的地方、宽敞房屋，遣派医生，备办药品，凡是有疾病的都住在里面治疗，这

---

① 参见《汉书·平帝本纪》。
② 参见《后汉书·皇甫规传》。
③ 参见《南齐书·列传》第二十一。

可能是公立慈善医院的最初形式。①

唐朝的医院，都叫作"病坊"。大约在开元二十年（733）就开始有"病坊"的名称了。这时的病坊，大多是设在庙宇里的。不仅是长安、洛阳这样的大城市有，就是其他各州亦设立得有，因为病坊设在庙宇，主持人多为僧尼。在会昌五年（845）唐武宗（李瀍）曾一度毁销庙宇，颇影响了病坊的工作。后来由李德裕等的倡议，选举乡里中有声望的来做病坊的主持人，病坊的制度终于得以保持下来。到了五代时，个别病坊曾有改名为"养病院"的，可见唐朝后不仅医院事业有很大的发展，名称亦很接近现代了。

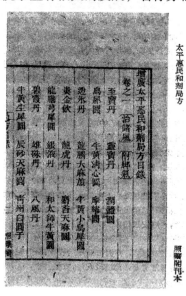

图 15 《和剂局方》

到了宋朝，医院的规模逐渐扩大。在公元 1063 年，宋仁宗（赵祯）曾以宝胜、寿圣两座庙宇为基础，各添修 50 幢房屋，成立两个医院，每个医院病人名额各规定为 300 人，这样的大规模医院，就是现在还是少有的②。元祐四年（1089），苏东坡在杭州做官，他捐献 50 两私帑，和公家的经费合起来办一所病坊，名叫"安乐坊"，三年之中医好了千余病人，这是中国历史上第一个公私合办医院③。以后各州县都设有医院，叫作"安济坊"。这时医院里的设置，更为完备，由官方派人领导，员工方面，有乳母、女使，衣被

---

① 参见《魏书·太祖本纪》《魏书·世宗本纪》。

② 参见李攸著《宋朝事实》。

③ 参见周辉《清波杂志》。

器用，一律由医院供给，政府要求院里医生要收十全的效果，可见当时院里的医生都是有相当本领的。

宋朝医院不仅规模空前庞大，数量很多，设备完善，并且还开始成立了门诊部，初叫"卖药所"，后来改名"和剂局"，有医有药，便利一般民众治病，只是不住在里面，甚至外州县的病人也可以通函治疗。现在流传着的一部方书，名叫《和剂局方》，也就是门诊部出版的"处方手册"。这样门诊部形式的治疗机构，群众感到非常方便，在元朝、明朝越是发展了，尤其是明朝几乎各县都成立有一所，通通叫"惠民药局"，都是官办的。

欧洲最早的医院组织，相当于我国汉朝元始二年的那种组织，为基督教妇人在第四世纪建立于罗马的疗养所，两相比较，时间晚得多了。

医药学术的争鸣

——金元四大家

在科学上贯彻"百家争鸣"的政策是十分必要的，它是推进学术发展的一种动力。这从医学发展史上也可以明显地看出。

祖国医学在宋代以前，以张仲景方药为代表的一派学者，占着优越的地位，一般称作"经方派"。到了金元（1115－1368）以后，医学界突起两大学派，一个是以张元素为代表的"易水学派"（因为张是直隶易县人），一个是以刘完素为代表的"河间学派"（因为刘是直隶河间人）。这两个学派基本上都是尊"经"的，即是说一切理论都以《内经》为根据，另外都是怀疑古方不能够完全应付现代疾病的，这是两派的相同处。他们不同的地方是：张辨识疾病重在人体内外在之"气"，刘辨识疾病重在人体内外在之"火"。张在临床治疗上着重选药，刘在临床治疗上着重选方，因而他们的争论很大，也很尖锐，但彼此在情感上还是很好的。史书上流传着这样一个故事：刘完素一次患伤寒病，七八天来病不见松，头痛、呕吐、食欲不好；张元素来给他诊断，刘起初有些不愿意，张很诚恳地安慰他，刘非常感动，吃了张的药就好了。当时刘的威望比张高得多，但刘佩服张的学术，竭力宣扬他，张元素的威望从此日益增高起来。这里看出，刘张二人在学术上有争论，在意气上却是不争的，而且虚心接受对方的长处，这些都是值得我们学习的。

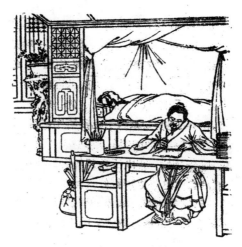

图16 张元素与刘完素

张元素死后，他有一个很出色的学生叫李东垣，和张的主张又有些不同，他以治疗肠胃病见长，因而他认为人们饮食弄得不好，是招致疾病的一个主要因素，因而他的学说总是从"健脾强胃"方面立论；现在几乎每个中医都能掌握运用的"补中益气汤"，是他创制的代表方剂，也足以说明他对祖国医学影响的巨大。后来河南考城县出了一位名医，叫张子和，他的学术基础，完全是宗刘完素的，与刘完素不同的，主要表现在治疗方面，他认为一切疾病都可以从汗、吐、下三个方法来解决。不过他的"汗法"，并不只是用药发汗，凡是针、灸、熏、洗、做柔软体操等，都属于这一类；他的"吐法"，也包括排痰、催泪、喷嚏等，不仅限于催吐；"下法"，并不是限于泻下，凡是消水、行气、通经、打积、催生等都是。张子和主张见病治病，病去则止，不要迷信补药，没有病便是健康，与其吃补药，不如搞好营养，更有益处。这些道理，都是非常正确的。刘完素学生的学生"朱丹溪"，是浙江义乌县人，他认为医学本身的主要意义并不在如何治好病，更重要的是在使人们如何不生病，因此他主张作医生的应该大力宣传节欲。"欲"，包括两方面，一种是食欲，一种是性欲。饮食不节制，胃肠便不健康；色欲不节制，关系身心的问题更大。如把这两方面的宣传工作做好了，人们都会得到健康，少生疾病。相反，人们一般的疾病，不是由于饮食不好，伤害了脾，便是由于色欲无度，亏损了肾。"肾"和"脾"这两个器官，在祖国医学的理论上都属于"阴"，人们那种无限制的欲望，叫作"阳"，正由于欲望无穷的"阳旺"，便会遭致脾肾两亏的"阴虚"，这些道理都值得每个人加以警惕的。

刘完素、李东垣、张子和、朱丹溪四个学派，也就是一般人称的"金元四大家"，四大家的学说各有特点，都大大丰富了祖国医学的内容。

前面已经提到金元时期盛行"门诊"医疗制，因而那本处方手册《和剂局方》亦非常盛行，便因此产生了许多不学无术的处方手册医生。他们不从祖国医学的基本理论学习起，教条地搬用局方，也成了当时的"局方派"。朱丹溪与局方派医生有许多争论，不赞成局方派医生问病发药常常发生医疗事故的偏向。

牛痘接种的先声

——人痘术的发明和外传

在英国人琴那没有发明牛痘接种以前，中国人已早发明人痘接种法了。

传说在宋仁宗时期（1023－1063），"王旦"丞相的几个孩子都害"天花"，后来又生了一个小孩子，起名王素，非常聪明，王丞相甚是喜爱，随时担忧着这个孩子也会出天花。适逢有个四川人去见他，告诉他峨眉山上有神医种痘，种了痘便不会害天花。王丞相听了非常高兴，专人到峨眉山把这位神医请来给孩子种痘。果然，种痘后七天，这娃娃发烧了，痘子出得很好，十二天后痘子便结疤了。王丞相非常感谢这位神医，酬谢他很多礼物①。清朝初年，有位医生叫胡美中，就学习了峨眉神医那套种痘方法，一直到清朝雍正初年还有人见到这胡美中医生在南京行医种痘。②

人痘的接种方法最初分四种。

（1）**痘浆法**：是用棉花醮染痘疮的浆，塞进鼻孔。

（2）**旱苗法**：是把痘痂研细，用银质制的小管吹入鼻孔。

（3）**痘衣法**：是把害痘疮小孩的内衣，交给另一小孩穿，这个小儿便会发生痘疮。

（4）**水苗法**：把痘痂调湿，再醮棉花，塞进鼻孔。

后来不断地改进，由"时苗"改为"熟苗"，这便安全得多了。所谓

---

① 参见朱纯嘏《痘疹定论》。

② 参见《重修湖州府志》。

"时苗"，就是天花出得很好，没有杂症的痘痂，这种痘痂还是不太安全的。"熟苗"是采用出得好的痘痂，连种七次以上，如都出得很好，再选择其中最好的痘痂来普遍接种。这种痘苗，由于接种的次数多，毒性小，接种后出的痘疮就轻松。西人琴那用牛痘接种在人身上，除了苗原和接种的方法不同外，它的原理与熟苗是完全相同的。这是中国医学在免疫学史上最值得大书特书的事。

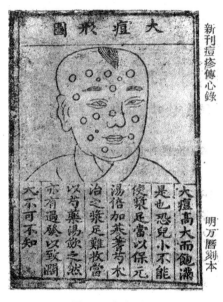

图17　大痘形图

由于人痘接种法的不断改进，不仅受到全国人民的欢迎，同时也引起了欧亚各国的重视，先后流传到俄罗斯、朝鲜、日本，以及远达欧、非各国。从康熙二十六年（1687）中俄两国签订了尼布楚条约以后，帝俄政府就派学生来北京学习汉满文字，八旗子弟亦学习俄文。当时天花流行，俄国又派学生来中国专学种痘、检痘等方法，准备归国后做防治天花的工作。俄国人不仅将种痘术带回国后积累了更多的经验，在道光年间（1821－1850），还有胜过中国种痘名医的俄罗斯医生来中国执行业务。日本的人痘接种法，是在乾隆九年（1744）由杭州人李仁山传到长崎去的，向李氏学的日本人首先是折隆元、堀江元道两位医家。到了乾隆十七年（1752），《医宗金鉴》这部书传到日本，中国的种痘法便在日本全国盛行了。种痘法传到朝鲜，略较日本为迟，大概在乾隆二十八年（1763）以后才传过去的，也是通过《医宗金鉴》这部书传去的。

中国的种痘法传到欧洲，是经过俄罗斯人的转手，传入土耳其，再由土耳其传至整个欧洲，时间大约在康熙五十六年（1717）。那时，有位英国大使驻在土耳其，这位大使的夫人经过俄罗斯医生种痘后，学得这个方法，后来回国去，便把这人痘接种的方法传遍了欧洲。自然这时的接种方法已经不是用鼻苗，而是先把接种人的虎口刺破，再涂上痘浆，包扎完密，也有时种在臂膊上。在中国的种痘书上，也有刺破儿臂，去掉污血的方法。因此，我们认为中国种痘法传到外国去，对琴那发明牛痘的启发是很大的。[1]

世界驰名的药物学家

——李时珍和《本草纲目》

中国药物学发展到了明朝，由于海外交通发达，外来药物增多，加以金元以后医生"古方不能尽治今病"的提倡，学术界倡导格物致知（一切事物间的道理，都要加以深刻地研究，了解其所以然等关系），所以这时研究药物学的特别多，各种各样的药物书亦出版不少。李时珍恰巧生长在这个时代（1518－1593），他看到这时药物既不断增加了，研究药物的书籍也很零乱，实有加以系统整理的必要。

李时珍，又叫李东璧，晚年来自称为濒湖山人。明正德十三年（1518）在湖北蕲州镇瓦硝坝诞生。父亲李言闻是当时名医，家庭生活环境很不好，因而他和他的父母亲健康情况都很坏。李时珍在二十岁时就得了肺结核病，他的父亲好不容易才给他治好了，从此他愈是懂得医药的宝贵。同时，因为他三次去考试都没有考中，父亲精深的医学又随时影响着他，在三十岁后，他便完全打消了走仕途的念头，专心学医，继承父业，做个人民的医生。

李时珍读了很多医药书，并研究了一系列的"本草"（古代药物学）以后，一方面固然佩服前代这些大师们的辉煌业绩，一方面也发现了他们在理论上和观察上的部分错误，是需要加以整理、订正的，因而他内心里就把这个责任担负起来了！

---

[1] 参见范行准《中国预防医学思想史》。

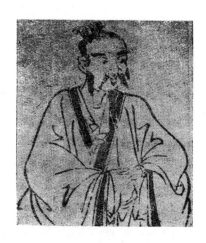

图 18　李时珍画像

公元 1552 年，李时珍 35 岁时，他决定从这年起要逐渐实现他的心愿，整理出一部新的药物学著作出来，并决定仿照宋朝朱熹著《通鉴纲目》的方法来写，定名为《本草纲目》。于是，他开始把平日随时记下来的无数材料，按照计划中所分的门类一条一条地编辑起来。

编写了一段时间，他感觉到有许多药物的形状和生长情况不够完全了解，但要解决这个问题，单靠有万卷书是不行的，必得行万里路，脚踏实地去了解。从此他的腿跟着他的脑子一同行动起来，过着四方采访的生活。首先是蕲州一带的原野和山谷，一次一次地印上了他的足迹。即使是极寻常的柏树，也要仔细观察，仔细抚摸，再静下来仔细思考，然后再记下来。如：柏树，躯干是笔直的，其皮较薄，肌肤细腻，花是细碎的，结实如小铃一般，霜后裂开，中有子仁像麦粒那样大。这样观察以后，当他进而研究柏树的叶、实的治疗功用时，就更有所凭藉了。他的这种由近及远、由浅入深的观察，是他治药物学的根本方法。一个连"柏树"也不曾了解的人，决不会正确地解释"桧树"和"枞树"的。当然，不是所有一切都仅凭他自己的观察来了解，凡是农夫、樵父、渔人、工匠，以至任何专业职工，都可以成为他的朋友、老师，如他要用实物来进行研究的时候，这些人就多方帮助他采集，而且还奉献出从生活中得来的宝贵知识，供他参考。在《本草纲目》中，李时珍能对各种药物一一解释，头头是道，而且确实地指出了古人的许多错误，无疑是和这些群众的帮助分不开的。

李时珍编书和采访的生活从 1552 年开始，直到 1578 年，整整经过了 27 年，《本草纲目》这一巨著才告完成。《本草纲目》共 52 卷，记载 1892 种药物，分做水、火、土、金石、草、谷、菜、果、木、服器、虫、鳞、介、禽、兽、人体附着物等 16 门，每一部门又分成若干类。像草部，就分做山草、芳草、湿草等 11 类；木部，又分做香木、乔木、灌木等 5 类；菜部，也有荤辛、柔滑等不同的类别；16 门共包括了 60 类。《本草纲目》体例是：用"释名"一栏，确定每一药物的名称；用"集解"一栏，说明药物的出产地带、形态和采取方法；用"修治"一栏，讲解其炮炙过程；用"气味""主治""发明"各栏，分析药物的性质和功用；最后还有一栏"附方"，把所收集的相关的 10000 多个方子，分别记载在各条的下面，供读者参考。在李时珍以前，没有一部书曾经介绍过这么多的药，也没有一部书把药物的分类解释工作做得如此细致而踏实。

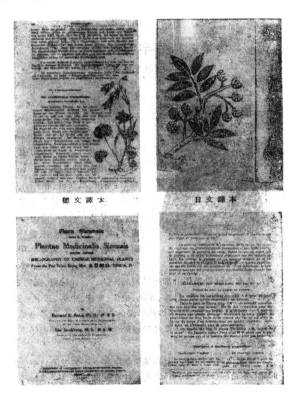

图 19　《本草纲目》的外文译本

明万历十八年（1590），祖国药物学的空前巨著《本草纲目》开始在南京雕版，该书刚刚刻成，这位伟大的药物学家便过世了。第一次刻的《本草纲目》一般称金陵版，现在还有留存的。后来此书被翻译成法文、日文、德文、英文等外国文字，流传到全世界，可见这部书是为世界各国的医学家所重视的。

李时珍活了 76 岁，死于万历二十一年，即公元 1593 年，他的坟墓在湖北蕲州东门外的竹林湖畔。现在苏联的最高学府莫斯科大学的走廊上，还矗立着李时珍的巨大石雕像，他将永远受到中外人民的崇敬！

传染病治疗学的内容丰富了

——温热学派的成就

祖国医学对于传染性热病的治疗有一套特别的办法，长于治疗这种病的被称为"温病学派"。从金元四大家的刘河间起，经明朝、清朝以来，如马宗素、镏洪、吴又可、叶天士、薛生白、王孟英、吴鞠通、戴北山等，都是最有名气的温热病学专家，其中尤以叶天士、吴鞠通两人的名气更大。近两年用中医中药来治疗流行性乙型脑炎，基本上就是采用的温病学派的方法。他如肺炎、肠伤寒、猩红热、脑脊髓膜炎、丹毒、霍乱、痢疾、疟疾、中暑、耳下腺炎、黄疸、肋膜炎等病，采用温热学派的方法来治疗，效果也是很好的。因此，我们认为温病学派的治疗方法是祖国医学丰富多彩的内容之一。

叶天士又叫叶桂，大约是清朝康熙六年到乾隆十一年这段时期（1667 — 1746）的人。叶天士住在江苏吴县，年轻时候就立志要做个学术很好的医生，听到哪个医师长于治疗什么病，便去拜他做老师，前后拜过 17 位老师，终于掌握了高明的医疗技术，享有很高的威望。

有一年，苏州发生大瘟疫，叶天士运用他精湛的医术救活了不少人。有个打更的工友，脸孔和身体浮肿，显现出黄白的颜色，别的医生看了，都认为水肿已很厉害不能医治。但经过叶天士的详细诊察后，却认为并不严重，给他开了方药，服下两帖病就好了。因为叶天士的医疗效率很高，广大群众对他很信仰，甚至一两千里以外，也有把病人用担架送来医治的。有一次，叶天士到一个市镇去，有个年轻好胜的店员想试试这位医生的本领，他吃好午饭，就在店堂里用力一纵，跳过柜台，奔到叶天士面前，伸出手腕来让他按脉搏，并说：请教叶先生，我有什么病呀？叶天士郑重地诊察着，并把这个青年全身各部都做了观察，忽然说：不好！你的胃已经受到剧烈的震动而破裂了！这个青年摇摇头，表示十分的不相信，可是不久他就痛得倒在地上，后来果然死了。

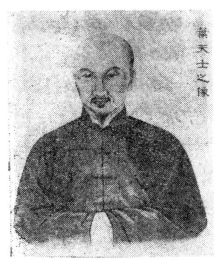

图20　叶天士画像

由于叶天士的业务很忙，没有空闲来著书，《临证指南》和《温热论》这两部书是他的学生收集整理出来的，从书中可以看出这位大名医的丰富经验和学识。叶天士活到80岁，他在临死前写了这样一个遗嘱给他的儿孙：医可学又不可学，必须要有很好的天赋，还要勤恳地钻研，多多地学好前辈人的学识和经验，才可以把学得的医术贡献出来，为大众服务。如果不这样，便会造成庸医杀人的罪恶，虽是处的方药，实际等于是一把杀人的刀子。我死以后，子子孙孙不要把学医这件事看得太简单了！——可见叶天士对医师这门职业是很尊重的，值得我们向他学习！

在叶天士之后，治疗温热病享盛名的要算吴鞠通了。吴鞠通是江苏省清河县人，十九岁时他父亲害病，因得不到治疗而死去，他很难过，便立志学医。吴鞠通买了许多医书来读，学到第四年，他的侄儿害温热病，喉头肿痛得很厉害，一个外科医生用药粉子吹在喉里，喉咙越发肿大了，内科医生又给他一些发表药吃，结果孩子发黄疸死了。吴鞠通心里更有说不出的痛苦，只是怨恨自己医术太浅，不能挽回侄儿的生命，但从此他对医学的钻研，越是发奋了。又过了三年，他认为在乡县里既看不到好的医书，又没有好的医师可以请教，就离开家乡到北京去住。在北京，吴鞠通有机会看到四库全书里所有的医书，明朝吴又可著的《温疫论》，使他非常受启发，曾反复地研讨，以至后来学习有了自己的心得，又指出吴又可书里存在的缺点。同时，吴鞠通把叶天士的医案也拿来做研究，吸取了叶天士的丰富经验。乾隆五十八年（1793），北京温病流行，死亡率很高，一般医生治疗的效率极低，吴鞠通发挥了才能，救活了不少人，在民众中的威望便从此提高了。

吴鞠通认为叶天士的医学很高明，可惜忙于诊病，没有把他丰富的经验和学识全部流传下来启发后人，这是一件很大的憾事。由此他虽然在诊病的百忙中，亦抽出工夫把前辈流传的知识与自己的临床经验结合起来，在嘉庆三年（1798）著成《温病条辨》一书。《温病条辨》是祖国医学治疗温热病最完整的一部书，这部书对治疗流行性热病有极高的临床价值，所以成了中医治疗温热病的必读书；现在各地用中医中药治疗流行性乙型脑炎的方法，都是以这部书为主要根据，它的价值可以想见一般了。

重视尸体解剖的医生

——王清任和《医林改错》

王清任是祖国医学中富有革命性的医学科学家，他是河北省玉田县人，在清乾隆三十三年（1768）诞生在县属的鸦鸿桥河东村，道光十一年（1831）死在北京。王清任一生的精力都献给了祖国医学的革新事业。

王清任开始学医时便提出这样的主张：做医生不懂得人体脏腑的构造，就好比瞎子在晚上走路。从这话完全可以体会出他学习医学的基本态度是非常正确的。

在嘉庆二年（1797），王清任在河北省滦州稻地镇行医，那里正流行着麻疹，十个孩子中往往会死掉八九个；有些穷苦人家，小孩死了还埋不起，只用点草席把小孩尸体裹着就掩埋了，有的因埋得不深，竟裸露出来。刚满三十岁的王清任便趁着这个机会，每天清早便到义冢上去观察露出的尸体，许多尸体都被野狗咬坏了，有的剩下肠胃，有的剩下肝脏或心脏，大半都残破不全。一连看了10天，看了30多个全尸，发现有的医书上所画的脏腑图形，与尸体的实际情况是不符合的。

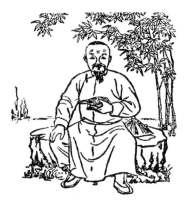

图 21 王清任画像

嘉庆四年（1799），王清任在奉天府行医，适逢辽阳州有个 26 岁的妇人患精神病，打死了丈夫和公公，官府判了这个妇人的剐刑（剥皮肉的死刑）。王清任跑到西门外刑场去看，当刽子手提着妇人的心脏、肝脏从人前走过时，他仔细地观察，认为和他在滦州义冢上所看到的是一样的。

嘉庆二十五年（1820），王清任开始在北京行医。因为他的业务很好，还开设一家药铺，招牌叫"知一堂"。有一个儿子打死了母亲，在崇文门外被处死刑，因为以前看尸体时没有把"横膈膜"的位置弄清楚，想借机专意来观察横膈膜，可是这具尸体的横膈膜还是被弄坏了，他感到非常遗憾。

道光九年（1829），安定门有户姓恒的请他看病，与主人闲谈间谈到了横膈膜。他说：我对横膈膜，已经留心了四十余年，还没有得到仔细观察的机会。适逢有位做江南布政司的官员恒敬在座，他说：我镇守喀什噶尔时，见到的尸体看得最多，人体的横膈膜亦看得较清楚。王清任听了非常高兴，便向他请教。恒敬就把他所见到的告诉了王清任。

王清任这样仔细地观察人体，并虚心地向人请教，连续花费了 42 年的工夫，才于公元 1830 年写成《医林改错》一书，还绘制了 24 幅脏腑图，把前代人画错的和自己所改正的，都并列在一起作为此较。他在书中指出，人眼睛的视力与脑神经有关。另外，他对胰管的发现，是对祖国医学的一大贡献。同时他还批判了古人"肺脏有 24 孔行气"的妄说。

王清任在医学科学上成就的取得，并非一路坦途。当时有些知识分子和官僚对他很不满意，认为他关注尸体解剖是很不人道的举动，一些顽固、保守的医师更痛骂他是个疯狂的人。可是王清任很坚决、勇敢，毫不因为那些人的反对而动摇钻研科学的信念。

理学疗法专家

什么叫作"理学疗法"呢？就是通过光、热和各种刺激的物理作用，以达到治疗疾病目的的方法。如"针"和"灸"，便是通过针的刺激作用、灸的热刺激作用来治疗疾病的，这些刺激作用，都是属于物理作用的范围，所以针灸治疗应是理学疗法的一种。他如拔火罐、按摩、推拿、热敷、冷敷等，同样属于理学疗法。

理学疗法，一般说来是比较经济的，操作起来亦较方便，所以是最受欢迎的治疗方法。祖国医学中理学疗法的内容也是很丰富的，许多理学治疗方法的效果都非常好。例如害热病，鼻血流得不止，用井水磨黄芩，以纸浸透贴在鼻部，或者用井底泥搭在头顶囟门部，鼻血便会止住，这和现在的冷敷和泥疗法没有两样；半臂风冷气痛，下用热水浸足过膝，微微出点汗，痛就止住了，这是温热疗法；小儿抽风惊厥，吃不下药，用灯草蘸麻油烧人中、承浆两经穴，便不抽搐了，这叫作"焠焌"，俗称"打灯火"。我们在农村大小镇集中，常常看到有敷大膏药的，治疗风湿病很好，古人叫作"膏熨"，这和现在用的石蜡疗法是一个道理。还有一种按摩法，凡是气血不调，按摩一次就轻松了。华佗创编的"五禽戏"，是通过运动四肢百脉来治疗疾病，古人叫作"导引"，现在叫作体育疗法。诸如此类的方式方法多种多样，不一而足。历史上推行理学疗法最有成效的，要算清朝的吴尚先。

吴尚先，号师机，浙江钱塘县人，生于嘉庆十一年（1806），死于光绪十二年（1886），足足活了81岁。父亲叫吴笏庵，他小时候随着父亲寄居在扬州，开始学习医学。咸丰三年（1853），太平天国起义军到了扬州，他和弟弟"吴官业"带着母亲搬迁到江苏泰州东北乡俞家垛居住，同时亦执行他的医师业务。这个时候的农村经济非常不好，人们住的是低湿破烂的房屋，衣服单薄不能御寒，常常担虑着明天的生活，所以害病的人很多，且多半无力请医。吴尚先针对着如此贫困的民众，专用贴膏药的方法来给大家治疗疾病，对实在困难的便不收费，即或收费亦比内服药要便宜得多，而且治疗效果很好。最初一天只有一二十人来看病，后渐增至每天有三四十人，甚至一二百人以上，弄得他从早到晚没有一点空闲的时间。有一次，一个经过许多医生都没有治好的严重病人来请他医治，他诊断后给张膏药与他贴上，病人不大信任这种医疗方法，但换了四次膏药后病就完全好了。病人向他道谢说：我这病经过很多高明医生看过，没有一点效验，你不给药吃，只贴膏药便完全治好了，真让我没齿难忘。

　　吴尚先治病一概使用外治法。常用的方法有以下几类：第一类是"薄贴"疗法，就是在身体上贴膏药，他的膏药有很多种，不管内科、外科疾病都可以用不同膏药来治疗；第二类是温热疗法，这种疗法包括九种方式，如围炉发汗、煨坑发汗、熨斗熨、铁熨、瓦罐熨、热砂熨、瓶熨、热瓶吸、火熏等；第三类是水疗法，分水浴疗、水搨腹疗、热水熏蒸疗、冷水疗四种；第四类蜡疗法，就是用黄蜡加热敷患处；第五类泥疗法，用净黄泥调水敷；第六类发泡疗法，用蒜泥敷，使局部发泡。这些疗法，都是很合乎科学原理的，就是在今天还有推广的价值。

　　吴尚先的外治法，并不限于上述几种，还有许多方法，都是记载在他著的《理瀹骈文》这部书中，上面所举的几种疗法，不过是他书中的主要内容而已。这些方法，即使和现在理学疗法此较也并不逊色，而且还有独到之处。所以《理瀹骈文》确是祖国医学中仅有的一部理学疗法专书，值得大家来学习继承。

继承与发扬祖国医学遗产

——继续贯彻党对待中医的正确政策

　　近百年来，尤其是从辛亥革命到 1949 年，中国在帝国主义、封建主义和官僚资本主义统治下，已经成为一个半封建、半殖民地的社会。这时中国的反动统治者，只忙乱于压迫剥削人民，他们只知崇洋媚外，对祖国所遗留下来的悠久而丰富的文化早已弃置不顾，或全盘否定，乃至加以摧残，表现在医学方面更是这样。

　　如 1911 年，奉天设立南满医学堂，用日语教授医学，教员大部都是留日学生。1907 年德国人宝隆在上海办的同济医学校和 1911 年德国人在青岛办的医学校，一切都照德国的医学学制办理，教员多半是德国人。1914 年，法国政府在广东设立中法医学校，一切都照法国医学制办理。从此德、法、英、美、日等医学派系，便布满了全中国，帝国主义对中国的医药文化侵略亦日益嚣张。如交通卫生、防疫工作、医院治疗、卫生行政等部门，无一不是仰承帝国主义的鼻息。祖国原有的医学非但得不到发展和重视，而且妄图予以消灭。1914 年，北平教育部总长汪伯唐更露骨地发出了决意废止中医中药的宣言。1930 年，蒋介石政府中央卫生委员会，竟通过了西医余岩等提出的所谓"废止旧医以扫除医事卫生之障碍案"。这个提案的内容主要包括三项：中医登记限至民国十九年底止；禁止中医办学校；新闻杂志报纸一律禁止刊载中医中药消息和理论的文字。报纸上刊出这个消息后，便引起国内民众和国外侨胞的反对，全国 17 行省，132 个团体，272 个中医代表坚决向南京政府提出抗议，同时南洋群岛方面也发出 800 万人民的抗议通电，甚至当时国民党内部也有起来反对的，在这样大的民众压力下，反动统治才不得不暂时向人民低头，宣告上项决议无效。1934 年 6 月，在国民党中政会议上，汪精卫又大肆叫嚣取缔中医中药，不但不要中医开业，中药商也不能营业，中药农也不能生产，大有斩草除根之势。

1949 年，人民革命胜利以后，才根本改变了这种情况，中国共产党和人民政府，非常重视祖国文化遗产，号召中西医团结合作，在为人民服务的总目标下互助互勉、共同学习和研究祖国医学，使其发扬光大。在国家的第一个五年计划里还规定：积极地发挥中医的力量和作用，认真地做好团结和提高中医的工作，整理和研究中医的经验，并组织对于中医中药知识的学习。中国共产党的第八次全国代表大会通过的"第二个五年计划建议"，仍提出要做好中医和西医的相互学习的工作，认真地进行中医中药的整理研究工作的规划。八年来，人民政府在继承和发扬祖国医学遗产方面，采取了一系列的有效措施如下。

第一，建立了中医研究机构。1955 年 11 月 19 日，在北京成立了中医研究院。研究院的任务是：由中西医团结合作，以科学观点和方法，有步骤、有计划、有系统地对中医中药知识和临床经验进行研究和整理，并且培养医学院校讲授中医课程的师资和中医药研究人才。中医研究院分设了医史、内科、外科、针灸、药物几个研究所，分别进行研究工作，一年多来已经获得很好的成绩。

第二，成立培养中医人才的最高学府。从 1956 年开始，全国在北京、上海、广州、成都四个大城市成立了中医学院，招收高中毕业学生学习中医，五年毕业。现在四个中医学院，都已经第一次招收了学生，正在进行教学中。

第三，吸收中医参加医院治疗工作。在许多大城市里如北京、上海、广州、天津、汉口、重庆等都设立中医医院，这些中医医院以中医为主，并配有一定名额的西医。有许多地方的一般医院都成立了中医科，或者设置了一定名额的中医人员。中西医通过临床业务的合作，两年来成效是很大的。如石家庄市用中医中药治疗流行性乙型脑炎，重庆市中医院用中药枯痔散治疗痔核，唐山市用气功疗法治疗慢性病等，都获得很大成绩。

第四，扩大和改进中医的业务。政府鼓励广大的中医师自己开业行医，保障中医的社会地位，关心中医师的生活和学习，扶持中医的业务。给联合诊所以医疗技术上的指导，还介绍工厂企业机关与联合诊所建立特约关系。目前任何地方的联合诊所以及私人开业的中医诊所业务都非常的忙。

第五，改善中医进修教育工作。设立中医进修学校，传授中医的医疗技术，在继承我国民族医学传统的基础上，吸收先进的科学知识，提高中医业务水平。现在全国各省市都设有中医进修学校，一般中医普遍要求进修。通过进修的中医，技术确有一定的提高，这是克服中医量多质不高的最有效的办法。

第六，加强对中药的管理工作。现在各地都成立了中药材公司，凡是关于中药材的采集、收购、调配，甚至技术上的加工，都由中药材公司负责。同时也有专门研究中药的机构，由中西医密切配合起来，科学地分析中药，以确定它的疗效。一经实验肯定有特效的，如"鸦胆子"治痢疾、"苦楝皮"驱蛔虫、"常山"抗疟等，即进行有计划的生产。又如一般服用中药很不方便，现在由于中医和药师的合作，制造出中药合剂，和吃西药一样的方便，这一工作，在重庆做出了不少的成绩。

第七，整理出版中医书籍。人民卫生出版社为了配合继承发扬祖国医学的需要，特影印了很多祖国古典医学书籍，或日本、朝鲜、中文医学书籍，现代研究中医有成就的著作亦出版得不少，中医中药杂志全国有八九种之多。

总之，中国共产党和毛主席非常关心人民的医药卫生事业，新中国成立后，新的社会条件又给医药发展开辟了广阔的道路，新中国成立六年来的成就已远远超过过去几十年的成绩。为了使医药在社会主义建设中发挥更大的作用，全国正在广泛开展医学科学研究工作，中国医学将来的发展更不可限量。

文献校勘

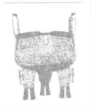

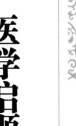

医学启源

1964 年

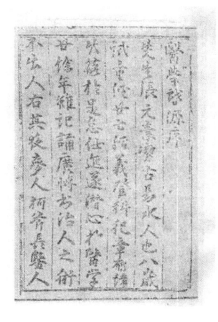

书影一　明版序文

（原书藏北京图书馆）

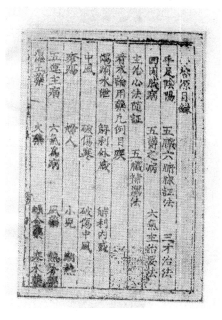

书影二　明版目录

（原书藏北京图书馆）

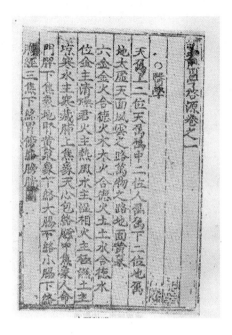

书影三　明版正文

（原书藏北京图书馆）

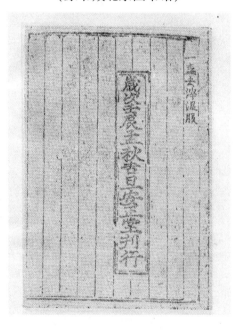

书影四　明版页尾

（原书藏北京图书馆）

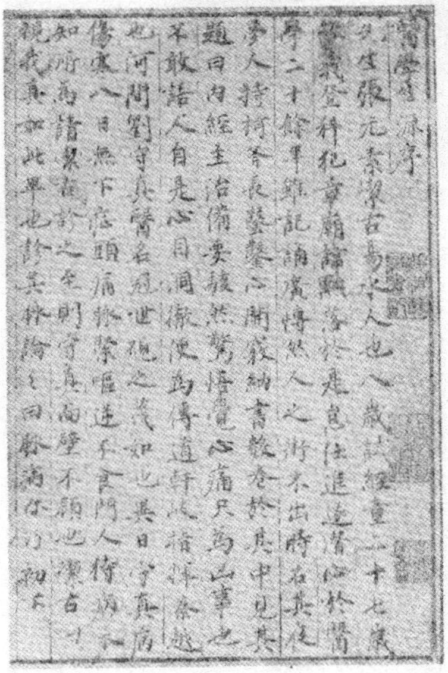

书影五　元版序文

（原书藏上海图书馆）

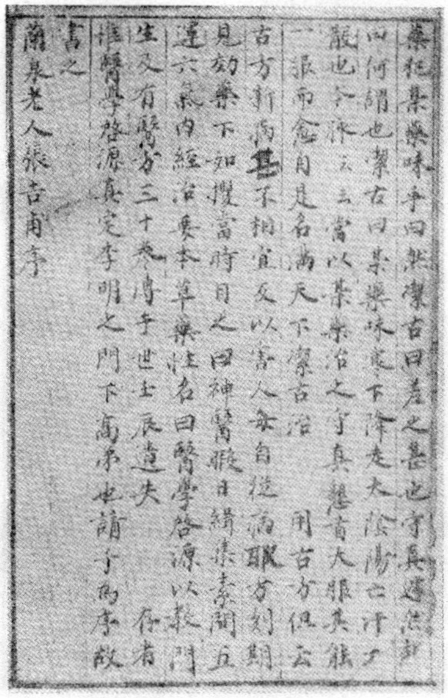

书影六　元版序文

（原书藏上海图书馆）

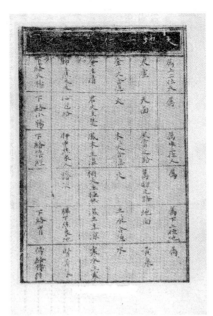

书影七　元版正文

（原书藏上海图书馆）

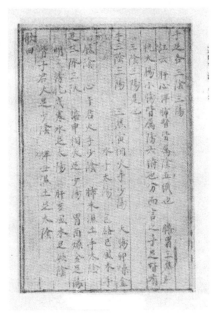

书影八　元版正文

（原书藏上海图书馆）

点校叙言

一

　　我学医伊始，先师苦不得入门的善本书，继闻人言，张元素曾编写过一本《医学启源》来教李杲，杲的医学竟得大成。于是我随时都向往着这部著作，垂三十年，未获一见。

　　1957 年来北京，北京图书馆藏有这书，始得初次浏览，但属善本，借阅不甚方便。继又在中医研究院图书馆见到一部，系伪南满医大的摄影本，才得以借回家来仔细地阅读一遍。当时工作甚忙，仍于夜里且抄且读，大约经过两个多月才抄完了。这时我才知道，《医学启源》不仅是一部入门书，且足以完全反映出张元素毕生的学术思想。

　　据范声山《杂著》说："张元素并无著书，所有《内经类编》《难经注》《医学启源》诸书，乃其高弟李明之承师说而笔之者。"似乎这书并不出于元素之手，但卷首兰泉老人张吉的题序明明说："洁古治病，不用古方，当时目之曰'神医'。暇日辑《素问》五运六气、《内经》治要、《本草》药性，名曰《医学启源》，以教门生，及有《医方》三十卷传于世。真定李明之，门下高弟也，请余为序，故书之。"云云，张吉的序文，曾为《金史·本传》所引据，则范声山之说，未必可以尽信。

二

　　张元素，字洁古，金之易州人。由于科举不利，二十七岁后便潜心于医学，经历二十多年，临证疗效很高。但他于《内经》的探颐索隐，越发下苦工夫。曾有这样一个传说：一夜，元素梦人凿开了他的胸窍，把几卷叫作《内经主治备要》的书填进窍里，惊醒转来犹觉心痛。这就充分说明，张元素对《内经》的钻研竟至梦寐以求未曾稍懈的境地。后来他又医好了刘完素的伤寒病，声名大噪，不在刘下。李杲和王好古都是张元素的入室弟子，发皇他的学说，他便成为易水学派的开山了。《华笑癫杂笔》引《王祎忠文集》云："张洁古、刘守真、张子和、李明之四人者作，医道于是乎中兴。"子和传守真之学，明之传洁古之学，则四人者，实即是易水学派、河间学派的师承授受。乃后人竟去元素，列入丹溪，谓为金元四大家，实不如王氏识得当时医学演变的大体。

张元素的学术思想，可得而言者有两个方面。首先应该肯定说，张元素原是以《内经》的理论为主要依据的。例如本书上卷，主要在条析脏腑病机，而附以有关脏腑诸病主治的用药心法。其言脏腑病机，当然是录自《中藏经》，而《中藏经》实汇集于《素问》诸篇，元素犹以为未备，再补辑《灵枢·经脉》篇"是动""所生"诸病。至"三才""三感""四因""五郁""六气"等，亦皆见于《素问》诸"大论"。下卷讨论对药性的认识和运用，一以《素问·阴阳应象大论》气味厚薄、寒热升降的理论为主要，并辅以《素问·至真要大论》酸、苦、甘、辛、咸五味于五脏苦欲之旨而发挥之，卓然成为研究药性最有系统的专篇。换言之，元素从病机的探讨，一直到制方遣药，自成家法，无不本于《素问》《灵枢》之所言，而自能化裁于其中者。

诸家对元素的影响，则以华氏《中藏经》、王冰《补注释文黄帝内经素问》、钱乙《小儿药证直诀》、刘完素《素问玄机原病式》为最。《中藏经》分辨脏腑虚实寒热、生死逆顺脉证法诸篇，是以脏腑辨证自成系统的著述，元素对这种辨证方法是很欣赏的，因此不仅把它全部著录，列为书中的首要，并另成《脏腑标本寒热虚实用药式》的专篇，构成其独特的药法体系。所以元素在这方面的发挥，较孙思邈的脏腑虚实辨证、钱乙的五脏虚实辨证，都要系统而精细得多。王冰著《补注释文黄帝内经素问》，对七篇"大论"五运六气诸理的发挥最有成就，而元素对王冰在"六元正纪大论"中治疗"五郁"病的见解，以及在"至真要大论"中"病生四类"之说，都完全吸收了。"五郁之发"和"四类病生"，都是关乎"气"之为病，说明元素对"气"的机制是十分重视的。元素一向是以"不用古方，自为家法"自许的，但于钱乙的地黄丸、泻青丸、安神丸、泻心汤、导赤散、益黄散、泻黄散、泻白散、阿胶散等，竟列为五脏补泻的标准方剂，则元素于钱乙的临证治法，可谓取法独多。

刘完素医学的成就较元素为早，因而刘完素运用五运六气分析六淫病机的思想方法，对元素是很有影响的，所以他不仅全部吸收了刘完素《素问玄机原病式》的内容，同时更把五运六气的理论扩大到制方遣药方面去了。言方则分风、暑、湿、火、燥、寒，六气也；言药则分风升生、热浮长、湿化成、燥降收、寒沉藏，五运也。最后还从肝木、心火、脾土、肺金、肾水等假设五行制方生克法，并举"当归拈痛汤""天麻半夏汤"两个方例来说明。可见刘完素运用五运六气，是专从六淫病机来发挥的，而张元素运用五运六气，则专从制方遣药的理论来发挥。刘、张相较，自有各别，虽互为影响，却不尽相侔。然则，从脏腑寒热虚实以言病机辨证，从五运六气之化以言制方遣药，已足以概见元素学术思想的大体了。

但是，必须指出，张元素的学术思想亦受到历史条件一定的限制。如他常片面地运用"亢害承制"的理论来分析劲急、怫郁、䐜膜、暴卒、坚痞、衄、惊、悲、癥等复杂的病机，结果并不曾完全说明这些病变的机理。甚或还用些夫妻、子母、鬼贼、妻财等星相家的迷信术语参杂其间，这些都是无益于医学理论探讨的。不过从张元素的整个学术成就来说，毕竟不是主流，仅属于"白圭之玷"而已。

张元素在祖国医学中是一位卓有成就的医学名家，但他的著述却已不可多见。传说的《药注难经》《医方》三十卷，均已早佚；李时珍谓《病机气宜保命集》是元素作，亦无根据；杜思敬辑《济生拔萃》录有《洁古家珍》和《珍珠囊》均残缺已甚；惟有这《医学启源》和《脏腑标本寒热虚实用药式》，才比较完好地存在着。《用药式》李时珍既录之于《本草纲目》，赵双湖又刻之于《医学指归》，阳池周学海尤有较精的刻本刊入其《丛书》中。《医学启源》截至目前止，我所见的都是明成化八年刊本，书尾刊有"岁次壬辰孟秋吉旦安正堂刊行"字样。听说还有元刻本，但没有见到，北京图书馆所藏的卡片和标签都标明"金刻本"，一经查对，仍然是明成化刊本。明人刻书，除了诸藩府所刻的较好外，无论官刻、私刻，都是马虎的多，脱漏错误，习见不鲜。即如这部书脱误之多，实足以想见明代一般刻书的水平。我为了要使多数人都有机会读到张元素这部书，又仅见着这样坏的一个刻本，不得不勉为下一番点校工夫，尽量使大家能通顺地读得下去。

我的点校过程是：先把全书慢慢地抄录一遍，随抄随发现问题，即随手做好标识；抄完后再细读一遍，仍然继续发现问题，继续做好标识；然后检出校雠需用的书籍，大体上卷多借助于《中藏经》《灵枢经》《素问》《儒门事亲》，中卷多借助于《素问玄机原病式》《黄帝内经宣明论方》《和剂局方》《卫生宝鉴》，下卷则借助于《汤液本草》《本草发挥》等。

标点符号照一般用法。最主要是方括弧"〔〕"和圆括弧"（）"两种，与一般使用不同。凡补夺和改误的字、句，都标以方括弧"〔〕"；虽有疑问，不曾迳改的字、句，都标以圆括弧"（）"。

例如："〔天地六位藏象图〕"，这个标题原书所无，是我新补的，便于题的上下都标以方括弧"〔〕"。

又如："小肠未君火手太〔阳〕，包络戌相火手厥阴，三焦〔亥〕相火手少阳。""〔阳〕"原误"阴"，"〔亥〕"原误"玄"，今既改正，故亦各标以方括弧"〔〕"。

又如"若非诊（切），无由识也。""（切）"《中藏经》作"察"，两俱可通，不能遽判为误，故仍保留之，仅标以圆括弧"（）"，示其尚有别义。

又如"肝与胆为表里，足厥阴（少〔阳〕）也。""〔阳〕"原误"阴"，这里言肝为主，实无提出足少阳的必要，故其言胆经时，亦仅曰"足少阳是其经也"，并不言相互表里的足厥阴。若从删，下几篇还有类似的例子；不删，似非所应有，因仍保留，仅标圆括弧"（）"以识别之。但"〔阳〕"为正误之字，故圆括弧"（）"中包以方括弧"〔〕"。

亦有极例外的，如上卷之首"天地六位藏象图"，原来是倒顺都念不通的几行文字（见书影三），今据《儒门事亲》勘定，改为图表式，便无从标以方括弧"〔〕"了。

（编者按：在本书整理中，对点校本的点校条文，与原本的行文不再分开排版，而是将点校内容直接放在原本句末，以小字加圆括号排版。对点校本中使用的"〔〕"和"（）"，在不改变点校文原义的前提下，为了方便阅读，不再使用，以使行文流畅）

本来前人校雠书籍，期于不妄改，不妄增削，一仍其旧，俾读者自己去审定。故郑玄校群经，虽于文字有显然讹误的，亦仅注云"某当为某"，不曾轻出己意来更改它。阮元《校刻宋本十三经注疏》书后也说："刻书者最患以臆见改古书，今重刻宋板，凡有明知宋板之误字，亦不使轻改，但加圈于误字之旁，而别据校勘记，择其说，附载于每卷之末，俾后之学者不疑于古籍之不可据，慎之至也。"可是，前人亦有勇于校改的，如段玉裁，人都知其为治《说文解字》的巨匠，他对于许慎书则改易颇多。他在答顾千里的书中说："夫校经者，将以求其是也，审知经字有讹则改之，此汉人法也。汉人求诸义，而当改则改之，不必其有左证。"问题就是在"当改"与"不当改"，当改则改，不当改则不改，这是我们校书实事求是的态度。我这次校本书，勘定改、补之处，凡一千二百有余，不可谓不多了，但基本上都几经查对，据证改补，绝没有臆断为之。而且虽是据他书以校正本书，究竟仍是本书为主体，不能字字句句都去迁就他书，完全失去了本书作者的面貌。如"五脏六腑除心包络十一经脉证法"肝之经云："肝中热，则喘满、多嗔、目痛、腹胀、不嗜食、所作不定、梦中惊悸、眼赤、视物不明，脉左关阳实者是也。"与《中藏经》相较，则有许多出入的地方。《中藏经》云："肝中热，则喘满而多怒、目疼、腹胀满、不嗜食、所作不定、睡中惊悸、眼赤、视不明，其脉右关阴实者是也。"这相互间的差异，我并不曾全部把它校同《中藏经》。理由有二：张元素编辑此书，自有元素本人的见解在其中，不能一字一句与他书强同；其次《中藏经》的多种刻本，亦互有出入，元素所据之本与我所选用的版原"板"本不会是一致的。因此只要文字本身是通顺的，意义是可以理解的，就不必强作校勘了。至于说由于版原"板"的错讹，字有不可读，义有不可训，非堪正不可者，即为勘定，便不管其多或少。我所校的，大半都属于这一类。

本书原是极劣的刻本，经过校正，不仅全书通顺可读了，反过来还可以据本书以校正有关他书。例如卷中"凉膈散方"云："喉痹目赤……痘黑陷欲死者……小儿可服七分、八分。"而《宣明论方》"痹"作"闭"，夺"痘"字，"分"误"钱"，都是绝大的错误。又"三一承气汤方"云："怫热内盛，痃癖坚积，黄瘦疟疾。"而《宣明论方》"盛"误"成"、"痃"误"疹"、"疟"误"痛"，不据本书校定，便不可卒读了。

点校既竟，拉杂述我胸臆如上，非有意为叙，盖欲白诸读者，知我点校本书的经过如此而已。

任应秋

1964 年 1 月于北京

补校略言

这书的初校是在 1964 年完成的，当时因未得"元刻本"，迟迟未能付梓。1965 年在上海图书馆见到元刻本了，并即摄制胶卷带回北京，准备作第二次校勘。卒因教学任务的羁绊，没有来得及进行。岁月如流，十二年的时光弹指间过去了，国家亦经受了巨大的变化，打倒了"四人帮"，举国上下坚持党的"十一大"路线，紧跟党中央的战略部署，抓纲治国，继续革命。在这样的大好形势下，我亦应当振奋余力，提起笔来，尽快地完成这书的补校工作，促使早日出版，藉供广大中西医同志的参考应用。

通过这次补校，又校出四百多条来了。凡校注中称"元本"的，都是这次所勘定。元本与明本相较，亦互有优劣。元本刻的坏字，如"丸"误"元"、"荷"误"苛"、"躁"误"燥"、"瘿"误"瘦"、"芩"误"岑"之类，层见不鲜。而明本的最大缺点是成篇成段地原"的"遗漏，如上卷的"五脏补泻法"，中卷的"调胃承气汤方"，下卷"用药备旨"中的甘草、当归、熟地黄、诃子、缩砂仁等全漏刻了，重校一遍，殊足骇异。

这书经过几番原"翻"雠校以后，基本上可以与读者见面了。但由于我的学养不深，精力日衰，其中错误的地方必然存在，敬希读者惠予指教，以便继续订正是幸。

任应秋

1977 年 10 月于北京

张 序

先生张元素，字洁古（"字"字原夺，据《金史·本传》补），易水人也。八岁试童经，二十七经义登科（"二十七"元本作"二十七岁"），犯章庙讳出落（"出"元本作"黜"），于是怠仕进，遂潜心于医学，二十余年虽记诵广博，然治人之术（"然"字原夺，据元本补），不出人右（"人"元本作"时"）。其夜梦人柯斧长凿，凿心开窍（"凿心"原作"人"，从《金史》及元本改），纳书数卷于其中，见其题曰《内经主治备要》，骇然惊悟，觉心痛，只为凶事也，不敢语人。自是心目洞彻，便为传道轩岐，指挥秦越也。河间刘守真医名贯世，视之蔑如也。异日守真病伤寒八日误下证（"误"元本作"无"），头疼、脉紧、呕恶（"恶"元本作"逆"）、不食，门人侍病，未知所为，请洁古诊之，至则守真面壁不顾也。洁古曰：何视我直如此卑也（"何"字原夺，据《金史·本传》补；"直"元本作"真"）？诊其脉，谓之曰（"谓"原作"喻"，元本作"论"，从《金史·本传》改）：脉病乃尔，初服某药犯某味药乎（"服"原作"不"，从《金史·本传》改）？曰：然。洁古曰：差之甚也。守真遽然起曰：何谓也？曰：某药味寒，下降，走太阴，阳亡，汗不彻故也（"不彻"元本作"散"）。今脉如此（"如此"原作"云"，元本作"云云"，从《金史·本传》改），当以某药服之（"服"字原夺，据《金史·本传》补）。守真首恳大服其能（"恳"字原夺，从元本补），一服而愈，自是名满天下。洁古治病，不用古方，但云：古方新病，甚不相宜（"甚"原作"恐"，从元本改），反以害人。每自从病处方，刻期见效，药下如攫（"下"原作"不"，从元本改），当时目之曰"神医"。暇日辑集《素问》五运六气（"辑"元本作"缉"，"集"字疑衍），《内经》治要，《本草》药性，名曰《医学启源》，以教门生，及有《医方》三十卷传于世。壬辰遗失，□□□存者惟《医学启源》（"壬辰遗失，□□□存者惟《医学启源》"十四字原夺，从元本补）。真定李明之，门下高弟也，请余为序，故书之。兰泉老人张吉甫序（"张吉甫序"原作"张建吉甫"，从元本改）。

一、天地六位藏象图

（原题作"医学"，系由首行"新刊医学启源"书名"医学"二字之误植，以其低二格，适与书题位置相等所致，今改正。）

天地六位藏象图					
下络大肠	肺 上焦象天	燥金主清	金 金火合德	太虚	属 上二位天
下络小肠	心包络	君火主热	火	天面	属
下络胆经	肝 中焦象人	风木主温	木 木火合德	风云之路	属 中二位人
	胆	相火主极热	火	万物之路	属
下络胃	脾 下焦象地	湿土主凉	土 土水合德	地面	属 下二位地
旁络膀胱	肾	寒水主寒	水	黄泉	属

　　天地六位藏原"脏"象图（全图原书误作散文抄刻，不可卒读，式如"书影三"。今据元本（见书影七）及《儒门事亲》卷十"撮要图"改正。与图对勘，第一、二、三、四行之首"天地六位"四字，第五行"主寒"下之"藏"，第六行"下焦"下之"象"，以及最末之"图"字，显系

"天地六位藏象图"横题之混抄入者。又"燥"字误植"金主清"下；"主极"下夺"热"字；"象人"下衍"命门"二字，夺"胆"字；"下络"上衍"黄泉"二字；"三焦"二字，在《儒门事亲》图为"终"字。）

二、手足阴阳

（本无此题，据原刻目录补。）

（一）手足三阴三阳 （元本"手足"下有"各"字）

注云：肝、心、脾、肺、肾，皆属阴，五脏也；胆、胃、三焦、膀胱、大肠、小肠，皆属阳，六腑也；分而言之，手足皆有三阴三阳是也。

（二）手三阴三阳

肺寅燥金手太阴（元本"寅燥金"作"未湿土"），大肠卯燥金手阳明；心午君火原作"心"手少阴，小肠未君火手太阳（"阳"原误作"阴"，据元本改正）；包络戌相火手厥阴（"戌相火"元本作"巳风木"），三焦亥相火手少阳（"亥"原误"玄"，元本作"寅"，今改正）。

（元本的次序是：三焦、大肠、小肠、包络、心、肺。）

（三）足三阴三阳

胃辰湿土足阳明（"辰湿土"元本作"酉燥金"），脾巳湿土足太阴（"巳"元本作"丑"）；膀胱申寒水足太阳（"申"元本作"戌"），肾酉寒水足少阴（"酉寒水"元本作"子君火"）；胆子风木足少阳（"子风木"元本作"申相火"），肝丑风木足厥阴（"丑"元本作"亥"）。

（元本的次序是：胆、胃、膀胱、肝、肾、脾。）

歌曰：手经太阳属小肠，膀胱经属足太阳；肝足厥阴手包络，胃足阳明手大肠（"大肠"原误作"太阴"，据元本改正）；胆属少阳足经寻，三焦手内少阳临；脾足太阴手经肺（元本"经肺"作"肺金"，属最末句），肾足少阴手是心。

三、五脏六腑脉证法

五脏六腑，除心包络十一经脉证法。（元本将此题误植入正文中）

（编者按：此句原为人卫点校本标题，在不失原文原义的前提下，将其纳入正文，以求文体规范。）

夫人有五脏六腑，虚实寒热，生死逆顺，皆见形证脉气，若非诊切（"诊切"，元本及《中藏经》作"诊察"，可从），无由识也。虚则补之，实则泻之，寒则温之，热则凉之，不虚不实，以经调之，此乃良医之大法也。

（一）肝之经

肝之经，肝脉本部在于筋，足厥阴，风，乙木也。

（编者按：此句原为人卫点校本标题，在不失原文原义的前提下，将其纳入正文，以求文体规范。）

经曰：肝与胆为表里，足厥阴、少阳也（"少阳"原误作"少阴"，今从元本及《中藏经》改正，盖亦衍文）。其经旺于春，乃万物之始生也。其气软而弱（《中藏经》作"其气嫩而软，虚而宽"），软则不可汗，弱则不可下。其脉弦长曰平，反此曰病。脉实而弦，此为太过，病在外，令人忘忽、眩运（《中藏经》作"令人善忘，忽忽眩冒"）；虚而微，则为不及，病在内，令人胸胁胀满。凡肝实则两胁下引痛（"肝实"原误"肝病"，从《中藏经》改）、喜怒；虚则如人将捕之（"虚则"原夺"则"字，据元本及《中藏经》补）。其气逆则头痛、耳聋、颊赤，其脉沉而急（"沉而急"，《中藏经》作"沉之而急"），浮之亦然，主胁支满（"胁支满"原误作"胁肢满"，《中藏经》作"胁肋满"，夹注云："一作'支'"，故改）、小便难、头痛、眼眩。脉急甚主恶言（原夺"甚"字，据《中藏经》补），微急气在胸胁下（"胸胁下"原误作"胁在下"，据《中藏经》改正）。缓甚则呕逆，微缓水痹。大甚内痛吐血，微大筋痹。小甚多饮（"小甚多饮"原误作"小便多"，从《中藏经》改正），微小痹。滑甚癫疝，微滑遗尿。涩甚流饮，微涩疯挛。肝之积气在左胁下，久而不去，发为咳逆，或为痎疟也（"痎"原误作"疮"，元本作"瘠"）。虚梦花草茸茸，实梦山林茂盛。肝病旦慧，晚甚（"旦慧，晚甚"原误作"旦喜甚"，从《中藏经》改），夜静。肝病头痛、目眩、胁满（"胁"元本作"支"）、囊缩、小便不通，十日死。又身热（"身

2404

热"原误作"身病"，从元本及《中藏经》改正）、恶寒、四肢不举，其脉当弦而急（"弦"《中藏经》作"弦长"）；反短涩者，乃金克木也，死不治。又肝中寒，则两臂不举（"臂"元本作"胁"）、舌燥、多太息、胸中痛、不能转侧，其脉左关上迟而涩者是也。肝中热，则喘满、多嗔、目痛、腹胀、不嗜食、所作不定、梦中惊悸（"梦"元本作"睡"）、眼赤、视物不明，其脉左关阳实者是也（"其"字原夺，据元本补）。肝虚冷，则胁下坚痛、目盲（"目盲"原误作"目育"，据元本改）、臂痛、发寒热如疟状（"热"字原夺，据元本及《中藏经》补）、不欲食、妇人则月水不来、气急，其脉左关上沉而弱者是也（元本夺"脉"字）。此寒热虚实（"此"字下，元本衍"五脏六腑"四字），生死逆顺之法也。

《主治备要》云：是动则病腰痛，甚则不可俯仰，丈夫㿉疝（"㿉疝"原误作"癫疝"），妇人小腹肿，甚则嗌干、面尘脱色，主肝所生病者，胸中呕逆，飧泄狐疝、遗溺闭癃病。肝苦急，急食甘以缓之，甘草；肝欲散者，急食辛以散之（元本夺"急食以散之"五字），川芎；补以细辛之辛，泻以白芍药之酸；肝虚，以陈皮、生姜之类补之。经曰：虚则补其母。水能生木（"生木"原误作"生水"，据元本改），水乃肝之母也（"水"元本作"肾"）。苦以补肾，熟地黄、黄柏是也。如无他证，惟不足，钱氏地黄丸补之。实则芍药泻之，如无他证，钱氏泻青丸主之，实则泻其子，心乃肝之子，以甘草泻之。

（二）胆之经

胆之经，足少阳，风，甲木。

（编者按：此句原为人卫点校本标题，在不失原文原义的前提下，将其纳入正文，以求文体规范。）

经曰：胆者，中清之腑也（"中清"《中藏经》作"中正"），号曰将军，决断出焉；能喜怒刚柔，与肝为表里也，足少阳是其经也。虚则伤寒，恐畏、头眩、不能独卧（原夺"独"字，据《中藏经》补）；实则伤热，惊悸、精神不守、卧起不定，玄水发，其根在胆。又肝咳不已，则传邪入胆，呕青汁也。又胆有水，则从头肿至足也。胆病则善太息、口苦、吐宿汁、心中戚戚恐如人将捕之（"戚戚"《中藏经》作"澹澹"）、咽中介介然数唾（"唾"原误作"淫"，据元本改）。又睡卧则胁下痛、口苦（"口"字原夺，据元本补）、多太息（元本无"多"字）。邪气客于胆，则梦斗讼，脉在左关上浮而得之者，是其部也（"其部"原夺"其"字，据《中藏经》补）。胆实热，则精神不守。胆热则多肿（"多肿"元本及《中藏经》作"多睡"，可从），胆冷则多眠（"多眠"《中藏经》作"无眠"）。又左关上脉阳微者，胆虚；阳数者，胆实；阳虚者胆绝也。以上皆虚实寒热（依照以下文例，"皆"下疑夺"胆腑"二字），生死脉证之法也。

《主治备要》云：是动则病口苦、善太息、胸胁痛、不能转侧，甚则面微有尘、体无膏泽、足外反热，是为阳厥。是主胆所生病者，头痛、颔肿、目锐眦痛、缺盆中肿痛、腋下肿、马刀挟瘿、汗出、振寒，疟，胸、肋、胁、髀、膝、外至胫、绝骨、外踝前及诸节皆痛。《脉诀》云：左关，肝与胆脉之所生也（"生"元本作"出"）。先以轻手得之，是胆，属表；后以重手取之，是肝，属里也。肝合筋，肝脉循经而行。持脉指法，如十二菽之重，按至筋平，脉道如筝弦者，为弦；脉道迢迢者，为长。此弦长，乃肝家不病之状也。肝脉本部在筋，若出筋上，见于皮肤血脉之间者，是其浮也；入于筋下，见于骨上，是其沉也。临病细推之，举一知十之道也。

（三）心之经

心之经，心脉本部在于血，手少阴君，丁火也。

（编者按：此句原为人卫点校本标题，在不失原文原义的前提下，将其纳入正文，以求文体规范。）

经曰：心者，五脏之尊也，号帝王之称也，与小肠通为表里，神之所舍（"舍"原误作"含"，据元本改）；又主于血（"主"原误作"生"，据《中藏经》改），属火，旺于夏，手少阴、太阳是其经也（"少"原误作"小"；"太阳"二字疑衍，《中藏经》无）。凡夏脉钩，来盛去衰，故曰钩，反此者病。来盛去亦盛，为太过，病在外；来衰去亦衰，为不足，病在内。太过，令人身热而骨痛（"身"字原夺，据《中藏经》补），口疮而舌焦引水；不及，令人躁烦（"躁"原误作"燥"，《中藏经》作"烦躁"），上为咳唾，下为气泄。其脉如循琅玕（"玕"原作"干"，从《素问·平人气象论》改），如连珠，曰平；来而啄啄连属（"啄啄"《素问·平人气象论》作"喘喘"，《中藏经》作"累累"），其中微曲，曰病；脉来前曲后倨（"倨"原作"直"，《素问·平人气象论》作"居"，从《中藏经》改），如操带钩（"如操"原作"又如"，从《素问·平人气象论》改），曰死。思虑过多则怵惕（"则怵惕"三字原夺，据《中藏经》补），怵惕则伤心，心伤则神失，神失则恐惧。又真心痛，手足寒而过节（"节"原作"膝"，

《中藏经》作"过节五寸",从《中藏经》改),则旦占夕死("旦占夕死"原作"旦夕占死",据元本改)。又心有水气,身肿不得卧("得"字原夺,据《中藏经》补)、烦躁。心中风,则吸吸发热、不能行立、饥而不能食("能"字原夺,据《中藏经》补)、食则呕吐。夏心脉旺("旺"原误作"主",从元本及《中藏经》改),左手寸口浮大而散("寸口"二字原夺,据《中藏经》补),曰平;反此则病。若沉而滑者,水来克火("来"字原夺,据《中藏经》补),十死不治;长而弦者("长而弦"元本作"弦而长"),木来归子,不治自愈;缓而大者,土来入火,为微邪相干("为"字原夺,据《中藏经》补),无所害。心病则胸中痛、胁满胀("胁满胀"原误"肢满肠",从《中藏经》改,元本作"支满胀")、肩背臂膊皆痛("痛"原误作"病",从元本及《中藏经》改);虚则多惊悸、惕惕然无眠("惕惕然"原夺,据元本补)、胸腹及腰背引痛("腹及"原误作"腰大",从《中藏经》改)、喜悲。心积气久不去,则苦烦、心中痛;实则笑不休,梦火发。心气盛则梦喜笑及恐畏("及"字原夺,据《中藏经》补);邪气客于心,则梦烟火、心胀气短("胀"原误作"腹",从《中藏经》改)、夜卧不宁、懊恼、气逆往来("气逆"原误作"重气",《中藏经》作"肿气",均不可从)、腹中热、喜水涎出。心病,日中慧,夜半甚,平旦静。又左手脉大,手热腋肿;大甚,胸中满而烦,澹澹大动,面赤目黄也。心病,先心痛,时刻不止,关格不通("格"原误作"隔",从《中藏经》改),身重不已,三日死。心虚甚,则畏人("人"字原夺,据《中藏经》补)、瞑目欲眠("瞑"原误作"眩",从《中藏经》改)、精神不守("守"元本作"倚")、魂魄妄行。心脉沉之小而紧,浮之不喘("不"字原夺,据《中藏经》补)、苦心下气坚、食不下、喜咽唾("咽唾"《中藏经》作"咽干",可参)、手热、烦满、多忘、太息,此得之思虑太过也。其脉急甚,瘛疭,微急则心中痛引前后胸背、不下食;缓甚则痛引背、善泪;小甚则哕,微小则消瘅("瘅"原误作"痹",据元本改);滑甚则为渴("渴"原误作"酒",从元本及《中藏经》改),微滑则心疝("疝"原误作"瘀",从《中藏经》改),引脐腹鸣;涩甚谵不语;又心脉坚搏而长("坚搏"元本作"搏坚"),主舌强不能言;软而散,当慑怯、不食也;又急甚则心疝("则"字原夺,据《中藏经》补),脐下有病形,烦闷、少气,大热上煎("热"字原复出,《中藏经》不复,从之)。又心病,狂言、汗出如珠、身厥冷、其脉当浮而大("大"字原夺,据《中藏经》补),反沉濡而滑,其色当赤,而反黑者,水克火,不治,十死。又心积,沉之空空,上下往来无常处,病胸满悸、腹中热、面颊赤、咽干、躁烦、掌热,甚则吐血,夏瘥冬甚,宜急疗之,止于旬日也。又赤黑色入口必死也，面目赤色亦死，赤如衃血亦死（"衃"字原夺，据《中藏经》补）。又忧恚思虑太过（"恚"原误作"喜"，从《中藏经》改），心气内去，其色反和而盛者，不出十日死。扁鹊云：心绝一日死，色见凶多，人虽健敏（"敏"字原夺，据《中藏经》补，元本作"故"），号曰"行尸"，一年之中，祸必至矣。又其人语声前宽后急，后声不接前声，其声浊恶，其口不正，冒昧善笑，此风入心也。又心伤则心损，手足不遂、骨节离解舒缓不自由、利下无休，此病急宜治之，不过十日而亡矣（"亡"字原夺，据《中藏经》补；"而亡"元本作"而已"）。又笑不休、呻而复忧，此水乘火也，阴击于阳（"击"原误作"掣"，从《中藏经》改，元本作"系"），阴起阳伏，伏则热，热生狂冒，谵乱妄言（"乱"原误作"辞"，据元本改），不可采问（"问"原作"闻"，从《中藏经》改），心已损矣。扁鹊云：其人唇口赤色可治，青黑色即死。又心疟则先烦而后渴（"疟"原误作"虚"，从《中藏经》改）、翕翕发热也，其脉浮紧而大是也。心气实而大便不利（"大"《中藏经》作"小"）、腹满、身热而重、温温欲吐、吐而不出、喘息急、不安卧，其脉左寸口与人迎皆实大者是也；心虚则恐悸多惊、忧思不乐、胸腹中苦痛、言语战栗（"战"元本作"颤"）、恶寒、恍惚、面赤、目黄、喜衄衄（"喜"字原夺，据《中藏经》补；元本作"善"，义同），其脉左寸口虚而微者是也（"其脉左寸口虚"《中藏经》作"诊其脉左右寸口两虚"）。此心脏寒热虚实，生死逆顺脉证也。

《主治备要》云：是动则病嗌干、心痛、渴而欲饮，是为臂厥。主心所生病者，目黄、心胁痛（《灵枢·经脉》及元本均无"心"字，疑衍）、臑臂内后廉痛厥、掌中热痛。心苦缓（"缓"原作"酸"，据元本改），以五味子之酸收之。心欲软，软以芒硝之咸，补以泽泻之咸，泻以人参、甘草、黄芪之甘。心虚则以炒盐补之。虚则补其母，木能生火，肝乃心之母，肝母生心火也。以生姜补肝，如无他证，钱氏安神丸是也。实则甘草泻之，如无他证，钱氏方中，重则泻心汤，轻则导赤散是也。

（四）小肠经

小肠经，手太阳，丙火。

（编者按：此句原为人卫点校本标题，在不失原文原义的前提下，将其纳入正文，以求文体规范。）

小肠者，受盛之腑也，与心为表里，手太阳是其经也。小肠绝者，六日死，绝则发直如麻、汗出不已、不能屈伸。又心病传小肠，小肠咳则气咳，气咳一齐出也（《中藏经》"气咳"不复；"一齐"《中藏经》作"俱"）。小肠实则伤热，伤热则口疮生（"伤"，《中藏经》无）；虚则伤寒（"伤寒"《中藏经》作"生寒"），伤寒则泄脓血（"伤"，《中藏经》无），或泄黑水（"泄黑"原误作"发泉"，从《中藏经》改正），其根在小肠也（"其"原误作"泉水则"三字，从《中藏经》改正）。小肠寒则下肿重（"肿"字原夺，据《中藏经》补），有热久不出（"有"字原夺，据《中藏经》补），则渐生痔；有积则夕发热而旦止，病气发则使人腰下重，食则窘迫而便难，是其候也；小肠胀则小腹䐜胀（"腹"原误作"肠"，从元本及《中藏经》改），引腰而痛厥（"腰而"二字原夺，据《中藏经》补）；邪入小肠，则梦聚井邑中，或咽痛颔肿，不可回首，肩似拔，臑似折也（"也"字原夺，据《中藏经》补）。又曰：心者，主也，神之舍也，其脏固密（《中藏经》"固"作"周"），而不易伤，伤则神去，神去则心死矣（《中藏经》"心死"作"身亡"，元本作"身死"）。故人心多不病（"心"字原夺，据《中藏经》补），病即死不可治也，惟小肠受病多也（"惟""多"二字原夺，据《中藏经》补）。又左寸口阳绝者（原夺"者"字，据《中藏经》补），则无小肠脉也（《中藏经》无"则"字），六日死。有热邪则小便赤涩，实则口生疮（原夺"生"字，据《中藏经》补）、身热往来、心中烦闷、身重。小肠主于舌之官也，和则能言，而机关利健，善别其味也；虚则左寸口脉浮而微（"左""口"二字原夺，据《中藏经》补），软弱不禁按，病惊惧狂无所守，心下空空然不能言语者。此小肠虚实寒热，生死逆顺脉证之法也。

　　《主治备要》云：是动气也（"气也"二字原夺，据元本补），则病嗌痛、颔肿、不可以顾、肩似拔、臑似折，是主液血所生病者（原夺"是"字，据《灵枢·经脉》补；元本"血"字下有"也"字成句，但《灵枢·经脉》无"血"字），耳聋、目黄、颊肿，颈、颔、肩、臑、肘、臂外后廉痛。《脉诀》云：左寸，小肠心脉之所出也，先以轻手得之，是小肠属表（"小肠"二字原夺，据元本补）；后以重手得之，是心属里（"心"字原夺，据元本补）。心合血脉，心脉循血脉而行，持脉指法，如六菽之重，按至血脉而得者为浮；稍稍加力，脉道粗大者为大（"者"字原夺，据元本补）；又稍稍加力，脉道润软者为散（"润"元本作"阔"）；此乃浮大而散，心家不病脉之状也。心脉本部，在于血脉，若出于血脉之上，见于皮肤之间，是其浮也；入于血脉之下，见于筋骨之分，是其沉也。

（五）脾之经

脾之经，脾脉本在肌肉，足太阴，湿，己土。

（编者按：此句原为人卫点校本标题，在不失原文原义的前提下，将其纳入正文，以求文体规范。）

经曰：脾者，土也，谏议之官，主意与智，消磨五谷，寄在胸中（"胸"《中藏经》作"其"），养于四旁，旺于四季（"于"字原夺，据《中藏经》补），正主长夏，与胃为表里，足太阴、阳明是其经也（"阳明"二字《中藏经》无，疑衍）。扁鹊云：脾病则面黄色痿，实则舌强直、不嗜食、呕逆、四肢缓；虚则多澼（"澼"元本作"癖"）、喜吞、注痢不已（"注"元本作"主"）。又脾虚，则精不胜，元气乏力，手足缓弱（"力，手足缓"四字，元本仅作一"先"字），不能自持。其脉来似流水，曰太过，病在外也（《中藏经》无"也"字）；如鸟距，曰不及，病在内。太过令人四肢沉重、言语謇涩；不及令人中满、不食、乏力、手足缓弱不遂、涎引口中（《中藏经》注"中"字云：一作"出"）、四肢肿胀、溏泄不时、梦中饮食。脾脉来而和柔者，如鸡践地，曰平；来实而满，稍数（"稍"原作"指"，从《中藏经》改），如鸡举足，曰病；又如鸟之啄，如鸟之距，如屋之漏（"屋"原作"水"，从《素问·平人气象论》及《中藏经》改），曰死。中风则翕翕发热、状如醉人、腹中烦满（"烦"原误作"服"，从《中藏经》改）、皮肉瞤瞤而起（"瞤瞤"原误作"烂烂"，据《中藏经》改；《中藏经》无"而起"二字），其脉阿阿然缓（"其脉"二字原夺，复多"缓"字，据《中藏经》补删），曰平；反弦急者（"反"字原夺，据《中藏经》补），肝来克脾也（"来"字原夺，据《中藏经》补），真鬼相遇（"真鬼"之说，迷信，不可从，下同），大凶之兆也。又微涩而短者（"而"字原夺，据《中藏经》补），肺乘于脾，不治自愈；又沉而滑者，肾来乘脾（"乘"《中藏经》作"从"，可参），亦为不妨（"为不"原作"不为"，据《中藏经》乙转）；又浮而洪，心来生脾，不为疾耳。脾病色黄、体重、失便、目直视、唇反张、爪甲青、四肢沉（"沉"《中藏经》作"逆"，可参）、吐食、百节疼痛不能举，其脉当浮大而缓（"当"字原夺，据《中藏经》补），今反弦急（"今"字原夺，"弦"原误作"絃"，据《中藏经》补改），其色青，死不治。又脾病，其色黄、饮食不消、心腹胀满（"心"字原夺，据《中藏经》补）、体重、节痛、大便硬（"硬"字原夺，据《中藏经》补）、小便不利（"小便"二字原夺，据《中藏经》补），其脉微缓而长者，可治。脾气虚，则大便滑、小便利（"大便滑、小便利"原作"大小便不利"，从《中藏经》改）、汗出不止、五液注下，为五色注痢下也。又积在其中，久不愈，四肢不收，黄疸，食不为肌肤（"肌肤"原误作一"饥"字，从《中藏经》改），气满胀喘喘而不定也（"满"字原夺，"定"原作"足"，据《中藏经》补改）。脾实则时梦筑墙垣盖屋，盛则梦歌乐，虚则梦饮食不足。厥邪客于脾，则梦大泽、丘陵、风雨坏屋（"坏屋"二字原夺，据元本及《中藏经》补）。脾胀则善哕、四肢急、体重（"重"字原夺，据《中藏经》补）、不食、善噫（"噫"原误作"慧"，据《中藏经》改，元本作"恚"）。脾病日昳慧（"日昳慧"三字原夺，据《素问·藏气法时论》及《中藏经》补），平旦甚，日中持，下晡静。脉急甚，则瘛疭，微急，则膈中不利，食不下而还出；缓甚，则痿厥，微缓，则风痿，四肢不收（"收"原作"持"，从《中藏经》改）；大甚，则暴仆（"则"字原夺，据《中藏经》补），微大，则痞疝（"则痞疝"三字原夺，据《中藏经》补），气裹大脓血在肠胃之外（"气裹大脓血"原误作"气衰血脓"，"外"原误作"大"，据《中藏经》改）；小甚，则寒热作，微小，则消瘅（"瘅"原误作"痹"，据元本及《中藏经》改）；滑甚，则癞疝，微滑，则虫毒，肠鸣中热；涩甚，则肠癞，微涩，则内溃下脓血（"内"字原夺，据《中藏经》补）；脾脉至，大而虚，则有积（"脾脉至，大而虚，则有积"《中藏经》作"脾脉之至也，大而虚，则有积气在腹中"）。脾气绝（《中藏经》无"气"字），则十日死。唇焦枯无纹理（"纹理"原作"文"，从《中藏经》改），面青黑者（《中藏经》"面"作"而"），脾先死（《中藏经》"死"作"绝"）。脾病，面黄目赤者（"者"字原夺，据元本及《中藏经》补），可治（"可治"二字原夺，据元本及《中藏经》补）；青黑色入口，半年死；色如枳实者（"者"字原夺，据《中藏经》补），一日死（"日"《中藏经》作"月"）；吉凶休咎，皆见其色出于部分也（"见"原误作"是"，"于""分"二字，原均误作"外"，从《中藏经》改）。又口噤、唇青（"青"元本作"青黑"）、四肢重如山不能自持、大小便利无休歇、饮食不入，七日死。又唇虽痿黄、语声嘶嘶者（"嘶嘶"原误作"似转"，从《中藏经》改），尚可治。脾病，水气久不去（"水"《中藏经》作"疟"），腹中痛鸣，徐徐热汗出，其人本意宽缓（"本意宽"原作"又觉"二字，从《中藏经》改），今反急，怒语而鼻笑（"今反急，怒语而鼻笑"，《中藏经》作"今忽反常而嗔怒，正言而鼻笑"），不能答人（"答人"下，元本有"者"字），此不过一日（《中藏经》"日"作"月"），祸必至矣。又脾中寒热，则使人腹中痛、不下食，病甚舌强（"舌"原误作"苦"，从《中藏经》改）、语涩、转筋、卵缩（"转筋、卵缩"原误作"转卵宿囊"，从《中藏经》改）、阴股腹中引痛（"股"字原夺，据《中藏经》补）、身重、不思食、膨胀，变则水泄不能卧者，十死不治。脾土热（"土"原误作"上"，从元本改），则面黄、目赤、季胁痛满（"季"原误作"痛"，从《中藏经》改）；寒则吐涎沫而不食、四肢痛、滑泄不已、手足厥，甚则战栗如疟也。临病之时，切要明察脉证（"明"原误作"分"，从元本改），然后投药。此脾脏虚实寒热，生死逆顺脉证之法也。

《主治备要》云（"备"原作"秘"，参照本篇文例改）：是动则病舌本强、食则呕、胃脘痛、腹胀、善噫、得后与气则快然如衰（"如"原误作"而"，据《灵枢·经脉》改）、身体皆重。主脾所生病者，舌本痛、体不能动摇、食不下、烦心、心下急痛、寒疟（元本无"寒疟"二字）、溏瘕泄、水闭、黄疸、不能卧、强立、股膝内肿厥、足大指不用。脾苦湿，急食苦以燥之，白术；脾虚则以甘草（"虚则"元本作"欲缓"，"甘草"下，元本有"之甘，补以人参之甘，泄以黄连之苦"十四字）、大枣之类补之；实则以枳壳泻之。如无他证，虚则以钱氏益黄散，实则以泻黄散。心乃脾之母，炒盐补之；肺乃脾之子，桑白皮泻之。

（六）胃之经

胃之经，足阳明，湿，戊土。

（编者按：此句原为人卫点校本标题，在不失原文原义的前提下，将其纳入正文，以求文体规范。）

胃者，脾之腑也，又名水谷之海（"水"原误作"米"，从《中藏经》改），与脾为表里；胃者人之根本，胃气壮，则五脏六腑皆壮也（《中藏经》无"也"，疑衍），足阳明是其经也。胃气绝，五日死。实则中胀便难、肢节痛、不下食、呕逆不已；虚则肠鸣胀满、滑泄（《中藏经》"滑泄"前有"引水"二字）；寒则腹中痛、不能食冷物（"冷"原误作"能"，从《中藏经》改）；热则面赤如醉人、四肢不收持（"收"字原夺，据《中藏经》补）、不得安眠（"得"字原夺，据《中藏经》补，"眠"《中藏经》作"卧"）、语狂、目乱、便硬者是也。病甚则腹胁胀满、呕逆不食、当心痛，下上不通（"下上"元本作"上下"，"通"原误作"痛"，从《中藏经》改）、恶闻香臭（"香臭"《中藏经》作"食臭"）、嫌人语、振寒、善欠伸。胃中热，则唇黑（"则"字原夺，据《中藏经》补），热甚，则登高而歌、弃衣而走、颠狂不定、汗出额上（"额上"下原衍"陷"字，从《中藏经》删）、衄衊不止（"衄衊"原作"衄血"，从《中藏经》改）；虚极则四肢肿满、胸中短气、谷不化、中满也（"满"《中藏经》作"消"）。

胃中风，则溏泄不已；胃不足，则多饥、不消食。病人鼻下平，则胃中病，渴者可治（"可治"《中藏经》作"不可治"）。胃脉搏坚而长，其色黄赤者，当病折髀（"黄赤者，当病折髀"原作"赤病"二字，据《中藏经》补）；其脉弱而散者（"弱"元本作"软"），病食痹（"痹"原误作"脾"，从《中藏经》改）；右关上浮而大者，虚也；浮而短涩者，实也；浮而微滑者，亦实也（"实"原作"虚"，从《中藏经》改）；浮而迟者，寒也；浮而数者，热也。此胃腑虚实寒热（"腑"原误作"脏"，从句首改），生死逆顺脉证之法也。

《主治备要》云：是动则病凄沧振寒（"凄沧"原作"悽怆"，从《素问·气交变大论》改）、善呻数欠（"呻"原误作"伸"，据《素问·阴阳应象大论》改）、颜黑，病至则恶人与火，闻木声则惕然而惊，心欲动，独闭户塞牖而处（"独闭户塞牖而处"原误作"欲闭户犹处"，从《灵枢·经脉》改），甚则登高而歌、弃衣而走、贲响腹胀，是为骭厥（此下当有缺文，可参阅《灵枢·经脉》）。《脉诀》云：右关上，脾胃脉之所出也，先以轻手得之，是胃，属表；后以重手得之，是脾，属里。脾合肌肉，脾脉循肌肉而行，持脉指法，如九菽之重，按至肌肉，脉道如微风轻飏柳梢者为缓；又稍稍加力，脉道敦实者为大，此为缓大，脾家不病脉之状也（"脉"字原夺，据元本补）。脾脉本部在肌肉，若出于肌肉之上，见于皮毛之间者，是其浮也；入于肌肉之下，见于筋骨之分者，是其沉也。

（七）心包络

心包络，手厥阴，为母血（"母血"，原目录作"戊火"，取包络为阴而主血之义）。

（编者按：此句原为人卫点校本标题，在不失原文原义的前提下，将其纳入正文，以求文体规范。）

是动则病手心热、肘臂挛急、腋肿，甚则胸胁支满（"支"原误作"肢"，从《灵枢·经脉》改）、心中憺憺大动（"憺憺"原作"澹澹"，从《灵枢·经脉》改）、面赤目黄（"面"原误作"而"，从《灵枢·经脉》改）、喜笑不休，是主脉所生病者（"是"字原夺，据《灵枢·经脉》补），烦心、心痛、掌中热，治法与小肠同。

（八）三　　焦

三焦，手少阳，为父气（"父气"，原目录作"亥火"，此处误作"父母"，取三焦为阳而主气之义，与包络母血相对）。

（编者按：此句原为人卫点校本标题，在不失原文原义的前提下，将其纳入正文，以求文体规范。）

三焦者，人之三元之气也（"之"字原夺，据《中藏经》补），号曰中清之腑，总领五脏六腑、营卫、经络、内外左右上下之气也。三焦通，则上下内外左右皆通也。其于灌体周身，和内调外，营养左右，宣通上下（"营养左右，宣通上下"，《中藏经》作"荣左养右，导上宣下"），莫大于此也。又名玉海水道，上则曰三管，中则曰霍乱，下则曰走泄（"泄"，《中藏经》作"哺"），名虽三而归其一（《中藏经》无"其"字），有其名而无其形（"无"字原夺，据《中藏经》补），亦号孤独之府。而卫出于上（"出"原作"生"，从《中藏经》改），营出于中，上者络脉之系也，中者经脉之系也（"脉"原误作"临"，从《中藏经》改；"上者络脉之系也，中者经脉之系"，元本作"络脉之系属上，经脉之系属中"），下者水道之系也（"道"元本作"气"），亦又属膀胱之宗始（"亦又"原作"又亦"，从《中藏经》乙转），主通阴阳，调虚实（"调虚实"三字原夺，据《中藏经》补）、呼吸。有病则善腹胀气满（"善"《中藏经》作"苦"）、小腹坚（"腹"原作"便"，从《中藏经》改）、溺而不得（"溺"原误作"弱"，从《中藏经》改）、大便窘迫也（"大便"《中藏经》作"便而"二字）。溢则作水，留则作胀，手少阳是其经也。又上焦实热，则额汗出而身无汗（"出"字原夺，据《中藏经》补），能食而气不利，舌干、口焦、咽闭之类，腹胀、肋胁痛；寒则不入食、吐酸水、胸背引痛、嗌干、津不纳也；实则食已而还出，膨膨然不乐（"膨膨"原作"彭彭"，从《中藏经》改）；虚则不能制下（"制"字原夺，据元本及《中藏经》补），遗溺、头面肿也。中焦实热，则下上不通，腹胀而喘，下气不上，上气不下，关格不利也（"格"原作"隔"，从《中藏经》改）；寒则下利不止、饮食不消、中满；虚则肠鸣膨膨也（"膨膨"《中藏经》作"鼓胀"，元本作"膨胀"）。下焦实热，则小便不通、大便亦难、苦重痛也（"重"字原夺，据元本及《中藏经》补）；虚寒则大小便泄下不止也（"大小便泄"原作"小便涩"，从《中藏经》改）。三焦之气和则内外和（"之气"二字原夺，据《中藏经》补），逆则内外逆也（"逆"原误作"遂"，从元本及《中藏经》改）。故云：三焦者，人之三元之气也（"人"字上，元本有"是"字；两"之"字原夺，据《中藏经》补）。此三焦虚实寒热（"实"字原夺，据《中藏经》补），生死逆顺之法也。

《主治备要》云：是动则病耳聋，浑浑焞焞，嗌肿喉痹（"痹"原误作"脾"，据《灵枢·经脉》改）。是主气所生病者（"是"字原夺，据《灵枢·经脉》补），汗出、目锐眦痛（"锐"字原夺，"痛"原误作"病"，据《灵枢·经脉》补改）、颊痛（"痛"原误作"肿"，据《灵枢·经脉》改）、耳后肩臑肘臂外皆痛（"皆"原误作"眦"，"痛"下原有"也"，据《灵枢·经脉》改删）、小指次指不用。《脉诀》云：右尺三焦、命门脉之所出，先以轻手得之，是三焦，属表；后以重手得之，是命门，属里也。上焦热（"热"原误作"执"，据元本改），凉膈散、泻心汤（"泻"原误作"洗"，据元本改；"汤"元本作"散"）；中焦热，调胃承气汤（"调"原误作"谓"，据元本改）、泻脾散（"泻"原误作"泄"，据文义改）；下焦热，大承气汤（"汤"字原夺，据元本补）、三才封髓丹。气分热，柴胡饮子、白虎汤；血分热，桃仁承气汤、清凉饮子；通治其热之气，三黄丸、黄连解毒汤是也。

（九）肺之经

肺之经，肺之脉本部在于皮毛（"之"字疑衍），手太阴，燥，辛金。

（编者按：此句原为人卫点校本标题，在不失原文原义的前提下，将其纳入正文，以求文体规范。）

经曰（"经曰"二字原夺，据元本补）：肺者，魄之舍也，生气之源，号为相傅（"相傅"《中藏经》作"上将军"三字），乃五脏之华盖也；外养皮毛，内营肠胃，与大肠为表里，手太阴阳明是其经也（"阳明"二字疑衍，《中藏经》无）。肺气通于鼻（"肺气通于鼻"原作"气通"二字，从《中藏经》改），和则知其香臭（"和"字原夺，据《中藏经》补；"知其香臭"《中藏经》作"能知香臭也"）；有病则善咳（"病"《中藏经》作"寒"）、鼻流清涕（"鼻"上《中藏经》有"实则"二字）；凡虚实寒热（"凡"字原夺，据《中藏经》补），则皆使人喘嗽。实则梦刀兵恐惧、肩息、胸中满；虚则寒热、喘息（"胸中满；虚则寒热、喘息"九字原夺，据《中藏经》补）、利下、少气力、多悲感，旺于秋。其脉浮而毛，曰平；又浮而短涩者，肺脉也；其脉来毛而中央坚，两头虚（"头"，《素问·玉机真藏论》作"旁"），曰太过，则令人气逆、胸满、背痛（《素问·玉机真藏论》"背痛"下有"愠愠然"三字）；不及，令人喘呼而咳（《素问·玉机真藏论》"喘呼"下有"吸少气"三字），上气见血（《素问·玉机真藏论》"见血"下有"下闻病音"四字）。又肺脉来厌厌聂聂，如循榆荚（"循"，《素问·平人气象论》作"落"），曰平；来如循鸡羽，曰病；来如物之浮，如风吹鸟背上毛者（《素问·平人气象论》无"鸟背上"三字），死。真肺脉至（"真"原作"其"，从《素问·玉机真藏论》改），大而虚，如以毛羽中人皮肤（"以"字原夺，据《素问·平人气象论》补；《素问·

平人气象论》无"皮"字），其色白赤不泽（"其色白赤"，元本作"其色赤"，无"不泽"二字），其毛折者死。微毛曰平，毛多曰病，毛而弦者春病，弦甚者即病（"者"元本作"曰"）。又肺病，吐衄血、皮热、脉数，颊赤者死；又久咳而见血、身热，而短气，脉当涩（"当"原作"多"，据《中藏经》改），而今反浮大，色当白（"当"原作"多"，据《中藏经》改），而今反赤者，火克金，十死不治；肺病喘咳（元本"咳"下，有"嗽"字）、身寒（"身寒"《中藏经》作"身但寒无热"）、脉迟微者，可治。秋旺于肺，其脉多浮涩而短，曰平，反此为病。又反洪大而长（"而"字原夺，据《中藏经》补），是火刑金，亦不可治；反得沉而软滑者，肾乘于肺，不治自愈；反浮大而缓者，是脾来生肺（"生"原误作"此"，据元本及《中藏经》改），不治自瘥；反弦而长者，是肺被肝横（"是"字原夺，"横"原误作"从"，据《中藏经》补改），为微邪，虽病不妨。虚则不能息、身重（"身"原误作"耳"，从《中藏经》改）；实则咽嗌干（《中藏经》无"实则咽"三字）、喘嗽上气（《中藏经》"嗽"作"咳"）、肩背痛（《中藏经》"肩"作"胸"）。有积，则胁下胀满痛（"则"原误作"在"，从《中藏经》改）。中风则口燥而喘，身运而重，形似冒而肿（"形似冒而肿"，《中藏经》作"汗出而冒闷"），其脉按之虚弱如葱叶，下无根者死。中热则唾血，其脉细紧浮数芤者（《中藏经》"芤"下有"滑"字），皆主失血（《中藏经》"主失血"作"失血病"），此由躁扰、嗔怒、劳伤得之，气壅结所为也。肺胀则其人喘咳（"肺胀则其人喘咳"，原作"又其喘"三字，据《中藏经》改），而目如脱（"如"字原夺，据《中藏经》补），其脉浮大者是也（"者"原夺，据《中藏经》补）。又肺痿则吐涎沫（"吐"字原夺，据《中藏经》补），而咽干欲饮者，欲愈；不饮者，未瘥。又咳而遗小便者，上虚不能制其下故也。其脉沉涩者（"沉涩"原作"浮涩"，据《中藏经》改），病在内（"在"字原夺，据《中藏经》补）；浮滑者，病在外（"在"字原夺，据《中藏经》补）。肺死则鼻孔开而黑枯，喘而目直视也（"也"原作"者"，从元本及《中藏经》改）。肺绝则十二日死，其状腹满、泄利不觉出、面白、目青，此为乱经（"此为乱经"元本作"此谓经乱也"），虽天命亦不可治。又饮酒当风，中于肺，咳嗽、喘闷，见血者，不可治也；面黄（"面"上《中藏经》有"无血者可治"五字）、目白，亦不可治也（"亦不可治也"《中藏经》作"可治"二字）。肺病颊赤者死；又言谵（"谵"原作"音"，无义，故改）、喘急、短气、好唾，此为真鬼相害，十死十，百死百，大逆之兆也。又阳气上而不降，燔于肺，肺自结邪，胀满（"胀"原作"肠"，从《中藏经》改）、喘急、狂言、瞑目，非当所说（"当"原作"常"，从元本改），而口鼻张、大小便俱胀（"胀"原作"翻张"，从《中藏经》改；惟"俱胀"上《中藏经》有"头"字）、饮水无度，此因热伤于肺（"热伤于肺"原作"阳伤为肺"，据《中藏经》改），肺化为血（"为"字原夺，据《中藏经》补），半年死。又肺疟使人心寒（"疟"原作"虚"，"人"字原夺，据《中藏经》改补），寒甚则发热、寒热往来，休作不定，多惊、咳喘（"喘"原作"嗽"，从《中藏经》改）、如有所见者是也。其脉浮而紧，又滑而数（"又"原作"反"，从《中藏经》改），又迟而涩小，皆为肺疟之脉也（"疟之脉"三字原作一"虚"字，从《中藏经》改）。又其人素声清而雄者（"者"原作"列"，从《中藏经》改），暴不响亮（"响"字原夺，据《中藏经》补；"亮"下《中藏经》有"而拖气用力"五字，可参），噎而气短（《中藏经》无"噎而气短"句），用力言语难出（"难"原作"虽"，从《中藏经》改），视不转睛，虽未为病，其人不久（"人"字原夺，据《中藏经》补）。肺病实，则上气喘闷（"闷"《中藏经》作"急"）、咳嗽、身热、脉大是也。虚则力乏、喘促、右胁胀、言语气短者是也。乍寒乍热、鼻塞、颐赤、面白，皆肺病之象也（"病"字原夺，据《中藏经》补；"象"《中藏经》作"候"）。此肺脏虚实寒热（"此"字原夺，从文例应补），生死逆顺脉证法也。

《主治备要》云：是动则病肺胀满，膨膨而喘咳（"膨膨"原作"彭彭"，从《灵枢·经脉》改），缺盆中痛甚，则交两手而瞀，此为臂绝（"此"原作"是"，从《灵枢·经脉》改）。是主肺所生病者（"是"字原夺，据《灵枢·经脉》补），咳嗽（"嗽"字《灵枢·经脉》无）、上气、喘、渴、烦心、胸满、臑臂内前廉痛厥（"痛"原作"病"，从《灵枢·经脉》改）、掌中热，气盛有余，则肩背痛，风寒，汗出中风，小便数而欠；气虚则肩背痛寒，少气不足以息，溺色变，遗矢无度。肺苦气上逆（"苦"原作"若"，从《素问·藏气法时论》改），黄芩。肺欲收以酸，白芍药也，补以五味子之酸，泻以桑白皮之辛。虚则五味子补之，实则桑白皮泻之。如无他证，钱氏泻白散，虚则用阿胶散。虚则补其母，则以甘草补土；实则泻其子，以泽泻泻肾水。

（十）大肠经

大肠经，手阳明（"明"字原夺，据文义补），燥，庚金。

（编者按：此句原为人卫点校本标题，在不失原文原义的前提下，将其纳入正文，以求文体规范。）

经曰：大肠者，肺之腑也，传道之司，号监仓之官；肺病久，则传入大肠，手阳明是其经也。寒则泄，热则结，绝则利下不止而死（此句《中藏经》作"绝则泄利无度，利绝而死"），热极则便血。又风中大肠则下血（"风中"原作"中风"，从《中藏经》乙转）。又实热则胀满而大便不通（"胀"原作"肠"，据元本改）；虚寒则滑泄不止。大肠者（"者"字原夺，从《中藏经》补），乍虚乍实，乍来乍去，寒则溏泄，热则后重，有积物则发寒栗而战，热则发渴如疟状（"而战，热则发渴如疟状"《中藏经》作"而发热有如疟状也"）。积冷不去，则当脐痛，不能久立，痛已则泄白物是也。虚则喜满喘嗽（"嗽"《中藏经》作"咳"），咽中如核妨矣（"咽"《中藏经》作"喉咽"）。此乃大肠虚实寒热，生死逆顺脉证之法也（"逆顺"原夺，据元本补）。

《主治备要》云：是动则病齿痛、颈肿。是主津液所生病者，目黄、口干、鼽衄、喉痹、肩前臑痛、大指次指痛不用（"痛"字原夺，据《灵枢·经脉》补）。气有余，则当脉所过者热肿，虚则寒栗不复。《脉诀》云：右寸大肠肺脉之所出也，先以轻手得之，是大肠，属表；后以重手得之，是肺，属里。肺合皮毛，肺脉循皮毛而行，持脉指法，如三菽之重，按至皮毛而得之者，为浮；稍稍加力，脉道不利，为涩；又稍加力，脉道缩入关中，上半指不动，下半指微动者，为短。此乃浮、涩而短，肺不病之状也。肺脉本部出于皮毛之上（"出"元本作"在"），见于皮肤之表，是其浮也；入于血脉肌肉之分（元本无"于"字，而有"皮毛之下见"五字），是其沉也。

（十一）肾之经

肾之经，命门，肾脉本部在足少阴（"在"原作"近"，据文例改；元本"足"上有"骨"字），寒，癸水。

（编者按：此句原为人卫点校本标题，在不失原文原义的前提下，将其纳入正文，以求文体规范。）

经曰：肾者（"肾者"二字原夺，据元本及《中藏经》补），精神之舍，性命之根，外通于耳，男子以藏精（"藏"原作"脏"，从《中藏经》改），女子以系胞，与膀胱为表里，足少阴、太阳是其经也（"太阳"二字疑衍）。肾气绝，则不尽天命而死也，旺于冬，其脉沉滑曰平（"滑"《中藏经》作"濡"，元本作"营"），反此者病。其脉来如弹石名曰太过（"石"原作"也"，从《中藏经》改），病在外；其去如解索，谓之不及，病在内。太过令人解㑊脊痛（"脊痛"《素问·玉机真藏论》作"脊脉痛"），而少气不欲言；不及则令人心悬、小腹满、小便滑、变黄色（"心悬、小腹满、小便滑、变黄色。"《素问·玉机真藏论》作"心悬如病饥，眇中清，脊中痛，少腹满，小便变"）。又肾脉来喘喘累累如钩，按之紧曰平（"紧"《素问·平人气象论》作"而坚"二字）；又来如引葛，按之益坚曰病（"之"字原夺，据《素问·平人气象论》补）；来如转索（"转索"《素问·平人气象论》作"夺索"），辟辟如弹石曰死；又肾脉但石无胃气亦死。肾有水，则腹胀、脐肿、腰重痛、不得溺、阴下湿如同牛鼻头汗出，足为逆寒（"足"原作"是"，从《中藏经》改），大便难。肾病，手足冷、面赤、目黄、小便不禁、骨节烦疼，小腹结瘀热（"腹"原作"肠"，从《中藏经》改；"瘀热"《中藏经》作一"痛"字），气上冲心，脉当沉细而滑（"当""细"二字原夺，据《中藏经》补），今反浮大（"浮大"下《中藏经》有"而缓"二字），其色当黑，今反黄（"今反黄"三字原夺，据《中藏经》补），其人吸吸少气、两耳若聋（"若"元本作"苦"）、精自出、饮食少、便下清谷，脉迟可治。冬则脉沉而滑曰平（"沉"《中藏经》作"沉濡"），反浮大而缓，是土来克水（"来"字原夺，据《中藏经》补），大逆，十死不治（"大逆，十死不治"六字原夺，据《中藏经》补）；反浮涩而短，是肺来乘肾（"来"字原夺，据《中藏经》补），虽病易治（"虽病"二字原夺，据《中藏经》补）；反弦细而长者（"细而""者"三字原夺，据《中藏经》补），肝来乘肾（"来"字原夺，据《中藏经》补），不治自愈；反浮大而洪，心来乘肾（"来"字原夺，据《中藏经》补），不妨（"不妨"《中藏经》作"不为害"）。肾病腹大、胫肿（"腹大、胫肿"原作"腹体肿满病"，从《中藏经》改）、喘咳、身重（"喘咳、身重"原作"咳嗽"二字，从《中藏经》改）、寝汗出（"寝"字原夺，据《中藏经》补）、憎风（"风"原作"寒"，从《中藏经》改）；虚则胸中痛（"虚"上原有"风"字，从《中藏经》删；"胸中痛"下《中藏经》有"大腹、小腹痛，清厥意不乐也"两句）。阴邪入肾，则骨痿腰痛，上引背脊痛（"骨痿腰痛，上引背脊痛"，《中藏经》作"骨痛，腰上引项脊背疼"）。过房（"过房"《中藏经》作"此皆举重用力及遇房"），汗出当风，浴水久立，则肾损（"肾损"《中藏经》作"伤肾也"）。其脉急甚，则病痿（"病痿"《中藏经》作"肾痿瘕疾"）；微急则沉厥奔豚，足不收。缓甚则虚损（"虚损"《中藏经》作"折脊"）；微缓则洞泄、食不下入咽还出（"下"元本及《中藏经》作"化"）。大甚则阴痿（"痿"原作"厥"，从《中藏经》改）；微大则水气起脐下（"水气"《中藏经》作"石水"；"起"字原夺，据《中藏经》补），其肿埵埵然而上至胸者（"其肿埵埵然"原作"肿肿"二字，从《中藏经》改；"胸"《中藏经》作"胃脘"），死不治（"不治"二字原夺，据《中藏经》补）。小甚则亦洞泄（"亦"字疑衍，《中藏经》无）；微小则消瘅。滑甚则癃癫（"甚"字原夺，"癫"原作"溺"，从《中藏经》补改）；

微滑则骨痿，坐不能起，目视见花（"见"字原夺，据《中藏经》补）。涩甚则寒壅塞；微涩则不月（"不月"二字原夺，据《中藏经》补）、痔疾。其脉之至也（"之""也"二字原夺，据《中藏经》补），坚而大，有积气在阴中及腹内也（"积"原作"肿"，从《中藏经》改），名曰肾痹（"曰"字原夺，"痹"原作"瘅"，从《中藏经》补改），得之浴清水，卧湿地来（"浴清水，卧湿地来"《中藏经》作"因浴冷水而卧"）。沉而大坚，浮之而紧，手足肿厥、阴痿不起、腰背痛、小腹肿（"肿"字原夺，据《中藏经》补），心下有水气，时胀满而洞泄（"而"字原夺，据《中藏经》补），此因浴水未干而房事得之也（"此因浴水未干而房事"《中藏经》作"此皆浴水中，身未干而合房"）。虚则梦舟舡溺人（《中藏经》无"舡"字），得其时，梦伏水中（"得其时，梦"四字原夺，据《中藏经》补），若有所畏（"若有所畏"四字原夺，据《中藏经》补；此句下，《中藏经》尚有"盛实则梦腰脊离解不相属，厥邪客于肾"十六字）；实则梦临深投水中（"深"原作"源"，从《中藏经》改）。肾胀则腹痛满（"痛"字原夺，据《中藏经》补），引脊腰痹痛（《中藏经》作"引背怏怏然腰痹痛"）。肾病夜半平（"平"《素问·藏气法时论》作"慧"），四季甚，下晡静。肾生病，口热、舌干、咽肿、上气、嗌干及痛、烦心而痛、黄疸、肠澼、痿厥、腰脊背急痛、嗜卧、足心热而痛（"足心"《灵枢·经脉》作"足下"）、胻酸。肾病久不愈，而膂筋疼（"膂筋疼"《中藏经》作"腿筋痛"）、小便闭、而两胁胀满（"满"《中藏经》作"支满"）、目盲者死。肾之积（"之"原作"则精"二字，据《中藏经》改），苦腰脊相引而痛（"苦"原作"与"，"脊"字原夺，据《中藏经》改补），饥见饱减，此肾中寒结在脐下也（"此肾中"原作"又骨"二字，从元本及《中藏经》改）。积脉来细而软，附于骨者是也，面白目黑（元本作"面黑目白"），肾已内伤，八日死。又阴缩，小便不出，出而不止者（"止"《中藏经》作"快"），亦死。又其色青黄连耳（"其"字原夺，据《中藏经》补），其人年三十许，百日死；若偏在一边，一年死（"年"《中藏经》作"月"）。实则烦闷、脐下重；热则口舌焦而小便涩黄；寒则阴中与腰背俱肿疼、面黑、耳聋、干呕而不食（"呕"《中藏经》作"哕"）、或呕血者是也。又喉鸣、坐而喘咳、唾血出，亦为肾虚寒，气欲绝者（"气"字原夺，据《中藏经》补）。此肾脏虚实寒热，生死逆顺脉证之法也。

《主治备要》云：是动则病饥不欲食（"食"原误作"死"，从《灵枢·经脉》改）、面如漆柴（"面如漆柴"原作"面黑如漆"，从《灵枢·经脉》改）、咳唾则有血、喝喝而喘坐而欲起（"喝喝"原作"喉鸣"，从《灵枢·经脉》改）、目眈眈如无所见

（"如"原作"而"，从《灵枢·经脉》改）、心如悬若饥状，气不足则善恐、心惕惕然如人将捕之（《灵枢·经脉》无"然"字），是为骨厥。是主肾所生病者（"是"字原夺，据《灵枢·经脉》补），口热、舌干、咽肿、上气、嗌干及痛、烦心、心痛（"心"字原夺，据《灵枢·经脉》补）、黄疸、肠澼、脊股内后廉痛（"脊"原夺，据《灵枢·经脉》补）、痿厥（"厥"原误作"绝"，从《灵枢·经脉》改）、嗜卧、足下热而痛也。肾苦燥（"苦"原误作"若"，据文义改），则以辛润之，知母、黄柏是也。肾欲坚，坚以知母之苦（"坚"原误作"用"，据文义改），补以黄柏之苦，泻以泽泻之咸；肾虚则以熟地黄、黄柏补之。肾本无实，不可泻，钱氏只有补肾地黄丸，无泻肾之药。肺乃肾之母，金生水，补母故也，又以五味子补之者是也。

（十二）膀胱经

膀胱经，足太阳，寒，壬水。

（编者按：此句原为人卫点校本标题，在不失原文原义的前提下，将其纳入正文，以求文体规范。）

经曰：膀胱者，津液之府也，与肾为表里，号为水曹掾（"掾"字原夺，据《中藏经》补），又名玉海（"又"原夺，"海"下原衍"也"字，从《中藏经》补删），足太阳是其经也（"足"原误作"是"，"是其"原误作一"之"字，均从《中藏经》改）。总通于五腑（"于"字原夺，据《中藏经》补），所以五腑有疾，则应膀胱；膀胱有疾，即应胞囊也（"即应""也"三字原夺，据《中藏经》补）。伤热则小便不利（"伤热则"三字原夺，据《中藏经》补），热入膀胱，则其气急，而小便黄涩也；膀胱寒则小便数而清白也（"白"字《中藏经》无）。又水发则其根在膀胱（"水"《中藏经》作"石水"；"其"字原夺，据《中藏经》补），四肢瘦小（"四肢瘦小"四字原夺，据《中藏经》补），而腹反大是也（"而腹反大是也"原作"腹反大而也"，从《中藏经》改）。又膀胱咳久不已（"久"字原夺，据《中藏经》补），传之三焦，满而不欲饮食也（"满"《中藏经》作"肠满"）。然上焦主心肺之病（"上"原误作"三"，从《中藏经》改），人有热，则食不入（"入"字下《中藏经》有"胃"字）；寒则神不守（"神"《中藏经》作"精神"）、泄下利不止、语声不出也。实则上绝于心气不行也（"心"字原夺，据《中藏经》补）；虚则引热气于肺（《中藏经》作"虚则引起气乏于肺也"）。其三焦和（元本"三焦"下有"之气"二字），则五脏六腑之气和（"之气"下，元本有"皆"字），逆则皆逆。膀胱经中有厥气（《中藏经》作"膀胱中有厥阴气"），则梦行不快（"则"字原夺，据《中藏经》

补）；满胀，则小便不下、脐下重闷（"重"原作"肿"，从《中藏经》改）、或肩痛也（"肩痛也"原误作"肾病"二字，从《中藏经》改）。绝则三日死（"则"字原夺，据《中藏经》补），死在鸡鸣也。此膀胱虚实寒热生死逆顺脉证之法也（"寒热"二字原夺，遵本书体例补）。

《主治备要》云：是动则病气冲头痛（"气"字《灵枢·经脉》无）、目似脱、项似拔、脊痛、腰似折、髀不可以曲、腘如结（"如"原作"似"，据《灵枢·经脉》改）、腨如裂（"腨"原误作"臑"，据《灵枢·经脉》改），是为踝厥。是主筋所生病者（"是"字原夺，据《灵枢·经脉》补），痔、疟、狂、癫疾，头囟项痛、目黄、泪出、鼽衄、项、背（"背"原作"脊"，据《灵枢·经脉》改）、腰、尻、腘、腨（"腨"原误作"臑"，从《灵枢·经脉》改）、脚皆痛，足小指不用。《脉诀》云：左尺，膀胱、肾脉之所出也。先以轻手得之，是膀胱，属表；后以重手得之，是肾，属里。命门与肾脉循骨而行，持脉指法（"持"原误作"指"，据文义改），按至骨上得之为沉；又重手按之，脉道无力者，为濡；举手，来疾流利者为滑。此乃沉濡而滑，命门与肾脉不病之状也（"脉"原误作"肺"，从元本改）。命门与肾部近骨，若出于骨上，见于皮肤血脉筋骨之间，是其浮也；入而至骨，是其沉也。

四、三才治法

华氏《石函经》曰（"《石函经》"见《中藏经》卷中"论诸病治疗交错致于死候第四十七"）：夫病有宜汤者、宜丸者（《中藏经》"宜"字上有"有"字，下四"宜"同），宜散者、宜下者、宜吐者、宜汗者。"汤"可以荡涤脏腑，开通经络，调品阴阳；丸可以逐风冷，破坚积（《中藏经》"积"作"癥"），进饮食；散可以去风（"去"《中藏经》作"祛"）、寒、暑、湿之气，降五脏之结伏（"降"《中藏经》作"除剪"二字，元本作"除"），开肠、利胃（"利"《中藏经》作"和"）。可下而不下，使人心腹胀满、烦乱、鼓胀（"胀"原作"肿"，《中藏经》同，惟于义难通，仍改）；可汗而不汗，则使人毛孔闭塞，闷绝而终；可吐而不吐，则使人结胸上喘，水食不入而死（"食"疑为"饮"字之讹）。

五、三感之病

（"三感之病"四字，原误植于前章句首"华氏《石函经》曰"之上，于文义不合，而此章既缺标题，又为三感之内容，故移至此，补作标题。）

《内经》治法云（出《素问·阴阳应象大论》）：天之邪气感，则害人五脏，肝、心、脾、肺、肾，实而不满，可下之而已。水谷之寒热感，则害人六腑，胆、胃、三焦、膀胱、大肠、小肠，满而不实，可吐之而已。地之湿气感，则害人肌肤，从外而入，可汗而已（此句下原有"四因感病"四字，与上文不属，当为下章题名之误植，故删）。

六、四因之病

注云：外有风、寒、暑、湿，天之四令，无形者也；内有饥、饱、劳、逸，亦人之四令，有形者也。

一者，始因气动而内有所成者，谓积聚癥瘕、瘤气、瘿气、结核、狂瞀（"狂瞀"二字，王注无。以下均出《素问·至真要大论》王冰注，并简称"王注"）、癫痫。

二者，始因气动而外有所成者，谓痈肿疮疡、疥癞（"疥癞"王注作"疣疥"）、疽痔、掉瘛（"瘛"原作"气"，从王注改）、浮肿、目赤、瞟胗（"胗"原作"丹"，从王注改）、者瘛（"者瘛"二字于上下文不属，王注无，疑衍）、胕肿、痛痒。

三者，不因气动而病生于内者（"不因气"原作"因气不"，从王注乙转），谓留饮、癖食、饥饱、劳逸、宿食、霍乱、悲恐、喜怒、想慕忧结。

四者，不因气动而病生于外者，谓瘴气魅贼、虫蛇蛊毒、蜚尸鬼击（"蜚"原作"伏"，从王注改）、冲薄坠堕（"冲薄"二字原夺，据王注补）、风寒暑湿、斫射刺割等（"斫"原作"砟"，从王注改；"刺割"下，王注有"捶扑"二字）。

七、五郁之病

注云：五运之法也。

- 木郁之病，肝酸木风（"木风"原作"风形"二字，依文例改）。

注云：故民病胃脘当心而痛，四肢（"四肢"《素问·六元正纪大论》作"上肢"）、两胁、咽膈不通（"咽膈"《素问·六元正纪大论》作"膈咽"），饮食不下，甚则耳鸣、眩转、目不识人，善暴僵仆、筋骨强直而不用、卒倒而无所知也。经曰：木郁则达之，谓吐令其调达也。

- 火郁之病，心苦火暑。

注云：故民病少气，疮疡痈肿，胁腹、胸背、面首（"胁腹、胸背、面首"原作"胸胁背手面"，从《素问·六元正纪大论》改）、四肢膜胗胕胀（"膜胗胕胀"原作"膜胗胀"，从《素问·六元正纪大论》改），疡痱呕逆，瘕疭骨痛，节乃有动瘕（"痛，节乃有动"原作"节疼痛及有动"，从《素问·六元正纪大论》改），注下温疟，腹中暴痛，血溢流注，精液乃少，目赤心热，甚至瞀闷懊憹，善暴死。经曰：火郁发之，谓汗令其发散也。

- 土郁之病，脾甘土湿（"土湿"二字原夺，依文例补）。

注曰：故民病心腹胀（"心"字原夺，据《素问·六元正纪大论》补），肠鸣而为数便（"便"《素问·六元正纪大论》作"后"），甚则心痛胁膜、呕吐霍乱（"吐"原作"逆"，据《素问·六元正纪大论》改），饮发注下，胕肿身重（"胕"原作"跗"，从《素问·六元正纪大论》改），则脾热之生也。经曰：土郁夺之，谓下之令无壅滞也（"之令"原夺，据《素问·六元正纪大论》王冰注补）。

- 金郁之病，肺辛金燥（"金燥"二字原夺，依文例补）。

注云：故民病咳逆，心胁满（"胁"原作"腹"，据《素问·六元正纪大论》改），引少腹（"少腹"原作"两胁"，据《素问·六元正纪大论》改），善暴痛（"善"原作"苦"，据《素问·六元正纪大论》改），不可反侧，嗌干、面尘色恶（"恶"字原脱，据《素问·六元正纪大论》补），乃金胜木而病也。经曰：金郁泄之，解表利小便也。

- 水郁之病，肾咸水寒（"水寒"二字原夺，依文例补）。

注云：故民病寒客心痛（"客"字原夺，据《素问·六元正纪大论》补），腰椎痛，大关节不利（"不利"原作"腰也不可"，据《素问·六元正纪大论》改），屈伸不便，善厥逆，痞坚腹满，阴乘阳也。经曰：水郁折之（"折"原误作"抑"，据《素问·六元正纪大论》改），谓抑之制其冲逆也。

五运之政，犹权衡也（"也"字原夺，据《素问·气交变大论》补），高者抑之，下者举之，化者应之，变者复之，此生长化收藏之理也（"此生长化收藏之"七字原夺，据元本补；《素问·气交变大论》为"此生长化成收藏之理，气之常也"），失常则天地四塞也（"塞"原误作"寒"，从《素问·气交变大论》改）。

八、六气主治要法

- 大寒丑上，初之气（"之"字下原衍"者"字，据下文例删）。

自大寒至春分，厥阴风木之位，一阳用事，其气微。故曰少阳得甲子元头，常以大寒初交之气（元本"常"下有"准"字），分以六周甲子，以应六气下。十二月、正月、二月少阳，三阴三阳亦同。

注云：初之气为病，多发咳嗽，风痰、风厥，涎潮痹塞，口㖞、半身不遂、失音，风癫（"癫"原误作"颠"，据元本改）、风中妇人、胃中留饮、脐腹微痛、呕逆、恶心、旋运、惊悸，阳狂心风（"阳狂"原作"狂阳"，从文义乙转），搐搦、颤掉。初之气（"气"原误作"义"，不可训，故改），依《内经》在上者宜吐，在下者宜下。

- 春分卯上，二之气。

春分至小满，少阴君火之位，阳气动清明之间（"动"字原夺，据前后文义补），有阳明之位也。

注云：二之气为病，多发风湿（"湿"元本作"温"）、风热。经曰：风伤于阳，湿伤于阴（"湿"元本作"温"）。微则头痛、身热（"身热"二字，原复出，据文义删），发作风湿之候（"湿"元本作"温"），风伤于血也，湿伤于胃气也（"湿"元本作"温"）。是以风湿为病（"湿"元本作"温"），阴阳俱虚，而脉浮、汗出、身重、眠多鼻息（"眠多鼻息"《伤寒论·太阳上》作"多眠睡，鼻息必鼾"）、语言难出。以上二证，不宜热药，下之必死。二之气病，宜以桂枝、麻黄汤发汗而已。

- 小满巳上，三之气。

小满至大暑，少阳相火之位，阳气发万物俱盛（"气"字原夺，据元本补），故云太阳旺。其脉洪大而长，天气并万物人脉盛。

注云：三之气为病，多发热（"多发热"原作"发热多"，从文义乙转），皆传足经者多矣，太阳、阳明、少阳、太阴、厥阴、少阴。太阳者，发热、恶寒、头项痛、腰背强；阳明者，肌痛（"肌痛"元本作"肌热"）、目痛、鼻干、不得卧；少阳，胸胁痛、耳聋、口苦、寒热往来而呕；此三阳属热。太阴者，腹满、咽干、手足自温、自利不渴、或腹满时痛；少阴（"少阴"下，元本有"者"字），口燥（元本"口"上有"故"字）、舌干而渴；厥阴，烦满（"烦满"原作"腹满"，从《素问·热论》改）、舌卷、囊缩、喘热、闷乱、四肢厥冷、爪甲青色。三之气病，宜下清上凉及温养（"宜下清上凉"，元本作"宜以清上凉下"；元本无"及"字），不宜用巴豆热药下之。

- 大暑未上，四之气。

大暑至秋分，太阴湿土之位，阳气发散之后，阴已用事，故曰太阴旺，此三阴三阳，与天气标本阴阳异矣。脉缓大而长，燥金旺，紧细短涩，以万物干燥，明可见矣。

注云：四之气为病，多发暑气，头痛、身热、发渴，不宜作热病治宜以白虎汤（"宜"字疑衍），得此病不传染，次发脾泄、胃泄、大肠泄、小肠泄、大瘕泄、霍乱吐泻、白利及赤白相杂（"白利"原作"利白"，据文义乙转，元本作一"痢"字）、米谷不消、肠鸣切痛、面浮、足肿、目黄、口干、胀满气痞、手足无力；小儿亦如之。四之气病宜渗泄（"病"字原夺，据元本补），五苓之类是也。

- 秋分酉上，五之气。

秋分至小雪，阳明燥金之位，阳衰阴盛，故曰金气旺，其脉细而微。

注云：五之气为病，多发喘息、呕逆、咳嗽，及妇人寒热往来、痔疟瘴痔、消渴中满、小儿斑疹痘疮。五之气病，宜以大柴胡汤解治表里。

- 小雪亥上，终之气。

小雪至大寒，太阳寒水之位，阴极而尽，天气所收，故曰厥阴旺。厥者，极也，其脉沉短而微（"微"原作"敦"，据下文末句改）。万物收藏在内，寒气闭塞肤腠，气液不能越，故脉微也。

注云：终之气为病，多发风寒、风痰、湿痹四肢不收。秋尽冬水复旺，水湿相搏，肺气又衰，冬寒甚，故发则收引，病厥痿弱无以运用（"痿"字原夺，据元本补）。水液澄澈清冷，大寒之疾，积滞瘕块，寒疝血瘕。终之气病，宜破积、发汗之药是也。

九、主治心法

（一）随证治病用药

（原无此题，惟在"主治心法"题下有"随证治病药品"六字，疑即此题之误植，今从《汤液本草·东垣先生用药心法》移补。）

头痛，须用川芎。如不愈各加引经药：太阳蔓荆（"蔓荆"《汤液本草·东垣先生用药心法》作"川芎"），阳明白芷，少阳柴胡，太阴苍术（"少阳柴胡，太阴苍术"八字原夺，据《汤液本草·东垣先生用药心法》补），少阴细辛，厥阴吴茱萸（"吴"字原夺，据《汤液本草·东垣先生用药心法》补)。

("如不愈各加引经药"以下，原作"细辛、白芷、蔓荆、茱萸，少阴、阳明、太阳、厥阴"，另行自为起讫，并缺少阳、太阴两经及用药，据《汤液本草·东垣先生用药心法》改补。)

顶巅痛，用藁本（"用"字原夺，据元本及《汤液本草·东垣先生用药心法》补），去川芎。

肢节痛，用羌活，风湿亦用之。

小腹痛，用青皮、桂、茴香（元本无"桂、茴香"三字）。

腹痛，用芍药，恶寒而痛加桂；恶热而痛加黄柏。

腹中窄狭，用苍术（"用"原作"加"，从《汤液本草·东垣先生用药心法》改）、麦芽（元本无"麦芽"）。

下部腹痛，川楝子（元本无此句）。

腹胀，用姜制厚朴、紫草（元本及《汤液本草·东垣先生用药心法》无"紫草"，注云：一本有"芍药"）。

腹中实热，用大黄、芒硝。

心下痞，用枳实、黄连。

肌热去痰，用黄芩；肌热（"肌热"二字原夺，据《汤液本草·东垣先生用药心法》补），亦用黄芩。

虚热，用黄芪，亦止虚汗。

胁下痛，往来寒热，用柴胡。

胃脘痛，用草豆蔻。

气刺痛，用枳壳（"壳"原误作"谷"，据元本改），看何经，分以引经药导之。

眼痛不可忍者，用黄连、当归根（"根"《汤液本草·东垣先生用药心法》作"身"），以酒浸煎。

茎中痛，用甘草梢（"梢"原作"根"，从元本及《汤液本草·东垣先生用药心法》改）。

脾胃受湿，沉困无力、怠惰嗜卧。去痰，用白术、枳实、半夏、防风、苦参、泽泻、苍术（元本无"枳实"以下六味）；破滞气，用枳壳高者用之，能损胸中至高之气，三二服而已（"高者用之，能损胸中至高之气，三二服而已"十七字，详文义，当是用枳壳之注解，故小字以别之）、陈皮、薤白、木香、白豆蔻、茯苓（元本无"陈皮"以下五味）；调气用木香、香附子、丁、檀、沉（元本无"香附子"以下四味）；补气用人参、用膏、粳米（元本无"膏、粳米"三字；"用膏"疑是"石膏"之讹，盖东垣于"石膏"固有"缓脾益气"之说也）；去滞气，用青皮，多则泻元气；破滞血用桃仁、苏木、红花、茜根、玄胡索、郁李仁（元本无"红花"以下四味）；补血不足，用甘草、当归、阿胶（元本无"当归""阿胶"）；和血用当归，凡血受病皆用。

血刺痛，用当归，详上下用根梢。上部血，防风使，牡丹皮（"牡"原误作"牧"，据文义改）、剪草、天麦二门冬；中部血，黄连使；下部血，地榆使；新血红色，生地黄；陈血瘀色，熟地黄；（从"上部血"至"熟地黄"一段，元本无）去痰，用半夏；热痰，加黄芩；风痰，加南星。

胸中寒邪痞塞，用陈皮、白术，然，多则泻脾胃。

嗽，用五味（"五味"元本作"五味子"）、杏仁、贝母（元本无"杏仁""贝母"），去上焦湿及热，须用黄芩，泻肺火故也。

去中焦湿与痛（"中焦"《汤液本草·东垣先生用药心法》作"上焦"），用黄连，泻心火故也。

去下焦湿肿及痛，并膀胱火，必用汉防己、草龙胆、黄柏、知母。

渴者，用干葛（"葛"原作"姜"，从《汤液本草·东垣先生用药心法》改）、茯苓、天花粉（"粉"原误作"务"，据文义改）、乌梅（元本无"天花粉""乌梅"），禁半夏。

心烦（元本"心烦"下有"躁"字），用栀子仁、牛黄、朱砂、犀角、茯苓（元本无"牛黄"以下四味）。

饮水多致伤脾，用白术、茯苓、猪苓。

喘，用阿胶。

宿水不消，用黄连、枳壳（"枳壳"元本作"枳实"）。

水泻，用白术、茯苓、芍药。肾燥，香豉（元本无"肾燥，香豉"四字）。

疮痛不可忍者，用苦寒药，如黄芩、黄连，详上下分根梢及引经药则可（"则可"二字原夺，从《汤液本草·东垣先生用药心法》补）。

小便黄，用黄柏；涩者，加泽泻；余沥者，杜仲（元本无"余沥者，杜仲"五字）。

惊悸、恍惚，用茯神、金虎睛珠（"睛"原误作"精"，据文义改；元本无"金虎睛珠"四字）。

凡春加防风、升麻；夏加黄芩、知母、白芍药；秋加泽泻、茯苓；冬加桂、桂枝。（从"凡春"至"桂枝"，元本无。）

凡用纯寒、纯热药，必用甘草，以缓其力也（"也"原误作"要"，据《汤液本草·东垣先生用药心法》改）；寒热相杂，亦用甘草，调和其性也；中满者禁用，经曰：中满勿食甘。

（二）用药凡例

（原无此题，据《汤液本草·东垣先生用药心法》补。）

凡解利伤风，以防风为君，甘草、白术为佐。经曰：辛甘发散为阳。风宜辛散，防风味辛，乃治风通用（"乃"原作"及"，形似之讹），故防风为君，甘草、白术为佐。

（此段原在上"随证治病药品"中，据《汤液本草·东垣先生用药心法》移此。）

凡解利伤寒，以甘草为君，防风、白术为佐，是其寒宜甘发散也。或有别证，于前随证治病药内选用，其分两以君臣论（"君"字原夺，据《汤液本草·东垣先生用药心法》补）。

（此段原在上"随证治病药品"中，据《汤液本草·东垣先生用药心法》移此。）

凡水泻，茯苓、白术为君，芍药、甘草佐之。

（此段原杂入"泻痢水泄"中，据《汤液本草·东垣先生用药心法》移此。）

凡诸风，以防风为君，随证加药为佐。

（此段原杂入"泻痢水泄"中，据《汤液本草·东垣先生用药心法》移此。）

凡嗽，以五味子为君，有痰者半夏为佐；喘者阿胶为佐；有热、无热，俱用黄芩为佐，但分两多寡不同耳（"分"字原夺，据《汤液本草·东垣先生用药心法》补）。

（此段原杂入"泻痢水泄"中，据《汤液本草·东垣先生用药心法》移此。）

凡小便不利，黄柏、知母为君，茯苓、泽泻为使。

（此段原杂入"泻痢水泄"中，据《汤液本草·东垣先生用药心法》移此。）

凡下焦有湿，草龙胆、汉防己为君，黄柏、甘草为佐。

（此段原杂入"泻痢水泄"中，据《汤液本草·东垣先生用药心法》移此。）

凡痔漏，以苍术、防风为君，甘草、芍药为佐，详别证加减。

（此段原杂入"泻痢水泄"中，据《汤液本草·东垣先生用药心法》移此。）

凡诸疮，以黄连为君（元本"黄连"下有"当归"），甘草（元本"甘草"下有"连翘"）、黄芩为佐。

（此段原杂入"泻痢水泄"中，据《汤液本草·东垣先生用药心法》移此。）

凡疟疾，以柴胡为君，随所发之时，所属之经（"之"字原夺，据文义应补），分用引经药佐之（"药佐之"原作"为佐"二字，从《汤液本草·东垣先生用药心法》改）。

（此段原杂入"泻痢水泄"中，据《汤液本草·东垣先生用药心法》移此。）

以上皆用药之大要，更详别证，于前随证治病药内（"药内"原作"之药"，从《汤液本草·东垣先生用药心法》改），逐款加减用之（"逐款加减用之"原作"逐旋加减"，从《汤液本草·东垣先生用药心法》改）。

（三） 解利外感

（原无此题，"解利外感"四字误植前条"逐旋加减"四字之下，今另行标出之，元本有此题。）

伤风者恶风，用防风二钱、麻黄一钱、甘草一钱。如头痛，加川芎一钱；项下脊旁至腰病者，羌活一钱；体沉重，制苍术一钱；肢节痛，羌活一钱；目痛鼻干及痛，升麻一钱；或干呕、或寒热、或胁下痛者，俱加柴胡一钱。

伤寒恶寒者（"伤寒恶寒者"元本作"伤寒者恶寒"），麻黄二钱、防风一钱、炙甘草一钱，头沉闷者，羌活一钱。

伤寒表热，服石膏、知母、甘草、滑石、葱、豉之类寒药（"豉"原误作"鼓"，据文义改），汗出即解。如热病半在表、半在里，服小柴胡汤（元本"汤"下有"寒药"二字），能令汗出而愈者（"者"字当衍，《汤液本草》无此字）。热甚，服大柴胡汤下之；更甚者，小承气汤下之；里热大甚者，调胃承气汤下之，或大承气汤下之（"或"原作"及"，从文义改）。发黄者，茵陈汤下之；结胸中，陷胸汤下之。此皆大寒之利药也。又言：身恶寒，麻黄汤汗泄之，热去身凉即愈。

（本段原出"随证治病药品"中，以其专言"伤寒"，故移至此。）

（四） 伤寒热食物

（原无此题，据文义补。）

伤西瓜、冷水、牛乳寒湿之物，白术二钱、川乌半钱（"川乌"元本作"川乌头"）、防风一钱、丁香一个、炙甘草一钱。

伤羊肉、面、马乳皆湿热之物，白术一钱、黄连一钱、大黄二钱、炙甘草半钱、制黄芩一钱。

以上二证，腹痛加白芍药一钱（元本无"加"）；心下痞，枳实一钱；腹胀，厚朴半钱；胸中不利，枳壳半钱；腹中寒（"腹"元本作"胸"），陈皮三分；渴者，白茯苓一钱；腹中窄狭，苍术一钱；肢体沉重，制苍术一钱；因怒而伤者，甘草半钱；因忧而伤者，枳壳半钱；因喜而伤者，五味子半钱；因悲而伤者，人参半钱。大抵伤冷物以巴豆为君，伤热物以大黄为君，详认病证，添加为佐之药（"药"字原夺，据文义补），或丸、或散均可也（"均"字原夺，据文义补）。

（五）目　　疾

目疾暴发赤肿，羌活、防风、柴胡、香白芷、升麻、二制黄芩、黄连、甘草。白睛红，白豆蔻；少许，则当归为主。去翳，谷精花、蝉蜕、瞿麦、秦皮洗。养目血，菊花。明目，蕤仁、蜀椒、龙脑。（自"去翳"至"龙脑"，元本无）凡眼暴发赤肿，以防风、黄芩为君以泻火；和血为佐，黄连、当归是也（"和血为佐，黄连、当归是也"句，《汤液本草·东垣先生用药心法》作"以黄连、当归身和血为佐"）；兼以各经药引之。凡目昏暗（"目昏暗"元本作"眼久病"），以熟地黄、当归根为君（"根"《汤液本草·东垣先生用药心法》作"身"），以羌活、防风（"防风"下，《汤液本草·东垣先生用药心法》有"为臣"二字）、甘菊花、甘草之类为佐。

（六）泻痢水泄

凡痢疾、腹痛，以白芍药、甘草为君，当归、白术为佐，见血先后（"见"《汤液本草·东垣先生用药心法》作"凡"），分三焦热论（"分"《汤液本草·东垣先生用药心法》作"以"；"热论"原作"两热"，从《汤液本草·东垣先生用药心法》改，元本作"冷热"）。凡泻痢、小便白，不涩为寒，赤涩为热也。又法曰：完谷不化而色不变，吐利腥秽澄澈清冷，小便清白不涩，身凉、不渴，脉细而微者（元本"脉"下有"迟"字），寒证也；谷虽不化而色变非白，烦渴、小便赤黄而或涩者，热证也；凡谷消化，无问他证及色变，便为热也；寒泄而谷消化者，未之有也。泻痢，白术、甘草；水泻，米谷不化，防风；伤食，微加大黄；腹胀，厚朴。渴者，白茯苓；腹痛，白芍药、甘草为主。冬月，白芍药一半，白术一半；夏月，制黄芩。先见脓血，后见大便者，黄柏为君，地榆佐之；脓血相杂而下者，制大黄；先大便而后脓血者，黄芩二制，皆以当归根梢，详其上下而用之。腹不病，白芍药半之；身体困倦、目不欲开、口不欲言，黄芪、人参；沉重者，制苍术；不思饮食者，木香、藿香叶；里急，大黄、芒硝、甘草下之；后重者，木香、藿香、槟榔和之。

（七）中　风

手足不遂者，中腑也，病在表也，当先发汗，羌活、防风、升麻、柴胡、甘草各二钱，作一服，取发汗；然后行经养血，当归、秦艽、甘草、独活各一两，行经者（"者"字原夺，据元本补），随经用之。

耳聋、目瞀及口偏，邪中脏也，病在里也，当先疏大便，然后行经。白芷、柴胡、防风、独活各一两，又川芎半两，薄荷半两。

上为末，炼蜜丸弹子大，每服一丸，细嚼，温酒下，茶清亦可。

（八）破伤风

脉浮在表，当汗之；脉沉在里，当下之。背后搐者（"者"原误作"之"，据文义改），羌活、防风、独活、甘草。向前搐者（"向"原误作"面"，据元本改），升麻、白芷、防风、独活、甘草；两傍搐者，柴胡、防风、甘草；右搐者，白芷加之。

（九）破伤中风法

（此题原夺，据元本补。）

经曰：凡疮热甚郁结（"凡"元本作"因"），而营卫不得宣通，故多发白痂，是时疮口闭塞，气不通泄，热甚则生风也。《治法》曰：破伤中风（"伤"字原夺，据元本补），风热燥甚，怫郁在表，而里气尚平者，善伸数欠、筋脉拘急，或时恶寒而搐，脉浮数而弦者，以辛热治风之药，开冲结滞，营卫宣通而愈也。凡用辛热之药，或以寒凉之药佐之尤妙，免致药不中病，而风转甚（"而风转甚"元本作"风热转甚也"）。若破伤中风（"伤"字原夺，据元本补），表不已，而渐入于里，则病势转甚；若里未太甚，而脉在肌肉者，宜以退风热、开结滞之寒药调之。或以微加治风辛热药，亦得以意消息，不可妄也。至宝丹亦凉药也。如热甚于里（"热"原误作"里"，据文义改），以大承气汤下之。

（十）疮　　疡

苦寒为君：黄芩、黄柏、黄连、知母、生地黄酒洗（"酒洗"下原有"为用"二字，盖衍文）。甘温为佐（"温"原误作"草"，据文义改）：黄芪、人参、甘草。大辛解结为臣：连翘、当归、藁本。辛温活血去瘀（"瘀"原作"血"，据文义改）：当归梢、苏木、红花、牡丹皮。（句首"苦寒"至"牡丹皮"，元本无）脉浮者为在表，宜行经：黄连、黄芩、连翘、当归、人参、木香、槟榔、黄柏、泽泻。在腰以上至头者，枳壳仍作引药（"引药"元本作"引经之药"），引至疮所。出毒消肿：鼠粘子。排脓（"脓"原误作"肿"，据文义改）：肉桂。入心引血化经汗而不溃，伤皮（"伤"原误作"昆"，据文义改）：王瓜根、三棱、莪术、黄药子。痛甚：芩、连、檗（"檗"即"蘗"之假借）、知母。（"出毒消肿"至"知母"，元本无）脉沉者在里，当疏利脏腑，利后，用前药中加大黄，取利为度，随虚实定分两；痛者，止以当归、黄芪止之。

（十一）妇　　人

产妇临月未诞者，凡有病，先以黄芩、白术安胎（"安胎"下，元本有"一服"二字），然后用治病药。发热及肌热者，黄连、黄芩、黄芪、人参。腹痛者，白芍药、甘草。感冒者，依前解利。

产后诸病，忌用白芍药、黄芩、柴胡。内恶物上冲，胸胁痛者，大黄、桃仁；血刺痛者，当归；内伤发热，黄连；渴者，白茯苓。一切诸病，各依前法，惟渴去半夏，喘嗽去人参，腹胀忌甘草。

妇人带下（元本无"带下"二字），举世皆曰寒（元本"曰"作"言白带下为"五字），误之甚矣。所谓带下者，任脉之病也。经曰：任脉者，起于中极之下，以上毛际，循腹里，上关元，至于咽喉，上颐循面入目。注言：任脉自胞上，过带脉，贯络而上，然其病所发，正在带脉之分（元本"正在"下有"过"字），而淋沥以下，故曰带下也。其赤白说者，与痢义同（"与"字原夺，据文义补），而无独寒者（"独"字原夺，据文义补）。法曰：头目昏眩、口苦、舌干、嗌咽不利、小便赤涩、大便涩滞、脉实而数者，皆热证也。

（十二）小　　儿

　　小儿但见上窜，及摇头、咬牙，即是心热，黄连、甘草；目连闪，肝热，柴胡、防风、甘草。若左腮红，是肝风，与钱氏泻青丸；右腮红（"右"原误作"左"，据文义改），肺热，与泻白散；额上红者，是心热，与黄连一味；鼻上红，是脾热，与钱氏泻黄散；颏上红者，肾热，知母、黄柏皆二制，甘草炙。

　　凡治小儿病（"治小儿病"原误作"小儿病治"，据元本乙转），药味与大人同（元本"同"上有"皆"字），只剂料等差少（元本无"等"）。如见腮、目胞赤，呵欠（"呵"原误作"阿"，据文义改）、嚏喷、惊悸、耳尖、手足梢冷，即是疮疹。三日后其证不减，亦不见疮苗，即以柴胡、升麻、甘草，加生姜煎（"加"原作"以"，从文义改），慎不可投以寒凉利脏腑之剂，使疮不能出，其祸不可测（"测"原误作"侧"，据元本改）。

　　凡养小儿，酒肉、油腻、生硬、冷物及生水等，不可食，自无疳癖二证（"疳"原作"甘"，从文义改）。惊风搐者，与破伤风同。

（十三）潮　　热

　　潮热者，黄连、黄芩、生甘草。辰戌时发，加羌活；午间发，黄连；未间发，石膏；申时发，柴胡；酉时，升麻；夜间（元本作"夜间发"），当归根。若有寒者，加黄芪、人参、白术。

（十四）咳　　嗽

（此题原夺，据文义补。）

　　咳嗽有声无痰者，生姜、杏仁、升麻、五味子、防风、桔梗、甘草；无声有痰者，半夏、白术、五味子、防风、枳壳、甘草，冬月须加麻黄、陈皮少许；有声有痰者，白术与半夏、五味子、防风；久不愈者，枳壳、阿胶。痰有五证，风、气、热、寒、温也，详见活法机要中。

（十五） 五脏补泻法

（全章原夺，据元本补。）

【肝】

虚以陈皮、生姜之类补之。经曰：虚则补其母，水能生木，肾乃肝之母。肾，水也，若补其肾，熟地黄、黄柏是也。如无他证，钱氏地黄丸主之。实则白芍药泻之，如无他证，钱氏泻青丸主之。实则泻其子，心乃肝之子，以甘草泻心。

【心】

虚则炒盐补之，虚则补其母，木能生火，肝乃心之母。肝、木也；心、火也。以生姜泻肝，如无他证，钱氏安神丸是也。实则甘草泻之，如无他证，以钱氏方中，重则泻心汤，轻则导赤散。

【脾】

虚则甘草、大枣之类补之，实则以枳壳泻之。如无他证，虚则以钱氏益黄散，实则泻黄散。心乃脾之母，以炒盐补之；肺乃脾之子，以桑白皮泻肺。

【肺】

虚则五味子补之，实则桑白皮泻之。如无他证，实则用钱氏泻白散，虚则用阿胶散。虚则以甘草补土，补其母也；实则泻子，泽泻泻其肾水。

【肾】

虚则熟地黄、黄柏补之，泻以泽泻之咸。肾本无实，本不可泻，钱氏只有补肾地黄丸，无泻肾之药。肺乃肾之母，金生水，补之故也。补则以五味子。

以上五脏，《内经·藏气法时论》中备言之，欲究其详，精看本论。

十、《内经》主治备要

（一）五运主病

诸风掉眩，皆属肝木。

诸痛痒疮疡，皆属心火。

诸湿肿满，皆属脾土。

诸气膹郁、病痿，皆属肺金。

诸寒收引，皆属肾水。

（二）六气为病

诸暴强直，支痛软戾（"支"原作"肢"，从《素问玄机原病式》改），里急筋缩，皆属于风。

诸病喘、呕、吐酸、暴注下迫、转筋、小便浑浊、腹胀大而鼓之有声如鼓（"而""有声"三字，《素问玄机原病式》无）、痈、疽、疡（"疡"原作"疮"，从《素问玄机原病式》改）、疹、瘤气结核、吐下霍乱、瞀郁肿胀、鼻窒（"窒"原作"塞"，据后"注文"改）、衄衊、血溢血泄、淋閟（"閟"原作"闭"，从《素问玄机原病式》改）、身热恶寒、战栗（"战"原作"颤"，从《素问玄机原病式》改）、惊惑悲笑、谵妄、衄蔑血污，皆属于热。

诸痉强直（"痉"原作"痓"从《素问玄机原病式》改）、积饮、痞隔、中满、霍乱吐下、体重、胕肿肉如泥按之不起（"胕"原作"跗"，从《素问玄机原病式》改），皆属于湿。

诸热瞀瘛（"瘛"原作"瘈"，从《素问玄机原病式》改）、暴喑冒昧、躁扰狂越、骂詈惊骇、胕肿疼酸（"胕"原作"跗"，从《素问玄机原病式》改）、气逆冲上、禁栗如丧神守、嚏呕、疮疡喉痹、耳鸣或聋、呕涌溢食不下、目昧不明、暴注䐃瘛（"䐃"原误作"眴"，据《素问玄机原病式》改）、暴病卒死（"卒"原作"暴"，据后"注文"改），是皆属于火（"皆"原误作"背"，据《素问玄机原病式》改）。

诸涩、枯、涸、干、劲、皴、揭，皆属于燥。

诸病上下所出水液澄澈清冷、癥瘕、癫疝、痞坚、腹满急痛、下痢清白、食已不饥、吐利腥秽（"利"原作"痢"，从《素问玄机原病式》改）、屈伸不便、厥逆禁固（"禁"原误作"甚"，据《素问玄机原病式》改），皆属于寒。

（三） 五运病解

（原本无题，以章节不明，故添。）

五运主病，木、火、土、金、水，顺则皆静，逆则变乱，四时失常，阴阳偏胜，病之源也。

【诸风掉眩皆属肝木】

注云：掉，摇也；眩，昏乱眩运也；风主动故也。所谓风气甚则头目眩者，由风木旺，则必是金衰不能制木，而木生火（"而"原作"故"，从《素问玄机原病式》改），木火者皆阳也，故风火多兼化也。风热相抟，则头目眩运而转也。火性本动，火得风则成焰而旋转也（"则"原误作"得"，据《素问玄机原病式》改）。风势甚，则曲直动摇，更加呕吐也。

【诸痛痒疮疡皆属心火】

注云：痛痒而为疮，火之用也。五常之道，过极则胜己者反来制之（"者"字原夺，据《素问玄机原病式》补），故火热过极，而反兼于水化也。所谓盐能固物，而令不腐者（"腐"元本作"腐烂"），咸寒水化，制其火热，使无热之过极，乃水化制之，而久固也。热极即是木来生火也，甚则皮肉肌肤之间（"间"原误作"门"，据元本改），不得宣通，故生疮疡而痛痒也。

【诸湿肿满皆属脾土】

注云：湿，地之体也。湿极甚则痞塞肿满（"湿"元本作"土湿"），物湿亦然。故长夏暑湿之甚，则庶物隆盛也（"则"字原夺，据《素问玄机原病式》补）。

【诸气䐜郁病痿皆属肺金】

注云：肺主气，气为阳（"气"字原夺，据《素问玄机原病式》补），阳主轻清而升，故肺居上部，而为病则气郁。至于痿弱（"至于"二字原夺，据《素问玄机原病式》补)、手足无力，不能收持（"收持"下原有"也"字，据《素问玄机原病式》删），乃血液衰少，故病然也。秋金旺（"旺"原作"用"，从《素问玄机原病式》改），则雾气蒙郁，而草木萎落（"萎"原作"瘘"，从《素问玄机原病式》改），病之象也。

【诸寒收引皆属肾水】

注云：收敛引急，寒之用也，故冬寒则物拘缩也。

（四）六气病解

（题原缺，新补。）

六气为病，风、热、湿、火、燥、寒，乃天之六气也。

● 风木厥阴，肝胆之气也。

诸暴强直，支痛绠戾（"支"原误作"肢"，从《素问玄机原病式》改），里急筋缩，皆属于风。

【暴强直】

（题原夺，按文例应有，故补。）

注云：暴，卒也，虐害也；强劲有力而不柔和也；直，筋劲强也。

【支痛绠戾里急筋缩】

（题原夺，遵文例补。）

注云（"注云"二字原夺，并与上文联属不分，遵文例另为起迄，并补"注云"二字）：支痛，支，持也，坚固支持，筋挛不柔而痛也；绠，绠缩也；戾，乖戾也；谓筋缩里急，乖戾失常而病也。然燥金主为紧敛、短缩、劲切，而风木为病，反见燥金之化者，由亢则害，承乃制也。况风能湿而为燥也，筋缩者，燥之甚也，故谓风甚皆兼于燥也。

● 热者，少阴君火之热，乃真心小肠之气也。

诸病喘、呕、吐酸、暴注、下迫、转筋、小便浑浊、腹胀大而鼓之有声如鼓、痈、疽、疡、疹、瘤气、结核、吐下霍乱、瞀、郁、肿胀、鼻窒、衄、蔑、血溢、血泄、淋、闷、身热恶寒、战栗、惊、惑、悲、笑、谵、妄、衄、蔑血污，皆属于热。

（原缺"诸病"以下七十二字，遵文例补。）

【喘】

（原书有"诸病喘"三字，接于"乃真心小肠之气也"句下，而无此"喘"字题。循文例削其

"诸病喘"三字，并补此"喘"题。）

注云：喘（"喘"字原夺，遵文例补），热则息数气粗而为喘也，故热则脉实而甚数，喘之象也。

【呕】

注云：火气炎上之象也，故胃膈热甚（"膈"原作"隔"，从《素问玄机原病式》改），则为呕也。

【吐酸】

注云：酸者（"酸者"二字原夺，从《素问玄机原病式》补），肝木之味也，由火实制金（"实"《素问玄机原病式》作"盛"），不能平木，则肝木自甚（"木"字原夺，据元本补），故为酸也。法宜湿药散之（"湿"元本作"温"），亦犹解表之义也（"犹"原误作"由"，据《素问玄机原病式》改）。使肠胃结滞开通，怫热散而和之。若久喜酸而不已，不宜温之（"不"元本作"则"），宜以寒药下之，后以凉药调之，结散热去，则气和也（"也"原作"之"，从《素问玄机原病式》改）。

【暴注】

注云：卒暴注泄（"注"原误作"主"，从《素问玄机原病式》改），肠胃热甚，则传化失常，火性疾速，故如是也（"如"原误作"云"，从《素问玄机原病式》改）。

【下迫】

注云：后重里急，窘迫急痛也。火性急速，而能燥物故也。

【转筋】

注云：转，反戾也，热气燥烁于筋，则挛瘛而痛也（"则"原作"骨"，从《素问玄机原病式》改）。所谓转者，动也，阳动阴静，热证明矣。多因热甚（"多因热甚"句上，元本有"夫转筋者"四字），霍乱吐泻，以致脾胃土衰，则肝木自甚，而热燥于筋（元本无"于"），故转筋也。大法曰：渴则为热，凡霍乱转筋而不渴者（"而"字原夺，据《素问玄机原病式》补），未之有也。或不因吐泻，而但外冒于风（"风"元本作"寒"），腠理闭密（"腠理"上原有"而"字，与上句复，故删），阳气郁结，怫热内作（"热"原误作"然"，据元本改），热燥于筋，则转筋也。故诸转筋，以汤渍之，而使腠理开泄，阳气散而愈也。因汤渍之而愈，故反疑为寒也（"疑"原误作"凝"，从《素问玄机原病式》改）。

【小便浑浊】

注云：天气热则水浑浊，寒则水清洁，水体清，火体浊故也。又如清水为汤，则自然浊也。

【腹胀大而鼓之有声如鼓】（"胀"原误作"肠"，从《素问玄机原病式》改）

注云：气为阳，阳为热，气甚则然也。

【痈】

注云：浅而大也。经曰：热胜血则为痈脓也。

【疽】

注云：深而恶也。

【疡】

注云：有头小疮也。

【疹】

注云：浮而小瘾疹也。

【瘤气】

注云：赤瘤丹熛（"丹"原作"赤"，从《素问玄机原病式》改），热胜气也（"气"字原夺，据《素问玄机原病式》补），火之色也。

【结核】

注云：火气热甚，则郁结坚硬如果中核也，不必溃发，但以热气散，则自消也。

【吐下霍乱】

注云：三焦为水谷传化之路，热气甚，则传化失常，而吐下霍乱，火性燥动故也。大法曰：吐利烦渴为热，不渴为寒（"为"原作"而"，从《素问玄机原病式》改）。或热吐泻（"热"字原夺，"泻"原作"泄"，据《素问玄机原病式》补改），始得之亦有不渴者，若不止，则亡液而后必渴也。或寒本不渴（"寒"字原夺，据《素问玄机原病式》补），若不止，亡津液过多（"亡"字原夺，据《素问玄机原病式》补），则亦燥而渴也。若寒者，脉当沉细而迟；热者，脉当实大而数（"而"字原夺，据《素问玄机原病式》补）。或损气亡液过极，则脉亦不能实数，而反缓弱也，虽尔，亦不为热矣。

【瞀】

注云：昏也，热气甚，则浊乱昏昧也。

【郁】

注云：怫热结滞，而气不通畅也。所谓热甚则腠理闭密而郁结也，则如火炼物（"则"字《素问玄机原病式》无，疑衍），反相合而不离也（"反"元本作"极"），故热郁则闭塞不通畅也。然寒水主于闭藏（"主"原作"生"，从《素问玄机原病式》改），而今反属热者，谓火热亢甚（"火"原作"之"，从《素问玄机原病式》改），则反兼水化制之故也。

【肿胀】

注云：热胜于内，则气郁而为肿也。阳热气甚则腹胀。火主长而高茂，形貌彰显，升明舒营，皆肿胀之象也（"之象"二字原夺，据《素问玄机原病式》补）。

【鼻窒】

注云：窒，塞也。火主䐜膹肿胀，故阳明热，而鼻中膹胀（"膹胀"原作"膹胀"，从元本改），则窒塞也。

【鼽】

注云：鼽者（"鼽者"二字原夺，据《素问玄机原病式》补），鼻出清涕也。夫五常之道，微则当其本化，甚则兼其鬼贼。故经曰：亢则害，承乃制也。由是肝热甚则出泣，心热甚则出汗（"泣，心热甚则出"六字原夺，据《素问玄机原病式》补），脾热甚则出涎，肺热甚则出涕，肾热甚则出唾。此乃寒伤皮毛（"伤"原作"生"，从《素问玄机原病式》改），则腠理闭密，阳热怫郁，而病愈甚也（"而病愈甚"原作"病热"，从《素问玄机原病式》改）。

【衄】

注云：阳热怫郁于足阳明（"足"上原有"手"字，从《素问玄机原病式》删），而上热甚，则血妄行为鼻衄也。

【血溢】

注云：血溢者（"血溢者"三字原夺，据《素问玄机原病式》补），上出也。心养于血，故热甚则血有余而妄行也。

【血泄】

注云：热在下焦，而大小便血也。

【淋】

注云：小便涩痛，热客膀胱，郁结而不能渗泄故也。可用开结利小便之寒药，以使结散热退，血气宣通，营卫和平，精神清利而已。

【闭】

注云：大便涩滞也。热耗其液，则粪坚结，大肠燥涩紧敛故也（"肠"原作"便"，从《素问玄机原病式》改）。俗谓风热结者（"者"字原夺，据《素问玄机原病式》

补），谓火甚则制金，不能平木，则肝木自甚故也。或大便溏而闷者（"闷"原作"闭"，从《素问玄机原病式》改），燥热在乎肠胃之外，而湿热在内故也。

【身热恶寒】

注云：此热在表也。邪热在表而浅，邪畏其正，故病热而反恶寒也。仲景云：无阳不可发汗（"无阳"下，元本有"病寒"二字）。又云：身热、恶寒（"恶"原作"畏"，从《素问玄机原病式》改），麻黄汤汗之。汗泄热去，身凉即愈。

【战栗】

注云：战栗动摇（"战栗"二字原夺，据《素问玄机原病式》补），火之象也。阳动阴静，而水火相反，故厥逆禁固、屈伸不便，为病寒也。栗者，寒冷也（"也"字原夺，据《素问玄机原病式》补）。此由心火热甚，亢极而战，反兼水化制之，故寒栗也。然寒栗者（"栗"字原夺，据《素问玄机原病式》补），由火甚似水，实非兼有寒气也。故以大承气汤下之（元本"汤"下有"寒药"二字），多有燥粪，下后热退，战栗愈矣。

【惊】

注云：心卒动而不宁也。火主于动（"于"字原夺，据《素问玄机原病式》补），心火热甚故也（"故"字原在"心"字上，《素问玄机原病式》同，从文义改）。虽尔，止为热极于里，乃火极而似水，则喜惊也。反兼肾之恐者，亢则害，承乃制故也。

【惑】

注云：疑惑、犹豫、浊乱，而志不一也。象火参差而惑乱，故火实则水衰，失志而惑乱也（"乱"字原夺，据《素问玄机原病式》补）。志者（"志"原作"智"，从《素问玄机原病式》改），肾水之神也（"水"字原夺，据《素问玄机原病式》补）。

【悲】

注云：金肺之志也。金本燥（"本"原作"木"，从《素问玄机原病式》改），能令燥者，火也。所谓悲泣五液俱出者（"者"原作"也"，从《素问玄机原病式》改），火热亢极，而反兼水化制之故也。

【笑】

注云：蕃茂鲜淑，舒营彰显，火之化也，故喜为心火之志也。喜极而笑者，犹燔烁火喜而鸣，笑之象也。

【谵】

注云：多言也。言为心声，犹火燔而鸣，故心火热则多言，犹心醉而热

（"心醉而热"元本作"醉而心热"），故多言也。

【妄】

注云：虚妄也。火为阳，故外清明而内浊昧，其主动乱。故心火热甚，则肾水衰而志不专一，虚妄见闻，而自为问答（"自为"原作一"不"字，从《素问玄机原病式》改），则神志失常，而如见鬼神也。

【衄衊血污】

注云：血出也；污，浊也。心火热极，则血有余，热气上甚，则为血溢。热势亢极，则燥而污浊；亢则害，承乃制，则色兼黑而为紫也。

● 湿者，太阴湿土，乃脾胃之气也。

诸痉强直，积饮、痞、隔、中满、霍乱吐下、体重、胕肿肉如泥按之不起，皆属于湿。

（原缺"诸痉"以下二十九字，遵文义补。）

【诸痉强直】

注云：筋劲强直，而不柔和也（"和"原作"知"，从《素问玄机原病式》改），土主安静故也（"土主"原作"主土"，从《素问玄机原病式》乙转）。阴痉曰柔痉，阳痉曰刚痉。亢则害，承乃制，故湿过极（"湿"上原衍"过"字，不可训，径删；元本"湿"上有"病"字），则反兼风化制之。然（"然"上原衍"而"字，从《素问玄机原病式》删），兼化者，虚象也，实非风也，治风则误。

【积饮】

注云：留饮积蓄而不散也。水得燥则消散（"水"原作"土"，从《素问玄机原病式》改），湿则不消（元本"湿"上有"得"字），以为积饮，土湿主痞故也。

【痞】

注云：与否同，不通泰也，谓纹理闭密，而为痞也。

【隔】

注云：阻滞也，谓肠胃隔绝，而传化失常也。

【中满】

注云：湿为积聚痞隔（"聚"元本作"饮"），而土主形体，位在中央，故中满也。

【霍乱吐下】

注云：湿为留饮，为痞隔，而传化失常，故甚则霍乱吐泻也（"泻"原作"泄"，从《素问玄机原病式》改）。大法曰：若利色青者，肝木之色，由火甚制金，使金不能平木，则肝自甚，故色青也。或言利色青为寒者（"者"字原夺，据《素问玄机原病式》补），误也。则如仲景曰（"则"字疑衍，《素问玄机原病式》无）：少阴病，下利清水，色纯青者，热在里也，大承气汤下之。及小儿热甚急惊，利色多青，为热明矣。利色黄者（"者"字原夺，据《素问玄机原病式》补），由火甚则水必衰，而脾土自旺，故色黄也。利色红者为热，心火之色也；或赤者，热深也。利色黑而反为热者，由火盛过极，而反兼水化制之，故色黑也。则如伤寒阳明热病（"则"字疑衍，《素问玄机原病式》无），则日晡潮热，甚则不识人，循衣摸床，如见鬼状，独语，法当大承气汤下之（"气"原夺，据《素问玄机原病式》补）。大便不黑者易治，黑则难治也。诸痢同法。然辨痢色以明寒热者（"寒"字原夺，据《素问玄机原病式》补），更当审其饮食药物之色也（"饮食"二字原夺，据《素问玄机原病式》补）。则如小儿病热（"则"字疑衍，《素问玄机原病式》无；"如"原误作"知"，从《素问玄机原病式》改），吐利霍乱，其乳未及消化，而痢尚白者，不可便言是寒，当以脉证别之。又法曰：凡泄利，小便清白，不涩为寒，赤涩者为热也。又法曰：完谷不化，而色不变，吐利腥秽，澄澈清冷，小便不涩，身凉不渴，脉迟细而微者，寒证也。谷虽不化，其色变非白（"非"字原夺，从《素问玄机原病式》补），烦渴，小便赤黄而或涩者，热证也。凡谷消化者，无问他证，便为热也。

【体重】

注云：轻清为天，重浊为地，故土湿为病，则体重胕宜也（"宜"原作"使然"二字，从《素问玄机原病式》改）。

【胕肿肉如泥按之不起】

注云：按之不起，泥之象也，土过湿则为泥，湿为病也。积饮、痞隔、中满、体重、霍乱吐下，故甚则胕肿也（"胕"原作"跗"，从《素问玄机原病式》改）。

- 火者，少阳相火之热，乃心包络、三焦之气也。

诸热瞀、瘛、暴喑、冒昧、躁扰、狂越、骂詈、惊骇、胕肿、疼酸、气逆冲上、禁栗如丧神守、嚏呕（下文无"呕"，疑衍）、疮疡、喉痹、耳鸣或聋、呕涌溢食不下、目昧不明、暴注、瞤瘛、暴病卒死，是皆属于火。

（"诸热"以下六十三字原缺，依文例及《素问玄机原病式》补。）

【瞀】（"瞀"上原有"诸热"二字，以既补六十三字于前，则此当删，《素问玄机原病式》亦无）

注云：昏也。则如酒醉而心火热甚（"则"字疑衍，《素问玄机原病式》无），则神浊昧而瞀昏也。

【瘛】

注云：动也。惕跳动瘛，火之体也。

【暴喑】

注云：卒痖也（"痖"原作"挜"，从《素问玄机原病式》改）。金肺主声，火旺水衰，热乘金肺，而神浊气郁，则暴喑而无声也。

【冒昧】

注云：冒，昏冒也；昧，昏暗也。气热则神浊冒昧，火之体也。

【躁扰】

注云：躁动烦热，扰乱而不宁，火之体也。热甚于外，则肢体躁扰；热甚于内，则神志躁动，反覆颠倒，懊憹烦心，不得眠也。由水衰而火之动也（"火"原误作"水"，从《素问玄机原病式》改），故心胸躁动，谓之怔忪，俗云心忪，皆为热也。

【狂越】

注云：狂者（"狂者"下，元本有"狂乱也"三字），无正定也；越者，乖越理法而失常也。夫外清内浊（"夫"原作"然"，从《素问玄机原病式》改），动乱参差，火之体也；静顺清朗，准则信平，水之体也（"静顺"以下十二字原夺，据《素问玄机原病式》补）。由是肾水主智，而水火相反，故心火旺则肾水衰，乃失志而狂越也。凡发热于中，则多干阳明胃经也。故经云：阳明之厥，面赤而热，妄言。

【骂詈】

注云：言为心之声也（"心"原误作"火"，从《素问玄机原病式》改）；骂詈，言之恶也。今病阳实阴虚，则水弱火强，制金而不能平木，而善言恶发，骂詈不避亲疏，本火热之所生也（"本"原误作"木"，从《素问玄机原病式》改）。

【惊骇】

注云：惊骇者（"骇"字原夺，据《素问玄机原病式》补），惊愕也（"惊"字原夺，据《素问玄机原病式》补），火之用也。

【胕肿】（"胕"原误作"跗"，从《素问玄机原病式》改）

注云：热胜肉而阳气郁滞故也（"肉"原误作"内"，从《素问玄机原病式》改）。

【疼酸】

注云：酸疼也。由火实制金，不能平木，则木旺而为兼化，故酸疼也。

【气逆冲上】

注云：火气炎上故也。

【禁栗如丧神守】

注云：战栗禁冷也。如丧神守者，神能御形，而反禁栗，则如丧失保守形体之神也。

【嚏】（"嚏"原误作"嚏"，据文义改）

注云：鼻中因痒，气喷作声也（"气喷作声也"原作"气膹于声"，从《素问玄机原病式》改）。鼻为肺窍，痒为火化，心火邪热，干于阳明，发于鼻而痒（"而"字原夺，据《素问玄机原病式》补），则嚏也（"嚏"原误作"嚏"）。

【疮疡】

注云：君火化同也（"君火"上，元本有"疮疡"二字；"化"字原夺，据《素问玄机原病式》补）。

【喉痹】

注云：痹，不仁也，俗作闭，犹塞也。火主肿胀，故热客于上焦（"热客"原作"客热"，从《素问玄机原病式》乙转），而咽嗌肿胀也。

【耳鸣】

注云：有声非妄闻也。耳为肾窍，交会手太阳（"手"原作"于"，从《素问玄机原病式》改）、少阴，足厥阴、少阴、少阳之经，若水虚火实，而热气上甚，客其经络，冲于耳中，则鼓其听户（"户"原作"声"，从《素问玄机原病式》改），随其脉气微甚而作音声也。故经曰：阳气为物（"为"元本作"万"），上甚而跃，故耳鸣也。然音在耳中，故微亦闻之也。

【聋】

注云：聋为肾虚冷，俗已误之矣。夫《正理》曰：心火本热，衰则寒矣；肾水本寒，衰则热矣。肾水既少，岂能反为寒邪？故经言：足少阴肾水虚，则腹满（"腹"原作"为"，从《素问玄机原病式》改）、身重、濡泻（"泻"原作"泄"，从《素问玄机原病式》改）、疮疡、大便难、口苦、舌干、咽肿、上气、嗌干及痛、烦心、心痛、黄疸、肠澼下血，皆热证也。凡治聋者，适其所宜，若热证已退，其聋不已者，当以辛热发之；二三服不愈者，不可久服，恐热极

2446

而成他病耳（"恐热极而成他病耳"原作"热药极恐他病"，从《素问玄机原病式》改）。若聋有热证相兼者，宜以散风退热凉药调之（"散风退热"元本作"退风散热"），热退结散而愈也。然聋甚闭绝，亦为难矣，慎不可攻之，过极，则伤正气也。

【呕涌溢食不下】

注云：火气炎上故也。胃膈热甚，则传化失常故也。

【目昧不明】（"昧"原作"盲"，从《素问玄机原病式》改）

注云：目赤肿痛、翳膜、眦伤（"伤"，元本作"疡"），皆为热也。经云：热甚目瞑、眼黑也。仲景言伤寒病（"言"字原夺，从元本补），热极则目不识人，乃目盲也。《正理》曰：由热甚怫郁于目，而致之然也。

【暴注】

注云：卒泻（"泻"原作"泄"，从《素问玄机原病式》改），与君火义同。

【瞤瘛】

注云：惕跳动也，火主动，故夏热则脉洪大而长（"而"字原夺，据《素问玄机原病式》补），瞤瘛之象也。

【暴病卒死】

注云：火性速疾故也（"速疾"元本作"疾速"）。或心火暴甚，而肾水衰弱，不能制之，热气怫郁（"气"原作"甚"，从《素问玄机原病式》改），心神昏冒，则筋骨不用，卒倒而无所知（"卒"原误作"辛"，据《素问玄机原病式》改），是为僵仆也。甚则水化制火（"火"原作"之"，从《素问玄机原病式》改），热甚而生涎，至极即死也。俗云暗风，由火甚制金，不能平木，故风木自甚也。肥人腠理致密，而多郁滞，气血难以通利，若阳热又甚而郁结，甚则故卒中也。瘦人反中风者，由暴然阳热太甚，而郁结不通故也。

- 燥者，阳明燥金，乃肺与大肠之气也。

诸涩、枯涸干劲、皴揭，皆属于燥。

（"诸涩"以下十二字原夺，循文例及《素问玄机原病式》补。）

【涩】

注云：凡物湿润则滑泽，干燥则涩滞，燥湿相反故也。如遍身中外涩滞（"如"原作"然"，从《素问玄机原病式》改），皆属燥金之化（"之化"下原有"也"字，据《素问玄机原病式》删），故秋脉涩。涩，涩也；或麻者，亦由涩也。由水液衰少而燥涩，气行壅滞，而不得滑泽通利（"得"字原夺，据《素问玄机原病式》补），气强攻冲，而为麻也。俗方多用乌、附辈者（"多"原误作"名"，从《素问玄机原病式》

改；元本"多"上有"麻病"二字），令气因之冲开道路（"冲"原误作"衡"，从《素问玄机原病式》改），以得通利，气行，故麻愈也。无热证，即当此法，治之甚佳。或风热胜湿为燥，因而病麻，则宜以退风散热（"则"字据文义当衍；"宜以"二字原夺，据《素问玄机原病式》补），活血养液，润燥通气之凉药调之，则麻自愈也。治诸燥涩（"诸"字原夺，《素问玄机原病式》补），只如此法是也（"法"字原夺，据《素问玄机原病式》补）。

【枯涸干劲】

注云：枯，不营旺也（"旺"原作"生"，从《素问玄机原病式》改）；涸，无水液也；干，不滋润也；劲，不柔和。然春秋相反（"然"字疑衍，《素问玄机原病式》无），燥湿不同故也（"故"字原夺，据《素问玄机原病式》补）。大法曰：身表热为热在表；渴饮水为热在里；身热饮水，表里俱有热；身凉不渴，表里俱无热。经所不取火化渴者，谓渴非特为热（"热"原误作"渴"，从《素问玄机原病式》改），如病寒吐利（"病"字原夺，据《素问玄机原病式》补），亡液过极，则亦燥而渴也；虽病风热，而液尚未衰，则亦不渴也。岂可止言渴为热，而痞为寒也。

【皴揭】

注云：皮肤启裂也。乾为天，为燥金；坤为地，为湿土。天地相反，燥湿异用（"用"原作"同"，从《素问玄机原病式》改），故燥金主于紧敛（"故"字疑衍，与下句复；"敛"原作"皴"，从《素问玄机原病式》改），故秋脉紧细而微；而湿土主于纵缓（"而"字疑衍，《素问玄机原病式》无），故六月其脉缓大而长也。如地湿则纵缓滑泽（"如"上原有"则"字，据《素问玄机原病式》删），干则紧敛燥涩（"涩"原作"紧"，从《素问玄机原病式》改），皴揭之理明矣。俗言皴揭为风者，由风能胜湿，而为燥故也。经云：厥阴所至，为风府，为璺启，由风胜湿而为燥也。

- 寒者，太阳寒水，乃肾与膀胱之气也。

诸病上下所出水液澄澈清冷、癥、瘕、癞疝、痞坚腹满急痛、下利清白、食已不饥、吐利腥秽、屈伸不便厥逆禁固，皆属于寒。

（"诸病"以下四十六字原夺，循文例及《素问玄机原病式》补。）

【诸病上下所出水液澄澈清冷】

注云：澄湛而不浑浊也。水体清净，而其气寒冷，故水谷不化，而吐利清冷，水液为病寒也。如天气寒（"如"上原有"则"字，据《素问玄机原病式》删），则浊水自然澄清也（元本无"然"字）。

【癥】犹征也（"犹征也"旁注原夺，据元本补）

2448

注云：腹中坚硬，按之应手，谓之"癥"也。水体柔顺，而今反坚硬如地体者，亢则害，承乃制也。故病湿过极而为痓（"故病湿"原作"故云湿地"，从《素问玄机原病式》改），反兼风化制之也。风病过极而反燥，筋脉劲急，反兼金化制之也。燥病过极而烦渴，反兼火化制之也。热病过极而反出五液，或为战栗恶寒，反兼水化制之也。其为治者，俾以泻其过极之气（元本"俾"作"但"；"泻"原作"泄"，从《素问玄机原病式》改；"极"元本作"甚"），以为病本，不可反误治其兼化也。夫五常之道，甚而无以制之（"而"原作"则"，从《素问玄机原病式》改），则造化息矣。如春木旺而多风（"如"上原有"则"字，据《素问玄机原病式》删），风大则反凉，是反兼金化制其木也。大凉之下，天气反温，乃火化承其金也。夏火热极，体反出液，是反兼水化制其火也。因而湿蒸云雨（"蒸"原作"因"，从《素问玄机原病式》改），乃土化承于水也。雨湿过极，而兼烈风（"烈"原误作"裂"，从《素问玄机原病式》改），乃木化制其土也。飘骤之下（"骤"原误作"聚"，从《素问玄机原病式》改），秋气反凉，乃金化承于木也。凉极而反燥（"反燥"上《素问玄机原病式》有"万物"二字），乃火化制其金也。因而以为冬寒（"以为冬寒"原作"于冬"二字，从《素问玄机原病式》改），乃水化承于火也。寒极则水凝如地（"凝"原作"水"，从《素问玄机原病式》改），乃土化制其水也。凝冻极而起东风，乃木化承土而成岁也（"木"原误作"土"，从《素问玄机原病式》改）。凡不明病之标本者，由未知此变化之道也（"未知此变化之道"元本作"未知乎此"）。

【瘕】

注云：腹中虽硬，而忽聚忽散，无有常准。经曰：血不流而寒薄，故血内凝不流而成瘕也（元本无"不流"二字）。一云：腹内积病也。又曰（"又"《素问玄机原病式》作"经"）：小肠移热于大肠，为伏瘕，为沉。注曰（"注"原误作"淫"，从《素问玄机原病式》改）：小肠热以传入大肠，两热相搏，则血溢而为虑瘕也（"虑"原作"伏"，从《素问玄机原病式》改）。血涩不利，则月事沉滞而不行，故云为虑瘕（"虑瘕"原误作"虚假"，从《素问玄机原病式》改）、为沉虑（"虑"字原夺，从《素问玄机原病式》补）。乃或阳气郁结（"乃"上原衍"虚"字，据《素问玄机原病式》删），佛热壅滞而坚硬不消者（"佛热壅滞"四字原夺，据元本补），非寒瘕也（"寒瘕"元本作"癥瘕"），宜以脉证别之（"证"原误作"注"，从《素问玄机原病式》改）。瘕一为疝（"一为"原作"即"，"疝"下衍"也"字，从《素问玄机原病式》改删），传写之误。

【癫疝】

注云：小腹连卵肿急绞痛也，寒主拘缩故也。寒极而土化制之，故肿满也。经云：丈夫癫疝，谓阴器连小腹急痛也。经注曰（"注"字原夺，据《素问玄机原病式》补）：寒气聚而为疝也。脉急者，寒之象也。然，寒则脉当短小而迟，今言急者，非急数而洪也，由紧脉主痛，急为病甚也。病寒缩急（元本"缩"作"虽"），亦短小也。所以有痛而脉紧急者，脉为心所养也。凡气为痛，则心神不宁而紧急，不得舒缓，故脉亦从之而见也（"从"字原夺，据《素问玄机原病式》补）。欲知何气为其痛者（"者"原作"也"，从《素问玄机原病式》改），诊其紧急相兼之脉可知矣。如紧急洪数（"如"上原衍"则"字，据《素问玄机原病式》删），则为热痛之类也。

【坚痞腹满急痛】

注云：寒主拘缩，故急痛也。寒极则血脉凝泣，而反兼土化制之，故坚痞而腹痛也（"痛"元本作"满"）。或热郁于内，而腹满坚结痛者（"者"原作"也"，从《素问玄机原病式》改），不可言为寒也，当以脉别之。

【下利清白】

注云：寒则清净明白故也。

【食已不饥】

注云：胃热则消谷善饥，故病寒则食虽已而不饥也（"则"字原夺，据《素问玄机原病式》补）。胃膈润泽（"膈"原误作"隔"，从《素问玄机原病式》改），而无燥热故也。或邪热不杀谷，而腹热胀满，虽数日而不食，亦不饥者，不可言为寒也。由阳热太甚而郁结，传化失常，故虽不食，亦不饥也。二证以脉别之自见。

【吐利腥秽】

注云：肠胃寒而传化失常，我子能制鬼贼（"能"原作"虽"，从《素问玄机原病式》改），则己当自实（"则己当自实"句原夺，据《素问玄机原病式》补），故寒胜火衰金旺，而吐利腥秽也。腥者，金之臭也，由是热则吐利酸臭，而寒则吐利腥秽也。亦犹饭浆（"亦犹"原误作"由"，从《素问玄机原病式》改），热则喜酸，寒则水腥也。

【屈伸不便厥逆禁固】

注云：阴水主于清净（"主"原作"生"，从《素问玄机原病式》改），故病寒则四肢

逆冷，而禁止坚固，舒卷不便利也（"利"字原夺，据元本补）。故冬脉沉而短以敦
（"而"字疑衍，《素问玄机原病式》无），病之象也；或病寒尚微（"寒"字原夺，据《素问玄
机原病式》补），而未至于厥逆者（"者"原作"也"，从《素问玄机原病式》改），不可反以
为热；或热甚而成阳厥者（"甚"原误作"去"，从《素问玄机原病式》改），不可反以为
病寒也。然阴厥者之病脉候（"之"原作"元"，《素问玄机原病式》同，不可训，故改），皆
为阴证，身凉、不渴，脉迟细而微，未尝见于阳证也（"尝"原作"常"，从《素问玄机原病
式》改）。其阳厥者之病脉证（"之"原作"元"，《素问玄机原病式》同，不可训，故
改），皆为阳证，热极而反厥，时复反温（"时"原作"而"，从《素问玄机原病式》改），
虽厥而烦渴、谵妄、身热而脉数也。若阳厥极深（"极"原作"逆"，从《素问玄机原病
式》改），而至身冷，反见阴脉，而欲绝者，止为热极而欲死也。经曰：一阴一
阳之谓道，偏阴偏阳之谓疾，阴阳以平为和，以偏为病，万物皆负阴抱阳而生，
故孤阴不长（"长"原作"阳"，从《素问玄机原病式》改），独阳不成，是以阳气极甚，
而阴气极衰，则阳气怫郁，阴阳偏倾，而不能宣行，则阳气蓄聚于内，而不能
营运于四肢，则手足厥冷为阳厥。仲景曰：热深则厥亦深，热微则厥亦微。又
曰：厥当下之，下后厥愈。当以凉药养阴退阳，凉膈散、调胃承气汤下之是也。
大凡治病者，必先明其标本（"标本"下原有"也"字，从《素问玄机原病式》删），标者
末，本者根源也。故经曰：先病为本，后病为标。又曰：标本相传，先以治其
急者（"急"上原衍"治"字，从《素问玄机原病式》删）。又言（"又"原作"若"，从《素问玄
机原病式》改）：六气为本，三阴三阳为标，故病气为本，受病经络脏腑谓之标
（"谓"原作"本"，从《素问玄机原病式》改）。夫标本微甚，治以逆从（"以"元本作"之"，
可从），不可不通也（"也"原作"矣"，从《素问玄机原病式》改）。故经曰：知逆与从，
正行无问；明知标本，万举万当；不知标本，是谓妄行（"谓"原作"以"，从《素问
玄机原病式》改）。正此谓也。

十一、六气方治

（此题原阙，按内容补。）

（一）风凡十二方

【防风通圣散】（方名原夺，据元本补）

治一切风热郁结，气血蕴滞，筋脉拘挛、手足麻痹、肢体焦痿、头痛、昏眩、腰脊强痛、耳鸣、鼻塞、口苦、舌干、咽嗌不利、胸膈痞闷（"闷"原作"塞"，从《黄帝内经宣明论方·风论》改）、咳呕喘满（"咳呕"二字原夺，据《黄帝内经宣明论方·风论》补）、涕唾稠黏、肠胃燥热结（"热结"原作一"涩"字，从《黄帝内经宣明论方·风论》改）、便溺、淋闭；或肠胃蕴热郁结，水液不能浸润于周身，而为小便多出者；或湿热内甚，而时有汗泄者（"时"字原夺，"汗泄"原作"溏泄"，据《黄帝内经宣明论方·风论》补改）；或表之正气与邪热并甚于里（"热"原作"气"，从《黄帝内经宣明论方·风论》改），阳极似阴，而寒战、烦渴者；或热甚变为疟疾，久不已者；或风热走注，疼痛、麻痹者；或肾水阴虚，心火阳热暴甚而中风（"热"上原衍"甚"字，"而"字原夺，据《黄帝内经宣明论方·风论》删补）；或暴喑不语，及暗风痫者（"者"原作"病"，从《黄帝内经宣明论方·风论》改）；或破伤中风，时发潮热、搐搦（"搦"字原夺，惟不成句，故补），并小儿热甚惊风；或斑疹反出不快者（"斑"原误作"班"，"反"原作"未"，从《黄帝内经宣明论方·风论》改）；或热极黑陷，将欲死者；或风热疮疥久不愈者；并解酖酒热毒（"解"字原夺，据《黄帝内经宣明论方·风论》补；"毒"字原夺，据元本补）；及调理伤寒，发汗不解，头项肢体疼痛，并宜服之。

防风二钱半　川芎五钱　石膏一钱　滑石二钱　当归一两　赤芍五钱　甘草二钱半，炙　大黄五钱　荆芥穗二钱半　薄荷叶二两（"叶"字原夺，据元本补）　麻黄五钱，去根苗节　白术五钱　山栀子二钱（"子"字原夺，据元本补）　连翘五钱（剂量原缺，据元本补）　黄芩五钱（剂量原缺，据元本补）　桔梗五钱（剂量原缺，据元本补）　牛蒡酒浸五钱（剂量原缺，据元本补）　人参五钱（剂量原缺，据元本补）　半夏姜制五钱（剂量原缺，据元本补）

上为粗末（此句前原衍"已上共五钱"五字，据文义由整理者删），每服四钱，水一盏，生姜三片，煎至六分，去滓，温服。不计时候，日三服。病甚者五七钱至一两；极甚者，可下之，多服，二两（"二两"二字原夺，据元本补）三两，得利后，却当服三五钱，以意加减。病愈，更宜常服（"常服"下元本有"二三两"三字），则无所损，不能再作。

【灵砂丹】

治风热郁结，血气蕴滞，头目昏眩、鼻塞清涕、口苦、舌干、咽嗌不利、胸膈痞闷、咳嗽、痰实，肠胃燥涩，小便赤；或肾水阴虚，心火炽甚；及偏正头风痛、发落、齿痛、遍身麻木、疥癣疮疡；一切风热，并皆治之。

独活　羌活　细辛　石膏　防风　连翘　薄荷各三两　川芎　山栀　荆芥

芍药　当归　黄芩　大黄生　桔梗以上各一两（剂量原夺，据元本补）　全蝎微炒半两

（剂量原夺，据元本补）　滑石四两　菊花　人参　白术各半两　寒水石一两，生用

砂仁一钱　甘草三两，生　朱砂一两，为衣

上为细末，炼蜜为丸，每两作十丸，朱砂为衣。每服茶清嚼一丸（"服"

字原夺，据文义补），食后服。

【神仙换骨丹】

治气血凝滞，营卫郁结，风热湿气相搏筋骨之间，内舍偏虚，发为不遂

之病，气感八风，血凝五痹，筋挛、骨痛、瘫痪、偏枯，一切风证，并宜治

之。服之神妙，难以言宣。

槐角炒黄熟　桑白皮去皮　川芎　苍术泔浸去皮（"泔浸去皮"四字原夺，据元本补）

白芷　蔓荆子去萼　人参（"人参"二字原夺，据元本补）威灵仙　何首乌　防风各二

两（"各二两"三字原夺，据元本补）　苦参　五味子　香附各一两　麝半两，别研　麻

黄十斤　朱砂水飞一两（"一两"二字原夺，据元本补）

上将麻黄去根、苗（"苗"下元本有"不去麻黄"四字）、节，用河水三石三斗

三升，小斗七升是也，熬至六升，滤去麻黄，澄清再熬至二升半，入其余药

末，每一两三钱作十丸，朱砂为衣。每一丸（"每"下元本有"服"字），酒一盏，

浸至晚，溶化（"化"下元本有"开"字），临卧服。

【不换金丹】

退风散热。治风有二法，行经（"行"原作"引"，据下句改）、和血，及开发

腠理（"发"字原夺，据元本补）。经脉凝滞，非行经则血不顺，是治于内也。皮肤

郁结，非开发则营卫不和，是调理于外也。此亦发散之药也。

荆芥穗　白僵蚕炒　天麻　甘草各一两　羌活去芦　川芎　白附子生　川乌

头生　蝎梢去毒炒　藿香叶各半两（"叶"字原夺，据元本补）　薄荷三两　防风一两

上为细末，炼蜜丸弹子大，每服细嚼（"嚼"原误作"叻"，不可训，故改），茶

清下。如口㖞向左，即右腮上涂之（"腮"原误作"缌"，据文义改），即止。

【花蛇续命汤】

治卒中风，牙关紧急、精神昏愦、口眼㖞斜、不知人事、痰涎不利、喉

中作声。

白花蛇酒浸，去皮骨，焙干　全蝎炒　独活去土（"去土"二字原夺，据元本补）　　天

麻　附子　人参　防风　肉桂　白术　藁本　白附子炮　赤箭　川芎　细辛去叶　甘草炙　白僵蚕去丝灰炒　半夏汤浸切（"切"字原夺，据元本补）　白茯苓去皮　麻黄去节，水煮三沸去沫，细切，以上各一两

上为粗末，每服五钱，水一盏（"盏"原误作"琖"，据元本改），生姜五片，煎至七分，去滓，稍热服，不拘时。

【加减冲和汤】

治中腑之病，宣外阳，补脾胃，泻风木，实表里，养营卫。

柴胡五分　升麻三分　黄芪五分　半夏二分　黄芩　陈皮　人参　芍药　甘草各二分半　当归　黄柏酒浸，各三分

上锉如麻豆大，作一服，水二盏（"盏"原误作"琖"，据元本改），煎至一盏（"盏"原误作"琖"，据元本改），去滓，稍热服（"服"字原夺，据元本补）。如有自汗多者，加黄芪半钱（"芪"原误作"芩"，"钱"原误作"分"，据元本改）；嗽者加五味子二十粒（"味"原误作"倍"，据元本改；"粒"原作"立"，训为音误，故改）。

【防风天麻散】（"散"原作"汤"，据元本改）

治风痹走注，肢节疼痛；中风偏枯；或暴瘖不语，内外风热壅滞；解昏眩。

防风　川芎　天麻　羌活　白芷　当归　草乌头　白附子　荆芥穗　甘草炙，各半两　滑石二两

上为末，热酒化蜜少许，调半钱，加至一钱，觉药力运行微麻为度。或炼蜜丸如弹子大（"丸"字原夺，据元本补），每服一丸，热酒化下。或半丸，细嚼，白汤下亦得。散郁结，宣气血。如甚者，服防风通圣散。

【祛风丸】

治风偏，手足颤掉（"颤"原误作"战"，据元本改）、语言謇涩、筋骨痛。

乌头炮（"乌头"元本作"川乌头"）　天南星　草乌头炮　半夏　绿豆粉各一两　甘草　川芎　白僵蚕（"白僵蚕"下，元本有"糯米浸去丝"五字）　藿香　零零香　地龙　蝎梢各三两　川姜半两，炮

上末一两，用绿豆粉一两，白面二两，滴水丸梧桐子大。每三五丸，细嚼，茶清下，或五七丸亦得，食后服，初服三丸，渐加多（"渐多加"元本作"以渐加之"）。

【大通圣白花蛇散】

中腑之药也。大治诸风（"大"字据文义当衍），无问新久，手足軃曳、腰脚

缓弱、行步不正、精神昏昧、口眼㖞斜、语言謇涩、痰涎壅盛、筋脉拿急、肌肉顽痹、皮肤燥痒、骨节疼（"疼"元本作"疼痛"二字）、目眩、下注腰脚疼痛腿重、肿疡生疮；或痛无常处（"处"字原夺，据文义补），游走不定（"走"原作"步"，形误，故改）；及风气上攻，面浮肿（"肿"字原夺，据文义补）、耳鸣，并宜服之。

天麻去苗　赤箭　防风去苗（"去苗"二字原夺，据元本补）　藁本　木香（"木香"原作"香木"，据文义乙转）　海桐皮　肉桂　杜仲炒　干山药　当归　威灵仙　白附子炮　菊花　蔓荆子　羌活去芦　虎骨酥炙（"酥炙"二字原夺，据元本补）　白芷　干蝎（"干"字原夺，据元本补）　白花蛇酒浸去皮，骨肉用　萆薢　甘草炙　牛膝去苗　郁李仁去皮研　厚朴姜制，各一两

上为末，每服一钱至二钱，温酒调下，荆芥汤调下亦得，空心服之。常服祛风逐气，通行营卫，久病风人，尤宜常服。轻者中风（"者"原误作"可"，据文义改），不过二十服，平安如故。

【活命金丹】

治风中脏，不语、半身不遂、肢节顽痹、痰涎上潮、咽嗌不利、饮食不下、牙关紧禁；及解一切药毒（"药毒"元本作"药毒酒毒"），发热、腹胀、大小便不利、胸膈痞满；上实下虚，气闭面赤；汗后余热不退；劳病诸证（"证"原作"药"，据文义改）；无问老幼妇人，俱得服之。

川芎　甘草　板蓝根　葛根各一两　龙脑二钱，研　麝香二钱，研　牛黄研五分（"五分"二字原夺，据元本补）　生犀　桂各三钱（"各"字原夺，据文义补）　珠子粉半两　川大黄二两半　甜硝一两　辰砂四钱，一半为衣　青黛三钱　薄荷五钱

上为细末，炼蜜同水浸蒸饼，糊为剂，每一两作十丸，别入朱砂为衣，就湿，以真金箔四十叶为衣。腊月修合（"腊"原误作"葛"，据文义改），瓷器内收贮，多年不坏。如风毒，茶清送下；解毒药（"毒药"元本作"药毒"），新冷水化下；余热劳病，及小儿惊热，薄荷汤化下。以上煎（"煎"元本作"并"），量大小加减用之。

【至宝丹】

治卒中风急不语；中恶气绝（"绝"字原夺，据《太平惠民和剂局方·诸风》补）；中诸物毒（"中"上原衍"卒"字，据《太平惠民和剂局方·诸风》删）；暗风；中热疫毒（"中"原误作"卒"，从《太平惠民和剂局方·诸风》改）；阴阳二毒（"二"原作"三"，从

《太平惠民和剂局方·诸风》改）；山岚瘴气毒（"山""气"二字原夺，据《太平惠民和剂局方·诸风》补）；中暑毒（"中"上原衍"误"字，据《太平惠民和剂局方·诸风》删）；产后血晕；口鼻血出，恶血上攻心，烦躁（"烦"上原衍"毒"字，据《太平惠民和剂局方·诸风》删）；心肺积热；霍乱吐利（"霍"原误作"藿"，据文义改）；风注筋惕；大肠风秘（"秘"原作"涩"，从《太平惠民和剂局方·诸风》改）；神魂恍惚、头目昏眩（"昏"原作"风"，从《太平惠民和剂局方·诸风》改）、眠卧不安、唇口干焦；伤寒狂语；小儿急惊；风热卒中；客忤，不得眠睡（"睡"字原夺，据元本补）；惊风搐搦（"惊风"上原衍"烦躁"二字，与前文复，故删）。以上无不治者。

辰砂五两，水飞　生犀五两　麝香二两半　玳瑁五两　牛黄二两　龙脑五两，水飞　人参五两　银箔一百二十片，一半为衣，余入药（"余入药"元本作"百箔入药"）　琥珀五两　安息香五两，用酒半升熬膏　金箔二百二十片，一半为衣，余入药（"余入药"元本作"一百二十箔"）　雄黄一两半　南星三两，水煮软，切片。一法：酒二升半，浸蒸七次，焙干用。

上为细末，半用安息香膏（元本无"半"字，疑衍），次炼蜜，一处搜和为丸，梧桐子大，每服三丸至五丸，煎人参汤下之。小儿一丸至二丸（"一丸"二字原夺，据元本补），汤下之同上。

【牛黄通膈汤】

治初病风证，觉一二日实，则急下之。

牛黄二钱，别研　大黄一两　甘草一两，炙　朴硝三钱，别研

上件为末，每服一两，水二钟，除牛黄、朴硝外，煎至一盏，去滓，入牛黄、朴硝一半调服，以利三二行为度。未利，再量虚实加减服之。

（二）暑热凡十方

【白虎汤】

伤寒大汗出后，表证已解，心胸大烦，渴欲饮水；及吐或下后七八日，邪毒不解，热结在里，表里俱热，时时恶风、大渴、舌上干燥而烦、欲饮水数升者，宜服之；又治夏月中暑毒，汗出、恶寒、身热而渴。

知母去皮，一两半　甘草一两，炙　粳米一合　石膏乱文者，别研，四两

上为末，每服三钱，水一盏半，煎至一盏（"盏"原误作"钱"，据文义改），去滓，温服。小儿量力与之。或加人参少许同煎亦得，食后服。此药立夏后立

（"立"字原夺，据文义补）秋前可服，春时及秋后并亡血虚人不宜服。

【桂苓甘露饮】

治饮水不消，呕吐、泻利；流湿润燥，宣通气液；水肿、腹胀（"腹"原作"胀"，据文义改）、泄泻不能止者（"止"原误作"上"，形误，故改）。兼治霍乱吐泻、下利赤白、烦渴；解暑毒大有神效，兼利小水。

白茯苓_{去皮}　白术　猪苓　甘草_炙　泽泻_{以上各一两}　寒水石_{一两，别研}　桂_{去粗皮，半两}　滑石_{二两，别研}（"滑石"原夺，据元本补）

上为末，或煎，或水调，二三钱任意，或入蜜少许亦得。

【桂苓白术散】（《黄帝内经宣明论方》中，该方无木香、藿香、人参，有猪苓）

治冒暑、饮食所伤转甚，湿热内甚，霍乱吐泻、转筋急痛、腹满、痞闷（"痞"原作"痛"，据文义改）；小儿吐泻惊风，宜服之。

木香　桂枝　藿香　人参　茯苓_{去皮}，各半两（"两"字原夺，据《黄帝内经宣明论方》补）　甘草_炙　白术　葛根　泽泻　寒水石_{各一两}　滑石（分量原缺，《黄帝内经宣明论方》作四两，可参）　石膏（分量原缺，《黄帝内经宣明论方》作二两，可参）

上为末，每服三钱，白汤调下，新水或生姜汤亦得。

【益元散】

桂府滑石_{二两，烧红}　甘草_{一两}

上为极细末，每服三钱，蜜少许，温水调下，无蜜亦得。或饮冷者，新水亦得。或发汗，煎葱白、豆豉汤调，无时服。

【竹叶石膏汤】

治伤寒解后，虚羸少气，气逆欲吐（"欲吐"二字原夺，据元本补）。

淡竹叶_{六钱半，锉}　石膏_{四两，别研}　人参　甘草_{炙，各半两}　麦门冬_{一两半}　半夏_{二钱半，汤洗}

上锉如麻豆大，每服五钱，水一盏半，入粳米百余粒，煮取八分，米熟（"米熟"下元本有"汤成"二字），去滓温服。

【化痰玉壶丸】

南星　半夏_生（"生"元本作"并生用"三字）　天麻_{各一两}　白面_{三两}

上为细末，滴水丸梧子大（元本"丸"下有"如"字），每服二十丸，用水一大盏（"盏"原误作"壶"，据元本改），先煎令沸，下药煮，候浮，漉出，方熟。放温，别用生姜汤下，不拘时候。

【四君子汤】

治烦热、燥渴。

白茯苓去皮　人参去芦　甘草炙　白术各等分

上吹咀，每服三钱（"每服"原作一"以"字，据元本改），水一盏，煎至七分，去滓，温服。

【白术散】

治诸烦热渴（元本无"热"字），津液内耗，不问阴阳，服之止渴生津液。

白术　人参（"人参"下，元本有"去芦"二字）　白茯苓去皮　甘草炙　藿香（"藿香"元本作"藿香叶"）　木香各一两　干葛二两

上为粗末，每服三钱，水一盏，煎至七分，去滓，温服，不拘时（"不拘时"元本作"不计时候"）。

【小柴胡汤】

治伤寒、温病（"伤寒、温病"元本作"温热病，身热"），恶风、颈项强急、胸膈肋痛、呕哕、烦渴、寒热往来、身面皆黄、小便不利、大便秘硬；或过经未解，潮热不除；及瘥后劳复，发热、头痛；妇人伤风，头痛、烦热，经血适断，寒热如疟，发作有时；及产后伤风，头痛烦热，并宜服之。

柴胡四两，去苗　黄芩　人参　半夏汤洗七次　甘草各一两半

上为粗末，每服二钱（"二钱"元本作"三钱"），水一盏半，生姜五片，枣子一枚，擘破，同煎至七分，去渣，热服，不拘时。小儿分作二服，更量加减。

【升麻葛根汤】

治大人小儿时气瘟疫，头痛、发热、肢体烦热；疮疹未发（"疮疹未发"元本作"疮疥已发未发"），并宜服之。

升麻　葛根（元本"葛根"下有"锉"字）　甘草炙　芍药各半两

上为末，每服三钱，水一盏半，煎至一盏，去渣，稍热服，不拘时。日进二三服，病去身凉为度。小儿量力与服。

（三）湿　土凡九方

【葶苈木香散】

治湿热内外甚（"甚"原作"余"，从《黄帝内经宣明论方》改），水肿、腹胀（"腹"

字原夺，据《黄帝内经宣明论方》补）、小便赤涩、大便滑泻。

葶苈　茯苓去皮　白术　猪苓去皮，各一两　木香半钱　泽泻　木通　甘草各半两　桂一钱　滑石三两（"三两"二字原夺，据《黄帝内经宣明论方》补）

上为细末，每服三钱，白汤调下，食前服。此药下水湿（"湿"原夺，据《黄帝内经宣明论方》补），消肿胀，止泻利，利小便。若小便不得通利，而反转泄者，此乃湿热癃闭极深（"癃"《黄帝内经宣明论方》作"痞"），而攻之不开，故反为注泻（元本"故"作"是能"二字），此正气已衰，多难救也。慎不可攻之，而无益耳。

【白术木香散】

治喘嗽、肿满，欲变成水病者（"者"字疑衍，但《黄帝内经宣明论方》亦有），不能卧、不欲饮食（"欲"《黄帝内经宣明论方》作"敢"）、小便闭者。

白术　猪苓去皮　泽泻　赤茯苓以上各半两　木香　陈皮去白，各二两（"各"字原夺，据文义补；"去白"二字原在剂量后）　槟榔　官桂各二钱　滑石三两（"三两"二字原夺，据《黄帝内经宣明论方》补）

上为粗末，每服五钱，水一盏，生姜三片，煎至七分，去渣，食前温服（"食前"，《黄帝内经宣明论方》作"食后"）。

【大橘皮汤】

治湿热内甚、心腹胀满、水肿、小便不利、大便滑泄。

橘皮一钱半（"钱"，《黄帝内经宣明论方》作"两"，元本亦作"两"）　木香一钱（"钱"《黄帝内经宣明论方》作"两"，元本作"分"）　滑石六钱（"钱"元本作"两"）　槟榔三钱　茯苓一两，去皮（"去皮"二字原夺，据《黄帝内经宣明论方》补）　猪苓去皮（"去皮"二字原夺，据《黄帝内经宣明论方》补）　泽泻　白术　官桂各五钱（"五钱"元本作"半两"）　甘草三钱（"三钱"元本作"二钱"）

上为末，每服五钱，水一盏，生姜五片（"生"字原夺，据元本补），煎至七分，去渣，温服。

【桂苓白术丸】（"苓"原误作"花"，从《黄帝内经宣明论方》改）

消痰逆，止咳嗽，散痞满壅塞（"满"原误作"散"，从《黄帝内经宣明论方》改），开坚结痛闷，推进饮食（"推"字原夺，据《黄帝内经宣明论方》补），调和脏腑，无问寒湿湿热（"湿热"原夺"湿"字，据《黄帝内经宣明论方》补），呕吐、泻利，皆能开发，以令遍身流湿润燥，气液宣平而愈。并解酒毒；兼疗肺痿痨嗽；水肿、腹胀（"腹"字原夺，据《黄帝内经宣明论方》补）、泻利不能止者，服之。利止为度，后随证治之。

棟桂（"棟桂"二字原夺，据《黄帝内经宣明论方》补）　干生姜各一分（"各一分"三字原夺，据《黄帝内经宣明论方》补）　茯苓去皮　半夏各一两　白术（"茯苓"至"白术"十一字原夺，据《黄帝内经宣明论方》补）　红皮去穰　泽泻各半两

上为末（"为末"二字原夺，据《黄帝内经宣明论方》补），面糊为丸，如小豆大（"如"字原夺，据《黄帝内经宣明论方》补），每服二三十丸，生姜汤下（"生"字原夺，据《黄帝内经宣明论方》补），日进三服。病在膈上（"在"字原夺，据《黄帝内经宣明论方》补），食后服；膈下，食前服；在中者（"在"字原夺，据《黄帝内经宣明论方》补），不拘时。或一法：加黄连半两，黄柏二两，水丸（"水丸"二字原夺，据《黄帝内经宣明论方》补），取效甚妙。

【六一散】

治身热、呕吐、泄泻、肠癖下利赤白；治癃闭淋痛，利小便；偏荡胃中积聚寒热，宣积气（"宣积气"原作"益精"，从《黄帝内经宣明论方》改），通九窍六腑，生津液（"生"字原夺，据《黄帝内经宣明论方》补），去留结，消蓄水，止渴，宽中（"宽"原作"利"，从《黄帝内经宣明论方》改），除烦热心躁；治腹胀痛，补益五脏，大养脾、胃、肾之气；理内伤阴痿，安魂，定魄，补五劳七伤，一切虚损；主痫痉（"痫"上原衍"病"字，从《黄帝内经宣明论方》删）、惊悸、健忘、心烦满、短气、脏伤咳嗽、饮食不下、肌肉疼痛；治口疮、牙齿疳蚀，明耳目、壮筋骨、通经脉（"经"原作"血"，从《黄帝内经宣明论方》改）、和血气、消水谷，保真元；解百药酒食邪毒，耐劳役饥渴（"耐"原误作"及"，"役"原误作"疫"，从《黄帝内经宣明论方》改），宣热（"宣"原作"寒"，从《黄帝内经宣明论方》改），辟中外诸邪所伤（"辟"原误作"逼"，从《黄帝内经宣明论方》改）；久服强志、轻身、驻颜、延寿；及解中暑（"中"字原夺，据《黄帝内经宣明论方》补）、伤寒、疫疠、饥饱、劳损、忧愁、思虑、恚怒（"恚"原误作"慧"，从《黄帝内经宣明论方》改）、惊恐、传染，并汗后遗热（"后"原误作"热"，从《黄帝内经宣明论方》改），劳复诸病；并解两感伤寒，能令遍身结滞宣通，气和而愈（"气和"原作"血气"，从《黄帝内经宣明论方》改）；及妇人下乳催生；并产后损液血衰，阴虚热甚；一切热病，并宜服之；兼防发吹奶乳痈（"防"原作"妨"，"防"上原衍"不患"二字，"痈"字原夺，据《黄帝内经宣明论方》改删补），或已觉吹乳乳结，顿服即愈；乃神验之仙药也，惟孕妇不可服。

滑石六两，烧红　甘草一两，微炒

上为细末，每服三钱，蜜少许，温水调下，无蜜亦得，日三四服，或水调下亦得。解利发汗，煎葱白、豆豉汤下四钱，并三四服，（"或水调"以下二十三字原夺，据元本补）以效为度（"效"原误作"故"，从《黄帝内经宣明论方》改）。此药寒凉，解散郁热（"郁热"原作"热郁"，从《黄帝内经宣明论方》乙转），若病甚不可解（"若"原误作"疫"，从《黄帝内经宣明论方》改；"可"字《黄帝内经宣明论方》无，当衍），多服无害，但有益耳。

【五苓散】

治伤寒温热，病在表里未解，头痛、发热、口燥、咽干、烦渴饮水、或水入即吐、小便不利；及汗出表解，烦渴不止者，宜服之；及治霍乱吐利，烦渴饮水。

泽泻二两半　猪苓　赤茯苓去皮　白术　官桂去皮，各一两

上为粗末，每服三钱，热汤下。恶热，欲饮冷者，新水调下；或生姜汤下愈妙（"妙"原误作"加"，从《黄帝内经宣明论方》改）。或加滑石二两甚佳；或喘、嗽、咳（"咳"字《黄帝内经宣明论方》无，当衍）、烦心不得眠者（"眠"原作"安"，从《黄帝内经宣明论方》改），加阿胶半两。及治瘀热在里，身发黄疸，浓煎茵陈蒿汤调下，食前服；疸病发渴，及中水引饮，亦可服，新汲水调下。小儿加白术末少许；如虚热（元本"如"下有"发"字），加黄芪、人参末少许。

【赤茯苓丸】

治脾胃水湿太过（"水"原夺，据文义加），四肢肿满、腹胀；喘逆，气不宣通，小便赤涩。

葶苈四两，炒　防己二两　赤茯苓一两　木香半两

上为细末，枣肉丸梧桐子大，每服三十丸，桑白皮汤食前下。

【人参葶苈丸】

治一切水肿（"一切水肿"《黄帝内经宣明论方》作"水湿气通身肿满"），喘满不可当者（"喘"，《黄帝内经宣明论方》无）。

人参一两，去芦（"一两"二字原夺，据《黄帝内经宣明论方》补）　苦葶苈炒，四两

上为细末，枣肉丸梧子大，每三十丸煎桑白皮汤下。

【海藻散】

治男子遍身虚肿、喘、满闷不快者。

海藻_{锉碎} 川大黄 大戟_{并锉} 续随子_{去壳，以上各二两}

上件，好酒二钟，净碗内浸一宿（"一"原误作"不"，据文义改），取去晒干候用（"候"元本作"后"）。

甘遂_{面炒黄色，一两} 白牵牛_{生，一两} 滑石_{半两} 肉豆蔻（"肉豆蔻"下，元本有"一个"二字） 青皮_{去穰} 橘皮_{去白，以上各一两}

上为细末，每服二钱，如气实者，三钱半（元本无"半"字），平明冷茶清调下。至辰时取下水二三行，肿减五七分；隔二三日（元本无"三"字），平明又一服，肿消。鱼肉盐皆忌。一曰：小儿肿一钱（元本"肿"下有"服"字），五岁以下者半钱，孕妇勿服。

（四）火凡十一方

【凉膈散】

治伤寒表能不解（"寒"字原夺，据《黄帝内经宣明论方》补；"能"字《黄帝内经宣明论方》无，疑衍），半入于里（"半入于里"原作"汗在里"，从《黄帝内经宣明论方》改），下证未全；下后燥热怫结于内（"结"原作"怫"，从《黄帝内经宣明论方》改），心烦懊恢不得眠；脏腑积热，烦、渴、头昏、唇干、咽燥、喉痹、目赤、颊硬（"颊硬"二字，《黄帝内经宣明论方》作"烦渴"）、口舌生疮、咳唾稠黏、谵语狂妄；肠胃燥涩，便溺闭结（"便"字原夺，据《黄帝内经宣明论方》补）；风热壅滞，疮癣发斑（"斑"原误作"班"，从《黄帝内经宣明论方》改）；惊风热极，痘原作"豆"黑陷欲死者。

连翘_{一两} 山栀（"山栀"元本作"山栀子"） 大黄 薄荷（"薄荷"元本作"薄荷叶"） 黄芩_{以上各半两} 甘草_{一两半} 朴硝_{一钱}（"朴硝"原排在"薄荷"与"黄芩"之间，以其分量与他药悬殊，从《黄帝内经宣明论方》移此）

加减法：咽喉痛（"痛"原误作"及"，从《黄帝内经宣明论方》改）、涎嗽，加荆芥半两（"加"字原夺，据《黄帝内经宣明论方》补），桔梗一两；咳而呕者，加半夏半两，每服生姜三片同煎（"服"字原夺，据《黄帝内经宣明论方》补）；血衄呕血，加当归（"加"字原夺，据《黄帝内经宣明论方》补）、芍药各半两，生地黄一两；淋者加滑石四两，茯苓一两；（"芍药"以下二十一字原夺，据元本补）风眩目痛（"眩目"二字《黄帝内经宣明论方》无），加川芎半两，石膏三两，防风半两；斑疹加葛根一两（"斑"原误作"班"，据文义改；"斑"《黄帝内经宣明论方》作"酒毒"二字），荆芥半两，赤芍、川芎、防风、桔梗各半两。

上为末，每服二钱至五钱，水一盏，蜜少许，同煎至七分，去渣温服。虚实加减如前。或小儿可服七分、八分。或无热，甚黑陷，腹胀、喘急、小便赤涩而将死者，此一服，更加大承气汤约下之，得和者即瘥（"和"原作"利"，从《黄帝内经宣明论方》改）。

【黄连解毒汤】

治伤寒杂病（"杂"原作"热"，从《黄帝内经宣明论方》改）、燥热毒，烦闷、干呕、口燥（"口"原误作"吐"，从《黄帝内经宣明论方》改）、呻吟、喘满，阳厥极深，蓄热内甚（"甚"原误作"其"，从《黄帝内经宣明论方》改），俗妄传为阴毒者（"为"原误作"于"，从《黄帝内经宣明论方》改）；及汗吐下后（"汗吐下后"原作"下之前后"，从《黄帝内经宣明论方》改），寒凉诸药，不能退热势（"寒凉诸药，不能退热势"原作"寒热不退，诸药无验"，从《黄帝内经宣明论方》改），并两感证同法（"法"字原夺，据《黄帝内经宣明论方》补）。

黄连　黄柏　黄芩　大栀子各半两

上锉如麻豆大（"锉"字原夺，据《黄帝内经宣明论方》补），每服半两，水一盏，煎至四分，去渣温服。或腹满、呕吐，或欲作利者，每服加半夏三个（元本"三个"下有"生用"二字），厚朴二钱，茯苓四钱去皮，水一盏半，姜三片，煎半盏（元本"煎"下有"至"字），去滓温服，名曰黄连半夏解毒汤。

【三一承气汤】（"汤"字原夺，据《黄帝内经宣明论方》补）

治伤寒杂证，内外所伤，日数远近，腹满、咽干、烦渴、谵妄、心下按之硬痛、小便赤涩、大便结滞；或湿热内甚而为滑泄（"甚而"二字原夺，据《黄帝内经宣明论方》补），热甚喘咳、闷乱、惊悸、狂癫（"癫"原误作"颠"，据元本改），目病口疮，舌肿喉痹痈疡，阳明胃热发斑（"斑"原作"班"，从《黄帝内经宣明论方》改），脉沉而可下者；小儿热极风惊，潮搐、昏塞，并斑疹黑陷不起（"斑"原作"班"，从《黄帝内经宣明论方》改；"起"原作"退"，据文义改）、小便不通、腹满欲死；或斑疹后（"斑"原作"班"，从《黄帝内经宣明论方》改），热不退，久不作痂；或作斑痛疮癣（"斑"原作"班"，从《黄帝内经宣明论方》改），久不已者；怫热内盛、疝癖坚积、黄瘦疟疾、久新暴卒心痛、风痰酒隔（"隔"原作"膈"，从《黄帝内经宣明论方》改）、肠垢积滞、久壅风热（"壅"原作"瘫"，从《黄帝内经宣明论方》改）、暴伤酒食，烦心闷乱、脉数沉实；或肾水阴虚，阳热暴甚，而僵仆卒中；一切暴瘖不语，蓄热内伤（"伤"元本作"甚"），阳厥极深，脉反沉细欲绝；或表之冲和正气（"之"字原夺，据《黄帝内经宣明论方》补），与邪气并之于里（"之"原误作"心"，从《黄帝内经宣明论方》改），则里热亢极似阴（"似"原误作"以"，从《黄帝内经宣明论方》改），反为寒战、脉微而绝；或风热燥甚（"热"字原夺，据《黄帝内经宣明论方》补），客于下焦，而大小便涩滞不通者；或产妇死胎不下（"妇"原作"后"，从《黄帝内经宣明论方》改）；或两感表里热甚，须可下者（"者"字原夺，据《黄帝内经宣明论方》补）。

大黄　芒硝　枳壳　厚朴各半两　甘草一两

上锉如麻豆大，水一盏半（"水"字上原衍"分一半"三字，据《黄帝内经宣明论方》删），姜三片，煎至六分，下硝一二沸，去渣热服，以利为度。热甚者，作一服，得利为效，临时消息。

【八正散】

治大人小儿心经邪热，一切蕴毒，咽干、口燥、大渴引饮、心忪、面热、烦躁不宁（"烦"字原夺，"躁"原作"燥"，据《卫生宝鉴》卷十七补改）、目赤、睛痛、唇焦、鼻衄、口舌生疮、咽喉肿痛；又治小便赤涩，或癃闭不通，及热淋、血淋，并宜服之。

大黄面裹煨干用　瞿麦　木通　萹蓄（"蓄"原误作"竹"，从《卫生宝鉴》卷十七改）　车前子　山栀　甘草炙　滑石以上各一两

上为散，每服二钱，水一盏，入灯心些子（"入"字原夺，据《卫生宝鉴》卷十七补；"些子"二字当衍），煎至七分，去滓温服，食后临卧。小儿量力与之。

【洗心散】

治风壅壮热、头目昏痛、肩背拘急（"拘"字原夺，据《卫生宝鉴》卷六补）、肢节烦疼；热气上冲，口苦、唇焦、咽喉肿痛、痰涎壅滞、涕唾稠黏、心神烦躁、眼涩睛疼；及寒热不调（"热"字原夺，据文义补），鼻塞、声重、咽干、多渴、五心烦热、小便赤涩、大便闭硬宜服。

大黄面裹煨净用　甘草炙　当归去苗洗　芍药　麻黄去根　荆芥穗各半两　白术三钱半

上为细末，每服二钱，水一盏，生姜、薄荷各少许，同煎至七分，纳硝更上火煎一二沸去滓，温服。如小儿麸痘原作"豆"疮疹，欲发先狂语、多渴，及惊风积热，可服一钱，并临卧服。如大人五脏壅实，欲要溏转，加至

四五钱，乘热服之。（"去滓"以下至末共五十一字原夺，据元本补）

【调胃承气汤】（此条共计一百另九字，原夺，据元本补）

治胃中热实而下满，一切胃经实热者，皆可服之。

甘草炙，半两　芒硝半两　大黄半两

《内经》曰：热淫于内，治以咸寒，佐以苦甘。芒硝咸寒以除热，大黄苦寒以荡实，甘草甘平以助二物，推陈致新法也。

上件锉如麻豆大，水一盏，煮二味至七分，去滓，纳硝更上火煎一二沸，服之。

【大承气汤】

治痞满燥实，地道不通。

大黄苦寒，一两　厚朴苦寒姜制，二两　芒硝咸寒，一合　枳壳五个，去穰麸炒

《内经》曰：燥淫于内，所胜以苦下之。大黄、枳实之苦，以除燥热。又曰：燥淫于内，治以苦温。厚朴之苦下燥结。又曰：热淫所胜，治以咸寒。芒硝之咸，以攻郁热蕴结（"《内经》曰"以下至"蕴结"共六十字，原夺，据元本补）。

上四味，以水五升，先煮二味，取三升，去滓；纳大黄，取二升，去滓；入芒硝，更上火微煎一二沸。分二服（"分二服"元本作"分温再服"），得下勿服余者。方内去硝，即小承气汤也，治证同。

【柴胡饮子】

解一切肌热、蒸热、积热，及寒热往来，蓄热，或寒战；及伤寒发汗不解；或不经发汗传受，表里俱热，口干、烦渴；或表热入里，下证未全，下后热未除（"除"原作"愈"，从《卫生宝鉴》卷六改）；及汗后余热、劳复；或妇人经病不快，产后但有如此之证，并宜服之。乃气分热也。

柴胡　人参　黄芩　甘草炙　大黄　当归　芍药各半两

上为粗末，每服四钱，水一盏，姜三片，煎至六分，去滓温服。小儿分三服，不拘时日，三服除病为度，热甚者加服（"甚者"原作一"度"字，从《卫生宝鉴》卷六改）。

【白虎汤】

方见前暑热内（"见"原误作"现"，据文义改；"暑热"原作"热暑"，据文义乙转），此方加"甘草"半两。

【桃仁承气汤】

治热结膀胱，其人如狂，热在下焦，与血相搏，血下则热随出而愈（"随"原作"血"，从《卫生宝鉴》卷六改）。

芒硝　甘草　桂枝各六钱（"枝"原作"皮"，从《卫生宝鉴》卷六改）　桃仁五十个，去皮尖　大黄一两三钱

甘以缓之，辛以散之。小腹急结，缓以桃仁之甘；下焦蓄血，散以桂枝之辛。大热之气（"大"原作"火"，从《卫生宝鉴》卷六改），寒以取之（"取"原作"收"，从《卫生宝鉴》卷六改）。热甚搏血，加二物于调胃承气汤中也（"二"原作"三"，"也"原作"之"，从《卫生宝鉴》卷六改）。

上五味，㕮咀（"㕮咀"二字原夺，据《卫生宝鉴》卷六补），以水二升三合，煮取一升二合，去滓，纳芒硝，煎一二沸，分五服。

【神芎丸】

（据主治所述，此方名应为"藏用丸"或"显仁丸"，然《黄帝内经宣明论方》亦为此名，其卷四之"妙功藏用丸"，药品与方名又适相左，存疑待考。）

治一切热证，常服保养、除痰、消酒食、清头目、利咽膈，能令遍身结滞宣通，气利而愈，神强体健（"健"原作"重"，从《黄帝内经宣明论方》改），耐伤省病（"省"字原夺，据《黄帝内经宣明论方》补）；并妇人经病、产后血滞、腰脚重痛、小儿积热、惊风潮搐。藏用丸（"藏"字原夺，据《黄帝内经宣明论方》补），亦曰显仁丸。加黄连、薄荷、川芎各半两，名曰神芎丸。

大黄　黄芩各二两　牵牛　滑石各四两

上为末，滴水丸如小豆大，或炼蜜丸亦妙。每十五丸加至五、七十丸，温水下，冷水亦得。

（五）燥 凡十方（元本"燥"下有"金"字）

【脾约丸】

约者，结约之象（"结约"原作"约束"，与下文复，故改），又曰"约束"之"约"也。《内经》曰：饮入于胃，游溢精气，上输于脾，脾气散精，上归于肺，通调水道，下输膀胱，水精四布，五经并行，为其津液者（"为"字原夺，据文义补）。脾气结，约束精液，不得四布五经，但输膀胱（"胱"原误作"光"，据文义改），致小便数，大便硬，故曰"其脾为约"。麻仁味甘平，杏仁甘温，

《内经》曰"脾欲缓，急食甘以缓之"，麻仁、杏仁润物也，《本草》曰"润可以去枯"，肠燥必以甘润之物为主，是以麻仁为君，杏仁为臣；枳壳味苦寒，厚朴味苦温，润燥者必以甘，甘以润之，破结者必以苦，苦以泄之，枳壳、厚朴为佐，以散脾之约；芍药味酸微寒，大黄味苦涌泄为阴（"黄"原误作"寒"，据文义改），芍药、大黄为使，以下脾之结。燥润结化，津液还入胃中，则大便利，小便数愈。

麻仁一两　白芍药　枳壳　厚朴各半两　大黄二两　杏仁汤浸去皮尖，研，三钱（"浸"字原夺，据文义补）

上为极细末，蜜丸梧子大，米饮下三十丸（"丸"原作"日"，从元本改），日进三服，渐加，以利为度。

【润肠丸】

治脾胃中伏火（"中"字原夺，据《卫生宝鉴》卷十七补），大便秘涩（"涩"字原夺，据《卫生宝鉴》卷十七补），或干燥不通（"不通"上原衍"秘涩"二字，从《卫生宝鉴》卷十七删），全不思食，此乃风结秘（"此乃"原作一"及"字，从《卫生宝鉴》卷十七改）、血结秘，皆令闭塞也。风以润之，血以和之（"风以润之，血以和之"原作"以润风燥"四字，从《卫生宝鉴》卷十七改），和血疏风，自通利矣。

麻仁　桃仁去皮尖　羌活　当归　大黄各半两

上除麻仁、桃仁别研如泥，余药细研，炼蜜丸梧子大，每服五十丸至百丸，空心白汤下。如血涩而大便燥者，加桃仁酒洗大黄；（"如血涩"以下共十五字原夺，据元本补）如大便不通而涩，滋其营甚者（"甚"原作"养"，据文义改，《卫生宝鉴》卷十七作"盛"），急加酒洗大黄（"大黄"下，元本有"以利之"三字）；如风结燥，大便不行，加麻仁（"麻"原作"桃"，从《卫生宝鉴》卷十七改）、大黄；如风湿大便不行者，加皂角仁、大黄、秦艽以利之；如脉涩，觉身有气涩而大便不通者（"涩"原误作"证"，从《卫生宝鉴》卷十七改），加郁李仁、大黄以除气涩。

【当归润燥汤】

升麻一两　当归一两　生地黄二两　甘草一钱，炙　干地黄一钱　桃仁一钱，研　麻仁一钱　红花半钱　大黄一钱，煨

上桃仁、麻仁别研如泥，余锉麻豆大作一服（"麻豆大"三字原夺，据元本补），水二钟（"钟"元本作"盏"），入桃、麻仁煎至一盏，去渣，空心宿食消尽，稍热服。

【橘杏丸】

治气闭，老人、虚弱人皆可服（"人"字原夺，据元本补）。

橘皮（"橘皮"元本作"橘红"，并其下有"为主"二字）　杏仁汤浸去皮尖

上二味等分，炼蜜丸梧子大，每服七十丸，空心米饮下。

【七宣丸】（"宣"原作"宝"，从《卫生宝鉴》卷十七改）

疗风气，治结聚宿食不消，兼砂石、皮毛在腹中（"砂"字原夺，据《卫生宝鉴》卷十七补）；及积年腰脚疼痛，冷如冰石（"冰"原作"水"，从《卫生宝鉴》卷十七改）；脚气冲心，烦愦（"愦"字原夺，据《卫生宝鉴》卷十七补）、头眩暗倒（"眩"原作"如"，从《卫生宝鉴》卷十七改）、肩背重（"重"下原衍"闷"字，从《卫生宝鉴》卷十七删）、心腹胀满、胸膈痞塞（"痞"原作"闭"，从《卫生宝鉴》卷十七改）；风毒肿气，连及头面，大便或秘、小便时涩；脾胃虚痞（"虚"原作"气"，从《卫生宝鉴》卷十七改），不能饮食、脚转筋、挛急掣痛（"掣"字原夺，据《卫生宝鉴》卷十七补）、心神恍惚、眠卧不安等疾（元本"不安"下有"一切"二字）。

柴胡去苗，五两　桃仁去皮，六两　枳实麸炒，五两　诃子皮五两（"诃"原误作"呵"，从《卫生宝鉴》卷十七改）　木香五两　大黄面煨，十五两　甘草炙，四两

上为细末，炼蜜丸梧子大，每服二十丸，食前临卧服，米饮下一服，加至四五十丸，宣利为度。觉病势退，服五补丸，不问男女老幼，并可服之，量与加减。

【麻仁丸】

调三焦（"调"上，元本有"顺"字）、和五脏、润肠胃、除风气，及治风热壅结，津液耗少，令大便闭涩不通，高年及有风人大便秘，宜服之。

枳实面炒　白槟榔各一两半　羌活一两，洗　菟丝子一两半，酒浸别末　山茱萸一两半（"山"字原夺，据《卫生宝鉴》卷十七补）　郁李仁四两，去皮　车前子一两半　肉桂一两　木香一两　大黄四两半　麻仁四两，别研（元本另有"山蓣一两半、防风一两半"）

上为细末，炼蜜丸如梧子大，每服十五丸至二十丸，临卧温水下。

【神功丸】

治三焦气壅，心腹痞闷；六腑风热，大便不通、腰脚疼痛、肩背重疼（"疼"原作"闷"，从《卫生宝鉴》卷十七改）、头昏面热（"面"原作"目"，从《卫生宝鉴》卷十七改）、口苦咽干、心胸烦躁、眠卧不安；及治脚气，并素有风人大便结燥（"人"字原夺，据《卫生宝鉴》卷十七补）。

大黄四两，面煨　麻仁二两，别研　人参二两　诃子皮四两

上一处研，炼蜜丸如梧子大，每服三十丸，温水下，酒亦得，食后服。如大便不通，倍服，利为度。

【厚朴汤】

凡治脏腑之秘，不可一例治疗，有虚秘，有实秘。有胃实而秘者，能饮食、小便赤，当以麻仁丸、七宣丸之类主之；胃虚而秘者，不能饮食、小便清利，厚朴汤宜之（"宜"元本作"主"字）。

厚朴三两，锉　白术五两　半夏二两，泡（"半夏"《卫生宝鉴》卷十七作"夏曲"）枳壳二两，炒　陈皮三两

上为细末（"细"元本作"粗"），每服三钱，水盏半，姜三片，枣三个，煎至一盏，去滓温服，空心食前。胃实秘，物也；胃虚秘，气也。

【七圣丸】（"丸"原作"散"，从《卫生宝鉴》卷十七改）

治风气壅盛，痰热结搏，头目昏重、涕唾稠黏、心烦、面热、咽干、口燥、精神不爽、夜卧不安、肩背拘急、胸膈痞闷、腹胀、胁满、腰腿重痛、大便秘涩、小便赤涩，宜服之。

川芎　肉桂　木香　大黄酒浸，各半两（原"酒浸"二字在"各半两"后）　羌活一两　郁李仁一两，去皮　槟榔半两

上七味为末（"七味为末"四字原夺，据《卫生宝鉴》卷十七补），炼蜜丸梧子大，每服十五丸至二十丸（"服"字原夺，两"丸"原误作"元"，"至"原误作"五"，据《卫生宝鉴》卷十七补改），温水下，食后临卧服（"服"字原夺，据文义补）。山岚瘴地（"山"字原夺，据《卫生宝鉴》卷十七补），最宜服之。更量脏腑虚实加减（"更量脏腑虚实加减"句原夺，据元本补）。

【犀角丸】

治三焦邪热，一切风气，又治风盛痰实（"又"原作"及"，从《卫生宝鉴》卷十七改），头目昏重、肢体拘急、痰涎壅塞、肠胃燥结、大小便难。

黄连　犀角各一两　人参二两　大黄八两　黑牵牛二十两（"二十"《卫生宝鉴》卷十七作"十二"）

上与黑牵牛和合为细末（"为"原作"入"，据文义改），炼蜜丸如梧子大，每服十五丸至二十丸，卧时温水下，更量虚实加减。

（六）寒　水凡十一方

【大己寒丸】

治大寒积冷，脏腑虚寒（"寒"原作"实"，从《卫生宝鉴》卷六改，元本作"弱"），心腹疼痛（"疼"元本作"疗"）、胸胁胀满、泄泻、肠鸣、下利、自汗、米谷不化；阳气暴衰，阴气独盛，手足厥冷；伤寒阴胜，神昏、脉短、四肢怠惰，并宜服之。

干姜　良姜各六两　桂（"桂"《卫生宝鉴》卷六作"肉桂"）　荜茇各四两

上为末（"为末"二字原夺，据《卫生宝鉴》卷六补），水糊丸梧子大，每二十丸，米饮汤下，食前服。

【四逆汤】

治阴证伤寒，自利、不渴、呕哕不止；或吐利俱作（"或"字原夺，据《卫生宝鉴》卷六补）、小便涩；或利、脉微欲绝、腹痛胀满、手足厥冷；或病内寒外热（"病"原作"瘘"，据文义改），下利清谷、四肢沉重；或汗出不止，并宜服之。此药助阳救衰（"此药助阳救衰"句原夺，据元本补）。

甘草炙，六钱（"炙"字原夺，据《卫生宝鉴》卷六补）　干姜半两　熟附子一枚，去皮

上㕮咀，每服四钱，水一盏半，煎至七分，温服，不拘时（元本"时"下有"候"字）。

【附子理中丸】

治脾胃冷弱，心腹绞痛、呕吐、泻利、转筋、霍乱、体冷、微汗、手足厥冷、心下逆满、腹中雷鸣、呕吐不止、饮食不进；及一切沉寒痼冷，并宜服之。

人参　白术　干姜炮　甘草　附子炮去皮脐，各二两（原"炮去皮脐"在"各二两"后）

上五味为末（"五味为末"四字原夺，据《卫生宝鉴》卷六补），炼蜜丸，每两作十丸（"每两作十丸"五字原夺，据《卫生宝鉴》卷六补），每服一丸（"服"字原夺，据《卫生宝鉴》卷六补），水一盏，拍破，煎至七分，稍热，空心食前服之。

【胡椒理中丸】

治脾胃虚寒（"脾"《卫生宝鉴》卷六作"肺"），气不通宣，咳嗽、喘急、逆气

虚痞，胸膈噎闷、腹胀满痛、迫塞短气、不能饮食、呕吐痰水不止。

胡椒　荜茇　干姜炮　款冬花　甘草　陈皮　良姜　细辛去苗，各四两　白术五两

上为细末，炼蜜丸梧子大，每服五丸至七丸，温酒下（元本"酒"下有"汤"字），不拘时，日进三服。

【理中丸】

治中焦不和，脾胃宿冷，心下虚痞，腹疼痛、胸胁逆冷（元本"冷"下有"痰"字）、饮食不下、噫气吞酸、口苦、失味、怠惰嗜卧、不思饮食，及肠鸣自利、米谷不化。

白术　干姜炮　人参去芦　甘草炙，各等分

上为末（"为末"二字原夺，据《卫生宝鉴》卷五补），炼蜜丸梧子大，每服三十丸至五十丸，空心沸汤下。为粗末（元本"粗末"下有"煎服"二字），理中汤也，味数相同。

【铁刷汤】

治积寒痰饮，呕吐不止、胸膈不快、饮食不下，并宜服之。

半夏　草豆蔻　丁香　干姜炮　诃子皮各三钱（"诃"原误作"呵"，从《卫生宝鉴》卷六改）　生姜一两

上㕮咀，水五盏，煎至二盏半，去渣，分三服，相继不拘时。大吐不止，加附子三钱，生姜半两。

【桂附丸】

治风邪冷气，入乘心络，或脏腑暴感风寒，上乘于心，令人卒然心痛，或引背膂，甚则经久不差。

川乌头三两，炮去皮脐　附子三两　干姜二两，炮　赤石脂二两　桂二两　蜀椒去目微炒（"蜀椒"分量原缺）

上六味为末（"六味为末"四字原夺，据《卫生宝鉴》卷六补），蜜丸如梧子大，每服三十丸（"服"字原夺，据《卫生宝鉴》卷六补），温水下，觉至痛处即止；若不止，加至五十丸，以知为度。若早服无所觉（"服"上原衍"朝"字，从《卫生宝鉴》卷六删），至午后，再服二十丸（"服"字原夺，据《卫生宝鉴》卷六补）。若久心痛，每服三十丸至五十丸，尽一剂，终身不发。

【姜附汤】

治五脏中寒，或卒然晕闷，手足厥冷。

干姜　附子炮去皮脐　甘草炙，各半两

上㕮咀，每服四钱，水盏半，姜五片（"姜"元本作"生姜"），煎至七分，去渣，食前服（"服"元本作"温服"）。挟风不仁，加防风半两；兼湿肿满，加白术半两；筋脉挛急，加木瓜半两；肢节疼，加桂心半两。

【加减白通汤】

治形寒饮冷，大便自利、完谷不化、腹脐冷痛、足胫寒逆。《内经》云（"内经"原作"处方"，从前后文例改）：寒淫于内，治以辛热；湿淫于内，治以苦热（"治"元本作"平"），以苦发之。以附子大辛热，助阳退阴，温经散寒，故以为君；干姜、官桂，辛甘大热，亦除寒湿，白术、半夏苦辛，温胃燥脾湿，故为臣；草豆蔻、炙甘草、人参，甘辛大温，温中益气，生姜辛大温，能除湿之邪，葱白辛温，以通上焦阳气，故以为佐。又云：补下治下制以急，急则气味厚，故大作汤剂投之，不数服而止痛减（"止"字疑衍），足胫渐温，调饮食数次平复（"次""复"二字原均作"服"，于义不顺，故改）。

附子一两，去皮脐（一"两"下，元本有"炮"字）　干姜一两，炮　官桂五钱　白术五钱　草豆蔻煨　甘草　人参　半夏炮，各五钱

上㕮咀，每两，水二盏半，生姜五片，葱五茎（"葱"元本作"葱白"），煎至一盏二分，去滓，空心服。

【二姜丸】

治癖冷。

良姜　干姜炮，各三两（"炮，各三两"四字原夺，据元本补）

上二味等分（"二味等分"四字原夺，据《卫生宝鉴》卷十三补），为末，酒糊丸梧子大，每服三十丸，空心下。

【术附汤】

治沉寒癖冷。

黑附子炮，一两（"炮，一两"三字原夺，据元本补）　白术一两半　甘草炙，七钱半

上为细末，每服三、五钱，水盏半，姜五片，枣二枚，拍破，煎至一盏，去滓，食后温服。

医学启源卷之下

十二、用药备旨

（原无此题，以其全卷小题散漫，故增题以领之。）

（一）气味厚薄寒热阴阳升降之图

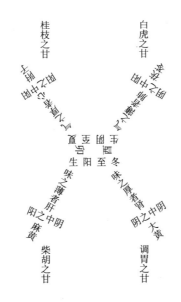

图注：

"肺"字原作"肝"，从《汤液本草》《本草发挥》改。

"肝"字原作"肺"，从《汤液本草》《本草发挥》改。

"者"字共4个，元本均无。

"白虎"元本作"白虎汤"。

"阳中之阴"的"阴"原误作"阳"，据元本改。

注云：（"注云"二字原作"经曰"，据元本改）味为阴，味厚为纯阴，味薄为阴中之阳；气为阳，气厚为纯阳，气薄为阳中之阴。又曰：味厚则泄，味薄则通（"则"原误作"再"，从《本草发挥》改）；气厚则发热，气薄则发泄。又曰：辛甘发散为阳，酸苦涌泄为阴；咸味通泄为阴，淡味渗泄为阳。

（全段文字，实为图之注解，原用对联式分小段排列，反而眉目不清，今连贯之。）

升降者，天地之气交也（"升降者，天地之气交"八字，原作标题，与上文截然分开，不相连属，《汤液本草》《本草发挥》同。今补一"也"字，改作另起一段之首句，与前上文衔接，则于全图之解说，起讫完整也）。茯苓淡，为天之阳（"为"下，元本有"在"字），阳也，阳当上行，何谓利水而泄下？经云：气之薄者，阳中之阴，所以茯苓利水而泄下，亦不离乎阳之体，故入手太阳也。麻黄苦，为地之阴，阴也，阴当下行，何谓发汗而升上？经曰：味之薄者，阴中之阳（"阴"原误作"阳"，"阳"原误作"阴"，据《本草发挥》改），所以麻黄发汗而升上（"以"原误作"谓"，从《本草发挥》改），亦不离乎阴之体，故入手太阴也。附子，气之厚者，乃阳中之阳，故经云发热；大黄，味之厚者，乃阴中之阴，故经云泄下（"云"字原夺，据《本草发挥》补）。竹淡（"竹"《汤液本草》《本草发挥》均作"粥"），为阳中之阴，所以利小便也；茶苦，为阴中之阳，所以清头目也。清阳发腠理，清之清者也；清阳实四肢，清之浊者也（"者"原误作"之"，从《本草发挥》改）；浊阴归六腑，浊之浊者也；浊阴走五脏，浊之清者也。

（二）药性要旨

苦药平升，微寒平亦升，甘辛药平降（"降"原误作"肺"，从《本草发挥》改），甘寒泻火，苦寒泻湿热，甘苦寒泻血热。

（三）用药升降浮沉补泻法

肝胆：味辛补，酸泻；气温补，凉泻。注云：肝胆之经，前后寒热不同（"不同"二字原夺，据《本草发挥》补），逆顺互换（"互"原夺，据《本草发挥》补），入求责法（"责"原作"真"，从《本草发挥》改）。

心小肠：味咸补，甘泻；气热补，寒泻。注云（"注云"二字原夺，据文义补）：三焦命门补泻同。

脾胃：味甘补，苦泻；气温热补，寒凉泻。注云：温凉寒热（"温凉寒热"四字原夺，据《本草发挥》补），各从其宜；逆顺互换，入求责法（"责"原作"真"，从《本草发挥》改）。

肺大肠：味酸补，辛泻；气凉补，温泻。

肾膀胱：味苦补，咸泻；气寒补，热泻。

注云（"注云"二字原夺，据文义补）：五脏更相平也，一脏不平，所胜平之，此之谓也。故云：安谷则昌，绝谷则亡，水去则营散，谷消则卫亡，营散卫亡（"营散卫亡"四字原夺，据《本草发挥》补），神无所居。又仲景云：水入于经，其血乃成；谷入于胃，脉道乃行（"乃"元本作"大"）。故血不可不养，卫不可不温，血温卫和，营卫乃行，常有天命。

（四）脏气法时补泻法

（原题作"五脏补泻法"，与上卷题复，从《本草发挥》改。）

肝苦急，急食甘以缓之，甘草。

心苦缓，急食酸以收之，五味子。

脾苦湿，急食苦以燥之，白术。

肺苦气上逆，急食苦以泄之，黄芩。

肾苦燥，急食辛以润之，黄柏、知母。注云：开腠理，致津液，通气血也。

肝欲散，急食辛以散之，川芎；以辛补之，细辛；以酸泻之，白芍药。

心欲软，急食咸以软之，芒硝；以咸补之（"咸"原误作"酸"，据元本改），泽泻；以甘泻之（"泻"原误作"缓"，据元本改），黄芪、甘草、人参。

脾欲缓，急食甘以缓之，甘草；以甘补之，人参；以苦泻之，黄连。

肺欲收，急食酸以收之，白芍药；以酸补之，五味子；以辛泻之，桑白皮。

肾欲坚，急食苦以坚之，知母；以苦补之，黄柏；以咸泻之（"咸"原误作"酸"，从《本草发挥》改），泽泻。

注云：此五者，有酸、辛、甘、苦、咸，各有所利，或散、或收、或缓、或软、或坚，四时五脏病，随五味所宜也（"所"原作"相"，从《本草发挥》改）。

（五）治法纲要

气交变论云（"论云"原作一"乱"字，从《本草发挥》改）：五运太过不及。夫五运之政，犹权衡也，高者抑之，下者举之，化者应之，变者复之，此长、化、收、藏之运（"运"《本草发挥》作"理"），气之常也，失常则天地四塞矣。

注云：失常之理，则天地四时之气，无所运行；故动必有静，胜必有复，乃天地阴阳之道也。以热治热法。经曰：病气热甚，而与寒药交争，则寒药难下（"则"原作"而"，据文义改），故反热服。顺其病势，热势既休，寒性乃发，病热除愈，则如承气汤寒药（"如"字原夺，据《本草发挥》补），反热服之者是也（"服之"二字原夺，据《本草发挥》补）。病寒亦同法也。凡治病，必求其所在（"其"字原夺，据《本草发挥》补），病在上者治上，在下者治下，故中外脏腑经络皆然。病气热，则除其热；病气寒，则退其寒；六气同法。泻实补虚，除邪养正，平则守常，医之道也。

大法曰：前人方法，即当时对证之药也。后人用之，当体指下脉气，从而加减，否则不效。余非鄙乎前人而自用也，盖五行相制相兼，生化制承之体（"承"原作"成"，从《本草发挥》改），一时之间，变乱无常，验脉处方（"处"原作"耳"，从《本草发挥》改，元本作"取方"二字），亦前人之法也（"法"原作"例"，从《本草发挥》改）。厥后通乎理者，当以余言为然（"当"字原夺，"然"原作"鉴"，从《本草发挥》补改）。

（六）用药用方辨

如仲景治表虚制桂枝汤方，桂枝味辛热，发散、助阳、体轻，本乎天者亲上，故桂枝为君，芍药、甘草佐之（"佐之"上原衍"为"字，从《本草发挥》删）。如阳脉涩（"如"字原夺，据《本草发挥》补），阴脉弦，法当腹中急痛，制小建中汤方（"汤"原误作"阳"，据《本草发挥》改），芍药为君，桂枝、甘草佐之。一则治其表虚，一则治其里虚，是各言其主用也。后人之用古方者，触类而长之，则知其本，而不致差误矣。

（七）去脏腑之火（"脏腑"原作"腑脏"，从《本草发挥》乙转）

黄连泻心火；黄芩泻肺火；白芍药泻肝火；知母泻肾火；木通泻小肠火；黄芩泻大肠火；石膏泻胃火；柴胡泻三焦火，须用黄芩佐之（"须用"二字原夺，据下文补）；柴胡泻肝火，须用黄连佐之，胆经亦然；黄柏泻膀胱火，又曰龙火，膀胱乃水之腑（"乃"字原夺，据《本草发挥》补；"腑"下原衍"也"字，与下句复，故删；"乃水之腑"《本草发挥》作"乃水腑之火"），故曰龙火也（"故曰龙火"原作"火故"二字，从《本草发挥》改）。

以上诸药，各泻各经之火，不惟止能如此，更有治病，合为君臣，处详其宜而用之，不可执而言也。

（八）各经引用

太阳经，羌活；在下者黄柏，小肠、膀胱也。少阳经，柴胡；在下者青皮，胆、三焦也。阳明经，升麻、白芷；在下者石膏，胃、大肠也。太阴经，白芍药，脾、肺也。少阴经，知母，心、肾也。厥阴经，青皮；在下者柴胡，肝、包络也。以上十二经之的药也。

（九）五味所用

苦以泻之（"泻"原作"泄"，从《本草发挥》改），甘以缓之及发之（"及"字原夺，据《本草发挥》补；"发"元本作"缓"），详其所宜用之（"宜""之"二字原夺，据《本草发挥》补），酸以收之，辛以散之，咸以软之，淡以渗之（"渗之"元本作"渗泄之"）。

（十）用药各定分两

为君最多，臣次之，佐使又次之（"使"字原夺，"次"原误作"佐"，"之"下原衍"次"字，据《本草发挥》补改删）。药之于证（"于证"二字原夺，据《本草发挥》补），所主停者，则各等分也（"则"字原夺，"也"原作"两"，从《本草发挥》补改）。

（十一）药性生熟用法（"用"字原夺，据《本草发挥》补）

黄连、黄芩、知母、黄柏，治病在头面及手梢皮肤者（"治"字原夺，据《本草发挥》补），须酒炒之，借酒力上升也。咽之下脐之上者（"者"字原夺，据《本草发挥》补），须酒洗之（"须"字原夺，据上句文例补；"洗"《本草发挥》作"浸"）；在下者，生用；凡熟升生降也（"升"原作"降"，"降"原作"升"，二字原倒，据《本草发挥》改）。大黄须煨，恐寒伤胃气；至于乌头、附子，须炮去其毒也（"须""其"二字原夺，据《本草发挥》补）。用上焦药（"上焦"二字原夺，据《本草发挥》补），须酒洗曝干（"须"字原夺，据《本草发挥》补）。黄柏、知母等（"知母"二字原夺，据《本草发挥》补），寒药也（"寒药"《本草发挥》作"治下部之药"），久弱之人，须合之者（"之者"原作"用之"，从《本草发挥》改），酒浸曝干，恐寒伤胃气也；熟地黄酒洗，亦然。当归酒浸，助发散之用也。

（十二） 药用根梢法

凡根之在上者（"之"字原夺，据《本草发挥》补），中半以上，气脉上行，以生苗者为根。中半以下，气脉下行，入土者为梢。当知病在中焦用身，上焦用根，下焦用梢。经曰：根升梢降。

（十三） 五脏六腑相生相克为夫妻子母

肺为金（"为"字原夺，据《本草发挥》补），肝为木（"为"字原夺，据《本草发挥》补），肾为水（"为"字原夺，据《本草发挥》补），心为火（"为"字原夺，据《本草发挥》补），脾为土（"为"字原夺，据《本草发挥》补）。生我者为父母，我生者为子孙；克我者为鬼贼，我克者为妻财。相生（"相生"原作标题，从《本草发挥》改作正文）：木生火，火生土，土生金，金生水，水生木。相克（"相克"原作标题，从《本草发挥》改作正文）：木克土，土克水，水克火，火克金，金克木（"土克水，水克火，火克金，金克木"十二字，原作"云云"二字，文义不相贯，不能省略，从《本草发挥》改）。假令木生火，木乃火之父母，火乃木之子孙；木克土，木乃土之夫，土乃木之妻。余皆仿此。

（十四） 七　　神

心藏神，肺藏魄，肝藏魂，脾藏意与智，肾藏精与志。

（十五）制方法

夫药有寒、热、温、凉之性，有酸、苦、辛、咸、甘、淡之味，各有所能，不可不通也（"也"原作"矣"，据文义改）。夫药之气味不必同，同气之物，其味皆咸（"其"字原夺，据《本草发挥》补），其气皆寒之类是也。凡同气之物，必有诸味，同味之物，必有诸气，互相气味，各有厚薄，性用不等，制方者，必须明其用矣。经曰：味为阴，味厚为纯阴，味薄为阴中之阳；气为阳，气厚为纯阳，气薄为阳中之阴（"为"原作"于"，据《本草发挥》改）。然，味厚则泄，薄则通；气厚则发热，气薄则发泄。又曰：辛甘发散为阳，酸苦涌泄为阴，咸味涌泄为阴，淡味渗泄为阳。凡此之味，各有所能。然，辛能散结润燥，苦能燥湿坚软，咸能软坚，酸能收缓，甘能缓急，淡能利窍。故经曰：肝苦急，急食甘以缓之；心苦缓，急食酸以收之；脾苦湿，急食苦以燥之；肺苦气上逆，急食苦以泄之；肾苦燥，急食辛以润之，开腠理（"开腠理"三字，原作"辛所以"，据《素问·藏气法时论》改），致津液，通气也（"气"下原衍"血"字，从《素问·藏气法时论》删）。肝欲散，急食辛以散之，以辛补之，以酸泻之；心欲软，急食咸以软之，以咸补之，以甘泻之；脾欲缓，急食甘以缓之，以甘补之，以苦泻之；肺欲收，急食酸以收之，以酸补之，以辛泻之；肾欲坚，急食苦以坚之，以苦补之（"苦"字原夺，据《本草发挥》补），以咸泻之。凡此者，是明其气味之用也（"气"字原夺，据《本草发挥》补）。若用其味，必明其味之可否；若用其气，必明其气之所宜。识其病之标本脏腑，寒热虚实，微甚缓急，而用其药之气味，随其证而制其方也，是故方有君臣佐使（"有"原作"用"，从《本草发挥》改），轻重缓急，大小反正逆从之制也。主病者为君，佐君者为臣，应臣者为使，此随病之所宜，而又赞成方而用之。君一臣二，奇之制也；君二臣四，耦之制也（"也"下《本草发挥》尚有"君二臣三，奇之制也；君四臣六，耦之制也"十六字）。去咽喉之病（"之病"二字原夺，据《本草发挥》补），近者奇之；治肝肾之病（"治肝肾之病"五字原夺，据《本草发挥》补），远者耦之。汗者不可以奇（"可以"二字原夺，据《本草发挥》补），下者不可以耦（"可以"二字原夺，据《本草发挥》补）。补上治上制以缓，缓则气味薄；补下治下制以急，急则气味厚。薄者则少服而频服（"者"字原夺，据《本草发挥》补），厚者则多服而顿服（"则"字原夺，"顿"原误作"频"，从《本草发挥》补改）。又当明五气之郁，木郁达之，谓吐令调达也；火郁发之，谓汗令其疏散也；土郁夺之，谓下无壅滞也；金郁泄之，谓解表利小便也；水郁折之，谓制其冲逆也（"制"原作"折"，"冲"字原夺，据《本草发挥》改补）。凡此五者，乃治病之大要也（"大""也"二字原夺，据《本草发挥》补）。

（十六）㕮咀药味

古之用药治病，择净口嚼，水煮服之，谓之㕮咀。后人则用刀桶内细锉（"细"字原夺，据《本草发挥》补），以竹筛齐之。

（十七）药类法象

（原无此题，据《汤液本草》补。）

药有气味厚薄、升降浮沉、补泻主治之法，各各不同，今详录之，及拣择制度修合之法，俱列于后。

（此段三十七字，原误植于"（十六）㕮咀药味"的"以竹筛齐之"句后，据文义移此。）

1. 风升生 凡二十味

味之薄者，阴中之阳，味薄则通，酸、苦、咸、平是也。

【防风】

气温，味辛。疗风通用，泻肺实，散头目中滞气（"中"字原夺，据《汤液本草》补），除上焦风邪之仙药也。误服泻人上焦元气。

《主治秘要》云：味甘纯阳，太阳经本药也，身去上风，梢去下风。又云：气味俱薄，浮而升，阳也；其用，主治诸风，及去湿也；去芦（"芦"下，元本有"又服锉碎用"五字）。

【羌活】

气微温，味甘苦。治肢节疼痛，手足太阳经风药也（"经"字原夺，据《汤液本草》补）。加川芎治足太阳（"足"字原夺，据《汤液本草》补）、少阴头痛，透关利节。

《主治秘要》云：性温味辛，气味俱薄，浮而升，阳也；其用有五，手足太阳引经一也，风湿相兼二也，去肢节疼痛三也，除痈疽败血四也，风湿头痛五也；去黑皮并腐烂者（"者"字原夺，据《汤液本草》补），锉用。

【升麻】

气平，味微苦。足阳明胃、足太阴脾引经药，若补其脾胃，非此为引用不能补。若得葱白、香芷之类（"香芷"《汤液本草》《本草发挥》俱作"白芷"），亦能走手阳明、太阳，能解肌肉间热。此手足阳明经伤风之的药也（"经伤"二字原夺，据《汤液本草》补）。

《主治秘要》云：性温味辛，气味俱薄，浮而升，阳也；其用有四，手足阳明引经一也，升阳于至阴之下二也，阳明经分头痛三也（"经"字原夺，据《本草发挥》补），去风邪在皮肤及至高之上四也（"风邪在皮肤"原作"皮肤风邪"四字，从《本草发挥》改）。又云：甘苦，阳中之阴，脾痹非升麻不能除；刮去黑皮腐烂者用（"者用"二字原夺，据《汤液本草》补），里白者佳。

【柴胡】

气味平，微苦。除虚劳烦热，解散肌热，去早辰潮热（"辰"元本作"晨"）。此少阳、厥阴引经药也（此句《本草发挥》作"此手足少阳、厥阴四经行经药也"）。妇人产前产后必用之药也（"也"字《汤液本草》无，疑衍）。善除本经头痛，非他药所能止（"他"原作"此"，"所"原作"不"，从《本草发挥改》《本草发挥》改）。治心下痞，胸膈中痛。

《主治秘要》云：味微苦，性平微寒，气味俱轻，阳也，升也，少阳经分药，能引胃气上升（"能"字原夺，据《本草发挥》补），以发散表热。又云：苦为纯阳，去寒热往来，胆痹非柴胡梢不能除；去芦用。

【葛根】

气平，味甘。除脾胃虚热而渴，又能解酒之毒。通行足阳明之经（"行"原作"引"，从《汤液本草》改）。

《主治秘要》云：味甘性寒，气味俱薄，体轻上行，浮而微降，阳中阴也；其用有四，止渴一也，解酒二也，发散表邪三也，发散小儿疮疹难出四也（"气味俱薄"至"四也"凡四十四字原夺，据《本草发挥》补）；益阳生津液，不可多用，恐损胃气；去皮用（"去皮用"上原衍"又止渴升阳也"六字，据文义删）。

【葳灵仙】

气温，味苦甘（"气温味苦甘"原作"气味温"三字，从《汤液本草》改）。主诸风湿冷，宣通五脏，去腹内痕滞（"去"字原夺，据《汤液本草》《本草发挥》补），腰膝冷痛，及治伤损。

《主治秘要》云：味甘，纯阳，去太阳之风（"太阳"元本作"大肠"）；铁脚者佳，去芦用（"用"下原衍"茸"字，据文义删）。

【细辛】

气温，味大辛。治少阴经头痛如神（"经"字原夺，据《本草发挥》补），当少用之（"少"原误作"以"，从《汤液本草》改），独活为之使。

《主治秘要》云：味辛性温，气厚于味，阳也；止诸阳头痛，诸风通用之；辛热，温少阴之经（"少""之"二字原夺，据《本草发挥》补），散水寒，治内寒。又云：味辛，纯阳，止头痛（"止"字原夺，据文义补）；去芦并叶，华山者佳（"华山"《汤液本草》作"华州"）。

【独活】

气微温，味甘苦平。足少阴肾引经药也。若与细辛同用，治少阴经头痛（"经"字原夺，据《汤液本草》补）。一名独摇草，得风不摇，无风自动。

《主治秘要》云：味辛而苦，气温，性味薄而升，治风须用（"须"字原夺，据《汤液本草》补），及能燥湿，经云风能胜湿。又云：苦头眩目运，非此不能除；去皮净用。

【香白芷】

气温，味大辛。治手阳明头痛，中风寒热（"风"字原夺，据《汤液本草》补），解利药也。以四味升麻汤中加之，通行手足阳明经。

《主治秘要》云：味辛性温，气味俱轻，阳也，阳明经引经之药，治头痛在额（"在额"二字原夺，据《本草发挥》补），及疗风通用，去肺经风。又云：苦辛，阳明本药。

【鼠粘子】

气平，味辛。主风毒肿，消利咽膈（"消"字《汤液本草》无，疑衍），吞一枚，可出痈疽疮头（"痈疽疮"原作"疮疽"，据《汤液本草》改）。

《主治秘要》云：辛温，润肺散气，捣细用之。

【桔梗】

气微温，味辛苦。治肺，利咽痛，利肺中气。

《主治秘要》云：味凉而苦，性微温，味厚气轻，阳中阴也，肺经之药也；利咽嗌、胸膈，治气；以其色白，故属于肺，此用色之法也；乃散寒呕，若咽中痛，非此不能除。又云：辛苦，阳中之阳，谓之舟楫，诸药中有此一味，不能下沉，治鼻塞；去芦，米泔浸一宿用。

（桔梗条共百十一字，原夺，据元本补。）

【藁本】

气温，味大辛。此太阳经风药，治寒气郁结于本经。治头痛、脑痛（"脑"原误作"胸"，据《本草发挥》改）、齿痛（元本"齿痛"上有"大寒犯脑痛"五字，"齿"下有"亦"字）。

《主治秘要》云：味苦，性微温（"温"字原夺，据《本草发挥》补），气厚味薄而升（"而升"二字原夺，据《本草发挥》补），阳也（"阳也"下原衍"降也"二字，《汤液本草》《本草发挥》俱无，从删），太阳头痛必用之药。又云：辛苦纯阳，足太阳本经药也（"足太阳"三字原夺，据《本草发挥》补），顶巅痛，非此不能除。

【川芎】

气味辛温。补血，治血虚头痛之圣药也。妊妇胎动（"动"原作"痛"，从《本草发挥》改，《汤液本草》作"不动"），加当归（"加"原误作"如"，从《汤液本草》改），二味各二钱，水二盏，煎至一盏，服之神效。

《主治秘要》云：性温，味辛苦，气厚味薄，浮而升，阳也；其用有四，少阳引经一也，诸头痛二也，助清阳之气三也（"之气"二字原夺，据《本草发挥》补），去湿气在头四也（"去"字原夺，据《本草发挥》补）。又云：味辛纯阳（"辛"字原夺，据《本草发挥》补），少阳经本药，捣细用。

【蔓荆子】

气清，味辛温。治太阳头痛、头沉、昏闷，除目暗（"目"原作"昏"，从《汤液本草》改），散风邪之药也。胃虚人不可服，恐生痰疾（"疾"字原夺，据《汤液本草》补）。

《主治秘要》云：苦甘，阳中之阴（"阴"原作"阳"，从《本草发挥》改），凉诸经之血热，止头痛（"止"原作"主"，从《汤液本草》改），主目睛内痛（"主目睛内痛"原作"除头昏暗"四字，从《汤液本草》改），洗净用。

【秦艽】

气微寒，味苦。主寒热邪气，风湿痹（"风湿痹"原作"寒热风痹"四字，从《汤液本草》改），下水，利小便，疗骨蒸，治口噤，及肠风泻血。

《主治秘要》云：性平味咸，养血营筋，中风手足不遂者用之。又云：阴中微阳（"中"字原夺，据《汤液本草》补），去手足阳明经下牙痛（"足"字，《汤液本草》《本草发挥》俱无，疑衍；"经"字原夺，据《汤液本草》补）、口疮毒（"口"字原夺，据《汤液本草》补），及除本经风湿（"及除"原作"以去"，从《汤液本草》改）；去芦净用（"去芦"二字原夺，据《汤液本草》补；元本"净"上有"拣"字）。

【天麻】

气平，味苦。治头风，主诸风湿痹（"主"字原夺，据《汤液本草》补），四肢拘急，小儿惊痫；除风气（"除"字原夺，据文义补），利腰膝，强筋力（"强"下原衍"利"字，从《汤液本草》删）。

《主治秘要》云：其苗谓之定风草。

【麻黄】

气温，味苦。发太阳、太阴经汗。

《主治秘要》云：性温，味甘辛，气味俱薄，体轻清而浮升，阳也（"阳"字原夺，据《本草发挥》补）；其用有四，去寒邪一也（"寒"原作"湿"，从《本草发挥》改），肺经本药二也（"本药"二字原夺，据《本草发挥》补），发散风寒三也，去皮肤之寒湿及风四也。又云：味苦（"味"字原夺，据文义补），纯阳，去营中寒；去根，不锉细，微捣碎，煮二三沸，去上沫，不然，令人烦心。

【荆芥】

气温，味辛苦。辟邪毒，利血脉，宣通五脏不足气（"气"字原夺，据《汤液本草》补）。

《主治秘要》云（"要"原作"诀"，据文义改）：能发汗（"能"上原衍"气"字，从《本草发挥》删）、通关节、除劳渴（"渴"字原夺，据《汤液本草》补；"劳渴"元本只作一"渴"字）；冷捣和醋封毒肿，去枝茎以手搓碎用。

【薄荷】

气温，味辛苦。能发汗，通关节，解劳乏。与薤相宜（"宜"原作"同"，从《汤液本草》改），新病瘥人不可多食（"瘥"字原夺，据《汤液本草》补），令人虚，汗出不止（"出"字原夺，据《汤液本草》补）。

《主治秘要》云：性凉味辛（"味"字原夺，据《本草发挥》补），气味俱薄，浮而升，阳也；去高颠及皮肤风热；去枝茎（"去枝茎"元本作"去枝茎黄叶"），手搓碎用。

【前胡】

气微寒，味苦。主痰满胸胁中痞，心腹结气（"结"原误作"疼"，从《汤液本草》改），治伤寒寒热（"寒"字原夺，"热"下原衍"实"字，从《汤液本草》补删），推陈致新，明目益精。锉用。

2. 热浮长凡二十味

气之厚者，阳中之阳（"阳中之阳"元本作"阳中之阴"），气厚则发热，辛甘温热是也。

【黑附子】

气热，味大辛。其性走而不守，亦能除肾中寒甚。以白术为佐（"以"字原夺，据《本草发挥》补），谓之术附汤，除寒湿之圣药也（"圣""也"二字原夺，据《汤液本草》补），治湿药中宜少加之（"治湿"原作一"温"字，"中宜"原作一"之"字，从《汤液本草》改）。通行诸经，引用药也。及治经闭。

《主治秘要》云：辛，纯阳，治脾中大寒。又云：性大热，味辛甘，气厚味薄（"气厚味薄"原作"气味薄"三字，从《本草发挥》改），轻重得宜，可升可降，阳也；其用有三，去脏腑沉寒一也，补助阳气不足二也，温暖脾胃三也（"暖"原作"热"，从《本草发挥》改）；然不可多用，慢火炮制用。

【干姜】

气热，味大辛。治沉寒痼冷，肾中无阳，脉气欲绝，黑附子为引，用水同煎二物，姜附汤是也。亦治中焦有寒（"亦"字原夺，据《汤液本草》补）。

《主治秘要》云：性热味辛，气味俱厚，半沉半浮，可升可降，阳中阴也；其用有四，通心气助阳一也，去脏腑沉寒二也，发散诸经之寒气三也（"散"字原夺，据《本草发挥》补），治感寒腹疼四也（"治"字原夺，据《本草发挥》补）。又云：辛温纯阳，《内经》云寒淫所胜以辛散之，此之谓也；水洗，慢火炙制，锉用。

【干生姜】

气味温辛。主伤寒头痛，鼻塞上气，止呕吐。治咳嗽，生与干同治。与半夏等分（"与"字原夺，据《本草发挥》补），治心下急痛。锉用。

【川乌头】

气热，味大辛。疗风痹半身不遂，引经药也。

《主治秘要》云：性热味辛甘，气厚味薄，浮而升，阳也；其用有六，除寒疾一也（"疾"字原夺，据《本草发挥》补），去心下坚痞二也，温养脏腑三也，治诸风四也（"诸"原误作"主"，从《本草发挥》改），破积聚滞气五也（"聚"字原夺，据《本草发挥》补），治感寒腹痛六也（"治"字原夺，据《本草发挥》补）；先以慢火炮制去皮（"制"元本作"裂"），碎用。

【良姜】

气热，味辛。主胃中逆冷（"胃中逆"原作一"胸"字，从《汤液本草》改），霍乱腹痛，翻胃吐食，转筋、泻利（"泻"原作"止"字，从《汤液本草》改），下气消食。

《主治秘要》云：纯阳，健脾胃，碎用。

【肉桂】

气热，味大辛。补下焦火热不足（"火热"二字原夺，据《汤液本草》补），治沉寒痼冷之病，及表虚自汗。春夏二时为禁药也。

《主治秘要》云：若纯阳（"若"字疑衍，元本作"苦"），渗泄止渴（"止"上原衍"上"，从《本草发挥》删）。又云：甘辛，阳，大热，去营卫中之风寒；去皮，捣细用。

【桂枝】

气热，味辛甘。仲景治伤寒证，发汗用桂枝者，乃桂条（"乃"字原夺，"条"原作"枝"，从《本草发挥》补改），非身干也，取其轻薄而能发散（"散"字原夺，据《本草发挥》补）。今又有一种柳桂（"柳桂"二字原夺，据《本草发挥》补），乃桂枝嫩小枝条也（"乃"原作"及"，从《本草发挥》改），尤宜入治上焦药用也。

《主治秘要》云：性温，味辛甘（"甘"原作"苦"，从《汤液本草》改），气味俱薄，体轻而上行，浮而升，阳也；其用有四，治伤风头痛一也（"治"字原夺，据《本草发挥》补），开腠理二也，解表三也，去皮肤风湿四也（"风湿"二字原夺，据《本草发挥》补）。

【草豆蔻】

气热，味大辛。治风寒客邪在于胃口之上，善去脾胃寒（"去"原作"主"，从《汤液本草》改），治客寒令人心胃痛。

《主治秘要》云：纯阳（"纯"原作"辛"，从《本草发挥》改），益脾胃去寒；面裹煨熟（"裹"原作"制"，从《本草发挥》改），去面皮，捣细用。

【丁香】

气味辛温。温脾胃，止霍乱，消疰癖、气胀，及胃肠内冷痛（"及胃肠"元本作"反胃，腹"），壮阳，暖腰膝，杀酒毒（"杀"原作"散"，从《汤液本草》改）。

《主治秘要》云：纯阳，去胃寒。

【厚朴】

气温，味辛。能除腹胀，若元气虚弱（"元气"二字原夺，据《本草发挥》补），虽腹胀，宜斟酌用之，寒腹胀是也。大热药中，兼用结者散之，乃神药也。误服，脱人元气，切禁之。紫色者佳。

《主治秘要》云：性温（"温"原作"寒"，从《本草发挥》改），味苦辛，气厚味厚，体重浊而微降（"微"原作"渐"，从《本草发挥》改），阴中阳也；其用有三，平胃气一也（"气"字原夺，据《本草发挥》补），去腹胀二也，孕妇忌之三也。又云：阳中之阴，去腹胀，厚肠胃；去粗皮，姜汁制用。

【益智仁】

气热，味大辛。治脾胃中寒邪，和中益气，治人多唾。当于补中药内兼用之，不可多服。去皮捣用。

【木香】

气热（"热"字原夺，据元本补），味辛苦。除肺中滞气。若疗中下焦气结滞，须用槟榔为使。

《主治秘要》云：性热（"热"原作"寒"，从《本草发挥》改），味辛苦（"辛"字原夺，据《本草发挥》补），气味俱厚，沉而降，阴也；其用，调气而已。又曰：辛，纯阳，以和胃气；广州者佳。

【白豆蔻】

气热，味大辛。荡散肺中滞气（"肺"原误作"沛"，从《汤液本草》改），主积冷气，宽膈，止吐逆、久反胃，消谷，下气，进饮食。

《主治秘要》云：性大温，味辛，气味俱薄，轻清而升，阳也；其用有五，肺金本药一也，散胸中滞气二也，治感寒腹痛三也（"治"字原夺，据文义补），温暖脾胃四也，赤眼暴发，白睛红者五也。又云：辛，纯阳，去太阳经目内大眦红筋（"经"字原夺，据《本草发挥》补；"大眦红筋"原作"红筋大眦"，据《本草发挥》乙转）；去皮捣用（"捣"原作"为"，据文义改）。

【川椒】

气温，味辛（"气温，味辛"元本作"辛温"二字）。主邪气，温中，除寒痹，坚齿发，明目，利五脏。凡用须炒去汗，又去含口者。

《主治秘要》云：辛，阳，明目之剂，手搓细用。

【吴茱萸】

气热，味辛。治寒在咽喉，隘塞胸中（"隘"原作"噎"，从《本草发挥》改，元本作"嗌"）。经云：咽膈不通，食不可下（"可"字原夺，据《本草发挥》补），食则呕，令人口开目瞪，寒邪所结，气不得上下。此病不已，令人寒中腹满（"寒"原作"塞"，从《汤液本草》改）、膨胀下利，寒气诸药，不可代也。

《主治秘要》云：性热味辛，气味俱厚，半沉半浮（《本草发挥》无"半沉半浮"四字），阴中之阳也，气浮而味降；其用有四，去胸中寒一也，止心痛二也，治感寒腹痛三也（"治"字原夺，据《本草发挥》补），消宿酒，为白豆蔻之佐四也。又云：辛，阳中之阴，温中下气；洗去苦味，晒干用。

【茴香】

气平，味辛（"辛"原作"苦"，从《汤液本草》改）。破一切臭气，调中，止呕，下食。须炒黄色，捣细用。

【玄胡索】

气温，味辛。破血治气，妇人月事不调，小腹痛甚。温暖腰膝，破散癥瘕。捣细用（"破血"以下二十五字，原误用下条"缩砂仁"功用，据元本改）。

【缩砂仁】

气温，味辛。治脾胃气结滞不散，主虚劳冷泻，心腹痛，下气消食。捣细用。

（"缩砂仁"全条三十字原夺，据元本补。）

【红蓝花】

气温，味辛。主产后口噤（"产"原作"疟"，从《汤液本草》改）、血晕，腹内恶血不尽，绞痛，破留血神验（"留"原作"流"，从《汤液本草》改）。酒浸，佐当归生新血（"酒浸"以下八字，元本无）。

【神曲】

气暖，味甘。消食，治脾胃食不化，须用于脾胃药中少加之（"胃"字原夺，据《汤液本草》补）。

《主治秘要》云：辛，阳，益胃气，炒黄色用。

3. 湿化成 _{凡二十一味}

中央（"中央"原误作"中方"，据文义改）戊土其本气平（"土"原作"湿"，据文义改），其兼气温凉寒热（"温"原作"湿"，据文义改），在人以胃应之；己土其本味淡（"淡"原作"咸"，据文义改），其兼味辛甘咸苦，在人以脾应之。

【黄芪】

气温，味甘平。治虚劳自汗（"汗"原误作"沛"，从《汤液本草》改），补肺气，实皮毛，泻肺中火，脉弦、自汗。善治脾胃虚弱。疮疡血脉不行，内托阴证，疮疡必用之药也。

《主治秘要》云：气温味甘，气薄味厚，可升可降，阴中阳也；其用有五，补诸虚不足一也，益元气二也，去肌热三也，疮疡排脓止痛四也，壮脾胃五也。又云：甘，纯阳，益胃气，去诸经之痛；去芦并皱（"皱"元本作"皴"），锉用。

【人参】

气温，味甘。治脾肺阳气不足（"肺"原作"胃"，从《汤液本草》改），及肺气喘促（"喘"原作"短"，从《本草发挥》改）、短气（"短"字原夺，据《本草发挥》补）、少气，补中缓中，泻肺脾胃中火邪。善治短气，非升麻为引用，不能补上升之气，升麻一分，人参三分，可为相得也。若补下焦元气，泻肾中之火邪，茯苓为之使。甘草梢子生用为君，善去茎中痛。或加苦楝（"楝"原误作"炼"，从《本草发挥》改），酒煮玄胡索为主，尤妙。

《主治秘要》云：性温味甘（"甘"原作"苦"，从《本草发挥》改），气味俱薄（"味"原误作"薄"，据《本草发挥》改），浮而升，阳也；其用有三，补元气一也，止渴二也，生津液三也；肺实忌之。又云：甘苦，阳中之阳也；补胃，嗽喘勿用，短气用之；去芦。

【甘草】

气味甘，生大凉，火炙之则温。能补三焦元气，调和诸药相协，共为力而不争，性缓，善解诸急，故有国老之称。

《主治秘要》云：性寒味甘，气薄味厚，可升可降，阴中阳也；其用有五，和中一也，补阳气二也，调诸药三也，能解其太过四也，去寒邪五也；

腹胀则忌之。又云：甘苦，阳中阴也，纯阳，养血、补胃；梢子，去肾茎之痛，胸中积热，非梢子不能除；去皮，碎用。

（"甘草"全条百三十四字原夺，据元本补。）

【当归】

气温，味甘。能和血补血，尾破血，身和血。

《主治秘要》云：性温味辛，气厚味薄，可升可降，阳也；其用有三，心经药一也，和血二也，治诸病夜甚三也。又云：甘辛，阳中微阴，身和血，梢破血，治上治外，酒浸洗糖黄色，嚼之，大辛，可能溃坚，与菖蒲、海藻相反。又云：用温水洗去土，酒制过，或焙或晒干，血病须去芦头用。

（"当归"全条百一十八字原夺，据元本补。）

【熟地黄】

气寒，味苦。酒曛熏如乌金，假酒力则微温。补血虚不足，虚损血衰之人须用，善黑须发。忌萝卜。

《主治秘要》云：性温味苦甘，气薄味厚，沉而降，阴也；其用有五，益肾水真阴一也，和产后气血二也，去脐腹急痛三也，养阴退阳四也，壮水之源五也。又云：苦，阴中之阳，治外治上；酒浸，锉细用。

（"熟地黄"全条百一十一字原夺，据元本补。）

【半夏】

气微寒，味辛平。治寒痰，及形寒饮冷伤肺而咳，大和胃气，除胃寒，进饮食，治太阴痰厥头痛（"阴"原作"阳"，从《汤液本草》改），非此不能除。

《主治秘要》云：性温，味辛苦，气味俱薄（"味俱"二字原夺，据《本草发挥》补），沉而降，阴中阳也（"阴中"二字原夺，据《本草发挥》补）；其用有四，燥脾胃湿一也（"脾"字原夺，据《本草发挥》补），化痰二也，益脾胃之气三也，消肿散结四也；渴则忌之。又云：平，阴中之阳，除胸中痰涎；汤洗七次，干用。

【白术】

气温，味甘。能除湿益燥，和中益气，利腰脐间血，除胃中热。

《主治秘要》云：性温味微苦，气味俱薄，浮而升阳也（"《主治秘要》"以下十九字原夺，据元本补）；其用有九，温中一也，去脾胃中湿二也（"湿"原作"温"，从《本草发挥》改），除脾胃热三也（"脾"字原夺，从《本草发挥》补），强脾胃进饮食四也，和脾胃（"脾"字原夺，据《本草发挥》补）生津液五也，主肌热六也，治四肢困倦（"治"字原夺，据《本草发挥》补）、目不欲开、怠惰嗜卧、不思饮食七也，止渴八也，安胎九也。

【苍术】

气温，味甘（"甘"原误作"干"，从《汤液本草》改）。主治与白术同。若除上湿（"除"原误作"险"，从《汤液本草》改）、发汗，功最大。若补中焦、除湿，力少。

《主治秘要》云：其用与白术同，但比之白术，气重而体沉（"体"原误作"髓"，从《本草发挥》改）；治胫足湿肿（"治"原作"及"，从《本草发挥》改），加白术；泔浸，刮去皮用。

【橘皮】

气温，味苦（"味"元本作"微"）。能益气。加青皮减半，去滞气，推陈致新。若补脾胃，不去白，若理胸中滞气（"滞"原作"肺"，从《本草发挥》改），去白。

《主治秘要》云：性寒味辛，气薄味厚，浮而升，阳也；其用有三，去胸中寒邪一也，破滞气二也，益脾胃三也；少用同白术则益脾胃（"少用同白术则益脾胃"句原夺，据《本草发挥》补），其多及独用则损人（"人"元本作"之"）。又云：苦辛，益气利肺（"益气利肺"《本草发挥》作"益肺利气"），有甘草则补肺（"肺"《本草发挥》作"脾胃"二字），无则泻肺（"肺"《本草发挥》作"脾胃"二字）。

【青皮】

气温，味辛。主气滞，消食破积（"破积"下元本有"结膈气"三字）。

《主治秘要》云（"要"原作"诀"，据全书通例改）：性寒味苦，气味俱厚，沉而降，阴也；其用有五，足厥阴（"足"字原夺，据《本草发挥》补）、少阳之分，有病则用之一也（"则"字原夺，据《本草发挥》补），破坚癖二也，散滞气三也，去下焦诸湿四也（"湿"原误作"温"，从《本草发挥》改），治左胁有积气五也（"治"字原夺，"气"上原衍"有"，据《本草发挥》补删）。

【藿香】

气微温，味甘辛。疗风水，去恶气，治脾胃吐逆，霍乱心痛。

《主治秘要》云（"要"原作"诀"，据全书通例改）：性温味苦，气厚味薄，浮而升，阳也；其用，助胃气。又云：甘苦，纯阳，补胃气，进饮食（"进饮食"原作"益胃进食"，从《本草发挥》改）；去枝茎用叶，以手搓用。

【槟榔】

气温，味辛（"味"原误作"胃"，据文义改）。治后重如神，性如铁石之沉重，能坠诸药至于下。

《主治秘要》云：性温，气味苦，气薄味厚，沉而降，阴中阳也；其用，破滞气下行（"气"字原夺，"下"原作"不"，从《本草发挥》补改）。又云：辛，纯阳，破滞气，泄胸中至高之气。

【广茂】

气温，味苦辛（"辛"原作"平"，从《汤液本草》改）。主心膈痛，饮食不消，破痃癖气最良（"痃癖"原作"癖痃"，从《汤液本草》乙转）。火炮开用。

【京三棱】

气平，味苦。主心膈痛，饮食不消，破气，治老癖癥瘕结块（"治"字原夺，据《汤液本草》补），妇人血脉不调，心腹刺痛。

《主治秘要》云（"要"原作"诀"，据全书通例改）：味苦（"味"原作"性"，从《本草发挥》改），阴中之阳；破积气（"积"字原夺，据《本草发挥》补），损真气，虚人不用；火炮制使（"使"原作"用"，从《本草发挥》改）。

【阿胶】

气微温，味甘平。主心腹疼痛、血崩（"血"原作"内"，据文义改），补虚安胎，坚筋骨，和血脉，益气止痢。

《主治秘要》云（"要"原作"诀"，据全书通例改）：性平味淡，气味俱薄，浮而升，阳也（"阳也"二字原夺，据《本草发挥》补）；能补肺气不足（"能""气"二字原夺，据《本草发挥》补）；慢火炮脆搓细用（"脆"原作"微"，从《本草发挥》改）。

【诃子】

气温，味苦。主腹胀满，不下饮食，消痰下气，通利津液，破胸膈结气，治久痢赤白、肠风。去核，捣细用。

（"诃子"全条三十九字原夺，据元本补。）

【桃仁】

气温，味甘苦。治大便血结、血秘、血燥，通润大便，七宣丸中用之。专疗血结，破血。汤浸去皮尖，研如泥用。

【杏仁】

气温，味甘苦。除肺中燥，治风燥在于胸膈（"风"元本作"气"）。

《主治秘要》云（"要"原作"诀"，据全书通例改）：性温味苦而甘（"温"原作"寒"，从《本草发挥》改），气薄味厚，浊而沉降，阴也；其用有三，润肺气一也，消宿食二也（"宿"字原夺，据《本草发挥》补），升滞气三也（"升滞气"《本草发

2492

挥》作"下降气",适与此义反）；麸炒，去皮尖用。

【大麦蘖】

气温，味咸。补脾胃虚，宽肠胃。捣细，炒黄色，取面用之。

【紫草】

气温，味苦。主心腹邪气、五疸，利九窍，补中益气，通水道，疗腹肿
胀满（"腹"字原夺，据《汤液本草》补）。去土用茸，锉细用。

【苏木】

气平，味甘咸，主破血，产后血胀闷欲死者（"胀闷"原作"肿满"，从《汤液
本草》改），排脓止痛，消痈肿瘀血，妇人月经不调，及血晕口噤。

《主治秘要》云（"要"原作"诀"，据全书通例改）：性凉，味微辛，发散表里
风气。又云：甘咸，阳中之阴，破死血；锉细用。

4. 燥降收 凡二十一味

气之薄者，阳中之阴，气薄则发泄，辛、甘、淡、平、寒、凉是也。

【茯苓】

气平，味甘。止消渴（"消"字原夺，据《本草发挥》补；"止消渴"元本作"能止
渴"），利小便，除湿益燥，利腰脐间血，和中益气为主。治小便不通，溺黄
或赤而不利。如小便利，或数服之，则损人目。如汗多人服之，损元气，夭
人寿。医言赤泻白补（"言"原作"云"，从《本草发挥》改），上古无此说。

《主治秘要》云（"要"原作"诀"，据全书通例改）：性温味淡，气味俱薄，浮
而升，阳也；其用有五，止泻一也，利小便二也，开腠理三也，除虚热四也，
生津液五也；刮皮，捣细用（"用"原作"也"，据文义改）。

【泽泻】

气平，味甘。除湿之圣药也（"圣"原作"胜"，从《汤液本草》改）。治小便淋
沥，去阴间汗。无此疾服之，令人目盲（"盲"原误作"育"，从《汤液本草》改）。

《主治秘要》云（"要"原作"诀"，据全书通例改）：味咸性寒，气味俱厚，沉
而降，阴也；其用有四，入肾经一也，去旧水，养新水二也，利小便三也，
消肿疮四也（"肿疮"《本草发挥》作"水肿"）。又云：咸，阴中微阳，渗泄止渴；
捣细用。

【猪苓】

气平，味甘。大燥除湿（"燥"原作"噪"，从《本草发挥》改），比诸淡渗药（"比"原误作"此"，"诸"字原夺，从《本草发挥》改补），大燥亡津液，无湿证勿服。

《主治秘要》云：性平味淡（"味淡"二字原夺，据《本草发挥》补），气味俱薄，升而微降，阳也（"阳也"二字原夺，据《本草发挥》补）；其用与茯苓同。又云：甘苦，纯阳，去心中懊恼（"中"字原夺，据《本草发挥》补）；去黑皮，里白者佳（"佳"下，元本有"捣细"二字）。

【滑石】

气寒（"寒"原作"温"，从《汤液本草》改），味甘。治前阴窍涩不利，性沉重，能泄气，上令下行，故曰滑则利窍（"则"原误作"和"，从《汤液本草》改），不比与淡渗诸药同（"诸药"二字原误作"泄"，据《本草发挥》改）。白者佳，捣细用。色红者服之令人淋。

【瞿麦】

气寒，味苦辛（"辛"原作"平"，从《汤液本草》改）。主关格诸癃结（"关格"原作"开膈"，从《汤液本草》改），小便不通，治痈肿，排脓，明目去翳（"翳"原作"瞖"，从《汤液本草》改），破胎、堕胎，下闭血（"闭"原作"闷"，从《汤液本草》改），逐膀胱邪热（"逐"原作"遂"，从《汤液本草》改）。

《主治秘要》云（"要"原作"诀"，据全书通例改）：阳中之阴，利小便为君，去枝用穗。

【车前子】

气寒，味甘。阴癃气闭，利水道，通小便，除湿痹，肝中风热冲目赤痛。捣细用（"阴癃"以下凡二十四字原误作下条"木通"功用，据元本改）。

【木通】

气平，味甘。主小便不通，导小肠中热。刮去粗皮用。

（"木通"以下凡二十一字，原夺，据元本补。）

【灯草、通草】

气平，味甘。通阴窍涩不利（"不利"原作"石通"，从《本草发挥》改），利小便（"便"原作"水"，从《本草发挥》改），除水肿、癃闭（"癃闭"原作"闭治"，从《本草发挥》改）、五淋。

《主治秘要》云（"要"原作"诀"，据全书通例改）：辛甘，阳也（"也"字原夺，据《本草发挥》补），泻肺，利小便，锉细用。

【五味子】

气温，味酸。大益五脏气。孙真人曰（"孙真人曰"四字原夺，据《本草发挥》补）：五月常服五味子，以补五脏之气。遇夏月季夏之间（"夏"原误作"月"，从《汤液本草》改），令人困乏无力（"无"字原夺，据《汤液本草》补），无气以动，与黄芪（"与"字原夺，据《汤液本草》补）、人参、麦门冬，少加黄柏，锉煎汤服之（"煎"字原夺，据《汤液本草》补），使人精神、元气两足，筋力涌出。生用。

【白芍药】

气微寒，味酸。补中焦之药，炙甘草为辅，治腹中痛。如夏月腹痛，少加黄芩。若恶寒腹痛，加肉桂一分、白芍药二分、炙甘草一分半，此仲景神品药也。如冬月大寒腹痛，加桂一钱半（"钱"原作"分"，从《本草发挥》改），水二盏，煎至一盏服（"服"字原夺，据《本草发挥》补）。

《主治秘要》云（"要"原作"诀"，据全书通例改）：性寒味酸，气厚味薄，升而微降，阳中阴也；其用有六，安脾经一也，治腹痛二也，收胃气三也，止泻利四也，和血脉五也（"脉"字原夺，据《本草发挥》补），固腠理六也。又云：酸苦，阴中之阳，白补赤散，泻肝补脾胃，酒浸引经，止中部腹痛；去皮用。

【桑白皮】

气寒，味苦酸。主伤中五劳羸瘦，补虚益气，泻肺气（"泻"原作"除"，从《本草发挥》改），止吐血、热渴，消水肿，利水道。去皮用。

【天门冬】

气寒，味微苦。保肺气，治血热侵肺，上喘气促。加人参、黄芪，用之为主，神效（"神效"原作"如神"，从《汤液本草》改）。

《主治秘要》云（"要"原作"诀"，据全书通例改）：甘苦，阳中之阴；汤浸，晒干，去心用。

【麦门冬】

气寒，味微苦甘。治肺中伏火（"伏"原误作"服"，从《汤液本草》改），脉气欲绝（"脉"原作"肺"，从《汤液本草》改）；加五味子、人参二味（"二"原作"一"，从《本草发挥》改），为生脉散（"为"下原衍"之"字，从《汤液本草》删），补肺中元气不足，须用之。

《主治秘要》云（"要"原作"诀"，据全书通例改）：甘，阳中微阴，引经酒浸，治经枯、乳汁不下；汤洗，去心用。

【犀角】

气寒，味苦酸。主伤寒、瘟疫头痛，安心神，止烦渴霍乱，明目、镇惊，治中风失音、小儿麸豆、风热惊痫。镑末用（"镑"字原夺，据《汤液本草》补）。

【乌梅】

气寒，味酸。主下气，除热烦满，安心调中（"中"原作"下"，从《汤液本草》改），治痢、止渴。以盐豉为白梅，亦入除痰药。去核用。

【牡丹皮】

气寒，味苦。治肠胃积血，及衄血、吐血必用之药。是犀角地黄汤中一味也。

《主治秘要》云（"要"原作"诀"，据全书通例改）：辛苦，阴中之阳，凉骨热，锉用。

【地骨皮】

气寒，味苦。解骨蒸肌热，主消渴、风湿痹，坚筋骨。

《主治秘要》云（"要"原作"诀"，据全书通例改）：阴，凉血。去骨用皮，碎用（"碎"元本作"碎碎"二字）。

【枳壳】

气寒，味苦。治胸中痞塞（"胸中痞塞"原作"胸寒痞"，从《本草发挥》改），泄肺气。

《主治秘要》云（"要"原作"诀"，据全书通例改）：性寒味苦，气厚味薄，浮而升，微降，阴中阳也；其用有四，破心下坚痞一也，利胸中气二也，化痰三也，消食四也；然不可多用。又云：苦酸，阴中微阳，破气；麸炒，去瓤用（"瓤"原误作"穰"，据元本改）。

【琥珀】

气平，味甘。定五脏，定魂魄，消瘀血，通五淋。

《主治秘要》云（"要"原作"诀"，据全书通例改）：甘，阳，利小便，清肺。

【连翘】

气平，味苦。主寒热瘰疬，诸恶疮肿，除心中客热，去胃虫，通五淋。

《主治秘要》云（"要"原作"诀"，据全书通例改）：性凉味苦，气味俱薄，轻清而浮升（"而浮"原作"浮而"，从《本草发挥》乙转），阳也；其用有三，泻心经客热一也，去上焦诸热二也（"去"字原夺，据《本草发挥》补），疮疡须用三也；手搓用之。

【枳实】

气寒，味苦。除寒热，去结实，消痰癖，治心下痞，逆气，胁下痛。

《主治秘要》云（"要"原作"诀"，据全书通例改）：气味升降，与枳壳同；其用有四，主心下痞一也（"下"字原夺，据《本草发挥》补），化心胸痰二也，消宿食（"宿"字原夺，据《本草发挥》补），散败血三也，破坚积四也（"坚积"原作"积坚"，据《本草发挥》乙转）。又云：纯阳，去胃中湿（"中"字原夺，据《汤液本草》补）；去瓤（"瓤"原误作"穰"，据文义改），麸炒用。

5. 寒沉藏凡十九味

味之厚者，阴中之阴，味厚则泄，酸、苦、咸（"咸"原作"酸"，据《汤液本草》改）、寒是也。

【大黄】

味苦，气寒。其性走而不守，泻诸实热不通（"诸实"原作"实诸"，从《本草发挥》乙转），下大便（"便"原作"肠"，从《汤液本草》改），荡涤肠胃中热，专治不大便（"不大便"原作"大小便"，从《汤液本草》改）。

《主治秘要》云（"要"原作"诀"，据全书通例改）：性寒味苦，气味俱厚，沉而降，阴也；其用有四，去实热一也，除下焦湿二也，推陈致新三也，消宿食四也；用之须酒浸煨熟，寒因热用也。又云：苦，纯阴，热淫所胜，以苦泻之；酒浸入太阳，酒洗入阳明，余经不用；去皮锉用。

【黄柏】

气寒，味苦。治肾水膀胱不足，诸痿厥，腰脚无力（"脚"字原夺，据《本草发挥》补）。于黄芪汤中少加用之（"少""之"二字原夺，据《汤液本草》补），使两足膝中气力涌出，痿软即时去矣。蜜炒此一味，为细末，治口疮如神，瘫痪必用之药也。

《主治秘要》云（"要"原作"诀"，据全书通例改）：性寒味苦，气味俱厚，沉而降，阴也；其用有六，泻膀胱龙火一也，利小便热结二也（"小便热结"原作"结小便"，从《本草发挥》改），除下焦湿肿三也（"除"字原夺，据《本草发挥》补），治痢先见血四也，去脐下痛五也（"去脐下痛"原作"脐中痛"，从《本草发挥》改），补肾气不足（"气"字原夺，据《本草发挥》补），壮骨髓六也；二制则治上焦（"则"字原夺，据《本草发挥》补），单制则治中焦（"则"字原夺，据《本草发挥》补），不制则治下焦也（"则"字原夺，据《本草发挥》补）。又云：苦厚微辛，阴中之阳，泻膀胱，利下窍（"利下窍"原作"亦利窍"，从《本草发挥》改），去皮用。

【黄芩】

气寒，味微苦。治肺中湿热，疗上热目中肿赤，瘀血壅盛（"血"，《本草发挥》《汤液本草》均作"肉"），必用之药；泄肺中火邪，上逆于膈上，补膀胱之寒水不足，乃滋其化源也。

《主治秘要》云（"要"原作"诀"，据全书通例改）：性凉，味苦甘，气厚味薄，浮而降（"降"原作"升"，从《本草发挥》改），阳中阴也；其用有九，泻肺经热一也，夏月须用二也，去诸热三也，上焦及皮肤风热、风湿四也，妇人产后养阴退阳五也，利胸中气六也，消膈上痰七也（"上痰"原作一"疾"字，从《本草发挥》改），除上焦及脾诸湿八也，安胎九也；单制、二制、不制，分上中下也。又云：苦，阴中微阳，酒炒上行，主上部积血，非此不能除；肺苦气上逆（"苦"原作"若"，从《本草发挥》改），急食苦以泄之，正谓此也；去皮锉用。

【黄连】

气寒，味苦。泻心火，除脾胃中湿热，治烦躁（"躁"字原夺，据《本草发挥》补）、恶心，郁热在中焦（"焦"原误作"黑"，从《汤液本草》改），兀兀欲吐、心下痞满（"心下"原作"治心"，从《汤液本草》改），必用药也（"必用药也"四字原夺，据《汤液本草》补）。仲景治九种心下痞（"治"原作"云"，从《汤液本草》改），五等泻心汤皆用之（"五等"二字原夺，据《汤液本草》补）。

《主治秘要》云（"要"原作"诀"，据全书通例改）：性寒味苦，气味俱厚（"俱"原作"微"，从《本草发挥》改），可升可降，阴中阳也；其用有五，泻心热一也，去上焦火二也（"上"《本草发挥》作"中"），诸疮必用三也，去风湿四也，赤眼暴发五也；去须用。

【石膏】

气寒，味辛甘。治足阳明经中热（"足"字原夺，据《汤液本草》补）、发热、恶热（"热"原作"寒"，从《汤液本草》改）、躁热、日晡潮热（"日"原误作"目"，从《汤液本草》改）、自汗、小便浊赤、大渴引饮、身体肌肉壮热、苦头痛之药，白虎汤是也。善治本经头痛，若无此有余之证（"有"上原衍"证"，"余"下原夺"之"

字，据《本草发挥》删补），医者不识而误用之（"误"原作"惧"，"用"字原夺，据《本草发挥》改补），则不可胜救也（"则"原作"有"，从《本草发挥》改）。

《主治秘要》云（"要"原作"诀"，据全书通例改）：性寒味淡，气味俱薄，体重而沉降，阴也；乃阳明经大寒药，能伤胃气（"伤"原作"寒"，"气"字原夺，据《本草发挥》改补），令人不食，非腹有极热者，不宜轻用。又云：辛甘，阴中阳也，止阳明头痛，胃弱者不可服（"弱"原作"若"，"者"字原夺，据《本草发挥》改补），治下牙痛（"治"字原夺，据《本草发挥》补），用香芷为引（"香芷"元本作"香白芷"）；捣细用。

【草龙胆】

气寒，味大苦。治两目赤肿睛胀（"两"原作"黄"，从《本草发挥》改），瘀肉高起，痛不可忍。以柴胡为主，龙胆为使（"龙胆"二字原夺，据《本草发挥》补），治眼中疾必用药也。

《主治秘要》云（"要"原作"诀"，据全书通例改）：性寒味苦辛，气味俱厚（"俱厚"元本作"极厚"），沉而降，阴也；其用有四，除下部风湿一也，除湿热二也（"除"原作"及"，从《本草发挥》改），脐下以至足肿痛三也，寒湿脚气四也；其用与防己同。又云：苦（"苦"原误作"若"，据《本草发挥》改），纯阳，酒浸上行，去芦用。

【生地黄】

气寒，味苦。凉血、补血，补肾水真阴不足（"补"字原夺，据《本草发挥》补）。此药大寒，宜斟酌用之，恐损人胃气。

《主治秘要》云（"要"原作"诀"，据全书通例改）：性寒味苦，气薄味厚，沉而降，阴也；其用有三，凉血一也，除皮肤燥二也（"除"字原夺，据《本草发挥》补），去诸湿热三也（"热"字原夺，《本草发挥》作"涩"，亦难训，暂改作"热"）。又云：阴中微阳，酒浸上行。

【知母】

气寒，味大辛。治足阳明火热（"足"字原夺，据《汤液本草》补），大补益肾水（"水"字原夺，据《汤液本草》补）、膀胱之寒。

《主治秘要》云（"要"原作"诀"，据全书通例改）：性寒味苦，气味俱厚，沉而降，阴也；其用有三，泻肾经火一也，作利小便之佐使二也，治痢疾脐下痛三也（"治"字原夺，"脐"原作"腰"，据《本草发挥》补改）。又云：苦，阴中微阳，肾经本药（"经"原作"中"，从《本草发挥》改），欲上头引经（"欲"字原夺，据《本草发挥》补），皆酒炒；刮去毛，里白者佳。

【汉防己】

气寒，味大苦。疗胸中以下至足湿热肿盛（"胸中"《汤液本草》《本草发挥》均作"腰"），脚气，补膀胱（"补"字原夺，据《本草发挥》补），去留热，通行十二经（"行"原作"引"，从《本草发挥》改）。

《主治秘要》云（"要"原作"诀"，据全书通例改）：辛苦，阴也（"也"字原夺，据《本草发挥》补），泄湿气，去皮净用。

【茵陈蒿】

气寒，味苦平。治烦热，主风湿、风热，邪气热结，黄疸，通身发黄，小便不利（"便"原误作"利"，从《本草发挥》改）。

《主治秘要》云（"要"原作"诀"，据全书通例改）：苦甘，阴中微阳，治伤寒发黄；去枝茎，用叶，手搓（"手搓"元本作"搓用"）。

【朴硝】

气寒，味苦辛。除寒热邪气，六腑积聚，结固血癖，胃中饮食热结，去血闭（"去血闭"原作"血闭去"，据文义乙转），停痰痞满，消毒。

《主治秘要》云（"要"原作"诀"，据全书通例改）：芒硝，（"芒硝"以下，《本草发挥》另是一条）性寒味咸，气薄味厚，沉而降，阴也；其用有三，治热淫于内一也（"治"字原夺，据《本草发挥》补），去肠内宿垢二也，破坚积热块三也；妇人有孕忌之。又云：咸寒，纯阴，热淫于内（"热淫于内"《本草发挥》作"去实热"），治以咸寒，正谓此也。

【栝蒌根】

气寒，味苦。主消渴，身热烦满大热，补虚安中，通月水，消肿毒、瘀血，及热疖毒（元本"热"下有"狂"字）。

《主治秘要》云（"要"原作"诀"，据全书通例改）：性寒味苦，阴也（"也"原作"己"，从《本草发挥》改）；能消烦渴。又云：苦，纯阴，心中枯渴，非此药不能除。

【牡蛎】

气寒，味咸平。主伤寒寒热（"寒"字原夺，据《汤液本草》补）、温疟、女子赤白带，止汗，止心痛（"止"字原夺，据《汤液本草》补），气结大小肠，治心胁痞。

《主治秘要》云（"要"原作"诀"，据全书通例改）：咸，软痞积，烧白捣用。

【玄参】

气寒，味苦。治心中懊恼（"中"字原夺，据《本草发挥》补）、烦而不能眠、心神颠倒欲绝，血滞，小便不利。

【苦参】（"参"原误作"辛"，从《汤液本草》改）

气寒，味苦。足少阴肾经之君药也，治本经须用。

《主治秘要》云（"要"原作"诀"，据全书通例改）：苦，阴，气沉逐湿。

【川楝子】

气寒，味苦平。主伤寒大热、烦躁（"躁"原夺，据《汤液本草》补），杀三虫疗疡，通利大小便之疾。

《主治秘要》云（"要"原作"诀"，据全书通例改）：入心，止下部腹痛。

【香豉】

气寒，味苦。主伤寒头痛、烦躁、满闷，生用之。

《主治秘要》云（"要"原作"诀"，据全书通例改:）苦，阴，去心中懊恼（"中"字原夺，据《汤液本草》补）。

【地榆】

气微寒，味甘酸。主妇人乳产、七伤带下、经血不止（元本"经血"作"月经"）、血崩之病，除恶血，止痛疼，疗肠风泄血、小儿疳痢。性沉寒，入下焦，治热血痢。

《主治秘要》云（"要"原作"诀"，据全书通例改）：性微寒，味微苦（"苦"原作"味"，据文义改），气味俱薄，其体沉而降，阴中阳也，专治下焦血。又云：甘苦，阳中微阴，治下部血，去芦用。

【栀子】

性寒，味苦，气薄味厚，轻清上行，气浮而味降，阳中阴也。其用有四，去心经客热一也（"去"字原夺，据《本草发挥》补），除烦躁二也（"躁"原作"燥"，从《本草发挥》改），去上焦虚热三也，治风热四也（"热"字原夺，据《本草发挥》补）。

《主治秘要》云：苦，纯阳，止渴。

6. 续　添 凡四味

（此题原夺，据元本补。）

【巴豆】（"巴豆"原作"芭豆"，从《汤液本草》改）

性热（"热"原误作"熟"，从《本草发挥》改），味苦，气薄味厚，体重而沉降，阴也。其用有三，导气消积一也，去脏腑停寒二也，消化寒凉及生冷硬物所伤三也。又云（"又云"二字原夺，据《本草发挥》补）：辛，阳（"阳"原误作"伤"，从《本草发挥》改），去胃中寒积（"积"原作"湿"，从《本草发挥》改）。

【白僵蚕】（"僵"原误作"姜"，从《汤液本草》改）

性微温（"性微温"三字原夺，据《本草发挥》补），味微辛，气味俱薄，体轻而浮升，阳也，去皮肤间诸风。

【生姜】

性温，味辛甘，气味俱厚（"厚"疑与下条"薄"乙误），清浮而生升，阳也。其用有四，制厚朴、半夏毒一也，发散风邪二也（"发"字原夺，据《本草发挥》补），温中去湿三也，作益胃脾药之佐四也（"药"字原夺，据《本草发挥》补）。

【杜仲】

性温，味辛甘，气味俱薄（"薄"疑与上条"厚"乙误），沉而降，阴也（"阴"《汤液本草》《本草发挥》俱作"阳"）。其用壮筋骨，及足弱无力行。

以上诸药，此大略言之，以为制方之阶也，其用有未尽者。

（十八）法象余品

（原无此题，与前"药类法象"混，今增题以别之。）

蜀葵花：冷，阴中之阳；赤治赤带，白治白带。

梧桐泪：咸；瘰疬非此不能除。

郁金：辛苦，纯阳；（"阳"元本作"阴"）凉心。

款冬花：辛苦，纯阳；温肺止嗽。

香附子：甘，阳中之阴；快气。

大戟（"戟"原误作"战"，据文义改）：苦甘，阴中微阳；泻肺，损真气。

白芨：苦甘，阳中之阴；止肺血（"血"字原夺，据《本草发挥》补），涩，白茇同。

甘遂：苦（"苦"元本作"甘"），纯阳；水结胸中，非此不能除。

蜀漆：辛，纯阳；破血。

射干：苦，阳中之阴；去胃中痈疮。

天南星：苦辛；去上焦痰及头眩运（元本无"辛"以下九字）。

御米壳：酸涩；固收正气（"正气"元本作"上气"）。

胡芦巴：阴；治元气虚寒（"气"原作"脏"，从《汤液本草》改；"寒"原作"冷"，从《本草发挥》改），及肾经虚冷（"经"字原夺，据《本草发挥》补）。

马兜铃：苦，阴中之阳；主肺湿热（"湿"字《汤液本草》《本草发挥》俱无，疑衍文），清肺气（"清"原作"温"，从《本草发挥》改），补肺。

白附子：阳，温；主血痹，行药势（"行"原作"引"，从《汤液本草》改）。

槐花：苦，阴；气薄，凉大肠热。

槐实：苦酸；同上（"同上"原作"上同"，据文义乙转）。

茯神：阳（"阳"原误作"汤"，据元本改）；疗风眩、风虚。

沉香：阳；补肾。

檀香：阳；主心腹痛（"痛"字原夺，据《汤液本草》补）、霍乱、中恶，引胃气上升，进食。

乳香：阳；补肾。

竹叶：苦，阴中微阳；凉心经。

山茱萸：酸，阳中之阴；温肝。

郁李仁：苦辛，阴中之阳（"阴"原作"阳"，从《汤液本草》改）；破血、润燥。

金铃子：酸苦，阴中之阳；心暴痛，非此不能除；即川楝子（"川楝子"下，元本末有"重出"二字，见"寒沉藏"类药）。

草豆蔻：辛，阳；益脾胃，去寒（元本"去寒"下有"重出"二字）。

红花：苦，阴中之阳（"阳"原作"阴"，从《汤液本草》改）；入心养血（元本"养血"下有"即红蓝花"四字）。

朱砂：心热非此不能除。

赤石脂：甘酸，阴中之阳；固脱。

甘菊：苦；养目血。

茜根：阴中微阳（"微阳"原作"之阴"，从《汤液本草》改）；去诸死血。

王不留行：甘苦，阳中之阴；下乳引导用之（"下乳引导用之"原作"引子导利"四字，从《汤液本草》改）。

艾叶：苦，阴中之阳；温胃。

硇砂（"硇"原作"碙"，据文义改）：咸；破坚癖，独不用。

（十九）五行制方生克法附汤例

（原无此题，据《本草发挥》补。）

夫木、火、土、金、水（"木"原误作"水"，据文义改），此制方相生、相克之法也，老于医者能之。

【风】

制法：肝、木、酸，春生之道也，失常则病矣；风淫于内，治以辛凉，佐以苦辛，以甘缓之，以辛散之。

【暑】

制法：心、火（"火"元本作"夏火"）、苦，夏长之道也（"夏"字原夺，据文义补），失常则病矣；热淫于内，治以咸寒，佐以甘苦，以酸收之，以苦发之。

【湿】

制法：脾、土、甘，中央化成之道也（"央"原误作"方"，"成"原作"生"，从《本草发挥》改），失常则病矣；湿淫于内，治以苦热，佐以咸淡，以苦燥之，以淡泄之。

【燥】

制法：肺、金、辛（"辛"字原夺，据《本草发挥》补），秋收之道也，失常则病矣；燥淫于内，治以苦温，佐以甘辛，以辛润之，以苦下之。

【寒】

制法：肾、水、咸，冬藏之道也，失常则病矣；寒淫于内，治以甘热，佐以苦辛，以辛散之，以苦坚之。

注云：酸、苦、甘、辛、咸，即肝木、心火、脾土、肺金、肾水之本也；四时之变，五行化生，各顺其道，违则病生；圣人设法以制其变，谓如风淫于内，即是肝木失常也，火随而炽，治以辛凉，是为辛金克其木，凉水沃其火（"木，凉"元本作"本源"二字），其治法例皆如此。下之二方，非为治病而设（"病而"原作一"证"字，从《本草发挥》改），此乃教人比证立方之道（"此乃"原作一

"如"字，"比证"原作"此证"，"道"字原夺，据《本草发挥》改补），容易通晓也（"通晓"二字原夺，据《本草发挥》补）。

【当归拈痛汤】

治湿热为病（"治"原作"以"，"热"字原夺，据《本草发挥》改补），肢节烦痛、肩背沉重（"肩背"原作"背肩"，从《本草发挥》乙转）、胸膈不利、遍身疼、下注于胫肿痛不可忍。经云湿淫于内治以苦温。羌活苦辛，透关利节而胜湿（"而"字原夺，"湿"原作"温"，据《本草发挥》补改）；防风甘辛，温散经络中留湿，故以为君（"君"原作"主"，据文义改）。水性润下，升麻、葛根苦辛平，味之薄者（"者"字原夺，据《本草发挥》补），阴中之阳，引而上行，以苦发之也；白术苦甘温，和中除湿；苍术体轻浮，气力雄壮（"雄"原误作"椎"，从《本草发挥》改），能去皮肤腠理之湿（"腠理"上原衍"开"字，下夺"之湿"二字，从《本草发挥》删补），故以为臣。血壅而不流则痛（"血"原作"止"，从《本草发挥》改），当归身辛温以散之（"辛"字原夺，据《本草发挥》补），使气血各有所归；人参、甘草甘温，补脾养正气，使苦药不能伤胃；仲景云湿热相合，肢节烦痛，苦参（"参"原误作"辛"，从《本草发挥》改）、黄芩、知母、茵陈者，乃苦以泄之也（"以"原作"而"，"也"字原夺，从《本草发挥》改补）；凡酒制药（"药"原作"物"，从《本草发挥》改），以为因用；治湿不利小便，非其治也，猪苓甘温平，泽泻咸平，淡以渗之，又能导其留饮，故以为佐。气味相合，上下分消，其湿气得以宣通矣（"湿"原误作"温"，"以""矣"二字原夺，从《本草发挥》改补）。

羌活半两　防风三钱，二味为君（"君"原作"末"，从《本草发挥》改）　升麻一钱
葛根二钱　白术一钱　苍术三钱（此下元本有"四味为臣"四字）　当归身三钱（"身"字原夺，据《本草发挥》补）　人参二钱　甘草五钱　苦参二钱，酒浸（"二钱"二字原夺，据《本草发挥》补）　黄芩一钱，炒（"芩"原作"耆"，从《本草发挥》改）　知母三钱，酒洗
茵陈五钱，酒炒　猪苓三钱　泽泻三钱

上锉如麻豆大，每服一两（"一两"下元本有"重"字），水二盏半，先以水拌湿，候少时，煎至一盏，去滓温服，待少时，美膳压之。

【天麻半夏汤】

治风痰内作，胸膈不利，头眩、目黑、兀兀欲吐、上热下寒、不得安卧，遂处此方（"处此"原作一"取"字，从《本草发挥》改）。云眼黑、头眩，虚风内作（"内"《本草发挥》作"内外"二字），非天麻不能治，故以为君（"故以为君"四字原夺，

卷四　文献校勘

医学启源

据《本草发挥》补)。偏头痛乃少阳也，非柴胡不能治；（"偏头痛"以下十三字原夺，据《本草发挥》补）黄芩苦寒酒制炒，佐柴胡治上热，又为引用，故以为臣。橘皮苦辛温，炙甘草甘温（"甘温"原作"温甘"字，从《本草发挥》乙转），补中益气为佐（"中"字原夺，据《本草发挥》补）。生姜、半夏辛温，以治风痰；白茯苓甘平（"平"原误作"草"字，从《本草发挥》改），利小便，导湿热（"热"原作"气"字，从《本草发挥》改），引而下行，故以为使。不数服而见愈（《本草发挥》无"见"，疑衍）。

天麻一钱，君　柴胡七分　黄芩五分，酒制（元本"黄芩"下有旁注"臣"字）　橘皮七分，去白　半夏一钱（"钱"原作"分"，从《本草发挥》改）　白茯苓五分（"白""五分"原夺，均据《本草发挥》补）　甘草五分（"甘草五分"原夺，据《本草发挥》补）

上锉碎如麻豆大，都作一服，水二盏，生姜三片，煎至一盏，去滓温服。

濒湖脉学
白话解

1963 年

整理说明

一、语译作者以人民卫生出版社 1956 年影印的《濒湖脉学》为蓝本，此版本是根据明万历三十一年癸卯（1603）夏良心张鼎思江西课本影印，以清光绪五年己卯（1879）扫叶山房刻本为校本，并参以《脉诀》《脉经》《素问》《巢氏病源》《脉诀刊误集解》等其他相关文献校勘。

二、作者在编著时融入自己的观点，在个别词句上有所修改，但都加以注释，因此仍保持了文献的原貌。

三、此次整理采用"文""解"并排的方式，以小字加括号处理，以便阅读。为了与每脉前"脚注"（文献出处）的小字相区别，"白话解"的小字跟在当句标点之前，只与当句有关；而"出处"的小字跟在标点之后，以贯之前的多句内容。

四、"蓝本"的顺序编排，是《七言诀》在前，《四言诀》在后，作者将其顺序颠倒，明显是将《四言诀》作为概论，《七言诀》作为各论来处理的，此次整理仍保留语译作者的这一调整。

五、文中所涉及的文献情况简介如下：

《脉经》：王叔和著。

《素问》：撰人不详。

《脉诀》：崔嘉彦著。

《脉诀刊误集解》：戴起宗著，文中简称为"刊误"。

崔氏：崔嘉彦，著有《脉诀》《四言举要》等。

黎氏：黎民寿，著有《决脉精要》。

通真子：刘元宾，著有《补注王叔和脉诀》《脉要秘括》等。

朱氏：朱震亨，著有《脉诀指掌病式图说》等，文中时称"丹溪"。

戴氏：戴起宗，著有《脉诀刊误集解》等。

仲景：张仲景，著有《伤寒论》《金匮要略方论》等。

张太素：著有《太素张神仙脉诀玄微纲领宗统》《太素脉秘诀》等。

杨玄操：著有《难经注》《黄帝明堂经注》，文中时简称"杨氏"。

滑伯仁：著有《十四经发挥》《难经本义》等。

巢氏：巢元方，著有《巢氏诸病源候论》等。

柳氏：柳樊邱，著有《痘疹神应心书全集》等。

吴氏：吴正伦，著有《脉症治方》等。

四言诀

宋·崔嘉彦撰，明·李言闻删补，任应秋语译

一、经脉与脉气

脉乃血脉（"血脉"原作"血派"，坊刻本作"血脉"，现从坊刻本改为"血脉"），**气血之先；血之隧道**（"隧"音"岁"。凿通山石或在地下挖沟所成的通路，叫"隧道"），**气息应焉；其象法地**（"法"这里作"效法"解），**血之府也**（"府"这里作"藏"解，即容纳的意思）；**心之合也，皮之部也**（"部"这里作"分布"解）。

此段讲"经脉"的生理。

"经脉"即脉管，又叫作"血脉"，是人体内运载血液环流自成系统的器官，全身的气血运行，必须通过经脉的"先导"作用才能完成。凡经脉所在的地方，就是气血所到的地方，所以经脉不仅是血液流行的隧道，而且是与气息（即呼吸时所出入的气，一呼一吸，叫作一息）息息相关的。经脉在人体内合理地分布着，与地面存在的大小河流很相似。在内直接和心脏配合，在外遍布于皮肤、肌肉之间，使全身血液都得到容纳，从而形成了整个的血液循环。

资始于肾（"资"这里作"取得""获得"解），**资生于胃；阳中之阴，本乎营卫；营者阴血，卫者阳气；营行脉中，卫行脉外**。

此段讲"脉气"的生成。

脉搏之所以能够搏动不休，主要是由于"脉气"的存在，"脉气"可以理解为经脉本身的一种机能，这种机能不仅要获得先天之"肾气"和后天"胃气"的不断供给而存在，还要与营气、卫气互相结合起来，才是"脉气"搏动的根本。从"脉气"的性质来讲，它是属于"阳中之阴气"，因"气"本来属阳，但"脉"属阴，于是脉气存在于经脉里面，便绝不是单纯的"阳气"，而有一部分"阴气"在其中了。营气与卫气均产生于脾胃，营气具有化生阴血营养全身的作用，卫气具有保卫体表的功能。营气是存在于血液里的，所以它和阴血一块在经脉里运行；卫气是阳气的一种，所以它便循行于

经脉的外边。这样内、外、阴、阳相互作用，就维持了"脉气"的正常活动。

脉不自行，随气而至；气动脉应，阴阳之义；气如橐籥（"橐籥"音"陀月"，即风箱），**血如波澜；血脉气息，上下循环。**

此段讲"胃气"和"宗气"引导血行，经脉随气运动的道理。

经脉本身不能自己单独的运动，一定要随着"胃气"和"宗气"的运动才能运动。胃气，是脏腑气之一，而且是脏腑之气的根本；宗气，是由吸入的阳气和水谷精微之气混合而成，具有推动呼吸和气血循环的作用。经脉随着胃气、宗气运动的原理，可以概括为"阴经""阳气"相互作用的结果。"脉"属阴，"气"为阳，阴脉、阳气配合起来，便发生无休止的循环运动。阳气的运行，有似风箱的鼓动作用，经脉中血液受到阳气即"胃气"和"宗气"的鼓动，便会掀起波澜，上下来去、往复无穷地循环着。

十二经中，皆有动脉；惟手太阴，寸口取决；此经属肺，上系吭嗌（"吭嗌"音"航益"，即喉咙）**；脉之大会，息之出入；一呼一吸，四至为息；日夜一万，三千五百；一呼一吸，脉行六寸；日夜八百，十丈为准。**

此段讲"寸口"诊脉的意义，及呼吸和血行的关系。

全身十二经脉（正经），每一经脉都有可以切诊脉动的地方，为什么一般都单独在手太阴肺经脉所在的"寸口"部位诊脉呢？手太阴经是肺脏所属的经脉，它上系喉咙下连于肺，适当呼吸气之要道。全身的营气、卫气，以及吸入的天阳之气，都在肺脏会合，因此，肺经脉所过的"寸口"部位，便能反映各经脏气的盛衰变化。其所以叫作"寸口"的原因，主要是这个部位全长一寸九分，"口"是出入往来的意思，因而便把这个部位叫作"寸口"。正常人的一呼一吸，叫作"一息"，古人计算人在一天一夜里共呼吸一万三千五百息。血液在经脉中的流行，一呼一吸大约前进六寸，在一天一夜里共流行约八百一十丈。对呼吸循环的这一计算结果，与现在的统计颇有出入，现认为正常人一昼夜的呼吸数为二万四千至二万六千息。不过，一息脉来四至，基本上还是正确的。

文中涉及的尺寸，基本都是采用的"同身寸"丈量法。"同身寸"即以本人身体某一部分的长度，作为测量本人体表某部的长短的标准。例如：以中指中节两侧横纹头之间的距离定为一寸，用以测量本人手、足、背、腹各部的长短宽窄，便叫作"中指同身寸法"。

二、部位与诊法

初持脉时，令仰其掌；掌后高骨，是谓关上；关前为阳，关后为阴；阳寸阴尺，先后推寻；寸口无脉，求之臂外；是谓反关，本不足怪。（从"寸口无脉"句至末句，原无，今据第十部分"真脏脉绝"首四句的意思改编增入。）

此段讲"寸""关""尺"三部的区分。

开始诊察脉搏的时候，让患者伸出手臂，掌心向上，很自然地平摆着，首先看准掌后高骨隆起的地方，这就是"关脉"所在的部位。"关部"的前方为"寸部"，属阳；"关部"的后方为"尺部"，属阴。医生覆手取脉，先把中指头准确地按在"关部"，前后两指尖自然地落在"寸部"和"尺部"上，这时便可以进行仔细地切按了。有少数人在"寸口"部摸不着脉的搏动，却在手臂外侧，即"寸口"的上方可以摸到脉的搏动，这叫作"反关脉"，有的一只手"反关"，有的双手"反关"，一般属于生理现象，用不着怪异。

心肝居左，肺脾居右；肾与命门，居两尺部（"居两尺部"句后，原有"魂魄谷神，皆见寸口；左主司官，右主司府；左大顺男，右大顺女；本命扶命，男左女右；关前一分，人命之主"等十句，涉及迷信，因删）；**左为人迎，右为气口；神门决断，两在关后；人无二脉，病死不愈；左大顺男，右大顺女**；（此两句从删除的十句中提出，并插入置放于此。）**男女脉同，惟尺则异；阳弱阴盛，反此病至。**

此段讲"三部"分主脏腑以及男女脉象的差异。

脏腑气机的变化，都可以在"寸口"反映出来，并各有其一定的部位。如：左手"寸部"属心，"关部"属肝（包括胆），"尺部"属肾（包括小肠、膀胱）；右手"寸部"属肺，"关部"属脾（包括胃），"尺部"属命门（包括大肠）。这是左右两手六部分主脏腑的一般说法。还有另一种说法，左手寸部叫"人迎"，凡属外感表证都在这里诊察，右手寸部叫"气口"，凡属内伤里证都在这里诊察。这种说法来源于王叔和著的《脉经》，后世医家因得不到临床验证，多不表示同意，因此这里只存作参考。此外，在《内经》里，称结喉两旁的动脉为"人迎"，左右手三部脉都叫"气口"，这是古人从全身诊脉的方法之一。《脉经》还把两手"尺部"叫作"神门"，专在这里诊察肾阴、肾阳的变化。肾阴肾阳强，主身体健壮；肾阴肾阳弱，主身体虚衰。如果两手"尺部"的脉都没有了，说明肾阴肾阳十分衰竭，是病情严重的标示。至于男女异性，阴阳各有盛衰，反映在左右两手的脉搏亦略有差别。左为阳，右为阴，男子阳气偏盛，当以左手脉稍大为顺，女子阴血偏盛，当以右手脉稍大为好。再把"寸部"和"尺部"相互比较，寸为阳，尺为阴，男子阳气偏盛，当以寸脉盛尺脉弱为宜，女子阴血偏盛，当以尺脉盛寸脉弱为宜。如果两者相反，便说明是有病变了。

脉有七诊，日浮中沉；上下左右，消息求寻（这里的"消息"，作"体察"解释）；**又有九候，举按轻重；三部浮沉，各候五动。**

此段讲"七诊"与"九候"两种诊脉方法。

所谓"七诊"，即诊法中浮、中、沉、上、下、左、右等七种诊脉的手法。浮取，能观察有无外感表证；中取，能观察脾胃机能的变化；沉取，能观察有无内伤里证。"上"指寸部，"下"指尺部，"左"即左手，"右"即右手，诊脉时既要上下相互比较，也要左右相互对照。运用"七诊"手法来体察病情、寻找病因，这样对疾病的观察和分析就比较全面了。

所谓"九候"，即诊脉时在寸、关、尺三部，每部都必须经过轻手浮取、稍重中取、重按沉取三种手法，每一种手法都必须候到脉搏五次以上。这样，一只手分作寸、关、尺三部，每一部又分做浮、中、沉三候，三三得九，这就叫作"九候"。候，是仔细观察的意思。

寸候胸上，关候膈下；尺候于脐，下至跟踝（"踝"音"跨"，现一般读作"怀"，足跟前两侧隆起的圆骨）；**左脉候左，右脉候右；病随所在，不病者否。**

此段讲从"寸口"观察全身病变的意义。

在"寸口"观察全身病变的方法是：凡属胸膈以上至于头顶的疾病，都可以在"寸部"观察；凡属胸膈以下至脐以上的疾病，都可以在"关部"观察；凡属脐以下至于足跟的疾病，都可以在"尺部"观察；左半身的病变还可从左手三部观察；右半身的病变还可从右手三部观察。所以能够上以候上、中以候中、下以候下、左以候左、右以候右，就是因为"病随所在"的缘故。也就是说，身体某一部分有了病变，脉搏便相应地在寸口的某一部位上反映出来；某一部分没有病变，相应地寸口的某一部位的脉搏也就正常，并不发生什么变化。例如：左胁疼痛，左关脉便现弦或紧，这就是"病随所在"；右胁正常，右关脉也就没有不正常的变化，这就是"不病者否"，"否"即"不"的意思。

三、五脏平脉

浮为心肺，沉为肾肝；脾胃中州（这里的"州"作"区域"解释，"中州"即"中部"的意思），**浮沉之间；心脉之浮，浮大而散；肺脉之浮，浮涩而短；肝脉之沉，沉而长弦；肾脉之沉，沉实而濡**（应读作"软"，义同）；**脾胃属土，脉宜和缓；命为相火**（"命"指"命门"，"相火"即"元阳"），**两尺同断**（"两尺"原作"左寸"，根据文义改）。

此段讲五脏正常脉象的表现。

五脏的正常脉象，都可以通过浮、中、沉三候来观察。"浮部"可以观察心和肺，"沉部"可以观察肾和肝，浮与沉之间，也就是"中部"可以观察脾和胃。但这都是从大体上来说的，仔细分析还各有所不同。心脉的浮，浮中略显大而散，就是指尖稍微着力，便觉得脉体粗大，再稍着力，便觉得脉体阔大软散；肺脉的浮，浮中略显涩而短，就是指头稍微着力，便觉得脉的搏动带有滞涩的感觉，再稍着力，更显得脉有一种短促的感觉；肝脉在沉中出现，不仅脉形显得较长，还具有张力较大的弦象；肾脉也在沉中出现，但有壮实兼软滑的感觉。至于脾和胃的脉象，总以不快不慢，和缓为上。在上文"部位与诊法"的第二段曾说"肾与命门，居两尺部"，即左尺部候"肾"，右尺部候"命门"；但后世医家的经验认为，命门部位本在两肾的中间，大体上虽然分了左右，实际命门中元阳的盛衰变化，在左右两尺部都可以判断出来。

春弦夏洪，秋毛冬石（"毛"这里作"浮而轻虚"解；"石"这里作"沉而有力"解）；**四季和缓，是谓平脉；太过实强，病生于外；不及虚微，病生于内；春得秋脉，死在金日，五脏准此，推之不失；四时百病，胃气为本；脉贵有神，不可不审。**

此段讲四时"平脉"。

一年四季的气候变化，对于人体是有一定影响的，人体的生理机能为了适应它，必然要随时进行调节，以此来维持身体健康，这种调节作用，在脉搏上同样有所反映。春季阳气渐次上升，脉搏相应的张力较强而见"弦"；夏季气候炎热，脉搏相应的来去充沛而见"洪"；秋季阳气逐渐衰退，脉搏相应的轻虚浮软而见"毛"；冬季气候严寒，脉搏相应的沉潜有力而见"石"。在一年四季里，无论见到弦脉、洪脉、毛脉、石脉，只要都带有一种和缓的脉气，这是脉象的正常反应，脉象正常说明身体健康。相反，在洪、弦、毛、石不同的脉搏中，都出现了太过而强实的情况，一般是外感邪气有余的病变；如果在弦、洪、毛、石中出现了虚弱细微的脉气，大多是内伤，多属正气不足的病变。总之，无论是诊察四时脉也好，或其他疾病的脉搏也好，最根本的就是要诊察脉搏中是否有"胃气"的存在，脉中有"胃气"，就是脉来"有神"，所谓"有神"，就是脉来和缓。例如：脉虽微弱，却是搏动均匀和缓，这就叫作"有神"、有"胃气"，这说明身体的正气还存在，病变虽重，仍易治疗。如脉来无"神"、无"胃气"，说明正气已极度衰竭，应当加以注意，不可稍有疏忽。

四、辨脉提纲

调停自气，呼吸定息；四至五至，平和之则；三至为迟，迟则为冷；六至为数（"数"音"朔"，即"快"之意），数即热证；转迟转冷，转数转热；迟数既明，浮沉当别；浮沉迟数，辨内外因；外因于天，内因于人；天有阴阳，风雨晦明（"晦明"原作"晦冥"，今据《左传》"天有六气，曰阴阳风雨晦明也，过则为灾"，改作"晦明"。"晦"是黑夜，"明"是白天）；人喜怒忧，思悲恐惊；外因之浮，则为表证；沉里迟阴，数则阳盛；内因之浮，虚风所为；沉气迟冷，数热何疑；浮数表热，沉数里热；浮迟表虚，沉迟冷结；表里阴阳，风气冷热；辨内外因，脉症参别；脉理浩繁，总括于四；既得提纲，引申触类。

此段讲"浮""沉""迟""数"为脉的四纲。

在未曾诊察脉搏之先，医生首应把自己的呼吸调整好，在气息十分稳定的时候，才进行诊脉。在一呼一吸之间，脉来跳动四或五至，这就是正常脉搏的一般标准。如果一呼一吸脉搏仅跳动三次，便为迟脉，便属有寒的病变；相反，一呼一吸脉搏竟跳动到六次，便为数脉，便属有热的病变。假使一呼一吸脉搏动仅有一二次，越是转变为迟，说明寒邪病变越加严重；一呼一吸

2516

脉搏动到七八次以上，越是转变为数，说明热邪病变越是厉害了。既分清了迟、数两脉，还得分辨浮、沉两脉的特点。只有完全掌握了浮、沉、迟、数这四种主要脉象，从而分析内因或外因的病变才更全面。外因，主要是指阴、阳（这里指四时寒暑）、风、雨、晦、明等自然界的变化，但是这个说法已经成为历史，祖国医学习惯所称的外因六淫，是指风、寒、暑、湿、燥、火。内因，主要是指人体本身的情志变化，如喜、怒、忧、思、悲、恐、惊等，习惯称为"七情"，其实这也还是由于外界的刺激而发生的。无论内因或外因的病变，都可以出现浮、沉、迟、数几种不同的脉象。外因见浮脉，多属于风寒表证；外因见沉脉，多为感冒初期，寒邪深入，紧束于里，一时不能发越的缘故；外因见迟脉，多为脏气不充，邪气留连不解的阴证；外因见数脉，多为风热伤经，邪气在表的阳证。内因见脉浮，多为精气不足，虚风内动；内因见脉沉，多为气陷、气郁，有所积滞；内因见脉迟，多为元气大虚，阴寒冷积；内因见脉数，多为邪火炽盛，阳热燔灼。但是，临床上所见到的脉象，往往都不是单一地出现，而是兼见的。例如：同样的数脉，有浮数与沉数的区分，浮数是热邪在表，沉数是热邪在里；同样的迟脉，有浮迟与沉迟的不同，浮迟是虚寒在表，沉迟是冷结在里。

总之，对脉象要仔细诊察，结合症状的表现，互相参证，加以分析，便知道这个病证在表在里、属阴属阳、为风为气、或冷或热、是内伤还是外感等等，都可以了解了。于此可见脉学的道理，讲起来好像很繁杂，但归纳起来，可以把浮、沉、迟、数四种脉象概括为一个提纲，只要有了这个纲，就能引申而触类旁通了。

五、诸脉形态

浮脉法天，轻手可得；泛泛在上，如水漂木；有力洪大，来盛去悠（"悠"音"优"，这里作"持久"解）；**无力虚大，迟而且柔；虚甚则散，涣漫不收；有边无中，其名曰芤**（"芤"音"抠"，脉象的一种）；**芤而急弦，革脉使然**（"芤而急弦，革脉使然"句原无，今据坊刻本加）；**浮小而濡**（"濡"应读作"软"，义同），**绵浮水面；濡甚则微**（"濡"应读作"软"，义同），**不任寻按。**

此段讲"浮脉"的体状，进而分析与"洪""虚""散""芤""革"

"濡""微"等七种脉象的区别。

浮脉的形象，有似空间的"天阳之气"，轻清上浮，只要手指头轻微地着到皮肤，便可以感觉到脉的搏动，好像在水面漂浮着的木料一样浮泛在上。在浮脉里可以见到七种不同的脉象：若浮而有力，脉体还显得粗大，一来一去地搏动既极其充盛而又持久的，这是洪脉；若浮而无力，脉体虽大，却是极柔软，搏动又较迟缓的，这是虚脉；若比虚脉还显得涣漫不清楚，稍加重按就摸不着了，这是散脉；若浮而中空，外边有，中间无，这是芤脉；比芤脉更加弦急的，这是革脉；若浮而细软无力，好像绵絮漂浮水面一样，这是软脉；若比软脉还要软而细小，稍用力按，脉搏就似有似无没法寻按了，这是微脉。

沉脉法地，近于筋骨；深深在下，沉极为伏；有力为牢，实大弦长；牢甚则实，愊愊而强（"愊愊"音"逼逼"，原作郁结，这里作"坚实"的形容词）；**无力为弱，柔小如绵；弱甚则细，如蛛丝然**。

此段讲"沉脉"的体状，进而分析与"伏""牢""实""弱""细"五种脉象的区别。

"沉脉"的体象，好比重浊的地阴之气，总是不断下沉，必须手指用力重按，直按到筋骨上才可能摸着它。在沉脉里可以见到五种不同的脉象：一是，比沉脉还要深沉的脉象，则必须用手指使劲推动筋肉，才能感觉到脉搏在深处隐隐约约的跳动，这叫"伏脉"；二是，沉而有力，来势充实，脉体阔大，还兼有"长"而且"弦"的形状的，这叫"牢脉"；三是，比牢脉还坚实，搏动极其强而有力，这叫"实脉"；四是，沉而无力，既软弱如绵又极细小的，这叫"弱脉"；五是，比弱脉还要小，只像蜘蛛丝那么一点的，这叫"细脉"。

迟脉属阴，一息三至；小快于迟，缓才及四（"才"原作"不"，据脉理改）；**二损一败，病不可治；两息夺精，脉已无气**（"脉已无气"句后，原有"浮大虚散，或见芤革；浮小濡微，沉小细弱"四句，因与本段"二""四"相重，故删）；**迟细为涩，往来极难；似止非止，短散两兼**（"似止非止，短散两兼"，原作"易散一止，止而复还"，因涩脉一般不会歇止，只是稍微迟滞一下就过去了，这和"止而复还"的结脉不同。不过，涩脉却有兼有"短"象或"散"象的时候。今据《脉经》"往来难，短且散"的原文改）；**结则来缓，止而复来；代则来缓，止不能回**。

此段讲"迟脉"的体状，进而分析与"缓""涩""结""代"四脉以及

"损脉""败脉""夺精脉"的区别。

"迟脉"是阳虚阴盛的脉象，一呼一吸只有三至。需要和迟脉区别的，首先是"缓脉"，缓脉的搏动要比迟脉稍快，一呼一吸刚四至，而且它的搏动亦均匀和缓。如果一呼一吸脉仅搏动两次，这叫"损脉"；一呼一吸脉仅搏动一次的，这叫"败脉"；更有在两息的时间内仅搏动一次的，这叫"夺精脉"。凡是出现以上三种脉象的，都说明精气衰竭，病势已经发展到了极其严重的阶段。至于脉来"迟细"，搏动又艰涩困难，甚至很有些像短脉、散脉和歇止脉，但它并不歇止，只是在短暂的时刻内稍微迟滞一下就过去了，这叫作"涩脉"。有两种歇止的脉应予区分：一种是脉来迟缓，时或有一次歇止，歇止的间隔是不规则的，歇止后马上再搏动，这叫"结脉"；另一种也是脉来迟缓，但它是很均匀地歇止，并经过较长的歇止时间才开始再搏动，这叫"代脉"。所谓"止不能回"，就是说脉搏歇止时间较长，来时也只是照常搏动，没有自行补偿的频速功能，并不是说歇止后永远不回复了——参看"七言诀"中对"代脉"的解释。

数脉属阳，六至一息；七疾八极，九至为脱（"九至为脱"句后，原有"浮大者洪，沉大牢实"两句，因与本部分"一""二"相重，故删）；**往来流利，是谓之滑；有力为紧，弹如转索；数见寸口，有止为促；数见关中，动脉可候；厥厥动摇，状如小豆。**

此段讲"数脉"的体状，进而分析与"滑""紧""促""动"四脉以及"疾脉""极脉""脱脉"的区别。

"数脉"是阴虚阳盛的脉象，一呼一吸脉来六至。如果到了七至，叫作"疾脉"，八至叫作"极脉"，九至叫作"脱脉"。这些都是阴精虚损、阳热亢极病变的反映，到了九至以上，是阳气已绝的象征，所以称为"脱"。至于脉搏往来流利的，叫作"滑脉"；脉末左右弹动有如绳索转绞似的，叫作"紧脉"；数而时或歇止，特别多见于寸部的，叫作"促脉"；数而坚紧，搏击有力，指下有豆粒般大一点陇然高起而摇动不休的感觉，又常见于关部的，叫作"动脉"。

长则气治（"治"指"乱"的反面，这里作"正常"解），**过于本位；长而端直，弦脉应指；短则气病，不能满部；不见于关，惟尺寸候。**

此段讲"长""短""弦"三脉的区别。

"长脉"是超越"寸"或"尺"的本位而有余的脉象。只要是脉长中带有柔和之象并不"弦急"的，便是正气充沛的反映；如果脉长而具有挺直的体象，弛张力亦较大的，这叫作"弦脉"；相反，脉不长而短，无论在寸部或尺部都表现为不满足而短缩的，这便属于气血虚损的"短脉"了。

六、诸脉主病

一脉一形，各有主病；数脉相兼，则见诸症；浮脉主表，里必不足；有力风热，无力血弱；浮迟风虚，浮数风热；浮紧风寒，浮缓风湿；浮虚伤暑，浮芤失血；浮洪虚火，浮微劳极（"劳"即"虚劳"，又称"虚损"，有心劳、肝劳、脾劳、肺劳、肾劳，称为"五劳"。"极"这里指筋极、骨极、血极、肉极、精极、气极等"六极"而言，是六极为严重的虚损病）；**浮濡阴虚**（"濡"应读作"软"，义同），**浮散虚剧；浮弦痰饮，浮滑痰热。**

此段讲不同"浮脉"的主病。

每一种脉象，都有不同的体态，主要是由于不同的病变机制所致。临床上一脉独见的情况较少，往往是几种脉象互相兼见于各种复杂的病证中。例如"浮脉"主要出现于外感表证，但也可见于里虚不足的证候；外感表证多见浮而有力，里虚血弱多见浮而无力。脉浮而迟的，多见于气虚伤风；脉浮而数的，多见于外伤风热；风寒表邪滞于经脉，多见脉浮而紧；风湿邪气留于肌肉，多见脉浮而缓；暑伤元气，脉来浮虚；大失血后，脉来浮芤；阴虚火旺，常见浮洪脉；虚损劳极，常见浮微脉；阴精虚损的，脉见浮软；气血极虚的，脉见浮散；若痰饮内盛，脉见浮而弦；痰热壅滞，脉见浮而滑。

沉脉主里，主寒主积；有力痰食，无力气郁；沉迟虚寒，沉数热伏；沉紧冷痛，沉缓水畜（"畜"与"蓄"同）；**沉牢痼冷**（"痼"音"固"，是指积久不易治好的病），**沉实热极；沉弱阴虚，沉细痹湿；沉弦饮痛**（"饮"即"痰饮"或"水饮"的简称，是因风寒湿热诸邪，以及情志或饮食的郁滞，酿成稀黏的浊液，积于体内为病，其清稀者为"饮"，稠浊者为"痰"，或吐咯上出，或凝滞胸膈，或滞于经络而发生种种病变），**沉滑宿食；沉伏吐利，阴毒聚积**（"阴毒"是病名，因寒邪深入骨髓，以致气血不能流行凝滞经络而成，其主要症状为肤色青紫、周身剧烈疼痛，咽喉痛继则红肿腐烂）。

此段讲不同"沉脉"所主之病。

"沉脉"的出现最常见的有三种情况：一是内伤里证，凡属脏腑中的病变而无外感的，都属于里证的范围；二是阴寒邪气所致之证；三是各种积聚，固定地停聚在某一部位的，叫作"积"，发作有时、展转移痛的，叫作"聚"（参看下文"杂病脉象"第十四条）。诊察沉脉，首先要从脉的搏动有力和无力来分辨：沉而有力，多为痰饮和伤食的病变；沉而无力，一般由气机郁滞所致。脉来沉迟，多是虚寒为病；脉来沉数，常为热邪内伏。脉沉而兼紧，以寒凝冷痛的为多；脉沉而兼缓，以水气（即寒水邪气）蓄积的为多。如久患冷病，沉脉之中多兼牢象；如里热盛极，沉脉之中多兼实象。阴精虚损的，脉来沉弱；湿邪痹着（湿邪停滞不行）的，脉来沉细。沉弦脉，每见于痰饮为病的痛症；沉滑脉，每见于宿食为病的积症。假如脉来沉伏，多见于阴毒和聚积不消发为剧烈吐泻的时候。

解释一下文中涉及的"痹"。"痹"又为病名之一，主要是由风、寒、湿三种病邪痹着而成。关节间有游走性疼痛，多汗的为"风痹"；关节呈固定性疼痛的为"寒痹"；肢节发沉，甚或麻木不仁的为"湿痹"，这里所谓"痹湿"，也就是湿痹病。

迟脉主脏，阳气伏潜；有力为痛，无力虚寒；数脉主腑，主吐主狂；有力为热，无力为疮。

此段讲"迟""数"两脉所主之病。

五脏的虚寒病变，反映在脉搏方面多为"迟脉"，尤其是阳气潜伏在里，不能通达于外的时候，脉的搏动显著变迟。如果是寒凝腹痛，脉来迟而有力；如果是由于阳气不足而引起的虚寒证，脉来便迟而无力了。

六腑的邪热病变，反映在脉搏方面，多为"数脉"，诸如胃热上逆的呕吐、热伤神志的发狂等症，其脉搏往往都现数象。如果实热炽盛，脉来数而有力；一般疮疡，初起多为血分有热，但在溃脓以后营血大伤，只是余热未除，脉来便数而无力了。

滑脉主痰，或伤于食；下为畜血（"畜"与"蓄"同），**上为吐逆；涩脉少血，或中寒湿；反胃结肠**（"反胃"即饮食物吞下后又吐出来，除有热而外，血虚的也可见此症。"结肠"又叫"肠结"，即肠中津液缺乏，大便秘结），**自汗厥逆**（"厥逆"是阳气不能达于四肢，以致四肢不温的病症）。

此段讲"滑""涩"两脉所主之病。

"滑脉"是邪气内盛的脉象。如痰饮停留、伤食气滞、瘀血蓄积、呕逆气滞等,都可见到滑利的脉象。痰饮多见浮滑,伤食多见沉滑,蓄血的滑脉多见于关部,吐逆的滑脉多见于寸部。

"涩脉"是精亏血少的脉象。凡是寒湿入于血中,或阴虚液涸的反胃、便秘,以及出汗过多而伤津、营卫虚损而厥逆等病变,都可以见到来去艰难极不流利的涩脉。

弦脉主饮,病属胆肝;弦数多热,弦迟多寒;浮弦支饮("支饮"是痰饮病的一种,其症状为咳喘气短、胸部痞满,伴有轻度水肿、皮肤发黑等),**沉弦悬痛**("悬痛",这里是"悬饮胸痛"的简略,"悬饮"因胸胁部有水饮潴留,症见咳嗽、胸胁痛、时或呕吐等);**阳弦头痛,阴弦腹痛。**

此段讲各种"弦脉"的主病。

"弦脉"为水饮病多见的脉象,尤多见于胆和肝的病证中。脉弦而数,多为热盛;脉弦而迟,多为寒盛。在浮部见弦,多属支饮为病;在沉部见弦,多属悬饮胸胁痛。头痛因病在上,故寸脉多见弦,又称为"阳弦";腹痛因病在下,故尺脉多见弦,又称为"阴弦"。这就是分辨弦脉之大概。

紧脉主寒,又主诸痛;浮紧表寒,沉紧里痛。

此段讲"紧脉"的主病。

"紧脉"的出现,主要为寒邪盛和各种痛症的反映。脉浮而紧,说明寒邪在表;脉沉而紧,说明是里虚寒痛。

长脉气平,短脉气病;细则气少,大则病进;浮长风痫("痫"原作"癎",现已统一改作"痫",下同。"风痫"为痫病之一种,多因风痰而起,常突然发作而昏倒,伴有抽搐、目上视,时发时止是其特点),**沉短宿食;血虚脉虚,气实脉实;洪脉为热,其阴则虚;细脉为湿,其血则虚。**

此段讲"长""短""细""洪""虚""实"六脉的主病。

"长脉"是正气充沛之象,属正常现象,是身体健康的表现。"短脉"多属气虚的病变,若脉来见大,表示病在进展。如果脉在浮部见长,并有紧张感的,常见于风痫病;脉在沉部见短,则为宿食不消。凡气血虚少,或湿邪滞于经络的,脉来多细;凡热盛阴伤,脉多见洪大。总之,血气虚的,每见虚脉;邪气实的,常见实脉。临床所见,一般如此。

缓大者风,缓细者湿;缓涩血少,缓滑内热;濡小阴虚("濡"应读作"软",义同),**弱小阳竭;阳竭恶寒,阴虚发热;阳微恶寒,阴微发热;男微虚损,女微泻血;阳动汗出,阴动发热;为痛与惊,崩中失血**("崩中"即"崩漏"，妇女下部大量出血的叫"崩"，少量出血但缠绵不止的叫"漏"）；**虚寒相搏，其名为革；男子失精，女子失血。**

此段讲"缓""软""弱""微""动""革"六脉不同的主病。

脉来和缓，是有"胃气"的正常脉象。如脉缓而偏大，则多见于风热病证；脉缓而偏细，则多见于寒湿病证。脉缓而兼涩，常为营血虚少的脉象；脉缓而兼滑，常为内热炽盛的脉象。同是细小脉，还有"软"与"弱"的区分：脉软而细小，是阴血虚损；脉弱而细小，为阳气衰竭；阳衰，气不充于身，最易出现恶寒症状；阴虚，不能和阳，常见发热症状。气血两虚的容易见到"微脉"，但亦有种种分别：寸部属阳，如寸脉微，这是阳虚，阳虚的便恶寒；尺部属阴，如尺脉微，这是阴虚，阴虚的便发热；男子脉来微细，多见于虚弱劳损的病变；女子脉来微细，总是在崩漏下血的时候。假使阳气郁结于血分得不到发泄时，就会出现种种"动脉"：汗出不止的，寸部见"动脉"，这称为"阳动"；发热不止的，尺部见"动脉"，这称为"阴动"；他如疼痛、惊悸、血崩、便血等，两手关部多见"动脉"；惊悸，即因受惊，心跳加速，惕动不安的病变。本来就是个虚寒的体质，同时又阴邪内动，便会出现"革脉"，如在男子的严重精亏，女子的崩漏失血阶段，都可以见到这种由于气血虚损而又受到寒邪侵袭（即"虚寒相搏"之意）而致的革脉。

阳盛则促，肺痈阳毒；阴盛则结，疝瘕积郁；代则气衰，或泄脓血；伤寒心悸，女胎三月。

此段讲"促""结""代"三脉的主病。

凡阳热盛极而伤阴时，多见到"促脉"。如患肺痈（主症为潮热、咳喘、吐黏臭脓痰、胸痛等）、阳毒（主症状为紫斑、咽痛，甚至吐血）时常见促脉。凡阴邪盛极，或者到了固结的时期，便能见到"结脉"，常见于疝（即疝气痛，多为睾丸连少腹急痛，有的阴囊胀大）、瘕（腹中积块，时聚时散）、积（即积聚）、郁（郁积，有气郁、血郁、痰郁、食郁等）症。如果元气衰竭，到了不能持续的时候，便会出现"代脉"：如见于久泄脓血之元气大伤证；或久病伤寒、阳虚心悸（心跳悸动不安）也能见代脉；妊娠三月，恶心呕吐很厉害，以致气机阻滞，脉气难于接续的时候，也可以见到代脉。

七、杂病脉象

脉之主病，有宜不宜；阴阳顺逆，凶吉可推；中风浮缓（"中"音"众"，是感受、伤害的意思），**急实则忌；浮滑中痰，沉迟中气；尸厥沉滑，卒不知人**（"卒"意同"猝"，音"促"，是突然的意思）；**入脏身冷，入腑身温。**

此段讲"卒中"的脉症。

脉象既是病变的反映之一，因此不同的脉象，就会出现于不同的病证中。病有阴证、阳证的区分，脉亦有阴脉和阳脉的不同。阴证见阴脉，阳证见阳脉，这是相宜的，为顺。反之，阴证见阳脉、阳证见阴脉，这是不相宜的，为逆。突然受到病邪伤害而暴发疾病的，叫作"卒中"，最常见的有"中风""中痰""中气""尸厥"几种。

"中风"病，多是由于气血先虚，风邪乘虚伤害人体而成；中风而见脉浮缓，"浮"是风邪的表现，"缓"是正气还存在的反映，这是病与脉相宜的脉象；如果脉来坚实而急数，则为病邪太盛之象，是中风病所忌讳的。"中痰"的患者，脉来多浮滑，凡中风而见痰涎壅盛、昏迷不省的，便叫中痰。"中气"的患者，脉来多沉迟，中气，属于"尸厥"病的一种，多先因情志损伤，脏气厥逆而发生，症见猝然昏倒、身冷无痰。"尸厥"的患者，脉来多沉滑，多是因于气血先虚，再感受四时不正之气，以致卒然昏厥，伴有口鼻气微、其状如尸，惟脉搏仍然跳动不休；假使邪气深入五脏，便现身凉、肢冷；如邪气仅在六腑，虽人事不省，身体还是温暖的。以上中风、中痰两病，习惯称为"真中风"，中气、尸厥两病，习惯称为"类中风"。无论真中、类中，都可见突然昏倒、人事不省，但是，"类中风"决不见口眼㖞斜、偏废不用、麻木不仁等"真中风"的症状。

风伤于卫，浮缓有汗；寒伤于营，浮紧无汗；暑伤于气，脉虚身热；湿伤于血，脉缓细涩；伤寒热病，脉喜浮洪；沉微涩小，症反必凶；汗后脉静，身凉则安；汗后脉躁，热甚必难。

此段讲外感"风""寒""暑""湿"诸邪的脉症。

外感病中，有感受风、寒、暑、湿种种的不同，其脉象和症状也各不相同。外感风邪，初期多是卫气受伤，而见浮缓脉、自汗症；外感寒邪，初期多是营气受伤，而见浮紧脉、无汗症。因为风性散发，寒性收敛，所以虽同属表证，伤于风的便脉浮缓而有汗，伤于寒的便脉浮紧而无汗。暑热的特性最容易耗散正气，所以尽管身上发热，脉来却见虚。湿邪容易闭着于血分，影响到血液的运行，故脉来多细缓而滞涩。寒邪尽管属阴，但感受以后变化成为热病时，以脉来浮数较好，这是因为阳证见阳脉"脉证相合"的缘故；如果脉来沉、微、涩、小，是阳证见阴脉，是邪热有余、正气大伤的反映，这种"脉证相反"的病变比较复杂，预示着治疗过程中不一定顺利。凡是外感病，经过出汗以后，脉来平静，热退身凉，这是表邪已解逐渐恢复的表现；假使既经出汗以后，热不退而反加甚，脉不静而反躁急，说明病变还在发展，在治疗时较前者要困难些。

饮食内伤，气口急滑；劳倦内伤，脾脉大弱；欲知是气，下手脉沉；沉极则伏，涩弱久深；火郁多沉，滑痰紧食；气涩血扎，数火细湿；滑主多痰，弦主留饮；热则滑数，寒则弦紧；浮滑兼风，沉滑兼气；食伤短疾，湿留濡细（"濡"应读作"软"，义同）。（"饮食内伤"句前，原有"阳病见阴，病必危殆；阴病见阳，虽困无害。上不至关，阴气已绝；下不至关，阳气已竭；代脉止歇，脏绝倾危；散脉无根，形损难医。"十二句，现移至第"十"部分后。）

此段讲"饮食""劳倦"内伤的脉症。

最常见的内伤病，主要可分"饮食"和"劳倦"两种，同时还须分辨"在气""在血"以及兼见"痰""火""寒""湿"等等的不同。

因饮食而引起的内伤病，主要病变机制在于宿食停滞不消，所以"气口"部位（见第二部分"部位与诊法"第二段的注解，这里指右手关脉而言）多见急数而滑的实邪脉象。

至于因劳倦而引起的内伤病，虽然常常是虚实互见，究应以虚损为主，所以多见脾脉总是现豁大而虚弱无力。凡情志变化、起居失调、饮食不节等，都能损耗正气，以致出现乏力少气、懒于言语、动则喘乏、表热自汗、心烦不安等症，这便称之为"劳倦"。如果气分的劳伤很严重，脉来便多见沉细，只有用力重按，才能摸到脉的搏动，甚至还可能出现极沉的伏脉，或者弱而涩的脉象，这都足以说明气分的劳伤是时间既久病亦较深的了。伤在血分，又有出血病变的，还会见到扎脉，这都是属于虚证一类。但是，劳倦内伤的病变毕竟还是有邪实存在的。如邪火内郁，则脉来多见沉实；痰饮内蓄，脉多见滑；饮食积聚，脉多见紧；阴火内炽，脉见滑数；湿邪留滞，脉见软细；

水饮停留，脉多见弦；阴寒内盛，脉多弦紧；外兼风邪，脉来浮滑；内兼气滞，脉来沉滑；兼有伤食，脉来短疾。习惯称极数的脉叫作"疾脉"，或者叫作"极脉"。总之，劳倦病变的这些兼症在临床上是常见的。

疟脉自弦，弦数者热；弦迟者寒，代散者折（"折"这里作"折寿"解，即生命不能长久的意思）；**洩泻下痢，沉小滑弱；实大浮洪，发热则恶；呕吐反胃，浮滑者昌；弦数紧涩，结肠者亡；霍乱之候，脉代勿讶**（"讶"音"亚"，是"惊讶"的意思）；**厥逆迟微，是则可怕。**

此段讲疟疾、泄痢、呕吐、霍乱的脉症。

疟疾患者，多出现"弦脉"，但因疟疾是属于寒热不和的病变，在辨认弦脉的时候，首先要分辨它是"弦数"还是"弦迟"。弦而数的为热邪盛，弦而迟的为寒邪盛，这是疟疾的辨证要领。疟疾本来多为邪实证，所以出现弦迟、弦数一类的实脉，这就是脉证相合。如果突然出现了"代脉"或"散脉"，这是极虚的脉象，说明邪气还没有消除而正气已衰了。实证而见虚脉，这是最不好的征象。

"泄泻"是指"腹泻"，"下痢"是指"痢疾"。无论"泻"或"痢"，主要因胃肠功能先有了虚损，传化失常，而后发生风、湿、寒、热等证，这时脉来沉小或滑弱，就是胃肠虚损的反映。如果脉来实大或浮数，甚至发热不退，说明病变还在急剧地发展，正衰邪盛，这种证候是比较严重的。

呕吐或反胃，都是胃气上逆的病变，最易损伤津液。如脉来浮滑，证明精气还没有大伤，是好的现象；如脉来弦数紧涩，甚至还伴有肠结便秘，是气已大虚津亦枯竭而热邪犹未消退，这种病变的转归多半是预后不良。

霍乱，多为传染秽毒而成。症见上吐下泻，病发急剧，以脉来洪大、手足温和为佳。偶或出现歇止的代脉，亦只是脾胃功能紊乱，一时清浊不分干扰了脉气，脉气不相接续所致，不能因此而疑为死候。如见四肢厥冷、脉来迟弱，这才是阳气衰竭、寒邪太盛之候，是不好的征兆。中医文献中记载的"霍乱"，是指上吐下泻的证候而言，和现代医学所说的急性传染病霍乱不同，现在我国已消灭了霍乱、天花等传染病。

咳嗽多浮，聚胃关肺（"聚胃关肺"原作"聚肺关胃"，今据《素问》"聚于胃，关于肺"的原文改）；**沉紧小危，浮濡易治**（"濡"应读作"软"，义同）；**喘急息肩，浮滑者顺；沉涩肢寒，散脉逆症。**

此段讲咳喘脉症。

咳嗽是肺气上逆的病证表现，根据《素问·咳论》"聚于胃，关于肺"的说法，此种咳嗽，其病邪聚于胃，并循肺的经脉而上及于肺。"浮"是肺病常见的脉象，故此种咳嗽的脉象一般见"浮"。既病咳嗽，脉来沉小，是肺胃之气大伤，更兼"紧"象，说明肺中的邪气犹重，正气虚邪气实，这种情况是很不好的。相反，如脉来浮软，肺气虽然虚弱，但邪气并不严重，这种情况就易于治疗了。

气上逆而不能降，轻则咳嗽，重则喘息。气喘紧迫的，当发作的时候，需要振动两肩来帮助肺的呼吸才能勉强维持其气息的出入，这便叫"息肩"。这时脉来浮滑，说明是风痰滞于肺，使肺气不能下降，只要风痰一去，喘息就可以平静下来，实证、实脉，所以为"顺"。如果脉来沉涩而散，是肺气虚弱已极的反映，阳气大虚而四肢失去温养自然就会寒冷，所以便属于"逆"证了。

病热有火，洪数可医；沉微无火，无根者危；骨蒸发热，脉数而虚；热而涩小，必殒其躯（"殒"音"允"，是"死亡"的意思）；**劳极诸虚，浮软微弱；土败双弦，火炎急数。**

此段讲火热、骨蒸、劳极的脉症。

凡属火热的病变，脉来洪数，热证热脉，显而易见，便于治疗。如脉来沉微，便当考虑是虚热或假热，而不是实火。如果脉来散漫无根，更应当考虑到是否虚阳外脱，那就有危险性了。

"骨蒸发热"属于阴虚阳亢的病变，主要为肾阴虚损不能养阳，阳气亢奋，所以脉见虚（阴亏的反映）数（阳亢的表现）。假使发热而脉来涩小，说明不是一般的阴虚，而是阴精枯竭了，精竭而热犹不止，进一步便会发展到"阴阳离决，精气乃绝"的地步，就有生命危险了。骨骼中存在有骨髓，是由肾中的精气变化而成，精髓充足骨骼强壮，精髓不足气反化为热，热邪从骨骼里蒸腾而出，便叫作"骨蒸发热"，为虚劳发热的一种。

无论"五劳"和"六极"诸种虚证，都是由于阴精、阳气虚损的病变，多见浮软、微软等虚脉，这是很可理解的。若劳极病而见双手"关"脉都弦，习惯称作"双弦"，脾胃机能又极其衰败的，这是肝阳亢盛损伤脾胃的结果。若劳极病而见脉来急数，这是阴虚至极阳亢成火的必然反映。

诸病失血，脉必见芤；缓小可喜，数大可忧；瘀血内畜（"畜"同"蓄"），却宜牢大（"大"在这里读作"太"）；沉小涩微，反成其害。

此段讲失血、瘀血的脉症。

诸种失血病，无论是吐血、下血、血崩，经大量出血之后，必然见到血液虚少的"芤脉"。在失血的过程中，脉来缓小，则是虚证虚脉脉证相应，是较好的现象。若脉来数大，说明邪热病变还在发展，还有出血的可能，应严加注意。如果有瘀血停蓄在内，脉来牢大，这是实证实脉脉证相应，仍属相宜；假使脉见沉小涩微种种虚脉，那就预示着实邪尚没有消除而阳气已大虚，实证现虚脉，攻补两难，所以说"反成其害"。

遗精白浊，微涩而弱；火盛阴虚，芤濡洪数（"濡"应读作"软"，义同）；三消之脉，浮大者生；细小微涩，形脱可惊（凡久病或大病，消瘦到了两颊、两臑、两腨的脂肪都没有了，叫作"形脱"。"臑"音"闹"，指上肢两臂的肥肉；"腨"音"涮"，指下肢腿肚的肥肉）；小便淋闷（"闷"音"弊"，"闭"也），鼻头色黄；涩小无血，数大何妨；大便燥结，须分气血；阳微而实，阴迟而涩。

此段讲遗精、白浊、三消、淋闷、便结等的脉症。

遗精、白浊的病变，基本上是属于虚证，所以都可能出现微涩而弱的虚脉。但遗精见于阴虚火旺，或白浊见于湿热下注时，就可见到洪而芤或数而软的脉象，洪与数是由于火旺的原因，芤与软则为精液虚竭的反映。

消渴病有"三多"症状，所以叫作"三消"，渴而多饮为上消，饥而多食为中消，饮而多尿为下消。三者多由燥热太盛所致，所以脉来浮大，甚至数大，这些都是脉与证相符的，故主"生"。如果出现了细小微涩种种虚脉，同时肌肉消瘦已经到了"脱形"的程度，说明精气耗散病情已极为严重了，故"可惊"。

"淋"和"闷"，是排尿困难的两种不同病变。"淋"是小便点滴而出，排泄不通畅；"闷"是小便闭结不通。患淋病或小便闭而鼻头色发黄的，是由于脾胃湿热内盛的表现，因鼻头是脾所主的部位，所以会出现脉来数大，这是脉证相应的，没有什么妨碍。相反，若脉来涩小，这是精血大伤不能化津化气的重证。

大便燥结不通，必须分辨燥热邪气究竟结在"气分"还是在"血分"？在气分为阳结，为燥热伤津的结果，故脉来多数而实；在血分为阴结，由津枯不润所造成，故脉来多迟而涩。

癫乃重阴，狂乃重阳；浮洪吉兆，沉急凶殃；痫脉宜虚，实急者恶；浮阳沉阴，滑痰数热。

此段讲癫、狂、痫等病的脉症。

由于痰浊阴邪太重，以致神识不清的，便发为"癫"病，主要症状为：语言错乱、哭笑无常。由于火热阳邪太重，煎熬成痰而蒙蔽心窍，以致神志失常的，便发为"狂"病，主要症状为：无端怒骂、猖狂躁急。这两种病都是由于有实邪的存在，如脉来浮洪，则为实证现实脉，病变单纯易于治疗，故为"吉兆"；假使脉来沉急，说明病变已经深入，不易治疗，故为"凶殃"（"殃"即是"凶"，凶殃为互词）。

痫病，是心神虚弱，又为风痰所扰的病变。如见虚脉，仅为心气不足，风痰邪气并不太重，故为相宜；假使脉来实而急数，便说明风痰重，邪气盛，这是不好的征兆。他如：脉浮为阳证，脉沉为阴证，脉滑为痰证，脉数为热证，这和一般的辨证并没有什么区别。

喉痹之脉，数热迟寒；缠喉走马，微伏则难；诸风眩晕，有火有痰；左涩死血，右大虚看（"看"在这里应读作"刊"）**；头痛多弦，浮风紧寒；热洪湿细，缓滑厥痰；气虚弦软，血虚微涩；肾厥弦坚，真痛短涩。**

此段讲喉痹、眩晕、头痛等的脉症。

喉痹，即喉中闭塞不通。主要症状为：咽喉肿痛、面赤腮肿，甚至颈项漫肿、汤水难咽。多由阴火内亢，外感风寒，相凑而成。脉来见数，总属热证；脉来见迟，则为火被寒郁。"缠喉风"即系喉痹的一种，主要症状为：喉连项肿大，项部及喉内部可看到红肿发炎，喉部发紧、发麻、发痒，痰鸣气壅，手指发青，手心壮热，发热恶寒，甚至手足厥冷。多由情志先伤，再感风热邪毒而成。喉痹而急遽发作，病情发展极为迅速的，叫作"走马喉痹"，多由肝脾两脏火郁而成。无论"缠喉风"或"走马喉痹"，均为热毒内攻的病变。如果脉来微伏，说明精气枯竭，毒势蔓延，故属难治。

眩晕，即头目昏眩，甚或晕厥。致病的原因虽然复杂，但一般以精气虚损、痰火上攻为最常见。属痰的，脉来滑实；属火的，脉来洪数。左手脉涩，多为死血，即有瘀血；右手脉来虚大的，多属于气虚。

头痛病的患者，多见"弦脉"。大凡疼痛，经脉往往变得很紧急，所以脉搏亦因之而见"弦"。头痛脉来见浮，多属外感风邪，痛的特点是：有抽掣的感觉，恶风出汗。头痛脉来见紧，多属外感寒邪，痛的特点是：头发紧，恶寒无汗。头痛脉来见洪，多属热病，痛的特点是：耳和额部胀痛，无论有汗、无汗都恶热。头痛脉来见细，多属湿病，痛的特点是：头部感觉沉重，遇着阴雨天更厉害。头痛脉来缓弱，多为暑病，痛的特点是：感觉空痛，汗出恶热。头痛脉来见滑，多为痰病，痛的特点是：昏重而痛，心烦欲吐。头痛脉来弦软，多为气虚，痛的特点是：稍为劳动，痛即加重。头痛脉来微涩，多为血虚，痛的特点是：痛连项后发际，并时常发生惊惕。头痛脉来弦坚，多为肾气厥逆，痛的特点是：痛连齿根，时发时止，入夜加重，只是恶寒而不恶热。头痛脉来短涩，多为真头痛，痛的特点是：痛连脑内，四肢厥冷。

心腹之痛，其类有九；细迟从吉，浮大延久；疝气弦急，积聚在里；牢急者生，弱急者死；腰痛之脉，多沉而弦；兼浮者风，兼紧者寒；弦滑痰饮，濡细肾着（"濡"应读作"软"，义同）；**大乃肾虚，沉实闪肭**（"肭"音"纳"，是"肥软"的意思，这里指腰部的肌肉而言）。

此段讲心腹痛、疝痛、腰痛等的脉症。

祖国医学传统的所谓"心腹痛"，实际主要是指胃脘痛而言，"心"作"中"字解，胃脘在人体中央，所以胃脘痛叫作"心腹痛"。这里列举了九种心腹痛：一是"饮痛"，症见痛而腹鸣、胀满、食减、足跗（音"夫"，即足背）水肿；二是"食痛"，症见痛而痞闷、吐逆、吞酸、嗳腐臭气；三是"冷痛"，症见痛而腹冷作刺痛、四肢清冷；四是"热痛"，症见痛而胸热欲呕、心烦而渴、大便秘结；五是"气痛"，症见痛而胀满、疼痛游走不定时作时止；六是"血痛"，症见痛而腹中有积块，牵引两胁部；七是"虫痛"，症见痛时腹中现索状物，痛止即散，甚至吐出蛔虫，或大便中有虫；八是"悸痛"，症见痛而脐上悸动，劳即发，头面发赤而下重；九是"疰痛"，（"疰"音"注"，灌注之意，即"传染"的意思），症见痛而神昏卒倒，昏愦妄言，甚至口噤，凡因感染秽浊恶气而有这些症状的，便叫作"疰痛"。上面所述九种心腹痛，如脉来细迟，只说明正气不足，但病邪并不严重，因而可望其速愈。如脉来浮大，不仅正气虚衰，而且病邪也很严重，便会迁延难愈。

疝气病，症见少腹急痛、手足厥冷，有的痛而牵引睾丸、阴囊肿大，痛时腹中有积块，可上可下。多因寒湿郁滞、浊液凝聚，寒阻经脉、血络而成，少数也有因于湿热壅遏的，所谓"积聚在里"，就是指这样的病变。正因为经脉拘急不通而痛，所以一般疝痛的脉搏也是弦而紧急有力。如脉见牢急，说明阴寒实邪在里，只宜用温散寒邪的方法，便可治愈；如果脉来弱中带急，是阳气既已大虚，寒湿阴邪又特盛，治疗是很困难的。

腰痛的成因，主要由于肾脏虚损，阳气不充，风、寒、湿、痰等病邪乘虚而入，阻滞经络以致疼痛。腰痛的病变，既以内伤里证为主，故脉来多沉；因于疼痛，故脉兼弦。这是一般患腰痛的脉象，如果兼见浮脉，痛而左右牵连，脚和膝部发生强急的，属于风邪。兼见紧脉，痛而足冷背强，拘急怕冷的，属于寒邪。兼见弦滑，痛而有形，皮肤呈苍白色的，属于痰饮。兼见软细，痛而腰冷发沉，下肢浮肿的，叫作"肾着"（肾阳虚，水气闭着不行，故名）。脉见虚大，痛而隐隐不甚，乏力酸软的，属于肾虚。脉见沉实，痛而不能俯仰，不能动摇转侧的，多属闪挫外伤。

脚气有四，迟寒数热；浮滑者风，濡细者湿（"濡"应读作"软"，义同）；**痿病肺虚，脉多微缓；或涩或紧，或细或濡**（"濡"应读作"软"，义同）；**风寒湿气，合而为痹；浮涩而紧，三脉乃备；五疸实热，脉必洪数；涩微属虚，切忌发渴。**

此段讲脚气、痿病、痹病、黄疸等病的脉症。

脚气病，为寒湿或湿热等侵袭足胫而成。主要症状是：从膝到足麻痹冷痛、痿弱挛急，有的发肿，有的不肿，有的下肢肌肉逐渐萎缩枯细，有的甚至从腿肚子感觉有气上冲，直冲到心胸部，习惯叫作"脚气攻心"。临床上诊察，一般可分做四种情况：脉来见迟，为寒湿邪盛；脉来见数，为热湿邪盛；脉来浮滑，为风湿邪盛；脉来软细，为湿邪盛。

痿病，即手足痿软无力，关节缓纵，不能伸屈自如。多因肺胃燥热，精气两伤，以致筋骨、血脉、肌肉等渐次随之痿废，失去其正常功能，此病脉来多微弱而迟缓。这里只言肺虚，没有谈到"胃"，是不够全面的。痿病无论脉来见涩、紧、细、软，都是由于精血不足，筋骨、经脉失去了濡养的缘故。

痹病，先由气血亏损，肌腠松弛，以致风、寒、湿三种病邪壅塞经络，阻碍了气血的运行而成。最常见的症状是：大小关节疼痛，运动障碍，或者某一部分发生麻痹而失去知觉，或者周身有沉重的感觉，或者下肢浮肿，关节奇冷、变形。痹病的脉象以浮、涩、紧三种最为常见，因"涩"是气血不足的表现，"浮紧"是风、寒、湿邪痹着于经脉的反映。

疸病，又叫"黄疸病"，主要表现为周身皮肤及两眼发黄，多因于湿热蕴积，胆汁与胃中的湿浊合并，熏蒸郁遏，不能发越所致。这种"湿热"属于实邪，所以便常出现"洪数"的实脉。古书记载中把疸病分做五种：一是"黄疸"，皮肤呈鲜明的黄色，两眼和小便都发黄，伴有发热，这是属于热盛的病变；二是"酒疸"，身黄而心烦、欲吐、腹胀满、小便不利，为酒湿毒气郁蒸而成；三是"谷疸"，身黄而腹满不欲食、食即头眩、小便不利，是由饮食停滞，胃中浊气郁积而成；四是"女劳疸"，身黄，头额部现黑色，大便亦色黑，手足心灼热到晚上热更显著，多因房事过度，有瘀血蓄积而成；五是"黑疸"，身黄、目青，头面部全呈黑色，大便黑、心中烦热、肌肉麻痹，多由酒疸或女劳疸误治而来。以上任何一种黄疸病，如脉来涩微，是精气两虚的表现，如见"发渴不止"是热邪盛而精液枯竭的征兆，邪盛正衰，病变恶化，所以最忌见到此种脉象。

脉得诸沉，责其有水；浮气与风，沉石或里；沉数为阳，沉迟为阴；浮大出厄（"厄"音"扼"，"困苦"之意；"出厄"即困苦解除的意思），**虚小可惊；胀满脉弦，脾受肝虐**（"脾受肝虐"原作"土制于木"）；**湿热数洪，阴寒迟弱；浮为虚满，紧则中实；浮大可治，虚小危极。**

此段讲水肿、胀满等的脉症。

水肿病，多因水湿阴邪太盛，不能正常流行，以致肌肉肿满，所以多出现阴邪盛的沉脉（一般有沉小、沉紧、沉数、沉迟等，故叫"诸沉"）。水肿而脉见浮，多属"气水"或"风水"。气水肿的特征是，皮厚色苍，自上而下，一身都肿；风水肿的特征是，面目肿大，骨节疼痛，全身发沉，恶风出汗。"脉沉"则多见于"石水"和"里水"。石水肿的特征是，脐以下少腹肿硬如石，扣之有声；里水肿的特征是，面目和周身肿，发黄，小便不利。脉沉而数的，多见于阳水肿病，症见身肿、烦渴、小便赤涩、大便秘结。脉沉而迟的，多见于阴水肿病，症见遍身浮肿、大便稀溏、小便短少。辨认水肿病，一般说来，以脉来浮大较好，因实证现实脉，病邪虽在，正气却没有衰败，容易治疗；如脉来虚小，是实证见虚脉，病邪未去，而正气衰败，所以说"虚小可惊"。

胀满病，多因肝气郁而不伸，影响脾胃虚弱，不能运化水谷精微，以致湿浊邪气积聚而成，故叫作"脾受肝虐"（"虐"为"侵害"之意）。胀满既多数是"肝强脾弱"的病变，所以出现肝强的"弦脉"。胀满而脉来数洪，为湿热内蕴浊气滞留胸腹的缘故；胀满而脉来迟弱，为阳气大虚，阴寒邪气积而不散所造成。如果脉来浮细，多为虚胀，症见小便淡黄、大便溏薄、色泽枯槁、神倦懒言；脉来紧急，多为实胀，症见小便不通、大便秘结、胀而坚满、气逆喘促。一般胀满病，都是外皮绷急中空无物，惟实证则湿浊壅滞而坚硬，故叫作"中实"；胀满病多为"本虚标实"的证候，也就是说单见其胀满形状似为实证，但多数都是脾胃虚弱造成的，所以称为"本虚"。假使脉来浮大，病邪虽没有减退，但正气却还存在，故云"可治"；若脉来虚小，则是正气衰败，难以抵抗病邪，故云"危极"。

五脏为积，六腑为聚；实强者生（"生"可理解为"轻"），**沉细者死**（"死"可理解为"剧"）；**中恶腹胀，紧细者生；脉若浮大，邪气已深。**

此段讲积聚、中恶等病的脉症。

"积"和"聚"的分别是：由于痰或血积，积而不散，固定在一定的部位，有形迹可见的，叫作"积"，多属于五脏方面的病变；积块能够移动，有的疼，有的不疼，时而发作，时而消失，叫作"聚"，多属于六腑方面的病变。总的说来，多因脾胃虚弱气血两衰，再加上四时的外感，都可引起本病；即先因正气不足，然后邪气得以积聚。因此，积聚而脉来实强的，是正气还没有完全衰败，病变较轻；积聚而脉来沉细，说明正气虚损已极，这种病变就较为急剧了。

"中恶"多见于病后，忽然气绝不省，包括所谓的"休克""假死"。中恶而见腹胀，脉来紧细，说明正气虽衰但邪气不盛，容易回苏；若脉来浮大，是邪气已经深入的表现，病情比较严重。

痈疽浮散，恶寒发热；若有痛处，痈疽所发；脉数发热，而痛者阳（"阳"原作"伤"，疑误，故改）；**不数不热，不疼阴疮；未溃痈疽，不怕洪大；已溃痈疽，洪大可怕。**

此段讲"痈疽"的脉症。

"痈"为胃中热毒蕴结，经脉受到热毒的侵袭，血液壅塞腐败而成。发痈的部位往往呈高肿、色红、热烫、疼痛，皮很薄润，化脓较快，收敛也较快，属阳证；"疽"为疮毒蕴结在脏，渐次侵及肌肉、筋骨等组织，虽然也可腐化为热，但热并不盛，所以发疽的部位皮厚而坚，但红、肿、热、痛均不厉害，甚至不红、不肿、不热、不痛，属阴证。这是"痈"和"疽"的基本分辨，但一般又把较大的疮疡叫作"痈疽"，疮处坚硬，根蒂深固，外软内坚，平陷无脓，多因先有情志内伤，湿浊蕴结成毒，以致经脉凝滞而成。患痈疽而脉来浮散，伴有恶寒、发热，这是开始发病时所出现的表证，就在这个时候，如身上有刺痛的地方，很可能就是痈疽发生的部位。因疮毒开始影响经脉，干扰营气、卫气的运行，所以往往都会出现表证症状。痈疽已经发生后，发热、肿痛而脉数，这是属于热邪盛的阳证；相反，既不发热，又不疼痛，脉亦不数，便属于寒邪盛的阴证。还没溃脓的痈疽，而脉来洪大，这也是阳证，说明很快就要溃脓了，溃了脓热毒即自行消散而愈，故用不着害怕。已经溃脓的痈疽，脉搏仍然洪大，说明疮毒未除而气血已伤，故曰"可怕"；其实这也用不着害怕，只需及时重用清热解毒、托里调中的方法，也可治愈。

肺痈已成，寸数而实；肺痿之形，数而无力；肺痈色白，脉宜短涩；不宜浮大，唾糊呕血；肠痈实热，滑数可知；数而不热，关脉芤虚；微涩而紧，未脓当下；紧数脓成，切不可下。

此段讲肺痈、肺痿、肠痈等病的脉症。

"肺痈"的主要症状是：咳喘、胸痛、吐浊痰脓血。多因痰涎垢腻蕴结成热，熏灼肺脏所致，如痈疡已成，必因热毒内盛，故寸脉多数而实。患肺痈而面色㿠白，同样是气血极虚的表现，故以脉来短涩为宜；如果脉来浮大，说明肺热犹盛，还会出现吐如粥样的浊唾、脓血等症，说明病势还在不断地发展。

"肺痿"多因脾胃津伤，不能养肺，以致肺脏逐渐枯燥，而现痰咳、喘息、咳声嘶哑、痰不易吐、肌瘦神疲、恶寒潮热等症。肺痿的病变，主要是由于精气两虚，所以脉来虽数，却是无力的。

"肠痈"即肠内发生痈疡。症见：腹部固定性的疼痛，不能转动，按着更显疼痛，皮肤粗燥枯涩，腹皮发胀，可触到腹中有硬块。"肠痈"为湿热或瘀血郁积肠内而成，肠痈热盛，脉来滑数，这属实证。如果不是实热，虽见数脉，也往往是数而无力，甚至还会出现芤虚的脉象，尤其在关部出现，这是痈疡溃脓、血液耗散的缘故。肠痈而见脉微涩而紧，微涩脉虽属虚像，但紧脉却是湿浊凝滞的征象，可以趁它还没有成脓的时候，用温通轻泻的方法，下其湿浊，如"通肠饮"（银花、归尾、白芷、皂刺、乳香、没药、大黄、甘草、苡仁、花粉）之类。如肠痈脉来紧数，是已经溃脓的信号，只可以采用托里透脓的办法，切不可再用攻下剂，防它溃破穿孔。

八、妇儿脉法

妇人之脉，以血为本；血旺易胎，气旺难孕；少阴动甚，谓之有子；尺脉滑利，妊娠可喜；滑疾而散（"而"原作"不"，今据《脉经》"脉滑疾，重以手按之散者，胎已三月也"的原文改），**胎必三月；但疾不散，五月可别；左疾为男，右疾为女；女腹如箕，男腹如釜；欲产之脉，其至离经；水下乃产，未下勿惊；新产之脉，缓滑为吉；实大弦牢，有症则逆。**

此段讲妇人胎产脉法。

诊察妇人的脉象，最基本的是要从营血的虚、实、寒、热几方面来分辨。人体内的气和血都很重要，但妇人的营血比起男子来尤为重要，所以对于妇女营血的生理和病理变化的认识在临床上更有特殊的意义。例如：妇人营血旺盛，便容易受精成胎；如果阳气偏旺而营血不足，便难于受孕。这是因为阴血偏虚，便不能养精，阳气偏旺，更足以伤精的缘故。正因为血能养精成胎，所以一般妇女怀孕以后，首先从手少阴心经的脉搏反映出来，即左手寸部脉的搏动往来流利而颇带滑象，进一步尺脉、关脉也流利而滑，那就是妊娠的征象了。因"寸脉"属心、"尺脉"属肾，心主血脉，肾主藏精，精血调和，便能养胎。胎成三个月以后，尺脉更显滑而疾数，惟稍加重按便略带软散，这是胎气初成，还没有至于壮实的征象；胎成五个月以后，胎气逐渐壮实起来，尺脉只是滑而疾数，便没有软散的现象了。胎儿的男女不同，在孕妇的脉象和腹部的形状方面，也有点区别。男胎左尺脉来多滑疾，腹部胀大有似釜（锅）底，圆而尖凸；女胎右尺脉来多滑疾，腹部胀大呈簸箕形，圆而稍平。前人虽有此说，但并不完全如此，只供参考。

孕妇快到临产的时候，脉象也有较大的改变。因为它与平常所见的脉象有区别、有距离，所以把这种脉叫作"离经"脉。凡孕妇临产已见"羊水"

的，说明生产就快了；如未见"羊水"，说明生产还要稍待时刻，不要遽然惊慌忙乱，造成不必要的紧张。生产以后，胎去血虚，但脉来犹见缓滑，是气血没有大伤的表现；若脉来见实大弦牢，或者更出现风病、痉病种种症状时，是正气初虚，邪气又盛，正虚邪实，便为逆证。这里所谓"逆"，仅与脉来缓滑、没有病症的情况相对而言，并不是什么危险之候。

小儿之脉，七至为平；更察色症，与虎口文。

此段讲小儿脉法。

诊小儿脉只需用一个指头遍诊寸、关、尺三个部位。小儿脉的搏动较成年人为快，三至五岁以下，一呼一吸脉来七至便算是正常的，八、九至为有热，四、五至为有寒。小儿脉法，不如大人复杂，只需分辨出强、弱、缓、急就行了。强为"实"，弱为"虚"，缓为"正"，急为"邪"，这就是小儿脉诊的大纲。

除切脉以外，还可以观察小儿的面色，其规律大概是：青白色主阴邪，黄赤色主阳热；青色主风，主肝邪，主脾胃虚寒，主心腹疼痛，主暴惊，主惊风；白色主气虚、气脱，主脾肺不足，主寒泻，主慢惊；赤色主火，主痰热，主急惊，主闭结，主伤寒热证；黑色主水湿，主阴寒，主厥逆，主痛极；黄色主积聚，主蓄血，主脾病胀满。两颧鲜红，时显时隐，这是虚阳外越，为阴虚，不同于实热证。

诊察小儿疾病，还有诊察"虎口"脉纹一法。大指和食指的交叉处叫"虎口"，所谓诊"虎口"，实际上是看食指的脉纹，食指第一节为"风关"，第二节为"气关"，第三节为"命关"。在这里主要是观察指纹的颜色，紫色为热，红色为寒，青色为风，白色为疳，黑色为中恶，黄色为脾胃病。指纹仅见于"风关"，病轻；见于"气关"则稍重；见于"命关"为严重。

疳，多为小儿胃肠病，是饮食减少、气血虚衰的总称。习惯上，这种病在十五岁以上的患者叫作"劳"，十五岁以下的便称为"疳"。

九、奇经八脉诊法

奇经八脉，其诊又别；直上直下，浮则为督；牢则为冲，紧则任脉；寸左右弹，阳跷可决；尺左右弹，阴跷可别；关左右弹，带脉当诀；尺外斜

上，至寸阴维；尺内斜上，至寸阳维。

此段讲奇经八脉诊法。

人身十二经脉，每一经各有一脏或一腑。如：手太阴经肺、手阳明经大肠、足阳明经胃、足太阴经脾、手少阴经心、手太阳经小肠、足太阳经膀胱、足少阴经肾、手厥阴经心包络、手少阳经三焦、足少阳经胆、足厥阴经肝，这叫作十二"正经"。它们有了病变，在两手寸、关、尺部都可以通过不同的脉象反映出来（参看前面"部位与诊法"）。

至于"奇经八脉"，除冲、任、督三脉起于少腹胞中而外，一般都不与脏腑直接联系，与正经大不相同，所以才称"奇"，即奇异，有异于正经的意思。属于奇经的，计有任脉、督脉、冲脉、带脉、阳跷脉、阴跷脉、阳维脉、阴维脉八种。这里主要就是谈这八条经脉发生病变后，在临床上的另一种诊察方法。"督脉"病变反映在寸、关、尺三部，脉来都"浮"，而且直上直下，颇有弦长的体象；"冲脉"病变反映在寸、关、尺三部，脉来都现"牢"象，也是直上直下，颇有弦实的体状；"任脉"的病变，寸部脉来见"紧"，或者从"寸"至"关"见细实而长的脉象；阳跷脉的病变，寸部脉来现"紧"，好像是在左右弹动似的；阴跷脉的病变，尺部脉来现"紧"，同样具有左右弹动的情况；"带脉"的病变，关部脉来现"紧"，也是左右弹动不休的；阴维脉的病变，尺部脉多见斜向大指（外斜）而上至寸部，它的搏动往往是沉大而实；阳维脉的病变，尺部脉多见斜向小指（内斜）而上至寸部，它的搏动往往是浮大而实的。

督脉为病，脊强癫痫；任脉为病，七疝瘕坚；冲脉为病，逆气里急；带主带下，脐痛精失；阳维寒热，目眩僵仆；阴维心痛（"维"原作"为"，音误，故改），**胸胁刺筑；阳跷为病，阳缓阴急；阴跷为病，阴缓阳急；癫痫瘈疭**（"瘈疭"音"赤纵"，"瘈"是筋脉拘急，"疭"是筋脉弛张，"瘈疭"即抽搐），**寒热恍惚**（"恍惚"即神志昏糊不能自主的样子）；**八脉脉症，各有所属。**

此段讲奇经八脉的主病。

督脉沿着背脊循行，主持一身的阳气，故督脉的病变，多为阳虚。阳气虚弱不能温养脊髓，或者同时有外邪入侵，都可能使脊柱强直。阳虚而痰湿阴邪盛的，还可能发生癫病或痫病（参看下文"杂病脉象"）。任脉沿着腹部正中由下而上行，主持一身的阴血，故任脉病变，多为血分的虚寒，运行阻滞便发而为寒疝（腹痛、手足厥冷）、水疝（肾囊肿痛、阴汗湿痒、小腹时鸣）、筋疝（阴茎痛，筋急缩，或缓弛不收）、血疝（刺痛如锥，手不可近）、气疝（阴囊痛上连肾俞穴，偏坠，生气即发）、狐疝（睾丸偏有大小，时上时下）、癞疝（阴囊肿大，麻痹不仁，妇女则阴户凸出），或"癥""积"一类的肿块病。冲脉挟脐左右上行，为身中血海之一，其发病变，则见气往上逆，腹内里急。带脉从季胁部环身一周，它的病变主要为妇女带病，以及脐腹疼痛、遗精等。阳维脉循足外侧上行，维系一身卫气，其发病变，卫虚不能固外，便见恶寒、发热等表证；卫不上于头，便见两目眩晕，甚至突然颠仆，僵直不省人事，有如尸厥（参看上文"杂病脉象"）。阴维脉循足内侧上行，维系一身的阴血，其发病变，营血虚不能滋养心脏便现心痛，甚至胸胁刺痛，筑筑悸动不安。阳跷脉循足外侧上行，其发病变，内踝以上经脉拘急，外踝以上经脉弛缓，内为阴，外为阳，故曰"阳缓阴急"。阴跷脉循足内侧上行，其发病变，外踝以上经脉拘急，内踝以上经脉弛缓，故叫作"阴缓阳急"。

总之，癫痫、瘛疭、寒热、恍惚等病，在奇经八脉中，都可能出现，但各有所属的不同部位和不同脉症，必须进行仔细地分辨。

"阳跷为病，阳缓阴急；阴跷为病，阴缓阳急"句，按《难经·二十九难》《十四经发挥》应作"阳跷为病，阴缓而阳急；阴跷为病，阳缓而阴急"，但因现在针刺小儿麻痹症的足内外翻，以"内翻"属阳跷病的"阳缓阴急"，"外翻"属阴跷病的"阴缓阳急"，临床上有较好的疗效。因此，暂不改变文献，留待继续研究。

十、真脏绝脉

病脉既明（此句前原有"平人无脉，移于外络；兄位弟乘，阳溪列缺"四句，是说"反关脉"的问题，因已于第二部分"部位与诊法"首段介绍了，这里就不再重复了），**吉凶当别；经脉之外，又有真脉；肝绝之脉，循刀责责；心绝之脉，转豆躁疾；脾则雀啄，如屋之漏；如水之流，如杯之覆；肺绝如毛，无根萧索；麻子动摇，浮波之合；肾脉将绝，至如省客；来如弹石，去如解索；命脉将绝，虾游鱼翔；至如涌泉，绝在膀胱；真脉既形，胃已无气；参察脉症，断之以臆。**

此段讲真脏脉。

对以上各节所述各种病变的脉象，既已基本明白了，从而对于各种病症的预后好坏，也应该能做出鉴别。不过这些脉象都是通过经脉的变化反映出来的，还有所谓"真脏脉"，不仅是经脉一般变化的反映，而且还是脏腑本身功能到了一蹶不振地步的表现。所以叫作"真脏脉"的意义，就是说这种脉象是脏腑的真气（即正气或元气）都已衰败之极的表现。肝脏真气衰绝的脉象，好像摸着刀刃一般，极细而坚急（"责责"是坚急的形容词）；心脏真气衰绝的脉象，短而坚硬躁急，像一颗豆粒的旋转；脾脏真气衰绝的脉象，细弱极了，时而搏动很快，时而又极慢，好比鸟雀啄食一般，又好比屋漏滴水、细水缓流、覆杯的水滴一般，总是点点滴滴的，时断时续的，没有一定规律；肺脏真气衰绝的脉象，大而虚软，好比羽毛着在皮肤上一样既漂浮无根还萧索零散，又好比麻子仁的转动轻虚而涩并不圆活，又好比水面的波浪来去极快但模糊不清；肾脏真气衰绝的脉象，坚搏无神，有不规则的歇止，又好此客人的来访，来来去去没有一定，来的时候有如弹石般坚急有力，去的时候便又像解散的绳索散乱无根；命门真气衰绝的脉象，来去模糊很难辨识，时而好似游虾脉在沉部突然间搏动一下，时而好似鱼翔，仅在尺部搏动寸部毫无影响，首尾不相应；膀胱真气衰绝的脉象，脉的搏动，有升无降，好像泉水的上涌一般。凡是出现以上种种真脏脉体象的，都足以说明脉中已经不存在胃气了。当然，尽管出现了这种种坏脉，仍须参考形色、症状的情况，仔细地进行分析研究；然后取得正确的判断还是比较容易的。

阳病见阴，病必危殆（"殆"音"带"，危险之意）；**阴病见阳，虽困无害；上不至关，阴气已绝；下不至关，阳气已竭；伏脉止歇，脏绝倾危；散脉无根，形损难医**。（本段是从前"杂病脉象"第三条移来。）

此段讲阴阳绝脉。

"阴"和"阳"是互相联系的，阴阳的正常关系被破坏就是病变。从"脉"与"症"的关系来说，也很明显。如阳热病见阴虚脉，阳愈亢，阴愈虚，这样的病变危险性较大；相反，本是阴寒病，却出现阳热的脉，由阴变阳，由衰弱转为亢进，是机能好转的征象，虽然一时病重，但从预后来看，大多是不妨事的。假使仅有尺脉的搏动，上不到关部的，说明阴精已经衰绝于下，无力上升；或者仅有寸脉的搏动，下不到关部的，说明阳气已经衰竭于上，无力下降。这两者同样是属于"阴阳离决"的病变。假使脉既沉伏，又还有歇止，这说明脏腑真气都已衰绝，整个身体就有衰竭的危险；或者脉来浮散，重按则无，毫无根蒂，这是阳气已经接近衰绝，整个身体已经受到严重损害，医治起来就很困难了。

七 言 诀

李时珍撰，任应秋语译

一、浮

浮脉，举之有余，按之不足。（《脉经》）**如微风吹鸟背上毛，厌厌聂聂**（"厌厌聂聂"，这里是作"舒缓、轻微"的形容词）；**如循榆荚**（"榆荚"即"榆钱"），（《素问》）**如水漂木，**（崔氏）**如捻葱叶**（"捻"，这里作"按"解，应读作"捏"）。（黎氏）

轻取叫作"举"，重取叫作"按"。诊察浮脉：手指轻轻地按上，便觉得搏动且有力，稍加重按，就显得没有力量了。打个比方：轻按浮脉的感觉好像微风吹动鸟背上的毛羽一样，舒缓而轻微地搏动着；又像摸到轻柔和软的榆钱一般；又像感到如同木块浮在水面上那样的轻浮；又像按在葱管上，表面似乎有劲，里面却很虚软。

【体状诗】

浮脉惟从肉上行，如循榆荚似毛轻；三秋得令知无恙（"恙"音"样"，病之意），**久病逢之却可惊。**

诊察浮脉，只要在肌肉的浅层便能触到它的搏动，并很像轻轻地摩抚着柔软的榆钱和舒缓的毛羽一般。这种脉在秋天见到，是身体健康的表现；如果久病见此脉象，就要引起警惕，判断是否阳气虚浮不能内守所致。

【相类诗】

浮如木在水中浮，浮大中空乃是芤，拍拍而浮是洪脉，来时虽盛去悠悠（"悠悠"，这里作形容词"慢慢地"讲）。

正常的"浮"脉，有如木块漂浮在水面上，轻缓地飘动着。如果浮而显大，稍重按却有一种中间空虚的感觉，这叫作"芤"脉；如果脉浮而拍拍地搏动有力，这叫作"洪"脉。"洪"脉，在触手的时候（来时）虽然感觉有劲，但当它下落（去）的时候，却又慢慢地减弱了。

浮脉轻平似捻葱，虚来迟大豁然空（"豁"音"或"，开通、敞亮之意），**浮而柔细方为濡**（"濡"音"软"，义同），**散似杨花无定踪。**

正常的"浮"脉，比较轻缓而平和，有如捻着葱管，劲不太大。假使脉浮而搏动迟缓，虽觉稍大，却是空豁无力的，这是"虚"脉；假使脉浮而柔弱细小，这是"软"脉；至于脉来漫无根蒂，去来不明，好像飞散无定的杨花一样，这是"散"脉了。

【主病诗】

浮脉为阳表病居，迟风数热紧寒拘；浮而有力多风热，无力而浮是血虚。

浮脉是人体阳气亢奋的征象，最常见于外感而病在体表的时候。但它往往不是单独地出现，如浮而兼"迟"兼"紧"，多为风寒；浮而兼"数"，多为风热。风热病的脉浮，常见浮而有力；如果脉虽浮而搏动无力，那又属于血虚的里证了。

【分部诗】

寸浮头痛眩生风，或有风痰聚在胸；关上土衰兼木旺，尺中溲便不流通（"溲"音"搜"，"溲便"指小便）。

寸、关、尺三部，可以诊察上、中、下三焦的病变。所以风邪在上，而见头痛、目眩，以及风热痰浊聚积在胸膈上焦的疾病，寸部脉多见浮；脾气虚弱、肝气旺盛等中焦的疾病，关部脉多见浮；大小便不通利等下焦的疾病，尺部脉多见浮。

【按语】

浮脉是出现在肌肉浅层的脉象，手指不须用力便可摸到，即所谓"从肉上行"，所谓"举之有余"。至于"如捻葱叶"，也只是从浮脉的"轻平"样子来说的，并不是形容脉的空虚，所以黎民寿在《决脉精要》里说："如捻葱叶，则混于芤脉矣。"后世医家也多用"葱叶"来形容芤脉，不用以形容浮脉，因葱叶中空，形容血少脉空，比较近似，如形容脉的轻按有余、重按无力，反而不足以说明了。临床诊察浮脉，最主要的是从"有力"和"无力"来分辨，有力的多为风、寒、痰、热等病邪的脉象，无力的则属气血虚损的多。

二、沉

沉脉，重手按至筋骨乃得。（《脉经》）如绵裹砂，内刚外柔；（杨氏）如石投水，必极其底。

诊察沉脉，必须加重手指的力量直按到筋骨之间才能触得到它的搏动。沉脉的脉象，有如绵絮裹砂，外表好像柔和，里面却是刚劲有力。因为沉脉是出现在较深的部位，就像投入水里的石子一样，必须摸到水底，才能摸到。

【体状诗】

水行润下脉来沉，筋骨之间软滑匀；女子寸兮男子尺（"兮"音"希"，古汉语助词，相当于现代的"啊""呀"等），四时如此号为平。

水的本性总是湿润下走的，沉脉也如水性下走，总是出现于肌肉的深在的筋骨之间。沉脉的搏动，以软滑均匀为正常，在女子的寸部，或男子的尺部，只要一年四季的搏动都是这样，便算是平和的正常脉象。男子以阳为主，寸脉属阳，所以常比尺脉旺；女子以阴为主，尺脉属阴，所以常比寸脉旺。因此，男子的尺脉多沉，女子的寸脉多沉。

【相类诗】

沉帮筋骨自调匀，伏则推筋着骨寻；沉细如绵真弱脉，弦长实大是牢形。

一般的沉脉，都是靠近筋骨之间，软滑而均匀地跳动着的。如果比一般的沉脉还深在，必须是手指用力地推移筋骨才能摸到，这是"伏"脉；如果脉沉而细软如绵，这是"弱"脉；如果脉沉而弦大有力，这又是"牢"脉了。

【主病诗】

沉潜水畜阴经病（"畜"与"蓄"同），数热迟寒滑有痰；无力而沉虚与气，沉而有力积并寒。

阴经水气盛，甚至水饮储留的病变多见沉的脉象。假使脉沉而数，为内有热邪；脉沉而迟，为内有寒邪；脉沉而滑，为内有痰饮；脉沉而无力，为阳虚气陷；脉沉而有力，为积滞、寒凝。

【分部诗】

寸沉痰郁水停胸，关主中寒痛不通；尺部浊遗并泄痢，肾虚腰及下元疞（"疞"音"通"，是疼痛之意）。

沉脉分见于三部，也各有所主。寸部脉沉，常见于胸膈间的痰郁、水停诸证；关部脉沉，常见于中焦寒凝不通而引起的疼痛诸症；尺部脉沉，常见于白浊、遗尿、泄泻、痢疾，以及下焦元阳亏损的肾虚腰痛等症。

【按语】

沉脉与浮脉相反，指力太轻就摸不到。脉沉而软滑均匀，便算正常。临床辨别沉脉，主要是从"有力""无力"来分虚实。脉沉而有力，多为实证，如寒凝、气滞、积聚、水饮等；脉沉而无力，多为虚证，如阳虚、气少等。

三、迟

迟脉，一息三至，去来极慢。（《脉经》）

一呼一吸，叫作一息。在一息的时间内，脉的搏动仅有三至，说明这样的脉搏起落过程是极其缓慢的，所以叫作"迟"脉。

【体状诗】

迟来一息至惟三，阳不胜阴气血寒；但把浮沉分表里，消阴须益火之原。

迟脉的搏动，在一呼一吸之间仅有三次，之所以搏动得这样迟缓，主要是由于阳气衰弱，敌不过阴寒邪气，或者是气血不足的虚寒病变所造成。同是"迟脉"，还须从浮、沉两个方面来进行分析。脉浮而迟，是寒邪在表；脉沉而迟，为寒邪在里。要想消除这种阳虚阴盛的病变，必须首先把阳气旺盛起来才是根本的治疗，这就是"益火之原"的意思。

【相类诗】

脉来三至号为迟，小快于迟作缓持（"持"在这里作"看待"解释），**迟细而难知是涩，浮而迟大以虚推。**

脉来一息三至，叫作"迟"脉。如果比迟脉稍微快一点（一息四至），便是"缓"脉；如果迟脉还显得细小无力，并有一种滞涩而不流利（即"难"之意）的感觉，这是"涩"脉；如果迟脉且显得浮大而软，就应理解（即"推"之意）为"虚"脉了。前人所谓"浮大迟软，四合为虚"，就是这个道理。

【主病诗】

迟司脏病或多痰，沉痼癥瘕仔细看；有力而迟为冷痛，迟而无力定虚寒。

迟脉的出现，一般都属于脏气方面所发生的病变。例如脾阳虚，痰湿盛，就往往会见到迟脉；至于沉寒痼疾的癥瘕、积聚等，也能见到迟脉。但再经仔细观察，若是迟而有力，常见于积寒疼痛的里寒实证；若是迟而无力，则多为阳气亏损的虚寒证。

【分部诗】

寸迟必是上焦寒，关主中寒痛不堪；尺是肾虚腰脚重，溲便不禁疝牵丸。

"寸"主上焦，心胸部寒邪凝滞，两寸多见迟脉。"关"主中焦，如属积冷伤脾的癥结、挛筋等寒痛证，两关多见迟脉。"尺"主下焦，凡是肾虚火衰，腰脚重痛，溲便不禁，睾丸疝痛等，两尺多见迟脉。

【按语】

辨别迟脉的要点，在于脉搏的至数，"脉来三至号为迟"，这是极明确的。大体说来，沉脉与迟脉的病变颇有相似之处，但沉脉最主要的病变是阴邪内积或阳气被遏，所以在治疗上还有宜攻、宜散的不同方法。至于迟脉，主要是阳虚阴盛，大多都适合用温补的方法，"消阴须益火之原"，就是一种温补阳气的治法。

四、数

数脉，一息六至，（《脉经》）**脉流薄疾**（"薄"这里作"迫近"解释）。（《素问》）

一呼一吸，脉来六至，说明脉搏动的速度是极快的，所以叫作"数"。这是因为血脉中的脉气流动迫急的缘故。

【体状诗】

数脉息间常六至，阴微阳盛必狂烦；浮沉表里分虚实，惟有儿童作吉看。

一息之间，脉搏跳动六次，便叫作"数"脉。这是由于阳热亢盛、阴液亏损的病变所造成的。临床上常见到有这样的病人：烦躁不安，神志不清，甚至发狂，其脉象就往往见数。脉浮而数，多为表热；脉沉而数，多为里热；数而有力，多为实热；数而无力，多为虚热。因此，数脉总是属于有"热"的脉象，惟有儿童的脉搏一般都比成年人快，一息六至恰好是正常的，不能当作有热的脉象看待。

【相类诗】

数比平人多一至，紧来如数似弹绳；数而时止名为促，数见关中动脉形。

平常人的脉搏，一呼一吸总是在四或五至之间，如果多加一至以上，便是"数"脉了。数脉还当与"紧""促""动"三种脉象仔细分辨：凡是脉搏来势紧急，好像绞转的绳索，而左右弹动不已，但至数却不到显明的六至，这是"紧"脉；如果脉数而有歇止的，这是"促"脉；若脉数而独显于关部，这是"动"脉。

【主病诗】

数脉为阳热可知，只将君相火来医；实宜凉泻虚温补，肺病秋深却畏之。

脉搏之所以见数，主要是由于阳气亢进，火热太盛，燔灼了阴液的缘故。但是，火热既有属心、属肾的不同，更有属虚、属实的区分。实火脉来数大有力，虚火脉来数细无力；实火宜凉宜泻，虚火当温当补。这是分辨数脉最基本的原则。至于肺病伤阴的人，在秋季最忌见到数脉。因古人以肺气属秋，秋深的天气干燥，对肺病伤阴之人是不利的，如再见数脉，说明火热内盛，燔灼肺阴，治疗就更加困难了。

【分部诗】

寸数咽喉口舌疮，吐红咳嗽肺生疡；当关胃火并肝火，尺属滋阴降火汤。

左寸脉数，是上焦的心火上炎，多见于咽喉肿痛、口舌生疮。右寸脉数，是上焦肺中有燥热，多见于咳嗽吐血、肺中脓疡。如果左关脉数，多为肝火上炎；右关脉数，常常是胃火内盛。假使两手尺脉都见数，则是下焦火热燔灼，急宜用"滋阴降火"一类的治疗方法，以保护阴精。"滋阴降火汤"有好几个，都是以生熟地黄、知母、黄柏为主药，可参考《审视瑶函》《沈氏尊生书》。

【按语】

一息脉来六至，叫作数脉，是属于阳热亢盛的脉象。但在临床时，还须从浮、沉、虚、实四个方面来分辨。脉浮而数，多为热邪在表；脉沉而数，多为热邪在里；数而有力，这是实热证；数而无力，这是虚热证；数大而软，常属阳虚；数小而细弱，常属阴虚。这样就基本掌握了分辨数脉的要领了。

五、滑

滑脉，往来前却（"却"本为"退"之意，这里作"后"解释），**流利展转，替替然如珠之应指**（"替替"这里作形容词用，意思是"持续不断的"），（《脉经》）**漉漉如欲脱**

（"瀂"音"鹿"，原是水慢慢地渗下的意思，这里作"水流动"解）。

滑脉的搏动，一往一来，一前一后，都是极其流利的，令人有一种反复旋转、圆活自如的感觉。滑脉的搏动，是很流利地持续不断地旋转着，很像一颗圆滑的珠子在指下转动一般；同时又有些像水的流动，总是一往无前地（即"欲脱"之意）流着。

【体状相类诗】

滑脉如珠替替然，往来流利却还前；莫将滑数为同类，数脉惟看至数间。

滑脉的体象好比圆珠似的，一往一来，一前一后，总是持续不断地、极其流利地搏动着。临床时切不要把"滑脉"与"数脉"混同起来，因"数脉"显然是至数的增加，而"滑脉"只是搏动的流利而已。

【主病诗】

滑脉为阳元气衰，痰生百病食生灾；上为吐逆下畜血（"畜"与"蓄"同），**女脉调时定有胎。**

"滑脉"本为阳气有余的脉象，但亦有元气衰少，不能摄持肝肾之火，以致血分有热，而脉见滑象的。痰饮内盛、风痰上壅、饮食停滞诸种病变，或者上逆而为呕吐，或者下瘀而成蓄血，亦往往出现"滑脉"。惟有妇女经停无病而见滑脉的，多是受胎的脉象。

【分部诗】

寸滑膈痰生呕吐，吞酸舌强或咳嗽；当关宿食肝脾热，渴痢癫淋看尺部（"癫"音"颓"，同"㿗"，"癫疝"即"㿗疝"，其症状见前"四言诀"部分）。

胸膈间痰饮内盛，心阳和肺气都不能下降，以致发生呕吐、吞酸、舌强、咳嗽等症的，寸部脉多见"滑"。肝热脾困，宿食不消，关部脉多见"滑"。肾或膀胱、大小肠有湿热，而为消渴、痢疾、癫疝、淋病等，尺部脉多见滑。

【按语】

诊察滑脉，除了有"如珠圆活"的特点而外，指下搏动往往有力，一般都属于阳气盛，稍有热的脉象。"主病"中却说"滑脉为阳元气衰"，既以"滑"为阳脉，又主元气衰，这是自相矛盾的说法。除了由于气虚不摄肝肾之火以致血热"脉滑"而外，元气衰的人是不可能出现滑脉的。正如张石顽所说："气虚则鼓动之力先微，脉何由而滑？"这话颇有道理。

六、涩

涩脉，细而迟，往来难，短且散，或一止复来，（《脉经》）参伍不调，（《素问》）如轻刀刮竹，（《脉诀》）如雨沾沙，（通真子）如病蚕食叶。

涩脉的体象，细小而短；涩脉的搏动，往来迟滞，极不流利；甚至还三、五不匀。前人诊察涩脉有多种比方：有的比做"轻刀刮竹"，这是形容滞涩不前的感觉；有的比做"如雨沾沙"，这是形容涩而不流的感觉；有的比做"病蚕食叶"，这是形容迟缓艰涩的感觉。

【体状诗】

细迟短涩往来难，散止依稀应指间；如雨沾沙容易散，病蚕食叶慢而艰。

脉象细小而短，往来搏动又极迟滞而不流利（即"难"之意），这就是"涩"脉。指下触到它，与"散"脉和"歇止"脉相仿佛（即"依稀"之意），但它既不是漫无根蒂的"散"脉，又不曾间歇（即"止"之意），只是有些"如雨沾沙"和"病蚕食叶"的样子，是极其迟慢而不流利的。"容易散"，即指细雨沾着沙土被吸收后很容易分散，这是说明脉气散漫不聚的意思。

【相类诗】

参伍不调名曰涩，轻刀刮竹短而难；微似秒芒微软甚（"秒芒"即"禾芒"之意），浮沉不别有无间。

"涩脉"的搏动是迟滞而三五不调匀的，同时还有如"轻刀刮竹"的样子，极其短涩，毫不爽利。至于"微"脉和"涩"脉便大不一样，"微"脉非常软弱，有如"禾芒"般地微细，无论在浮部或沉部，都似有似无的摸不清楚。

【主病诗】

涩缘血少或伤精，反胃亡阳汗雨淋；寒湿入营为血痹，女人非孕即无经。

造成涩脉的主要原因，总是由于营血虚少、精液损伤的结果。所以严重的反胃以及大汗伤津亡阳以后，往往能见到涩脉。也有寒湿邪气入于营分，血行阻滞难通，如"血痹"一类的病症，脉象也常见"涩"。如妇女有孕而见涩脉，便为血不足以养胎；无孕而见涩脉，则为精血枯竭，难以受孕。

【分部诗】

寸涩心虚痛对胸，胃虚胁胀察关中；尺为精血俱伤候，肠结溲淋或下红。

心血虚损而见胸部疼痛的，寸脉多见涩。脾胃虚弱，而两胁气滞胀满的，关脉多见涩。下焦精血两伤而见肠结便秘、小便淋沥、肠风下血等症的，尺脉多见涩。

【按语】

脉来细迟而不流利，便叫作"涩"，主血虚精伤不能濡润经脉的病变。惟"一止复来"，这是"结"脉的特征，涩脉不可能有这种现象；漫无根蒂的叫作"散"脉，涩脉也绝不同于无根之脉。因此，前面"……散，一止复来"两句，没有意义。《诊家正眼》中说："涩脉往来迟难，有类乎止而实非止；浮多沉少，有类乎散而实非散。"这是符合实际情况的。

七、虚

虚脉，迟大而软，按之无力，隐指豁豁然空。（《脉经》）

脉来浮大而软，搏动迟缓，稍加重按，便全然无力，在指下仅有一种隐隐蠕动，豁然空虚的感觉，这就是虚脉。

【体状相类诗】

举之迟大按之松，脉状无涯类谷空；莫把芤虚为一例，芤来浮大似慈葱

（"慈葱"食用葱的一种，以其茎叶柔软香美而得名）。

诊察虚脉，用指轻按，觉得大而迟缓；稍加重按，更显得松软无力，甚至还有一种极度空虚的感觉。"虚"脉和"芤"脉都有浮大的现象，但两种脉象毕竟不同，不能混为一谈。虚脉，愈加重按，愈是显得软弱；芤脉，于浮大之中，却似慈葱那样的边实中空。

【主病诗】

脉虚身热为伤暑，自汗怔忡惊悸多；发热阴虚须早治，养营益气莫蹉跎

（"蹉跎"音"搓陀"，把岁月白白耽误了之意，这里可作"失时"解释）。

虚脉的出现，总是由于正气亏损所致。例如卫气不固的自汗症，心虚血少的怔忡症，心神虚怯的惊悸症，无一不是因为正气先亏而成，所以都常见到虚脉。外伤暑邪的身热，因元气先伤而见虚脉，故当"益气"以清暑；阴虚于内的发热，因阴不足以养阳，只宜"养阴"以退热。总之，血虚当养营，气虚宜益气，就不会有什么差失。

【分部诗】

血不荣心寸口虚，关中腹胀食难舒；骨蒸痿痹伤精血，却在神门两部居。

心在上焦，血虚心失所养的时候，寸口脉多见虚；脾胃在中焦，如果气虚不能运化，而见腹胀食滞等症，关脉多见虚；两肾均在下焦，如果精血亏损，而见骨蒸劳热痿痹等症，两手尺脉多见虚。神门，即尺脉的别名，来源于王叔和的《脉经》，与掌后锐骨之端的"神门"穴不同。

【按语】

辨别虚脉，总以虚大而软为要点，无论中取、重按都是软弱无力的。所谓"虚"，不外乎阴、阳、气、血几个方面。阴虚脉，虚而数；阳虚脉，虚而迟；气虚脉，沉而虚；血虚脉，浮而虚。这样就抓住辨别"虚脉"的要领了。

八、实

实脉，浮沉皆得，脉大而长，应指愊愊然。（《脉经》）

"实脉"无论在浮部或沉部都可以出现，脉来大而且长，略带弦象。实脉的搏动，在指下颇有一种坚实的感觉。

【体状诗】

浮沉皆得大而长，应指无虚愊愊强；热蕴三焦成壮火（"壮火"是火热强盛的意思），**通肠发汗始安康。**

实脉的形状，无论在浮部轻取，或是重按到沉部，都有大而且长的体态，并感觉到坚实而强劲有力。其所以出现这种实脉，无不由于三焦的邪热蕴积过甚所致。如热邪在表，可用辛凉发汗以解热；热邪在里，可用苦寒泻下以清热。邪去正安，才能恢复健康。

【相类诗】

实脉浮沉有力强，紧如弹索转无常；须知牢脉帮筋骨，实大微弦更带长。

实脉的搏动无论在浮部或沉部都是强劲而有力的，因此必须与"紧"脉和"牢"脉相区别。紧脉的主要特征是，脉来紧急，好像绞转绳索，有频繁地左右弹动的感觉，实脉是没有这种情况；牢脉，虽然也是实大微弦而长，但它仅是在筋骨之间的沉部才能出现，却不会像实脉那样可以见之于浮部。

【主病诗】

实脉为阳火郁成，发狂谵语吐频频（"谵"音"粘"，"谵语"即说胡话）；**或如阳毒或伤食，大便不通或气疼。**

实脉的出现，总是由于阳热邪盛、郁积不散的病变所造成的，所以在临床上伴有发狂、谵语、呕吐、阳毒、伤食、便秘、气痛等症。只要是因于热邪郁积而来的，一般都可以见到实脉。

【分部诗】

寸实应知面热风，咽疼舌强气填胸；当关脾热中宫满（"中宫"即指"脾胃"），**尺实腰肠痛不通。**

风热盛于上焦，而见头面发热，或咽喉疼痛，或舌根强直，或胸膈气满等症的，寸部多见脉实。热邪盛于中焦，因脾胃热滞而见腹胀满等症的，关部多见脉实。下焦实热壅盛，而见腰痛、腹痛、便秘等症的，则尺部脉多见实。

【按语】

脉在浮、中、沉三部都见到大而且长，搏动亦坚实有力，便是实脉。凡大热、大积、大聚，都可能出现，但多因热邪太盛所致。

九、长

长脉，不大不小，迢迢自若（"迢迢"音"条条"，长远的意思；"自若"是安定的意思）。**(朱氏) 如揭长竿末梢，为平；如引绳，如循长竿，为病。**（《素问》）

"长脉"不大不小，它的搏动虽长而具有一种柔和安定的状态，即所谓"如揭（手持）长竿末梢"，以比喻脉象柔软的感觉，这是正常的长脉。如果脉来"如引绳"，就像拉直的绳索那样，毫无柔和气象；或者像顺着摸抚长竿那样的，感到硬直，便都是属于病变的长脉。

【体状相类诗】

过于本位脉名长，弦则非然但满张；弦脉与长争较远，良工尺度自能量。

长脉的出现，往往是超越了寸、尺的部位，但它却没有弦脉那样充分紧张（即"满张"之意）的感觉。怎样认识弦脉和长脉的差别？只要掌握了两脉各自不同的特点，自然就心中有数，能够比较出来了。

【主病诗】

长脉迢迢大小匀，反常为病似牵绳；若非阳毒癫痫病，即是阳明热势深。

正常的长脉，脉来大小均匀，柔和条达；如果一反常态，脉来像牵引绳索般紧张，便为病象。诸如血热的阳毒，风痰的癫痫，以及阳明（主要指胃、大肠）的里热炽盛等病，都可见到这种长脉。

【按语】

长脉有正常脉与病脉的区分。正常的长脉，不仅其长度超过寸、尺部位，它的搏动也具有一种柔和的气象，这是正气旺盛之象。如脉长而紧张度高，多为阳热炽盛的反映，其紧张度虽与弦脉近似，但弦脉却没有长过寸、尺部位的。

十、短

短脉，不及本位，（《脉诀》）**应指而回，不能满部。**（《脉经》）

短脉与长脉相反，它在寸、尺部位，都表现为不满足，或者是寸部不满足，或者是尺部不满足。它的搏动也非常短暂，刚一应指，便立即回避开了。

【体状相类诗】

两头缩缩名为短，涩短迟迟细且难；短涩而沉肺肾病（此句原作"短涩而浮秋喜见"），**或因气寒或因痰**（此句原作"三春为贼有邪干"）。

"短脉"出现在寸、尺部位，总是令人有一种不满足而短缩的感觉，不是短缩于寸部，就是短缩于尺部。但是它和"涩"脉比较起来还不一样，涩脉虽也显得短，但脉体细弱，搏动迟缓而艰涩（即"难"之意）。肺主气，如果肺气虚损，不能统帅血的运行，势必脉沉而短。或者肾阳不足，气塞难通不能条畅百脉，或因痰滞、食积阻碍气道，脉都可见到短涩。

【主病诗】

短脉惟于尺寸寻，短而滑数酒伤神；浮为血涩沉为痞，寸主头疼尺腹疼。

短脉，只有在尺部和寸部这两个部位最好辨认。脉来现短，总是气血虚损的反映。尽管也有因伤于酒毒，或湿热内盛而见短脉的，但只在短脉之中兼见滑数而已。血少不充（即"涩"之意），多见浮而短；胸腹痞满，多见沉而短；阳气虚于上而头痛的，寸脉多见短；阳气虚于下而腹痛的，尺脉多见短。这是临床上常见的几种情况。

【按语】

形成"短脉"的主要原因，是由于气的不足，不能条畅血行所致。正因为气不充于脉，当其搏动之初，似乎应指有力，但它既不满部，而往来又显得非常短促。临床上气虚血少的人最易见到短脉。

十一、洪

洪脉，指下极大，（《脉经》）**来盛去衰，**（《素问》）**来大去长**。（通真子）

洪脉的形体在指下的感觉是极其粗大的，它的搏动，不仅来的时候显得势极充盛，即去的时候也是缓缓减弱，要在较长的时间内才能消逝，这就叫作"去衰"。

【体状诗】

脉来洪盛去还衰，满指滔滔应夏时；若在春秋冬月分，升阳散火莫狐疑。

洪脉的搏动，不仅来势极其充盛，去势亦是渐次减弱的，当在指下触到的时候，总有一种极其盛大的感觉，这见于夏令是合乎时令的。若在春、秋、冬几个季节里出现洪脉，乃是阳热亢盛的病变。如果是因于寒邪遏抑阳气，火热内郁，还当用"升阳散火"的方法进行治疗，这是不用犹豫（即"狐疑"之意）的。

【相类诗】

洪脉来时拍拍然（"拍拍然"形容有劲），**去衰来盛似波澜；欲知实脉参差处，举按弦长愊愊坚。**

洪脉的搏动，在指下一来一往很有劲的，这样"来盛去衰"的搏动，好比壮阔的波澜一般，根脚极其阔大。洪脉与实脉有差别，因为实脉并没有阔大的根脚，只是无论轻举或重按都有弦长而坚硬的感觉罢了。

【主病诗】

脉洪阳盛血应虚，火热炎炎心病居（"火热"原作"相火"）**；胀满胃翻须早治，阴虚泄痢可踌躇**（"踌躇"音"仇除"，犹豫不定，这里可作"慎重考虑"解）。

脉来洪大，总属于阳热亢盛、阴血虚少的病变。尤其是在心火上炎的时候，脉多见洪。但也有"虚"和"实"的区分。如果胃热郁盛，胀满翻胃（即反胃、呕吐）而见脉洪的，多属实证，当及时清泻胃热。如果泄泻或下痢，反见洪脉的，这是阴津大伤、阳热犹亢的虚证，急宜养阴以清热，不能当作实证治。这虚、实之间最要慎重考虑。

【分部诗】

寸洪在左主心炎，右寸洪时肺不堪（"右寸"原作"肺脉"，"肺"原作"金"，因此处应言"分部"，故稍加调整）；**肝火胃虚关内察，肾虚阴火尺中看**。

当心火上炎的时候，常见咽干、喉痛、口疮痛肿，左寸脉多见洪；假使肺中火热炽盛，咳嗽、气喘、胸痛、咯血，右寸脉多见洪；若是肝阳亢盛，脾胃津伤，两关脉多见洪；肾精亏损，阴火不能潜藏时，两尺脉多见洪。总之，无论上、中、下三部，只要出现洪脉，多半是由于火热亢盛的病变。

【按语】

洪脉，又叫作大脉。它以脉体粗大、搏动有力为特征。所谓"拍拍然""似波澜"，就是阔大而有劲的描述。洪脉的出现，总是由于火热亢盛的病变，只是在阳盛、阴虚之间，属实、属虚之间，分辨个清楚就可以了。至于所谓"升阳散火"的疗法，仅是在寒邪遏郁阳气，脾胃升发之气不能外达的时候才可以应用，并不是一般治疗火热的方法。

十二、微

微脉，极细而软，按之如欲绝，若有若无，（《脉经》）**细而稍长。**（戴氏）

"微脉"的脉体既极细而又极软，稍用力按，便有些像快要断的细丝一样，这时脉的搏动是隐隐约约的、似有似无的。所谓"细而稍长"，是说微脉虽然极其细弱，但还是隐隐约约地在指下可以摸到，并不曾断绝。这个"长"字，决不同于"长脉"。

【体状相类诗】

微脉轻微瞥瞥乎（"瞥瞥"音"瞥瞥"，原作"轻快"的形容词，这里作"轻软无力"解），**按之欲绝有如无；微为阳弱细阴弱，细比于微略较粗。**

"微脉"的搏动是极其轻软无力的，稍加重按，便显得似有似无，细弱极了。辨识微脉，首先要与"细"脉相区别。微脉在指下似有似无，模糊难辨；细脉则稍为大一些，显而易见。微脉是由于阳气的衰竭，细脉是由于营血的虚少。

【主病诗】

气血微兮脉亦微，恶寒发热汗淋漓；男为劳极诸虚候，女作崩中带下医。

凡是气血两虚的，尤其阳气虚少的人，必然要出现"微"的脉象。阳气虚弱，体表不固，便多见恶寒、发热、汗出等表虚证。大凡男子的"五劳""六极"诸虚损证，以及妇女的崩漏、带下等病，脉搏都往往见微，这就是由于气血两虚的结果。

【分部诗】

寸微气促或心惊，关脉微时胀满形；尺部见之精血弱，恶寒消瘅痛呻吟

（"瘅"音"胆"，即黄病、劳病；"消瘅"即"消渴"病，包括现代医学所称的"糖尿病"在内）。

肺气不足而喘促，心阳不敛而惊悸的病变，两手寸部常见微脉。脾胃虚损不能运化而胀满时，两手关部多见微脉。肾中元阳亏损而身寒、腹痛，精血虚竭而病消渴等，两手尺部多见微脉。

【按语】

纤细柔弱，无力之极，按之不绝如缕，这叫作"微"。凡见微脉，总是气血两虚，尤其是气虚病变的反映。

十三、紧

紧脉，来往有力，左右弹人手，（《素问》）**如转索无常，**（仲景）**数如切绳，**（《脉经》）**如纫箄线**（"纫箄"音"认牌"，"纫"是"连缀"的意思，"箄"这里作"筏"解）。（丹溪）

紧脉的体状不仅来去都有力，更主要的是，它在指下搏动令人有一种左右旋绞而紧急的感觉，好像摸到无数次转动的绳索，又好像按切绳索，又好像摸到联缀竹木筏的绳索那样的紧急有劲。

【体状诗】

举如转索切如绳，脉象因之得紧名；总是寒邪来作寇，内为腹痛外身疼。

紧脉的出现，无论轻举还是重按，脉的搏动都像绳索绞转般的紧急有劲，这就是所以要叫作"紧"的意思。寒邪的特点为紧缩凝滞，故凡受到寒邪侵袭（即"寇"之意）而发生的病变，或气血凝滞而为腹痛，或经脉紧缩而为身疼，都有出现紧脉的可能。

【相类诗】

参见弦脉、实脉。

【主病诗】

紧为诸痛主于寒，喘咳风痫吐冷痰；浮紧表寒须发越，紧沉温散自然安。

凡是寒邪太盛而引起的疼痛诸症，脉搏多见"紧"象。另外，肺有寒邪而病喘咳，肝因寒郁而病风痫，脾受寒邪而吐冷痰等症，都可以见到"紧脉"。如果寒邪在表，脉多见浮紧，可用辛温方药以发散（即"越"之意）寒邪；寒邪在里，脉多见沉紧，可用辛热方药以温散里寒。这是治疗寒邪病变的基本大法。

【分部诗】

寸紧人迎气口分，当关心腹痛沉沉；尺中有紧为阴冷（阴冷：男子、女子外阴寒冷的病症），**定是奔豚与疝疼**（"豚"音"屯"，"奔豚"是因肾阳虚，寒气上冲的一种病，其主要症状为脐下悸动、气上冲咽喉、胸腹疼痛等）。

"紧脉"出现于寸部，有"左"和"右"的区分。左手寸部叫作"人迎"，右手寸部叫作"气口"。如果外感寒邪，左寸可以见到紧脉；内伤寒盛，右寸可以见到紧脉（参看《四言诀·部位与诊法》第二条）；中焦脾胃（即"心腹"部）寒湿凝滞而腹内作痛，两关部可以见到紧脉；下焦寒邪盛，而见阴冷、奔豚、疝痛等病的，两尺部可以见到紧脉。

【按语】

紧脉，是脉来紧急有力，一般属于寒邪盛的脉搏。假使是阳热为寒邪束缚的时候，也可见到"紧数"的脉象。

十四、缓

缓脉，去来小驶于迟（"驶"音"史"，是"马快跑"的意思），（《脉经》）**一息四至，**（戴氏）**如丝在经，不卷其轴，应指和缓，往来甚匀，**（张太素）**如初春杨柳舞风之象，**（杨玄操）**如微风轻飐柳梢**（"飐"音"展"，是"风吹浪动"的意思）。（滑伯仁）

"缓脉"的来去搏动，只是比迟脉稍快一点，一呼一吸刚好四至。缓脉搏动的体态很像排列在织机上还没有把机轴转紧时的经线，在指下极和缓而均匀地搏动着，没有丝毫的紧张感觉。"初春杨柳"和"柳梢"，都是用以形容脉象的柔和，"舞风"和"微风轻飐"，是在形容脉搏波动的和缓。

【体状诗】

缓脉阿阿四至通（"阿阿"是对舒缓状态的一种修饰），**柳梢袅袅飐轻风**（"袅袅"音"鸟鸟"，是对柔软的东西随风摆动的一种修饰）；**欲从脉里求神气，只在从容和缓中。**

缓脉的体象总是舒缓而均匀的，一呼一吸刚好四至。缓脉的搏动好像在春风里摇曳不停的柳梢，表现出一种轻盈柔软的姿态。不管什么脉象，只要是具有从容和缓气象便是"神气"的反映，缓脉本身就是神气充足的反映，也就是正常的和缓脉象。

【相类诗】

参见迟脉。

【主病诗】

缓脉营衰卫有余，或风或湿或脾虚；上为项强下痿痹，分别浮沉大小区。

在"体状"里讨论的缓脉，是属于正常的和缓脉象，并不是病脉。由于病变所出现的缓脉，绝不是从容和缓，而另有种种不同的缓脉出现。如：风邪在表，营气不足，卫气有余，便多见脉来浮缓；湿滞经络，脉来沉缓；脾胃虚弱，脉来迟缓而细；风湿在上而见颈项强直等症，脉多见浮缓有力；风湿在下而见痿痹等症，脉多见沉缓有力。总之，分辨各种不同病态的缓脉，必须参合浮、沉、大、小各个方面的情况来加以具体区分。

【分部诗】

寸缓风邪项背拘，关为风眩胃家虚；神门濡泄或风秘（"濡"音"如"，"泄"指泻下如水清浊不分；"风秘"是指风热内动，以致津液燥涩引起的便秘），**或是蹒跚足力迂**（"蹒跚"音"盘山"，走路一瘸一拐的样子）。

外伤风邪，项背拘急的，寸部脉多浮缓；风动头眩，左关脉常缓纵有力；胃气虚弱，右关脉多见迟缓无力；脾肾阳虚而濡泻，尺脉往往迟缓；津液燥涩而风秘，尺脉多缓中带涩；气虚湿滞，两足蹒跚无力，行动缓慢，尺脉便迟缓而弱。

【按语】

脉来从容和缓，这是健康人的正常脉。病变的缓脉，必兼见其他脉象，如浮缓、迟缓之类，这是分辨缓脉的要领。正常的从容和缓之脉是脉有神气的表现，各种脉带有几分缓象，就算是有神气的脉搏，说明人的正气尚在。在中医学的传统概念中，脉之所以有神气，主要是由于胃气不衰和肾气充沛的结果。

十五、芤

芤脉，浮大而软，按之中央空，两边实，（《脉经》）**中空外实，状如慈葱。**

所谓"芤脉"，轻取之，觉其浮大而柔软，稍加重按便觉得脉管空虚似的。由于这种外实内空的体态很像慈葱，"芤"为葱的别名，故叫作"芤脉"。

【体状诗】

芤形浮大软如葱，边实须知内已空；火犯阳经血上溢，热侵阴络下流红。

"芤脉"多在浮部出现，它的体状豁大而虚软，好像慈葱似的，所以手指接触到脉管的外边虽有实在的感觉，但脉管里面却是比较空虚的。为什么会见到这"外实内虚"的芤脉呢？一般都是因出血过多而引起。例如火邪侵犯阳经的经脉（三阳经络），而引起大量的吐血、呕血、鼻血之后，或者火热邪气侵犯了阴经的络脉（三阴经络），而引起便血、血崩之后，往往都会出现这样的芤脉。

【相类诗】

中空旁实乃为芤，浮大而迟虚脉呼；芤更带弦名曰革，芤为失血革血虚。

中间空虚，四周（即"旁"之意）实在，这是芤脉的特征所在。诊察芤脉的同时，还应当与"虚"脉和"革"脉仔细分辨。芤脉和虚脉都有浮大的共同点，但芤脉是浮大而软；虚脉是浮大而迟，这是大不相同的。芤脉和革脉都有外实内空的共同点，但芤脉是外实而软，革脉的外实却带有弦象，这又是大不相同的。芤脉往往是在大失血以后出现，革脉则见于一般亡血失精的虚寒病证。

【主病诗】

寸芤失血病心忡（"失血病心忡"原作"积血在于胸"，因与芤脉病变不符，故改），**关里逢芤呕吐红**（"呕吐红"原作"肠胃痈"，因与芤脉病变不符，故改）；**尺部见之多下**

血，赤淋红痢漏崩中（"赤淋"即"血淋"，尿中有血）。

失血以后，血不足以荣养心脏，以致心悸、怔忡的时候，寸脉常见芤。如果是从胃中大量呕吐脓血（即"吐红"之意）以后，关脉必多见芤。假使尺部出现芤脉，往往是血淋、红痢、便血、血崩、漏经等大量失血的结果。

【按语】

"芤脉"，外实内虚，软如葱管，又多见于浮部，这是辨认的要点。芤脉一般见于大失血之后，不见于未出血之先。

十六、弦

弦脉，端直以长，（《素问》）**如张弓弦，**（《脉经》）**按之不移，绰绰如按琴瑟弦，**（《巢氏》）**状若筝弦，**（《脉诀》）**从中直过，挺然指下**（"挺"是"直"的意思）。（《刊误》）

"弦脉"有两个特点。一是具有挺直而长的体象，并极稳重地搏动，而不会轻易地变换；所谓"端直以长""按之不移""从中直过，挺然指下"，都是关于这方面的描述。二是张力较大，所谓"如张弓弦""绰绰如按琴瑟弦""状若筝弦"，都是在描述弦脉的弛张力；即以琴弦为例，两端绷紧以后，便显得整个弦的紧张度大大增加了，这种紧张的力量，便叫作"弛张力"。

【体状诗】

弦脉迢迢端直长，肝经木旺土应伤；怒气满胸常欲叫，翳蒙瞳子泪淋浪（"淋浪"是对"流泪"的一种描述）。

"弦脉"出现指下，令人有种长而挺直的感觉。脉之所以见弦，主要是由于肝气亢盛造成的。亢盛的肝气不断上逆，势必影响脾胃的消化。肝气郁滞，最易使病人胸胁胀满，情绪极不平静，随时都想大叫一声，使胸部得到宽舒。如果肝亢不已，化为风热，更会现两眼生翳、迎风流泪等症。

【相类诗】

弦来端直似丝弦，紧则如绳左右弹；紧言其力弦言象，牢脉弦长沉伏间。

"弦脉"的特点就是长而挺直，很像摸着琴上的丝弦一般。弦脉与"紧"脉、"牢"脉有很大区别。例如弦脉和紧脉同样有一定的紧张感，但紧脉紧如绞绳而有力，弦脉只是紧中带有挺直的形象而已；弦脉和牢脉同样有弦长的体象，但牢脉只能在沉伏之间出现，弦脉便不一定见于沉部，更没见在伏部的。

【主病诗】

肝胆脉弦阴阳分（此句原作"弦应东方肝胆经"），**饮痰寒热疟缠身；浮沉迟数须分别，大小单双有重轻**。

肝和胆发生病变，脉来多见弦象。无论阳邪为病还是阴邪为病，都可以见到弦脉。不过阳邪为病，多是弦大兼滑；阴邪为病，多是弦紧兼细。例如饮证、痰证、寒热往来、疟疾等病变，脉也往往见弦，只是要在浮、沉、迟、数之间仔细地去分辨。例如：支饮（症见咳嗽、喘息、气短、浮肿）脉见浮弦，悬饮（症见咳嗽、胸胁痛、胁下有蓄水）脉多沉弦；热盛脉来弦数，寒盛脉来弦迟；虚证脉多弦大，拘急（手足拘挛强直不能伸屈）脉见弦小；饮癖（症见口吐涎沫清水、胁腹有积块、嗳酸、嘈杂、胁痛、饮食减退）常见单手脉弦，寒疝（症见腹痛、泄泻、寒气上冲、手足逆冷、疝痛等）常见双手脉弦；病轻脉来弦软，病重脉来弦硬。

【分部诗】

寸弦头痛膈多痰，寒热癥瘕察左关；关右胃寒胸腹痛，尺中阴疝脚拘挛。

凡痰滞胸膈以及头痛等症，因其病在上焦，寸脉多见弦。寒热往来、癥瘕等病，多属肝胆经的病变，左关脉可见弦；如果寒邪盛于脾胃，腹中疼痛，右关脉往往见弦。如阴疝（睾丸痛引少腹症）、两脚拘挛，为肝肾虚寒的病变，两尺脉多见弦。

【按语】

脉来长而挺直和张力较大的，便是"弦脉"。凡肝病、痛症、饮症多见到这样的脉象，是临床上最常见的脉象之一，多为寒热邪气夹杂而成，尤其是寒证最多见。

十七、革

革脉，弦而芤，（仲景）**如按鼓皮。**（丹溪）

脉来弦急而中空，好像按着鼓皮似的，这就是革脉。

【体状主病诗】

革脉形如按鼓皮，芤弦相合脉寒虚；女人半产并崩漏（"半产"即"小产"），

男子营虚或梦遗（"梦遗"，有梦称"遗精"，无梦称"滑精"）。

"革脉"的体状，指下很像按着鼓皮似的，轻取坚急，重按便觉得脉体空虚。因而也可以说，革脉实际就是"芤"脉和"弦"脉的复合出现，是因精血内虚又感寒邪所造成的。大凡妇女小产、血崩、漏经，男子营气虚损、遗精等病，多半都可以见到这个虚寒性的革脉。

【相类诗】

参见芤脉、牢脉。

【按语】

革脉，浮取弦急，重按中空，所以才有如按鼓皮的描述。

十八、牢

牢脉，似沉似伏，实大而长，微弦。（《脉经》）

"牢脉"在极沉的部位出现，颇近于伏脉的部位了。"劳脉"的体状不仅实大而长，还带有弦急的样子，因而牢脉颇具深在而坚实的意义。

【体状相类诗】

弦长实大脉牢坚，牢位常居沉伏间。革脉芤弦自浮起，革虚牢实要详看。

"牢脉"具有弦、长、实、大的体象和坚实深在的意义，所以它出现的部位总是比沉脉还深在而近于伏脉了。诊察牢脉最要与"革"脉分辨清楚，革脉是在浮部出现，体状是弦而芤；牢脉是在极沉的部位出现，形状是实大而长，微弦。革脉多见于大虚证，牢脉常见于大实证。在这浮、沉、虚、实之间，是有很大的区分的。

【主病诗】

寒则牢坚里有余，腹心寒痛肝乘脾（"肝"原作"木"）**；疝癫癥瘕何愁也，失血阴虚却忌之。**

凡是沉寒里实，属于邪气有余的病变而见心腹寒痛，以及肝气郁积、脾呆不运等病证时，都可能出现牢脉。一般地说，凡是疝、癫、癥、瘕一类的积聚病出现牢脉，因实证现实脉，脉证相合，从这一点来说，一时还可不发愁；如果失血阴虚一类的大虚证出现牢脉，这是虚证现实脉，脉证相反，是正气大伤、邪气犹盛的征象，临床时应引起注意，防其骤变。

【按语】

"牢脉"以极沉而弦实为特征，是阴寒凝积病变的反映，主要为邪气有余的脉象，多属于里实证。

十九、濡

濡脉（"濡"这里应读作"软"，义同），**极软而浮，细如帛在水中，轻手相得，按之无有，**（《脉经》）**如水上浮沤**（"沤"音"欧"，是"水泡"的意思）。

"濡脉"在浮部出现，极其细软无力，好像绵絮或水泡漂浮在水面上一样，只能用手轻轻地接触它，如果稍微重按便摸不着了。

【体状诗】

濡形浮细按须轻，水面浮绵力不禁（"禁"音"巾"，这里作"胜任"解）**；病后产中犹有药，平人若见是无根**（"无根"与"有根"相对：轻取重按，都能摸到的脉象，而且脉力平缓的，叫"有根"；轻取有，重按无，便叫"无根"）。

"濡脉"的体状，浮细无力，极其软弱，必须轻手细审，才能触到它，真好像漂浮在水面的绵絮一样，稍微重一点的力量就不能胜任了。大病之后或是妇人生产之后见到这样的濡脉，是气血损伤还没有复元的证候，但因虚证现虚脉，脉证相合，从这一点来说，虚能受补还是比较容易治疗的。假使濡脉出现在平常人身上，尽管没有什么大病，也应该注意到这是"无根之脉"，是脾肾两虚的征象，必须及时防治，才无后患。

【相类诗】

浮而柔细知为濡，沉细而柔作弱持。微则浮微如欲绝，细来沉细近于微。

"濡脉"体象的主要特征是浮而细柔，必须与"弱""微""细"三种脉象进行区分。弱脉的细柔颇与濡脉类似，但濡脉是在浮部出现，而弱脉却是在沉部才能见到；微脉的浮而微细亦与濡脉近似，但濡脉重按则无，微脉重按只是不绝如缕；细脉与濡脉都极微细，但细脉也多出现在沉部，虽极细仍同微脉的不绝如缕，决不如濡脉的重按便没有了。

【主病诗】

濡为亡血阴虚病，髓海丹田暗已亏（"髓海"即"脑"，髓海空虚，为阴精虚损病之一，其主症为脑转耳鸣、胫酸、眩冒、目不能视、全身困乏等；"丹田"在脐下三寸，男子精室、女子胞宫的精气都和丹田相通，丹田不足，则男子精亏、女子宫冷）**；汗雨夜来蒸入骨，血山**

崩倒湿侵脾。

"濡脉"主要见于营血亏损、阴精虚极的病症。例如：髓海空虚、丹田不足、阴虚盗汗（即"汗雨夜来"之意）、骨蒸烦热、妇女血崩、脾湿濡泻等，往往可以见到濡脉。

【分部诗】

寸濡阳微自汗多，关中其奈气虚何；尺伤精血虚寒甚，温补真阴可起疴（"疴"音"科"，是"病"之意，"沉疴"即"久病"）。

阳气微弱，表虚不固，以致汗出不止的，寸部可见到濡脉。脾胃虚弱，中气不足的，关部可见到濡脉。至于下焦虚寒，精血两伤，两尺部出现濡脉的，宜用甘温大剂，峻补真阴，才能治愈久病。

【按语】

脉来浮而细软，重按则无，便是濡脉。主要是由于精血亏损或脾虚不能制湿所致。

二十、弱

弱脉，极软而沉细，按之乃得，举手无有。（《脉经》）

"弱脉"，沉细而极其软弱，须用力重按才可能接触到，若仅在浮部轻取，是摸不着它的。

【体状诗】

弱来无力按之柔，柔细而沉不见浮；阳陷入阴精血弱，白头犹可少年愁。

"弱脉"的搏动是极其柔细无力的，须用力重按到沉部才能摸着它，在浮部是摸不到的。脉搏之所以这样柔弱，主要是由于阳气衰微，不能振奋（即"陷"之意），精血虚弱的结果。这种气血两虚的脉象，见之于老年人（即"白头"之意），犹可理解；若见之于青少年，便当引起重视，需要查出原因。

【相类诗】

参见濡脉。

【主病诗】

弱脉阴虚阳气衰，恶寒发热骨筋痿（这里应读作"微"）；**多惊多汗精神减，**

益气调营急早医。

弱脉的出现，总是由于阴精虚损、阳气衰微的缘故。正由于营气、卫气都不足，所以也最容易感受外邪的侵袭而见恶寒、发热症。虽见恶寒、发热，但脉也不浮而弱，则此人的阳气衰弱可以想见了。阳气、阴精久久不得恢复，更会变生多种疾病。例如：精气不足，不能滋养骨髓，便病"骨痿"，即足痿软不能起立行动；不能滋养筋膜，便病"筋痿"，可见筋急挛缩；营血不足，不能养心安神，便病"惊悸"；卫气不足，不能充肤固表，便病"自汗"；脾胃虚损，中气不振，便病"精神困乏"。凡此种种，都有出现"弱脉"的可能，都只能用补益阳气、调养营血的方法进行治疗。

【分部诗】

寸弱阳虚病可知，关为胃弱与脾衰；欲求阳陷阴虚病，须把神门两部推。

凡患心肺阳气虚弱的，寸部多见弱脉。脾胃虚弱的，关部多见弱脉。下焦阳气陷而不振，阴精亏乏至极的，两手尺部多见弱脉。

【按语】

脉在沉部出现，极细而软弱无力，这便是"弱脉"。弱脉主要反映阴精阳气虚损的病变，尤其是阳气衰微时，更容易见到。

二十一、散

散脉，大而散，有表无里（"表"指浮部，"里"指沉部，"有表"指轻取觉脉体虚大，"无里"指重按脉体涣散甚至摸不着），（《脉经》）**涣散不收**（"不收"指脉气不敛），（崔氏）**无统纪无拘束**（"无统纪无拘束"，即不规则、不整齐的意思），**至数不齐，或来多去少，或去多来少，涣散不收，如扬花散漫之象**。（柳氏）

所谓"散脉"，就是涣散不收的脉象，轻取觉得虚大，稍重按便有些涣散不清楚，再加重按就摸不着了。总之，散脉不外两大特点：一是脉的搏动极不整齐，不是来多（这里作"快"解）去少（这里作"慢"解），就是去多来少，也就是脉搏的一来一去不十分清楚；二是脉体浮而虚大，好似杨花的飘散无根，渐轻渐有、渐重渐无，散漫到了极点。

【体状诗】

散似杨花散漫飞，去来无定至难齐；产为生兆胎为堕，久病逢之急速医。

散脉有两大特点：一是像杨花的散漫飞舞轻飘无根，一是来去搏动至数不齐，毫无规则之可言。其所以如此，总是由于元气虚损的缘故。孕妇而见散脉，出现在临产时，这是快要分娩的征象；如果还不到产期见散脉，便有堕胎的可能。久病而见散脉，说明脾肾阳气损伤严重，必须急予救治。

【相类诗】

散脉无拘散漫然，濡来浮细水中绵；浮而迟大为虚脉，芤脉中空有两边。

如何分辨散、濡、虚、芤四种脉象呢？"散"脉的搏动极无规则，脉体浮而虚大，轻飘无根；"濡"脉却是浮而细软，好比水里漂浮的绵絮一样；"虚"脉只是浮而虚大，按之无力；"芤"脉则浮而中空。四种脉都在"浮"部出现，却各有其不同的脉体特点，这四种脉都属虚脉范畴，但其主病有程度轻重的不同。

【主病诗】

左寸怔忡右寸汗，溢饮左关应软散（"溢饮"是水饮病的一种，其症状为：暴渴多饮，无汗，水饮流于四肢，身体疼重等）；**右关软散胻胕肿**（"胻胕"音"杭肤"，"胻"指足胫，"胕"指足背），**散居两尺元气乱**（"元气乱"原作"魂应断"，据文意改）。

心阳不足的怔忡症，左寸部可见散脉；卫气不固的自汗症，右寸部可见散脉。阳不化阴的溢饮病，左关部可见散脉；脾阳不足，水湿下注而足胫、足背肿胀的，右关部可见散脉；如久病而两尺部均见散脉，这是元气溃散（即"乱"之意）的征象，应该予以特别注意。

【按语】

浮散无根，至数不齐，这是识别"散脉"的要点。散脉主要为元气大虚的脉象，宜温补元气。若概以"散脉"为死脉，这是错误的。

二十二、细

细脉，小大于微而常有（"大"字原无，据《脉经》补），**细直而软，若丝线之应指。**（《脉经》）

"细脉"的体象比微脉稍大一点，在指下感觉到像一根丝线，而且是软弱无力的。细脉不同于微脉的地方是：尽管脉体细小，却始终都可明显地摸着它，不像微脉那样模糊不清。

【体状诗】

细来累累细如丝（"累累"音"雷雷"，是对"疲乏"的修饰），**应指沉沉无绝期；春夏少年俱不利，秋冬老弱却相宜。**

"细脉"不仅是像丝线那样细，而且软弱无力，显得十分困乏的样子。虽然极其细软，但它在深沉部位却是不断地搏动着，指下始终可以很明显地摸到它，绝没有中断的时候。春夏季节阳气盛的时候，人体也相应地血行畅旺，如果少年人在这时反而脉来细弱，应该提防身体是否有不合适的地方；秋冬季节是阳气衰减的时候，人体也相应地血行和缓，如果老年人在这时脉来细弱，这便无妨，因为老年人的气血本来就比较衰弱，又是和自然界的气候变化相适应的。气候变化和人体的适应性，是有一定的关系的，但一般说来影响甚小，不宜过分地夸大了这种作用。

【相类诗】

参见微脉、濡脉。

【主病诗】

细脉萦萦血气衰（"萦萦"音"迎迎"，是"细长不断"的意思），**诸虚劳损七情乖**（"乖"是"不顺""不和谐"的意思）；**若非湿气侵腰肾，即是伤精汗泄来。**

"细脉"之所以脉来萦细如丝，主要是由于气血虚衰的缘故。大凡各种因七情不和而致的虚损劳伤诸病，最容易见到细脉。此外，如阳气虚弱水湿侵袭而得"腰痛"病，或精气内伤阳不固外而得"自汗"症等，也可以出现细脉。

【分部诗】

寸细应知呕吐频，入关腹胀胃虚形；尺逢定是丹田冷，泄痢遗精号脱阴。

大凡呕吐频繁而气虚至极的，寸部多现细脉；脾胃虚弱腹胀形瘦的，关部多现细脉；元阳大衰丹田（脐下三寸处）寒冷，泄痢遗精、阴精脱失的，尺部多现细脉。失血过多精液枯竭的，叫作"脱阴"。

【按语】

脉来沉细如丝、软弱无力的，便叫"细脉"，又叫作"小脉"，主要为气血两虚所致。

二十三、伏

伏脉，重按着骨，指下裁动（"裁"通"才"字），（《脉经》）**脉行筋下**。（《刊误》）

诊察"伏脉"，必须用力重按至骨，指下才能感觉到脉搏的搏动，它真好像是在筋膜下搏动似的。

【体状诗】

伏脉推筋著骨寻，指间裁动隐然深；伤寒欲汗阳将解，厥逆脐疼证属阴。

"伏脉"比沉脉还深在，因此诊察伏脉必须指头用力，直按到最深部的骨骼上，然后推动筋肉，才能感觉到脉搏在深处隐隐约约地跳动。伏脉一般是由于寒邪凝滞经络脏腑所致，尽管是伤寒表证，如果寒凝经络阳气不能发越时，脉象也可见"伏"，待阳气回苏，突破寒凝，就能汗出而解，所以伤寒表证而见"伏脉"，是将作汗而解的指标。至于脐腹冷痛、四肢厥逆而见脉伏的，这就属于阴寒内郁之证了。

【相类诗】

参见沉脉。

【主病诗】

伏为霍乱吐频频，腹痛多缘宿食停；蓄饮老痰成积聚（"蓄饮"即"积饮"，是"水饮积聚不散"的意思；"老痰"即指陈旧的痰），**散寒温里要遵循**（"要遵循"原作"莫因循"，据文意改）。

凡邪气郁结于里，以致经脉阻滞、气血壅塞，脉必见伏。因此，霍乱而见频频呕吐，因宿食而阵阵腹痛，以及水饮停蓄、老痰积聚等症，无不出现"伏脉"。这时只宜用温里散寒的方法，以畅通血气，解郁破积，化痰逐饮。凡急遽发作的呕吐、腹泻，过去概称"霍乱"，不完全是指现在的传染病而言，主要病变为伤于饮食，阳热外逼，阴寒内伏而成。

【分部诗】

食郁胸中双寸伏，欲吐不吐常兀兀（"兀兀"音"误误"，这里作"不安""难受"解）；**当关腹痛困沉沉，关后疝疼还破腹**（"破腹"这里是形容疼痛剧烈）。

饮食停留，胸中气郁不舒，以致想吐又吐不出，心里十分难受时，两手寸部常见伏脉。中焦寒湿凝聚，以致腹痛、身困时，两手关部常见伏脉。下焦寒凝气滞，而致剧烈的疝痛时，两手尺部（即"关后"之意）常见伏脉。

【按语】

"伏脉"是一种极沉的脉象，主要为寒热邪气凝聚，经络壅滞，气血阻塞而成。但毕竟还是热证少而寒证多，尤其常见于剧痛的时候。

二十四、动

动乃数脉，见于关上下，无头尾，如豆大，厥厥动摇（"厥厥"是对脉来短而坚紧的一种描述）。

"动脉"可以说是数脉的一种，也就是数而兼紧、兼滑、兼短的脉象。之所以叫作"动"，是因为其搏动时鼓击有力，无头无尾的像豆粒般大点儿，陇然高起而摇动不休。动脉绝不是仅见于关部，寸部、尺部也可以出现，所以文中说"见于关上下"。

【体状诗】

动脉摇摇数在关，无头无尾豆形团；其原本是阴阳搏，虚者摇兮胜者安。

"动脉"特点主要是其脉体坚紧有力，呈豆圆形、无头无尾的突出一点跃然指下。旧说动脉只限于在关部出现，其实寸、关、尺三部都可以见到。出现动脉，多因阴阳两气互相搏击所致，阴阳两气搏击，胜的一方脉气安静，虚的一方便表现出坚紧有力、如豆大摇动的动脉来了。这就是脉书所谓"阳虚则阳动，阴虚则阴动"的道理。

【主病诗】

动脉专司痛与惊，汗因阳动热因阴；或为泄痢拘挛病，男子亡精女子崩。

什么病症可见到动脉呢？大凡寒胜于阳的"疼痛"，气乱窜扰的"惊悸"，阳不胜阴的"自汗"，阴不胜阳的"发热"，脾胃不和、寒热杂处的"腹泻"，脏腑传化失职、气血相干的"痢疾"，阴寒邪盛、经气受伤的经脉"拘挛"，阴虚阳盛的男子"亡精"（即"失精症"）、女子"血崩"等，都可以见到动脉。总括起来，这些疾病之所以出现动脉，不外乎"阴"和"阳"两个方面互相搏击而出现偏盛偏衰的结果。

【按语】

"动脉"是"数"而兼紧、兼滑、兼短的脉象。阴阳气相互搏击，阳胜阴虚，阴气便搏击而坚紧，出现动脉；阴胜阳虚，阳气也搏击而坚紧，出现动脉。搏击在某一部，动脉便出现在某一部，旧说动脉只能出现在关部，这是错误的，与临床现实不符。

二十五、促

促脉，来去数，时一止复来，（《脉经》）**如蹶之趣**（"蹶"音"觉"，是"跌倒"的意思；"趣"音"醋"，意同"促"，是"急走"的意思），**徐疾不常。**（黎氏）

"促脉"的搏动，一去一来都较快，颇与数脉类似，但它不同于数脉的就是随时都有间歇，而间歇次数的多少又极不规律，就好像急遽行走的人，偶有一跌倒似的。

【体状诗】

促脉数而时一止，此为阳极欲亡阴；三焦郁火炎炎盛（"三焦"是六腑之一，人身元气和水液，都是通过三焦腑来运行的），**进必无生退可生。**

"促脉"的特征就是脉来数而时或歇止，是由于三焦郁火内炽，以致阳热炎盛而阴液消亡，血气运行受到严重阻遏的结果。如歇止的次数逐渐增加（即"进"之意），说明病势还在向不良的方面发展；如歇止的次数逐渐减少（即"退"之意），便说明病情有好转的趋势。

【相类诗】

参见代脉。

【主病诗】

促脉惟将火病医，其因有五细推之；时时喘咳皆痰积，或发狂斑与毒疽。

"促脉"的出现，主要为三焦火热内盛而有郁积的结果。临床所见，凡气、血、痰、饮、食等，都可见到有郁积的时候，所以医书中常有"五积停中"的说法；不过，究竟属于哪种郁积，必须根据症状做出具体的分析。如见时时咳嗽，甚至喘逆、痰涎壅盛而脉促的，这便是属于"痰积"，其他可以类推。至于火热内盛，也应根据不同的情况加以分辨。如邪火在脏，神志失常而脉促，则多见"发狂"；如热毒入营，营气逆滞而脉促，则常见"发斑"；如热在肌肉，血气郁腐而脉促，便多发"毒疽"。这都说明一个问题，无论为热、为郁都必须有留滞不通的病变，脉来才可见"促"。

【按语】

脉数而偶见歇止的，便叫"促脉"。总因邪热内盛，有所留滞不通的病变所致。脉来歇止少为病轻，脉来歇止多则病重，尤其是病后见促脉的最要注意。

二十六、结

结脉，往来缓，时一止复来。（《脉经》）

脉来迟缓，时或有一次歇止，歇止后又再搏动，这叫作"结脉"。

【体状诗】

结脉缓而时一止，独阴偏盛欲亡阳；浮为气滞沉为积，汗下分明在主张。

"结脉"的特征是：搏动迟缓，时而有一次歇止。结脉是阴寒偏盛，邪结于里，阳热不足，正气衰减的脉象。若脉浮而有力，时或见结脉，是寒邪滞于经脉，宜辛温发汗以祛散表寒；若脉沉而有力，时或见结脉，则为阴寒固结气机受阻，便当用辛通导滞的方法以下积开郁，结脉自然就消失了。

【相类诗】

参见代脉。

【主病诗】

结脉皆因气血凝，老痰结滞苦沉吟（"沉吟"即"呻吟"的意思，是对病人发出低沉痛苦之声的描述）**；内生积聚外痈肿，疝瘕为殃病属阴。**

"结脉"的出现，往往都因气血凝滞所致。例如，老痰结滞，各种积聚、痈肿、疝瘕等，都可使血气流行的气机受到阻滞而出现结脉。不过，结脉与促脉相比较，促脉属于热证的居多，结脉为寒证多见，属于阴证的范围。

【按语】

脉来迟缓，时或歇止，叫作"结脉"。结脉多由阴邪固结、气血阻滞而来。但临床上常可见到因血气渐衰、精力不继的久病或虚劳病，出现脉来断而复续、续而复断的结脉，这是阴阳虚损一类的病变，应加注意。否则，只知结脉是气血凝滞所致，在临症时就会犯诊断片面的错误。

二十七、代

代脉，动而中止，不能自还，因而复动。（仲景）**脉至还入尺，良久方来。**

所谓"代脉"，就是脉搏动到一定的至数，必然要歇止一次，再行搏动。但是，代脉的歇止有两个特点：一是前后歇止的距离是均匀而有定数的，非常规则；二是歇止的时间比较长，即所谓"良久方来"。血脉流到寸口，总是首先经过尺泽，再经过关部，再到寸部，也就是由内向外的，当脉搏歇止的时候，血脉好像是回流入尺泽里似的，所以三部都没有脉搏的跳动了，这就是"脉至还入尺"的意思。凡脉歇止一次后，再来时能极快地连续搏动两次，这叫作"脉能自还"，说明脉搏颇有自行补偿的能力，如果歇止一次之后，再来时仅仅是照常的搏动，只是减少了一次，没有自行补偿的能力，就叫作"不能自还"了。

【体状诗】

动而中止不能还，复动因而作代看；病者得之犹可治，平人却与寿相关。

凡脉搏动到一定的至数，便歇止一次，歇止后，仍是照旧的搏动，这就叫作"代脉"，是由于气血亏损、元阳不足所致。久病而见代脉，只要分辨出其虚损所在，进行针对性的治疗，仍属无妨。如果正常人而忽见代脉，必须做仔细地检查，以免发生意外。

【相类诗】

数而时止名为促，缓止须将结脉呼；止不能回方是代，结生代死自殊涂

（"生"是"轻"之意；"死"是"重"之意；"殊涂"即"殊途"，这里作"不相同"解）。

促脉、结脉、代脉，都是有间歇的脉象，究应如何分辨呢？脉来数而歇止，是促脉；脉来缓而歇止，是结脉。这两种脉虽有"数"与"缓"的不同，但它们的歇止次数都是多少不匀、极不规则的。代脉则是"不能自还"式的歇止，也就是歇止的次数既有规则，歇止的时间又较长，再来时只能照旧搏动，并不见频速而连续搏动两次的情况。一般说来，促、结脉的病变较轻，代脉的病变较重。因此，它们之间是有很大程度的不同的。

【主病诗】

代脉原因脏气衰（"原"原作"元"，字误故改），**腹疼泄痢下元亏。或为吐泻中宫病，女子怀胎三月兮**（"女子怀胎三月兮"句后，原有"五十不止身无病，数内有止皆知定；四十一止一脏绝，四年之后多亡命；三十一止即三年，二十一止二年应；十动一止一年殂，更观气色兼形症。两动一止三四日，三四动止应六七；五六一止七八朝，次第推之自无失"等十二句，系缺乏临床根据的"预测生死"法，因删）。

出现"代脉"的主要原因，总是由于脏气衰弱、元阳不足所致。所以凡因下元亏损而病腹痛、泄痢，中阳不足所致的脾胃虚弱之呕吐、泄泻等，都有见到代脉的可能。至于妇女怀孕三月以后，也偶有见代脉的，仍为元气不足的征兆。

【按语】

脉搏很均匀地歇止，歇止时间又较长的，便是代脉。它主要反映脏气亏损、元阳不足的病症。